D1729532

B. Hartmann

Prävention arbeitsbedingter Rücken- und Gelenkerkrankungen

Gefördert durch

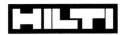

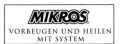

Hilti Aktiengesellschaft
FL-9494 Schaan
Fürstentum Lichtenstein

Ing. Harald Warncke GmbH
Saseler Bogen 2
22393 Hamburg

Für Heidi und Sten

B. Hartmann

Prävention arbeitsbedingter Rücken- und Gelenkerkrankungen

Ergonomie und arbeitsmedizinische Praxis

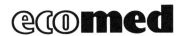

ecomed -Umweltinformation

Dieses Buch wurde auf chlor- und säurefrei gebleichtem Papier gedruckt.
Unsere Verlagsprodukte bestehen aus umweltfreundlichen und ressourcenschonenden Materialien. Wir sind bemüht, die Umweltfreundlichkeit unserer Werke im Sinne wenig belastender Herstellverfahren der Ausgangsmaterialien sowie Verwendung ressourcenschonender Rohstoffe und einer umweltverträglichen Entsorgung ständig zu verbessern. Dabei sind wir bestrebt, die Qualität beizubehalten bzw. zu verbessern.
Schreiben Sie uns, wenn Sie hierzu Anregungen und Fragen haben.

Die Deutsche Bibliothek – CIP-Einheitsaufnahme

Hartmann, Bernd:
Prävention arbeitsbedingter Rücken- und Gelenkerkrankungen : Ergonomie und arbeitsmedizinische Praxis / B. Hartmann. - Landsberg : ecomed, 2000
   ISBN 3-609-51830-8

Titelbild aus
„Modellseminar Sitzen – Heben – Tragen, Ausgleichsübungen am Arbeitsplatz",
direkt zu bestellen bei Fachpublika Wehner GmbH, Fax 0 87 21/59 10.

B. Hartmann
Prävention arbeitsbedingter Rücken- und Gelenkerkrankungen
Ergonomie und arbeitsmedizinische Praxis
© 2000 ecomed verlagsgesellschaft AG & Co. KG
Justus-von-Liebig-Str. 1, 86899 Landsberg
Telefon 0 81 91/1 25-0, Telefax 0 80 91/1 25-2 92, Internet: http://www.ecomed.de
Alle Rechte, insbesondere das Recht der Vervielfältigung und Verbreitung sowie der Übersetzung, vorbehalten. Kein Teil des Werkes darf in irgendeiner Form (durch Fotokopie, Mikrofilm oder ein anderes Verfahren) ohne schriftliche Genehmigung des Verlags reproduziert oder unter Verwendung elektronischer Systeme gespeichert, verarbeitet, vervielfältigt oder verbreitet werden.
Satz: Fotosatz H. Buck, 84036 Kumhausen
Druck: Druckerei J. P. Himmer, 86167 Augsburg
Printed in Germany · 510 830/700105
ISBN 3-609-51830-8

Vorwort

Die Beschäftigung mit der körperlichen Belastung war in der Arbeitsmedizin für eine längere Zeit in den Hintergrund getreten. Traditionelle Industrieproduktionen mit mechanischer Materialgewinnung und Fertigung sind in der Arbeitswelt abgelöst worden durch automatisierte Fertigungsprozesse und durch den Einsatz chemischer Produktionsverfahren. Die hohe Produktivität der Industrie und die Globalisierung der Weltwirtschaft haben einen wachsenden Teil der Erwerbstätigen in den Industriestaaten in Dienstleistungsberufe und in Tätigkeiten mit vorwiegend geistigen Anforderungen geführt. Das hatte Schwerpunktverschiebungen präventivmedizinischer Tätigkeit hin zur Beschäftigung mit toxischen und krebserzeugenden Gefahrstoffen sowie mit den Auswirkungen von modernen Technologien, Dienstleistungsgewerbe und Bildschirmarbeit auf die menschliche Gesundheit und Leistungsfähigkeit zur Folge.

Heute müssen wir jedoch erkennen, daß uns die Folgen der körperlichen Arbeitsbelastungen auf lange Sicht weiterhin beschäftigen müssen. Einerseits sind längst nicht alle hohen körperlichen Belastungen zu beseitigen. So steht der Verminderung der vom Menschen zu bewegenden Lastgewichte ein gewachsener Anteil von Arbeiten mit Zwangshaltungen z. B. bei der Wartung und Reparatur von Anlagen und Ausrüstungen gegenüber. Aber auch die physische Belastungsminderung hat Folgen für die menschliche Gesundheit, die zu berücksichtigen sind.

Als Teil der belebten Natur ist der arbeitende Mensch auf ein bestimmtes, nach Alter, Geschlecht und Konstitution allerdings verschiedenes Mindestmaß körperlicher Belastung angewiesen, denn die menschliche Gesundheit verlangt nicht nach genereller Belastungsminimierung, sondern nach Belastungsoptimierung.

Programme zur Verminderung von Beschwerden und Erkrankungen am Stütz- und Bewegungsapparat stehen bei der betrieblichen Gesundheitsförderung ganz vorn auf der Aktivitätenliste. Auch das war ein Anlaß, sich aus vorwiegend arbeitsmedizinischer Sicht diesem komplexen Thema zuzuwenden, an dessen Lösung die Arbeitsmediziner gemeinsam mit Orthopäden, Sportärzten, Physiotherapeuten und Sportlehrern, mit Ergonomen und Sicherheitstechnikern, mit Fachpersonal der Gesundheitsförderung wirken müssen.

Die Beschäftigung mit der Prävention von Erkrankungen des Stütz- und Bewegungsapparates begleitet mich in der gesamten Dauer meiner Tätigkeit als Arbeitsmediziner. Sowohl die Suche nach Lösungen für den gesundheitsgerechten Einsatz jugendlicher Schulabgänger mit Störungen des Stütz- und Bewegungsapparates als auch nach den Ursachen beruflicher Überlastungsschäden der Wirbelsäule hat mich frühzeitig zu dieser Thematik geführt. Wichtig war dabei die Zusammenarbeit mit meiner Frau, so habe ich die Empfehlungen zum Berufseinsatz jugendlicher Berufsanfänger weitgehend aus einer gemeinsamen Zusammenstellung von Berufsberatungsempfehlungen übernommen. Ich danke meiner Frau Dr. Heidrun Hartmann und allen Mitarbeitern, die sich geduldig an der Entwicklung entsprechender Präventionsprogramme beteiligt haben, für die fruchtbare Zusammenarbeit.

Ich hoffe, daß diese komplexe Gesamtschau das Interesse vieler Leser finden wird, die mehr suchen als ein kurzes Rezept für die erfolgreiche eigene Tätigkeit im Moment und nach weitergehenden Informationen suchen, um sich mit anderen Partnern der Prävention zu verständigen. Dabei bin ich mir der Tatsache bewußt, daß diese Darstellung keinesfalls erschöpfend sein kann, sondern dem interessierten Leser im besten Fall den Weg weisen kann. In diesem Sinn hoffe ich auf eine positive Aufnahme durch die Leser.

Hamburg, im Juli 2000   Prof. Dr. med. Bernd Hartmann

Angaben zum Autor:

Prof. Dr. med. Bernd Hartmann
Leitender Arzt
Arbeitsmedizinischer Dienst der Bau-Berufsgenossenschaft Hamburg
Holstenwall 8–9
20355 Hamburg

Inhaltsverzeichnis

Inhaltsverzeichnis

Einleitung

Rückenschmerzen sind zu einem Zivilisationsleiden geworden, von dem heute etwa jeder zweite Mensch in den entwickelten Industriestaaten betroffen ist. Die Erklärungen dafür sind vielfältig und ungenau. Sie werden zumeist auf hohe Belastungen und schlechte äußere Bedingungen am Arbeitsplatz oder in der Freizeit bezogen. Die Situation ist jedoch paradox.

- Noch niemals waren die körperlichen Belastungen in der Arbeit für die meisten Arbeitnehmer so gering wie heute. Wenn hohe oder ungünstige körperliche Belastungen die Ursache sein sollten, dann müßte es den Menschen so gut wie niemals zuvor gehen.
- Noch niemals war das Streben nach einem glücklichen Leben frei von unangenehmen Erlebnissen und Empfindungen so ausgeprägt wie heute. Der Anspruch auf vollkommenes Glück in scheinbar ewiger Jugend prägt die Erwartungen vieler Menschen an ihr Leben. Unangenehme Empfindungen haben darin keinen Platz und werden als Ärgernis oder als Bedrohung der Gesundheit erlebt.
- Noch niemals war das Lebenstempo für die meisten Menschen so hoch wie heute. Ein ständiger Drang nach Aktivität, nach Verarbeitung einer Überfülle von Informationen, nach Leistung, nach Bewährung, aber auch nach immer neuen besonderen Erlebnissen läßt die Fähigkeit zur Erholung und Entspannung in den Hintergrund treten.

Für die erwerbstätige Bevölkerung besteht dennoch ein Konflikt zwischen Gesundheit und Arbeit, der sich besonders am Stütz- und Bewegungsapparat abspielt. Schmerzen in der Lendenregion sowie in der Schulter- und Nackenregion prägen das Leidensbild von Betroffenen. Für die Bevölkerung im Erwerbsalter treten die meisten Folgen dieser Erkrankungen am Arbeitsplatz auf. Sie erschweren es Menschen im Büro, auf dem Bau, am Fließband, auf dem Fahrersitz oder am Kassenarbeitsplatz des Supermarktes, ihre Arbeit zu bewältigen. Berufliche Arbeit kann eine wesentliche Ursache dieser Beschwerden sein, sie kann zugleich durch ihre trainierende Wirkung die körperlichen Ursachen in begrenztem Umfang wieder vermindern.

Der gesundheitliche Arbeitnehmerschutz ist in Europa zu einer Angelegenheit von allgemeinem Interesse geworden. Einen vorderen Rang nehmen auch hier die Erkrankungen des Stütz- und Bewegungsapparates ein. Die sozialen und wirtschaftlichen Dimensionen der Krankheiten, gemessen an den Auswirkungen auf die Arbeitsfähigkeit der Erwerbstätigen und an ihren Folgen für die Lohnfortzahlung im Krankheitsfall, für die Krankenbehandlungskosten und für die Frühinvalidisierung stehen im Mittelpunkt des Interesses. So sind in Deutschland etwa ein Drittel aller krankheitsbedingten Fehltage sowie ca. 30% der Gründe für Frühberentungen von Männern in der Arbeiterrentenversicherung auf Befunde an diesem Organsystem zurückzuführen. Hinsichtlich der Kosten durch Arbeitsunfähigkeit stehen Erkrankungen des Stütz- und Bewegungsapparates auf dem 1. Rang unter allen Krankheitsgruppen, hinsichtlich der Invalidisierungskosten nach den Unfällen auf dem 2. Rang (HENKE et al. 1997).

Die Mehrzahl der Erkrankungsfälle ist durch das Zusammenwirken verschiedener außerberuflicher und beruflicher Einflüsse bedingt – sie zählen zu den sogenannten „multikausalen Erkrankungen". Die gewachsene Bedeutung der Krankheiten des Stütz- und Bewegungsapparates hängt mit einer Reihe soziokultureller Veränderungen unserer Industriegesellschaft zusammen, die bis heute nicht quantifiziert worden sind:

- Arbeitende Menschen bewerten heute die Folgen mäßiger körperlicher Belastungen für die Gesundheit und die Befindlichkeit höher als in der Vergangenheit, da sie weniger Erfahrungen mit extremen körperlichen Belastungen haben.

- Soziale Sicherungs- und Arbeitsschutzsysteme erwecken auch höhere Erwartungen an die körperliche Beeinträchtigungsfreiheit durch Arbeit.
- Zunehmende zeitliche Verdichtungen von Arbeitsprozessen und veränderte Arbeitsinhalte erhöhen die psychomentalen Belastungen. Diese führen zum Erleben von Streßkonstellationen in der Arbeit und senken die Schmerztoleranz bei körperlichen Beschwerden.
- Die körperlichen Gelegenheitsbelastungen im Bereich des Wohnens und der Fortbewegung sowie die Freizeitgewohnheiten haben sich so verändert, daß heute bei einem Teil der Bevölkerung ein Mangel an körperlicher Fitness anzunehmen ist.
- Die Medien beschäftigen sich sehr intensiv mit Gesundheitsgefahren durch unterschiedliche Belastungen und sensibilisieren damit viele Menschen für die Beobachtung eigener Beschwerden.

Im Vordergrund der Erkrankungsfälle am Stütz- und Bewegungsapparat stehen nicht Berufskrankheiten als irreversible strukturelle Schäden durch die Arbeitsbelastungen, sondern beruflich mitbedingte Volkskrankheiten. Sie sind gekennzeichnet

- durch reversible funktionelle Störungen oder
- durch altersbedingte Veränderungen des Stütz- und Bewegungsapparates, die unter beruflicher Belastung stärker empfunden und bewertet werden.

Deshalb ist die Verringerung ihrer Folgen für die Bewältigung der Arbeit und für die aktuelle Arbeitsfähigkeit des Einzelnen sowie für die langfristige Sicherung der Erwerbsfähigkeit eine zentrale Frage geworden, deren Beantwortung Arbeitgeber wie Arbeitnehmer auch von ihren Betriebsärzten erwarten.

Erkrankungen des Stütz- und Bewegungsapparates werden von Gesunden weniger ernst genommen als Herz-Kreislauf-Erkrankungen, Krebserkrankungen oder Stoffwechselerkrankungen, da sie nicht lebensbedrohlich sind. Die Lebensqualität beeinträchtigen sie allerdings erheblich und sie sind der Anlaß vieler präventiver Aktivitäten. Um ihnen entgegenzuwirken, werden zu hebende Gewichte begrenzt, Vorschriften für die Gestaltung bestimmter Arbeitsplätze erlassen (z.B. Bildschirmarbeit), Präventionsmaßnahmen wie Rückenschulen zur besseren Bewältigung von Belastungen und Beschwerden entwickelt und Behandlungsmaßnahmen verbessert. Die Erfolge dieser Maßnahmen bleiben begrenzt und lösen nicht das Problem wachsender Beschwerden, wenn sie punktuell an einzelnen Symptomen eines Gesamtproblems ansetzen. Für die Verhütung arbeitsbedingter Erkrankungen des Stütz- und Bewegungsapparates gibt es keine einzelne Methode, die allein einen durchschlagenden Erfolg haben kann. Sie erfordert vielmehr komplexe Programme, die dem Zusammenwirken ihrer unterschiedlichen Ursachen gerecht werden (→ Abschnitt „Zum Begriff der arbeitsbedingten Erkrankungen").

Die Verhütung arbeitsbedingter Erkrankungen umfaßt

- die Minderung besonders hoher beruflicher Belastungen durch planerische, technische und organisatorische Maßnahmen der Arbeitsgestaltung und Arbeitsorganisation
- die Entwicklung der Fähigkeit zur Bewältigung von Belastungen, die entweder positive gesundheitsförderliche Folgen haben oder die nachteilige, jedoch technisch noch unvermeidbare Folgen hinsichtlich Ermüdung und Erkrankung haben,
- die Beeinflussung des individuellen Verhaltens auch außerhalb der Arbeit zur Förderung der Gesundheit und Leistungsfähigkeit in Beruf und Freizeit.

Die grundlegende Verantwortung für die Gestaltung gesundheitsförderlicher Arbeitsbedingungen liegt bei den Unternehmen. Ein wichtiger Weg zur Prävention arbeitsbedingter Gesundheitsgefahren und damit auch arbeitsbedingter Erkrankungen führt über die Mitwirkung der Arbeitnehmer selbst.

Die Entwicklung von Kenntnissen über die Verminderung von beruflichen Belastungen und die Prägung gesundheitsförderlichen Verhaltens sollte beim Eintritt in das Berufsleben im Jugend- und frühen Erwachsenenalter beginnen.

Die Effizienz berufsbezogener Präventionsprogramme hängt davon ab, ob sie

- auf die berufstypischen Belastungen gerichtet sind, die zuvor eingehend analysiert worden waren
- die berufstypischen Besonderheiten der Lebensweise und Lebenserfahrung von Beschäftigten in die Vermittlung von Kenntnissen und Fertigkeiten einbeziehen,
- die allgemeinen physiologischen Grundlagen des Trainings und der Anpassung an Arbeit berücksichtigen,
- unterschiedliche Persönlichkeiten erreichen, sie motivieren und ihr Handeln verändern können.

Der Mensch bleibt als Teil der belebten Natur dieser Erde an seine natürliche Lebensweise gebunden. Dazu gehören ständige körperliche Belastungen, welche das gesamte motorische System von der Innervation der Muskulatur über Atmungs- und Herz-Kreislauf-Funktionen bis zur Anpassung von Muskeln, Knorpel, Knochen, Sehnen und Bändern an Belastungen einschließen. Ein Erfolg der Prävention von Erkrankungen des Stütz- und Bewegungsapparates ist dann zu erwarten, wenn diese physiologischen Grundlagen des menschlichen Lebens und deren Wechselwirkungen mit psychischen Belastungen in komplexe Handlungskonzepte Eingang finden. Sonst werden viele an arbeitsbedingten Krankheiten des Stütz- und Bewegungsapparates leidende Menschen eher als psychisch Auffällige eingestuft werden, die mit ihren Problemen selbst fertig werden müssen und die deshalb besorgt sind, ihren Arbeitsplatz nicht ausfüllen zu können.

Das vorliegende Buch soll die vielfältigen Facetten arbeitsbedingter Erkrankungen des Stütz- und Bewegungsapparates beleuchten, zum komplexen Denken über die Verursachung und Bewältigung derartiger Erkrankungen ermutigen und Ansätze zur angemessenen praktischen Prävention zeigen. Auf Grund der Fülle von Details ist es nicht das Ziel, alle Präventionsansätze erschöpfend zu verfolgen. Es sollen aber Anregungen gegeben werden, an unterschiedliche Wege der Prävention zu denken. Dabei ist neben den bereits in der Gegenwart akzeptierten orthopädischen und biomechanischen Beurteilungen den defizitären physiologischen und psychophysischen Zusammenhängen eine größere Aufmerksamkeit geschenkt worden.

Prävention arbeitsbedingter Erkrankungen

Präventionskonzepte

Die Prävention von Störungen und Schäden der Gesundheit begleitet die Menschheitsgeschichte fast ebenso lange wie die Versuche, Krankheiten zu heilen: Rituelle künstlerische Darstellungen sollten in der Urgesellschaft die Götter darum bitten, Krankheit und Tod von den Menschen fernzuhalten. Das eindrucksvollste Ergebnis der Prävention in der jüngeren Menschheitsgeschichte war die Zurückdrängung der Infektionskrankheiten seit dem vergangenen Jahrhundert durch die Erkenntnisse über die Übertragung von Erregern, durch eine Verbesserung der wirtschaftlichen Lebenslage der Bevölkerung, durch die Schaffung der Voraussetzungen für eine allgemeine Lebenshygiene, durch die Entdeckung erregerhemmender bzw. -vernichtender Medikamente (Antibiotika) sowie durch die Entwicklung der Schutzimpfungen.

Bereits hier war festzustellen, daß die Erfolge der Prävention auf die Entwicklung eines Netzes sozialer, sozial- und individualmedizinischer Maßnahmen zurückzuführen sind, die sich gegenseitig ergänzen.

Primäre und sekundäre Prävention

Verhütung von Erkrankungen und Krankheitsfolgen geschieht am besten dann, wenn das Auftreten jedweder nachteiliger gesundheitlicher Veränderungen durch äußere Einflüsse überhaupt verhindert werden kann. Dazu muß der Mensch mit seinen bio-psycho-sozialen Leistungsvoraussetzungen in der Lage sein, die einwirkenden Belastungen ohne nachteilige Folgen zu bewältigen und sich gegebenenfalls in der Auseinandersetzung mit ihnen so zu trainieren, daß er zukünftig noch höheren Belastungen widerstehen kann. Dieser Ansatz basiert auf einer Betrachtungsweise der Gesundheitsentwicklung, die nach ANTONOVSKY als *„Salutogenese"* bezeichnet wird und die von bestimmten Krankheitsgruppen unabhängige allgemeine gesundheitliche Stabilität zum Ziel hat. Sie bildet gemeinsam mit der menschengerechten Gestaltung der Arbeits- und Lebensverhältnisse eine Grundlage für die *„primäre Prävention"* von Krankheiten.

Der primären Prävention steht die sogenannte *„sekundäre Prävention"* gegenüber. Sie will die jeweils belastete, also auch die arbeitende Bevölkerung mit medizinischen Untersuchungen daraufhin überprüfen, ob bereits erste für die Gesundheit nachteilige Veränderungen eingetreten sind. Im Vordergrund stehen Früherkennungsmaßnahmen mit Hilfe medizinischer Untersuchungen und Tests einschließlich anamnestischer Hinweise und psychologischer Verfahren zur Suche nach subjektiven Beeinträchtigungen. Die Grundlage der sekundären Prävention ist die *Pathogenese* bestimmter Krankheiten.

Wenngleich sich die Medizin als wichtigster Träger spezifischer Präventionsstrategien nach einer langen Entwicklung sowohl der primären als auch der sekundären Prävention zuwendet, spielt sich in der Gegenwart noch immer ein Streit um die größte Kompetenz in der Prävention ab: Der Medizin wird nachgesagt, daß sie die Prävention vernachlässige, weil sie zu sehr mit der Behandlung von Krankheiten einschließlich ihrer Frühformen befaßt sei. Aus dem amerikanischen Raum gelangten die „schools of public health", von Soziologen und Psychologen getragen, als „Gesundheitswissenschaften" auch nach Deutschland. Ihr Ziel ist es u.a., die primäre Prävention durch stärkere Berücksichtigung der subjektiven Voraussetzungen des Individuums und seiner subjektiven Befindlichkeiten im Zusammenhang mit physikochemischen und psychosozialen Umweltbelastungen und durch die Einbeziehung der Betroffenen selbst in die Gestaltung ihrer Umwelt und Lebensweise zu fördern, statt den Ratschlägen außenstehender Experten zu folgen. Sie will darüber hinaus und völlig zu Recht auch den sozialen Wirkungsbedingungen des Menschen eine größere Aufmerksamkeit widmen (→ Abschnitt „Das Konzept der Gesundheitsförderung"). Prävention kann nur mit der Einbeziehung der betroffenen Personen selbst als handelnde und ggf. leidende Personen und mit der Berücksichtigung der Kompliziertheit ihrer biologischen, psychischen und sozialen Lebensgrundlagen auf der Basis des breiten Spektrums medizinischer Erkenntnisse erfolgreich wirken.

Die Prävention ist dieser Gliederung entsprechend an verschiedene Träger und an unterschiedliche Rahmenbedingungen geknüpft. ARNOLD (1995) hat in diesem Sinn *drei Formen der Prävention* dargestellt.

- *Prävention durch Beachtung allgemeiner Lebensregeln und Verhaltensnormen, wie sie sich in bestimmten Kulturen, sozialen Schichten und schließlich auch in Berufszweigen und Berufen entwickeln:*
  Sie hat in der Regel globale Effekte der Erhaltung und Stabilisierung sowie der Förderung der Gesundheit, die weniger auf einzelne Krankheitsgruppen gerichtet sind. Sie erhöht durch die Verringerung zivilisatorischer Risiken die Lebenserwartung. Als Nebeneffekt dieser höheren Lebenserwartung steigen die altersabhängigen Erkrankungen an, darunter auch die Erkrankungen am Stütz- und Bewegungsapparat.
- *Prävention durch Verbesserung der allgemeinen Lebensumstände und sozialen Verhältnisse.* Zu diesen zählen einerseits die hygienischen Wohn- und Lebensbedingungen, aber auch die Bedingungen und Belastungen der Arbeit, die Arbeitsorganisation und die zwischenmenschlichen Beziehungen am Arbeitsplatz. Die Verminderung der Gefährdungen und Gesundheitsrisiken am Arbeitsplatz vermindert speziell die Entstehung von arbeitsbedingten Erkrankungen.
- *Prävention durch den Einsatz spezifischer medizinischer Strategien gegen bestimmte Krankheiten oder Krankheitsursachen.* Diese Strategien sind für die erwerbstätige Bevölkerung besonders in den arbeitsmedizinischen Vorsorgeuntersuchungen der Betriebsärzte etabliert: Sie führen zur Früherkennung von Krankheiten oder deren Vorformen. Ihr praktischer Nutzen hängt wesentlich davon ab, ob die erkannten Erkrankungen therapierbar oder durch Belastungsminderung rückbildungsfähig sind bzw. ob ihr Verlauf durch spezielle Maßnahmen mindestens gebremst werden kann.

Die Entwicklung der Prävention in den vergangenen Jahrzehnten hat gezeigt:

- Die Beachtung der *natürlichen „biologischen" Voraussetzungen des Menschen* in der Wechselwirkung mit den *Arbeitsbelastungen* ist eine entscheidende Grundlage für den Erfolg von Prävention. Durch Grenz- und Richtwerte, wie sie in der Toxikologie und in der Ergonomie existieren, werden die Belastungen des arbeitenden Menschen entsprechend seinen natürlichen Voraussetzungen und hinsichtlich der potentiellen Schädlichkeit und der psychophysischen Zumutbarkeit begrenzt.
  Zugleich sollten diese Voraussetzungen des Menschen durch maßvolle Belastungen auch bei der Arbeit soweit herausgefordert werden, daß die Gesundheit stabiler wird, weil sie „besser trainiert" ist. Diese Herausforderungen an die Gesundheit sollten sowohl
  - in den Arbeitsbedingungen und
  - im Verhalten am Arbeitsplatz als auch
  - in den allgemeinen Lebensbedingungen und
  - im Alltagsverhalten außerhalb der beruflichen Arbeit liegen.

- Prävention am Arbeitsplatz kann nur durch das interdisziplinäre Zusammenwirken der (Präventiv-)Medizin, der Technikwissenschaften (Ergonomie) und der Sozialwissenschaften in Kooperation miteinander befriedigend erreicht werden. Erkenntnisse über die biologisch tolerablen Belastungen und die Entstehung von Krankheiten müssen mit repräsentativen Kenntnissen über die Arbeitseinflüsse und mit human und wirtschaftlich angemessenen technischen Lösungsvorschlägen in Übereinstimmung gebracht werden. Die subjektiv erlebten Folgen von Belastungen und die individuell erkannten Lösungsmöglichkeiten besitzen einen zunehmenden Stellenwert in der Prävention.

Zum Begriff der arbeitsbedingten Erkrankungen

Die Weltgesundheitsorganisation (WHO) beschäftigte sich seit 1973 in einem Experten-Komitee mit arbeitsmedizinischen Gesundheitsprogrammen (WHO Technical Report Series 535, 1973) und hat in diesem Zusammenhang wesentliche Grundlagen für die Bestimmung der „work-related diseases" erarbeitet (WHO-Technical Report Series 714, 1985). Sie werden von der WHO so charakterisiert (EL BATAWI 1984):

„Work-related diseases"
Multifactorial diseases in which the work environment plays a partial role in causation. They include chronic noncommunicable disease affecting working populations. There is evidence that such diseases as musculoskeletal disorders, hypertension, chronic bronchitis, and several psychosomatic disturbances affecting workers can be attributed to a variety of risk factors, including those in the workplace. (el. BATAWI 1984)

Für diese korrekt als *arbeitsbezogen* zu bezeichnenden Erkrankungen wird festgestellt, daß sie im Gegensatz zu den Berufskrankheiten „... durch die Arbeitsumwelt und die Arbeitsausführung signifikant unterstützt werden, die jedoch nur als ein Faktor unter vielen diese multifaktoriellen Erkrankungen verursachen". Sie stehen also nur „... in einer gewissen, nicht notwendigerweise ursächlichen Beziehung zum Beruf, zur Arbeit oder zu Arbeitsbedingungen" (SZADKOWSKI 1987).

Wegen dieser Abgrenzung der Berufskrankheiten ist der international eingeführte Begriff der „work-related diseases" nicht völlig deckungsgleich mit dem deutschen Begriff der „arbeitsbedingten Erkrankungen". Die rechtliche Normierung des Begriffes arbeitsbedingte Erkrankungen erfolgte in Deutschland 1973 im Arbeitssicherheitsgesetz (§ 3), ohne daß hier eine Definition aufgenommen wurde. Seitdem gab es vor dem Hintergrund der WHO-Aktivitäten wiederholt Versuche, eine dem deutschen Arbeitsschutz-System entsprechende Interpretation dieses Begriffes zu geben (LEHNERT 1980, v. FERBER 1988, MARSCHALL 1991, VALENTIN 1991, KENTNER und VALENTIN 1993).

Aus rechtlicher Sicht wird eine Abgrenzung gegenüber den Berufskrankheiten vorgenommen: „Arbeitsbedingte Erkrankungen sind alle Erkrankungen, deren Auftreten mit der Arbeitstätigkeit in Verbindung steht – ohne daß hierbei eine bestimmte rechtliche Qualität erreicht werden muß. Die Verbindung muß nicht ursächlich im Rechtssinne sein. Im Gegensatz zu Berufskrankheiten muß der Zusammenhang mit der Betriebstätigkeit keine bestimmte rechtliche Qualität erreichen. Eine arbeitsbedingte Erkrankung ist bereits dann anzunehmen, wenn bestimmte Arbeitsverfahren, Arbeitsumstände oder die Verhältnisse des Arbeitsplatzes das Auftreten einer Gesundheitsstörung begünstigt oder gefördert haben. Die Tatsache, daß eine individuelle körperliche Disposition, altersbedingte Aufbrauchserscheinungen oder außerberufliche Ursachen im Vordergrund stehen und gleichartig beschäftigte Arbeitnehmer daher nicht erkrankt wären, schließt die Annahme einer arbeitsbedingten Erkrankung nicht aus. Diese Definition stellt bewußt nicht auf ursächliche Zusammenhänge im Rechtsinne ab. Als der Gesetzgeber den Begriff der „arbeitsbedingten Erkrankungen" in das Arbeitssicherheitsgesetz aufnahm, hat er ihm – anders als dem der Berufskrankheit – keine entschädigungsrechtliche Bedeutung beigelegt, ihn demnach auch nicht zum Tatbestandsmerkmal für Leistungsansprüche der Arbeitnehmer gemacht" (HENNIES 1994).

Betrachtet man die arbeitsbedingten Erkrankungen aus arbeitsmedizinischer Sicht dann sind

- einerseits die *Arbeitsunfälle* und *Berufskrankheiten* einbezogen, die wegen ihrer ausschließlichen oder überwiegenden Verursachung durch die Arbeit als originäre Felder berufsgenossenschaftlicher Prävention und Entschädigung gelten,
- andererseits aber die gesundheitlichen Störungen und Schädigungen der nach unten relativ offenen Klasse der *sonstigen arbeitsbedingten Erkrankungen* eingeschlossen, die dem WHO-Begriff der work-related diseases entsprechen *(Abb. 1)*.

Für diese Unterschiede ist das Selbstverständnis der Arbeitsmedizin als präventivmedizinische Disziplin verantwortlich, wie es in den Leitlinien der Deutschen Gesellschaft für Arbeitsmedizin und Umweltmedizin formuliert ist:

Arbeitsmedizin
ist das medizinische Fachgebiet, welches sich mit den Wechselbeziehungen zwischen Arbeit und Beruf einerseits, sowie dem Menschen, seiner Gesundheit und seinen Krankheiten andererseits befaßt.

Arbeitsmedizinische Erwägungen sind Bestandteil jeder ärztlichen Tätigkeit. Schlußfolgerungen aus den vom arbeitsmedizinisch tätigen Arzt am Menschen bzw. aus Situationen der Arbeitswelt erhobenen Befunden und festgestellten Gefährdungen können vielfach nicht durch

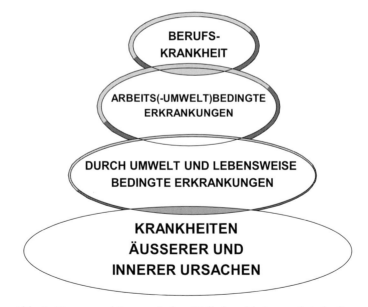

Abb. 1: Zusammenhänge zwischen Volkskrankheiten, arbeitsbedingten Teilursachen von Krankheiten und Berufskrankheiten.

ihn selbst, sondern nur durch die Mitwirkung von Vertretern aus ganz unterschiedlichen gesellschaftlichen Bereichen umgesetzt werden.

Für die Abgrenzung der sonstigen arbeitsbedingten Erkrankungen gegenüber den Berufskrankheiten gelten bei chronischen Gesundheitsschäden die Kriterien für die Aufnahme einer Krankheit in die Liste der Berufskrankheiten (SGB VII § 9). Das bedeutet praktisch: Im Unterschied zu den Arbeitsunfällen und Berufskrankheiten ist bei den sonstigen arbeitsbedingten Erkrankungen der Anteil der Arbeit an der Verursachung dauerhafter Gesundheitsschäden geringer als der Anteil vererbter Anlagen, persönlicher Verhaltensweisen und außerberuflicher Belastungen zusammengenommen.

Die Abgrenzung sonstiger arbeitsbedingter Erkrankungen gegenüber allgemeinen Volkskrankheiten geschieht in der Regel nicht durch besonders definierte Krankheitsbilder, sondern durch die Häufung vieler allgemeiner Volkskrankheiten insbesondere des Stütz- und Bewegungsapparates, des Herz-Kreislauf-Systems, des Nervensystems und der Psyche unter bestimmten Arbeitsbedingungen, wie sie in bestimmten Tätigkeitsgruppen gefunden werden können.

Arbeitsbedingte Erkrankungen, darunter auch eine zunehmende Zahl von Berufskrankheiten, haben eine *„multikausale Genese"*. Das bedeutet, daß für die konkrete Auslösung

- einer bestimmten Erkrankung
- bei einer bestimmten Person
- nach einer bestimmten Dauer der Ausübung einer Tätigkeit
- unter bestimmten Arbeitsbelastungen

neben der Arbeitsbelastung selbst immer auch die individuelle Empfänglichkeit (= Suszeptibilität"), sehr häufig die Lebensweise und oft das Zusammenspiel mit anderen Erkrankungen entscheidend sind. Der Sinn und der betriebliche Nutzen einer Prävention arbeitsbedingter bzw. auf die Arbeit bezogener Erkrankungen leitet sich aus den Problemen für Unternehmen und Beschäftigte ab, die sich aus den Konflikten zwischen Arbeit und Gesundheit ergeben können.

Konflikte zwischen Arbeit und Gesundheit betreffen insbesondere
- Störungen des Arbeitsablaufs,
- Minderung von Arbeitsleistung und Arbeitseinkommen,
- Qualitätsverluste der Arbeit,
- Leidensdruck und medizinische Behandlungen,
- Arbeitsausfall und Kosten durch Krankenstand,
- Aufwendungen für Rehabilitation,
- Frühinvalidität und Verlust qualifizierter Arbeitskräfte.

Dabei spielt es für beide Sozialpartner zunächst keine Rolle, wie hoch der ursächliche Anteil der Arbeit an der Auslösung des Krankheitsbildes gemäß einer Betrachtungsweise nach dem Kausalitätsprinzip der gesetzlichen Unfallversicherung ist, sondern es entscheiden die direkten und indirekten betrieblichen und persönlichen Folgen gemäß einem Finalitätsprinzip über das Engagement für eine Prävention arbeitsbedingter und „arbeitsassoziierter" Erkrankungen.

Erkennung arbeitsbedingter Erkrankungen

Auf Grund der multikausalen Genese und des unterschiedlichen Anteils beruflicher Verursachung werden die arbeitsbedingten Erkrankungen in der Regel durch statistische Häufungen in bestimmten Berufen und Tätigkeiten und durch die epidemiologische Identifizierung kausaler Teilbeziehungen zur Arbeit erkannt. Im idealen Fall wären dazu viele spezifische epidemiologische Studien erforderlich, die der Komplexität jeweiliger Fragestellungen entsprechen müßten und mit erheblichem Aufwand geplant, organisiert, durchgeführt, ausgewertet und interpretiert werden müßten. Für eine Routinebewertung der gesundheitlichen Risiken in weiten Bereichen der Wirtschaft können dagegen Datenquellen erschlossen werden, die bereits in die Praxis eingeführt sind und die keine zusätzlichen Erhebungen erfordern. Vier Quellen erscheinen dazu als besonders geeignet, weil sie zugleich die erheblichen individuellen und betrieblichen Folgen statistisch erkennbar machen *(Abb. 2)*.

RANG	KRANKENSTAND	FRÜHINVALIDITÄT	VORSORGE-UNTERSUCHUNG	BERUFSKRANK-HEITSVERDACHT
1	Bewegungs-apparat	Bewegungs-apparat	Fettstoffwechsel-störungen	Bewegungs-apparat
2	Atmungsorgane	Kreislaufsystem	Funktion der Augen/Ohren	Hautkrankheiten
3	Verletzungen	Psychische Störungen	Bluthochdruck	Lärm-schwerhörigkeit
4	Verdauungsorgane	Krebserkrankungen	Rücken-erkrankungen	Atmungsorgane
5	Kreislaufsystem	Alkoholabhängigkeit	Gelenk-erkrankungen	Infektions-krankheiten

Abb. 2: Quellen für Informationen über arbeitsbedingte Erkrankungen.

Arbeitsmedizinische Vorsorgeuntersuchungen

Arbeitsmedizinische Vorsorgeuntersuchungen der Betriebsärzte werden als allgemeine arbeitsmedizinische Vorsorgeuntersuchungen allein oder in der Verbindung mit speziellen Gefährdungsschwerpunkten nach berufsgenossenschaftlichen Grundsätzen durchgeführt. Klinische Ganzkörperuntersuchungen bilden zusammen mit einer ausführlichen Anamnese und Funktionstests des Atmungssystems, des Stütz- und Bewegungsapparates und der Sinnesorgane sowie mit einem klinischen Laborscreening die Basis für eine ganzheitliche medizinische

Beurteilung, die über den engen Blick auf einzelne besondere Gefährdungen und Belastungen hinausgeht *(Abb. 3)*. Mit dem arbeitsmedizinischen Instrumentarium der Frühdiagnostik werden Krankheiten der Wirbelsäule vor dem Bluthochdruck, den Hörstörungen und den Krankheiten der Gelenkbeschwerden allein oder mit weiteren objektiven Befunden des Stütz- und Bewegungsapparates am häufigsten festgestellt (HARTMANN 1995).

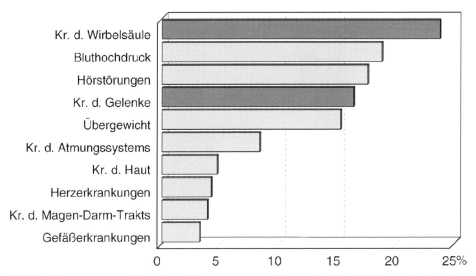

Abb. 3: Diagnosen aus allgemeinen Vorsorgeuntersuchungen bei Beschäftigten der Bauwirtschaft.

Verdachtsmeldungen wegen Berufskrankheiten

Als Berufskrankheiten werden solche Erkrankungen bezeichnet, die nach den Erkenntnissen der medizinischen Wissenschaft durch besondere Einwirkungen verursacht sind, denen bestimmte Personengruppen durch ihre versicherte Tätigkeit in erheblich höherem Grade als die übrige Bevölkerung ausgesetzt sind (Sozialgesetzbuch VII – § 9). Diese Krankheiten sind in einer Liste der Berufskrankheiten aufgeführt.

Unter den Verdachtsmeldungen wegen Berufskrankheiten finden die Berufsgenossenschaften eine Fülle, die zu keiner Anerkennung führen können. Eine berufliche Ursache ist nicht überwiegend, dafür stehen dispositionelle oder außerberufliche exogene Ursachen im Vordergrund. Diese Verdachtsmeldungen bilden jedoch einen Pool für die Suche nach arbeitsbedingten Erkrankungen *(Abb. 4)*. Die sog. „Erkrankungen durch mechanische Einwirkungen" stehen hier mit einem Anteil von 16,0% seit der Erweiterung der Berufskrankheitenliste in Deutschland (BeKV 1993) um die bandscheibenbedingten Erkrankungen der Lenden- und der Halswirbelsäule auf dem zweiten Rang nach den Hautkrankheiten (27,6%), aber vor der Lärmschwerhörigkeit (14,9%) und den Krankheiten der Atemwege und der Lungen (13,5%). Den Hauptanteil der „mechanisch" bedingten Erkrankungen machen die Erkrankungen des Rückens aus (HVBG 1998).

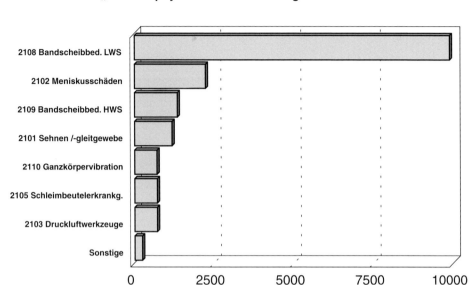

Angezeigter Verdacht von Berufskrankheiten 1998
„... durch physikalische Einwirkungen verursacht"

2108 Bandscheibbed. LWS

2102 Meniskusschäden

2109 Bandscheibbed. HWS

2101 Sehnen /-gleitgewebe

2110 Ganzkörpervibration

2105 Schleimbeutelerkrankg.

2103 Druckluftwerkzeuge

Sonstige

0   2500   5000   7500   10000

Abb. 4: Verdachtsmeldungen für Berufskrankheiten durch mechanische Belastungen.

Daten zur Frühinvalidität

Vom vorzeitigen Ausscheiden aus dem Erwerbsleben wegen chronischer Erkrankungen sind in Deutschland etwa die Hälfte aller Erwerbstätigen betroffen *(Abb. 5)*. Unter den Ursachen der Frühinvalidität für Angehörige der gesetzlichen Rentenversicherung stehen die Krankheiten des Stütz- und Bewegungsapparates auf dem ersten Rang mit 30% vor den Krankheiten des Kreislaufsystems mit 27% und den psychischen Störungen mit 11%.

Krankenstand

Der Krankenstand stellt statistisch den Verlust an Arbeitszeit wegen Krankheit in einem bestimmten Zeitraum dar. Er ist der Ausdruck akuter Erkrankungen oder akuter Verschlimmerungen chronischer Krankheiten, wie sie in der Regel dem behandelnden Arzt, jedoch nur selten dem Betriebsarzt bekannt werden. Diese Erkrankungen werden darum kaum in ihrem wirklichen Zusammenhang mit Ursachen der beruflichen Arbeit sowie mit den Beeinträchtigungen bei Ausübung der Tätigkeit betrachtet.

Eine Gesamtdarstellung aller Krankenstände der Arbeitnehmer in der Bundesrepublik Deutschland ist wegen der unterschiedlichen Kassenarten nicht möglich. Eine annähernd repräsentative Übersicht für gewerbliche Arbeitnehmer ergeben die Auswertungen der Allgemeinen Ortskrankenkassen, bei denen nach eigenen Schätzungen 36% (1998) der Beschäftigten versichert sind. Die Analyse der Arbeitsunfähigkeitstage im Jahr 1996 *(Abb. 6)* zeigt: Die Krankheitstage des Jahres für einzelne Krankheitsgruppen erscheinen mit folgender absteigender Häufigkeit in den ärztlichen Bescheinigungen: Krankheiten des Stütz- und Bewegungsapparates haben einen Anteil von 28,3% in den alten sowie von 22,2% in den

RENTENZUGÄNGE WEGEN VERMINDERTER ERWERBSFÄHIGKEIT DER MÄNNER

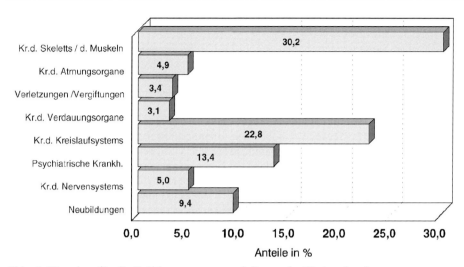

Abb. 5: Ursachen für die Frühberentungen nach Daten des Verbandes der Rentenversicherungsträger (VDR 1994).

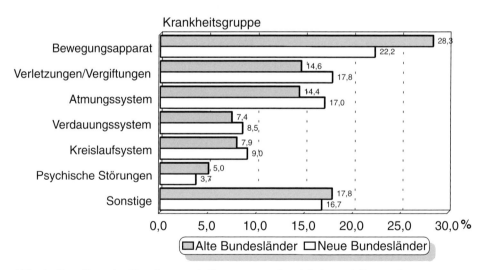

Abb. 6: Verteilung der Krankenstandsdiagnosen an den Arbeitsausfalltagen der Beschäftigten-Daten der AOK (1996).

neuen Bundesländern. Für Verletzungen und Vergiftungen betragen diese Werte 14,6% bzw. 17,8%, die Krankheiten der Atmungsorgane 14,4% bzw. 17,0%, des Kreislaufsystems 7,9% bzw. 9,0%, der Verdauungsorgane 7,4% bzw. 8,5% und für psychiatrische Erkrankungen 5,0% bzw. 3,7%.

In den alten Bundesländern hatten sich im Jahr 1996 gegenüber 1980 die Fallzahlen für Krankheiten des Stütz- und Bewegungsapparates um etwa 35%, die Anzahl der Ausfalltage bei gleichzeitig verlängerter Falldauer sogar um über 50% erhöht. In den neuen Bundesländern ist der Anteil des Stütz- und Bewegungsapparates an den Ausfalltagen etwa ein Viertel niedriger als in den alten Bundesländern.

Ein Blick auf die Anzahl der Krankentage je 100 Beschäftigte in den Wirtschaftszweigen zeigt eine erhebliche Spannweite zwischen den öffentlichen Verwaltungen mit 8,0 und den Banken und Versicherungen mit 3,3 Krankheitstagen je Versicherten und Jahr *(Abb. 7)*. Die Zweige mit körperlich belastenden Tätigkeiten liegen insgesamt im überdurchschnittlichen Bereich, wobei das Baugewerbe über alle Diagnosen einen etwa durchschnittlichen Krankenstand, aber besonders viele Langzeitkranke wegen des Stütz- und Bewegungsapparates aufzuweisen hat. Daraus folgt einerseits, daß körperliche Belastungen einen erheblichen Einfluss auf die Arbeitsfähigkeit bei Erkrankungen des Stütz- und Bewegungsapparates ausüben, andererseits auch Rahmenbedingungen für die Ausübung der Tätigkeit, psychomentale Belastungen und die Altersstrukturen des Wirtschaftszweiges dieses Bild beeinflussen können.

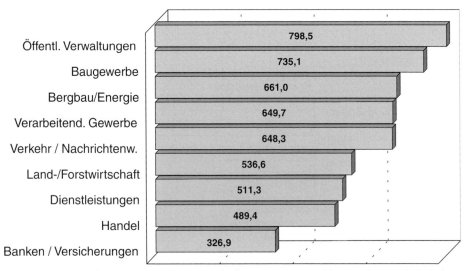

Abb. 7: Arbeitsunfähigkeitstage je 100 Beschäftigte wegen Krankheiten des Muskel-Skelett-Systems (AOK 1996).

Zusammenfassend können arbeitsbedingte Erkrankungen dadurch charakterisiert werden, daß sie

- für den Betroffenen die Bewältigung berufstypischer körperlicher Belastungen zum Teil erheblich einschränken und die weitere Erwerbstätigkeit zeitweilig oder dauerhaft gefährden,
- im Unternehmen und bei den Sozialversicherungen hohe Kosten wegen Arbeitsunfähigkeit, Behandlungen, Rehabilitation und Frühinvalidität verursachen.

Wege zur Prävention arbeitsbedingter Erkrankungen

Die Wege zur Prävention arbeitsbedingter Erkrankungen führen zunächst über die Institutionen des Gesundheits- und Arbeitsschutzes, unter denen der Betriebsarzt und die Sicherheitsfachkraft des einzelnen Unternehmens, die branchenbezogen eingerichteten Berufsgenossenschaften mit ihren Präventionsbereichen sowie die Einrichtungen des staatlichen Arbeitsschutzes (Gewerbeaufsicht und Gewerbearzt) im Vordergrund stehen. In einem erweiterten Rahmen sind auch die Krankenversicherungen beauftragt, durch die Unterrichtung der gesetzlichen Unfallversicherung über Zusammenhänge zwischen Erkrankungen und Arbeitsbedingungen und durch den Arbeits- und Gesundheitsschutz ergänzende Maßnahmen der betrieblichen Gesundheitsförderung an der Verhütung arbeitsbedingter Gesundheitsgefahren mitzuwirken.

Den entscheidenden Einfluß auf die Arbeitsanforderungen und -belastungen haben jedoch die Unternehmen selbst. Die Beschaffung bzw. Entwicklung der Arbeitsmittel, die Auswahl der Maschinen, Werkzeuge und Materialien, die Einrichtung und Organisation von Arbeitsstätten und Arbeitsabläufen sowie die Führung des Arbeitsprozesses einschließlich des Zusammenwirkens von Menschen gleicher und unterschiedlicher Hierarchien sind grundlegende Bedingungen für eine gesundheitsgerechte Arbeit (Arbeitsschutzgesetz § 3 – Grundpflichten des Arbeitgebers).

Eine besondere Rolle kommt der Ergonomie als dem Vermittler zwischen Mensch und Technik zur Schaffung menschengerechter Arbeitsbedingungen zu. Sie tut das einerseits durch die Entwicklung menschengerechter Lösungen auf wissenschaftlicher Grundlage, andererseits durch ihre praktische Mitwirkung in Unternehmen und Einrichtungen des Arbeits- und Gesundheitsschutzes.

Bezogen auf die Felder des Handelns hat sich für die Prävention folgende Einteilung entwickelt:

- Die *Verhältnisprävention* hat die Schaffung menschengerechter Arbeitsbedingungen und sozialer Bedingungen für eine gesundheitsgerechte Lebensweise zum Ziel.
- Die *Verhaltensprävention* zielt auf die Mitwirkung der Beschäftigten durch Vermeidung riskanter Verhaltensweisen in bezug auf die Arbeitstätigkeit und auf die eigene Person.

Während sich die technischen Disziplinen der Arbeitswissenschaften vorrangig der Verhältnisprävention zuwenden, wirken die Arbeitsmedizin und die Sozial- und Organisationswissenschaften daneben auch auf das Verhalten der Arbeitnehmer am Arbeitsplatz ein, um zwischen den Anforderungen und Belastungen einerseits und den humanen Leistungsvoraussetzungen andererseits zu vermitteln.

Wirkungen körperlicher Arbeit auf die Gesundheit

Die Einflüsse der Arbeit auf den Menschen sind in einem Ursache-Wirkungs-Zusammenhang zu betrachten. Daraus haben ROHMERT und RUTENFRANZ (1983) das sog. *„Belastungs-Beanspruchungs-Konzept"* abgeleitet. Es geht davon aus, daß Belastungen (nicht nur durch die berufliche Arbeit) die körperlichen Funktionen und Strukturen in Anspruch nehmen, also eine Beanspruchung auslösen.

- *Belastungen* sind die Ursachen, d.h. die objektiven äußeren Einwirkungen der Arbeit auf den Menschen. Diese sind für alle Menschen bei gleichen Arbeitsanforderungen etwa gleich hoch.

Neben verschiedenartigen körperlichen Belastungen gibt es Belastungen durch andere physikalische Faktoren (z.B. Klima, Lärm, Vibrationen), durch chemische Einwirkungen, durch biologische Einwirkungen (z.B. pathogene und apathogene Keime) sowie neuropsychische Belastungen.

- *Beanspruchungen* sind die Wirkungen der Belastungen auf den einzelnen Menschen, die sie in seinem Inneren – den Organen und der Psyche entfalten. Sie sind bei verschiedenen Menschen nach den individuellen Eigenschaften, Fähigkeiten und Fertigkeiten jeweils verschieden.

Werden die Beanspruchungen je nach ihrer Dauerhaftigkeit differenziert, so hat man weiterhin zu unterscheiden zwischen

- den momentanen bzw. kurzfristigen *Beanspruchungswirkungen* und
- den langfristigen *Beanspruchungsfolgen.*

Für die Prävention sind insbesondere die langfristigen Beanspruchungsfolgen von Bedeutung, die sich entweder

- *förderlich* im Sinn von Anpassung und Training mit der Folge besserer – zumeist weniger aufwendiger – Bewältigung der Belastung oder
- *gefährdend* im Sinn von Gesundheitsschädigungen darstellen können.

Die *Bewältigung von Belastungen* durch den arbeitenden Menschen ist darüber hinaus ein aktiver und komplizierter Vorgang, da er nicht hilflos einer Ursache-Wirkungs-Kette ausgeliefert ist, sondern sich durch Kenntnisse und Erfahrungen einer hohen Belastung zu erwehren weiß. Er sucht nicht immer erfolgreich nach individuellen Strategien, um seinen eigenen Voraussetzungen gemäß die Beanspruchungswirkungen und – soweit von ihm zu übersehen – auch die Beanspruchungsfolgen möglichst gering zu halten. Deshalb wird heute unter Bezug auf Streßkonzepte (LAZARUS und LAUNIER 1981) auch von einem ganzheitlichen „Belastungs-Bewältigungs-Konzept" gesprochen.

Die individuellen Voraussetzungen zur Bewältigung stellen die Gesamtheit körperlicher, psychischer und sozialer Eigenschaften, Fähigkeiten und Fertigkeiten dar, aber auch die Bedingungen zur Bewältigung und Kompensation von Belastungen (SCHEUCH 1998). Die Strukturen des Stütz- und Bewegungsapparates zeichnen sich darüber hinaus durch eine spezifische biologische Eigenschaft – die *Anpassungsfähigkeit* von Gewebe, Organen, Organsystemen und Funktionen – aus. Die Anpassung setzt ständige Anpassungsreize voraus, so daß es auch bei Reizmangel zu einem der Schädigung vergleichbaren Verfall von Leistungen und Strukturen kommen kann. Aus dem Gleichgewicht zwischen Belastung und Entlastung resul-

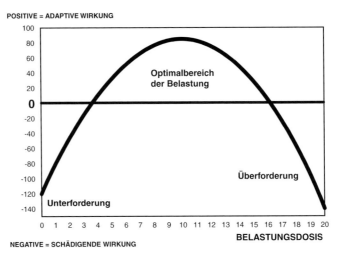

Abb. 8: Kurvenverlauf von Dosis-Wirkungs-Beziehungen für Unterforderungen und Überforderungen durch körperliche Belastungen.

tiert eine *U-Kurve* der Dosis-Wirkungs-Beziehungen körperlicher Belastungen und Beanspruchungen *(Abb. 8)*. Sie schließt die

- *Unterforderung* als eine negative krankheitsfördernde Wirkungsrichtung,
- *Adaptation* als eine positive gesundheitsfördernde Wirkungsrichtung sowie
- *Überforderung* als eine negative krankheitsfördernde Wirkungsrichtung ein.

Auch für körperliche Belastungen gilt, daß das Gleichgewicht zwischen Belastungen und individuellen Voraussetzungen sowohl durch Überforderung als auch durch Unterforderung gestört werden kann.

Die Mehrzahl der beruflichen körperlichen Tätigkeiten hat sowohl für die Gesundheit förderliche als auch die Gesundheit gefährdende Wirkungen auf die Arbeitnehmer. Auskünfte über die zu erwartenden Wirkungen bei bestimmten Formen körperlicher Belastungen können zum Teil die Arbeitsmedizin und die Arbeitsphysiologie, zu wesentlichen Teilen aber auch die Sportmedizin mit der modellhaften Untersuchung der Wirkungen ausgewählter Belastungen auf den menschlichen Organismus geben. Schließlich sind durch die Orthopädie, aber auch durch die Streßforschung, die Psychosomatik und andere Gebiete Beiträge zu den Wirkungen körperlicher Arbeit auf die Gesundheit geleistet worden. Sie zeigen:

- Körperliche Belastung ist eine *grundlegende Voraussetzung für Gesundheit* und Leistungsfähigkeit des Menschen. Die Organsysteme des menschlichen Körpers wirken bei der Bewältigung körperlicher Belastungen auf eine sehr komplexe Weise zusammen und optimieren ihre physiologischen Regulationsprozesse. Im Vordergrund stehen das Herz-Kreislauf-System, der Stoffwechsel, das Nervensystem und die Muskulatur.
- *Körperliche Belastung kann* die Anpassungsfähigkeit der betroffenen Organsysteme überfordern und zunächst zeitweilige Gesundheitsstörungen, später auch *Krankheiten auslösen.* Die meisten Organsysteme sind allerdings durch subjektiv empfundene Ermüdungs- oder Erschöpfungszeichen gegen eine ungewollte Überforderung geschützt.

- *Schmerz* ist das wichtigste Leitsymptom für ein Mißverhältnis zwischen körperlicher Belastung und den individuellen Leistungsvoraussetzungen des Stütz- und Bewegungsapparates. Generell kann Schmerz durch unterschiedliche mechanische, thermische, chemische, elektrische u.a. Reize ausgelöst werden. Es handelt sich beim Schmerz um ein psychisches Phänomen, das nur das leidende Subjekt selbst erfährt.

- Die *psychische Abhängigkeit der Schmerzen* macht sie dennoch zu einem unsicheren Merkmal belastungsbedingter Beeinträchtigungen. Für eine Schmerzempfindung ist die Reizung einer peripheren schmerzempfindlichen Struktur weder notwendig noch hinreichend (ADLER 1990). So hat der Schmerz einerseits eine physiologische Schutzfunktion, ist aber andererseits zugleich ein Hauptsymptom psychosomatischer Fehlregulationen. Psychische Prozesse können die Empfindungsschwelle für Schmerz in weiten Grenzen anheben oder absenken und sie haben damit Einfluß auf die Empfindung körperlicher Über- und Fehlbelastungen.

- Die *Knochen-, Knorpel- und Bandstrukturen* des Stütz- und Bewegungsapparates sind *nicht durch subjektive Empfindungen gegen Überbelastungen geschützt.* Eintretende chronische Entzündungs-, Umbau- und Deformierungsprozesse werden zumeist erst dann subjektiv erlebt, wenn sie Auswirkungen auf benachbarte Muskeln, Sehnen oder Nerven haben und die entsprechenden Schmerzrezeptoren erreichen.

- Auch *psychonervale Belastungen* werden mit körperlichen Reaktionen beantwortet, die genetischen Programmen der Bewältigung körperlicher Anforderungen z.B. zur Abwehr von Gefahren, zum Kampf, zur Flucht etc. entstammen. Psychische Fehlregulationen führen zu körperlichen Fehlreaktionen im Sinn psychosomatischer Störungen. Ein Beispiel dafür ist die heute auch im Zusammenhang mit Umwelteinflüssen diskutierte Fibromyalgie (WOLF et al. 1990) – eine chronische generalisierte Schmerzerkrankung über mehr als drei Monate mit typischen Druckpunkten (= trigger points).

Positive Wirkungen körperlicher Arbeit

Körperliche Arbeit ist eine notwendige Bedingung für die Erhaltung der biologischen Voraussetzungen menschlicher Lebens- und Leistungsfähigkeit. Sie ist darüber hinaus eng mit den psychischen Funktionen verbunden und somit ein fester Bestandteil der biopsychischen Einheit des Menschen. Von der Sportmedizin sind die gesundheitsförderlichen Wirkungen selbst geringer körperlicher Aktivitäten und Belastungen auf die Funktionen des Kreislaufsystems anerkannt worden, wenn sie große Muskelgruppen beanspruchen (KARVONEN 1957, HOLLMANN 1965).

Für die Berufstätigkeit gilt das nur unter bestimmten Voraussetzungen: Finnische Schwerarbeiter wiesen im Vergleich zu anderen Berufstätigen die besten Leistungsparameter des kardiopulmonalen Systems auf. Das galt aber nur dann, wenn sie zugleich in ihrer Freizeit körperlich aktiv waren (ILMARINEN et al. 1981). Dieser positive Einfluß wurde überwiegend bei positiv-dynamischer Arbeit großer Muskelgruppen gefunden. Ähnliche Ergebnisse erzielten auch MÄLKIÄ (1983) und TUXWORTH et al. (1986). YOKOMIZO (1986) fand dagegen die Leistungsfähigkeit von Beschäftigten aus körperlich weniger belastenden white-collar-Tätigkeiten höher als bei Beschäftigten in blue-collar-Tätigkeiten. Auf die Entstehung von Herz-Kreislauf-Krankheiten bezogen fanden PAFFENBARGER und HYDE (1980) in der Framingham-Studie einen günstigen Effekt körperlich belastender Berufe, wogegen THEORELL et al. (1977) bei Betonbauern einen nachteiligen Effekt körperlich belastender Tätigkeiten feststellten.

In einem Vergleich der Datenbestände aus arbeitsmedizinischen Vorsorgeuntersuchungen für etwa 890.000 Männer und 349.000 Frauen mit den Krankenhausfällen im Zeitraum 1985 bis 1989 aus der ehemaligen DDR konnte festgestellt werden: Erwerbstätige mit vorwiegend dynamischer Schwerarbeit, die diese Belastung langdauernd gewöhnt sind, haben eine signifikant reduzierte Inzidenz der ischämischen Herzkrankheit (SIR = 0,79). Bei Mischformen von dynamischer und statischer Arbeit liegt dieser Effekt nicht vor (ENDERLEIN et al. 1995). Ein vergleichbares Ergebnis zeigte sich in einer Fallkontrollstudie für die Verursachung von Herzinfarkten, indem Beschäftigte mit dynamischer physischer Belastung ein geringeres Risiko aufwiesen als solche mit statischer Belastung (ENDERLEIN et al. 1992). Von NYGARD konnte nachgewiesen werden, daß nicht nur dynamische Belastungen durch Bewegungsarbeit, sondern auch statische körperliche Belastungen durch Haltbarkeit positive Effekte auf die kardiopulmonale Leistungsfähigkeit ausüben, wenn hinreichend große Anteile der Muskelmasse einbezogen worden sind (NYGARD et al. 1988).

Berufliche Arbeit kann die gesundheitlichen Leistungsvoraussetzungen von Beschäftigten positiv prägen.
Diese Wirkung tritt zumeist erst ein, wenn gleichzeitig Freizeitsport mit ausdauernder Bewegungsarbeit großer Muskelgruppen betrieben wird, der die konditionell einseitigen beruflichen Belastungen ergänzt.

In welchem Umfang durch Training und berufliche Belastung die durch genetische Anlagen ererbten Grenzen der Leistungsfähigkeit überwunden werden können, ist nicht hinreichend geklärt. KLISSOURAS (1971) konnte bei Zwillingsuntersuchungen im Alter bis zu 15 Jahren feststellen, daß 93% der Varianz ihrer aeroben Kapazität durch genetische Faktoren erklärt werden. Für Zwillinge zwischen 9 und 52 Jahren konnte die gleiche Arbeitsgruppe diese Resultate reproduzieren (KLISSOURAS et al. 1973). Grundsätzlich ist aus der Sportmedizin bekannt, daß zumindest für Höchstleistungen bestimmter Disziplinen je nach der sportartspezifischen Belastung unterschiedliche genetische Voraussetzungen wie z.B. der Anteile

- der langsamen ausdauernden ST-Fasern („slow twitch" = rote Typ-I-Fasern) oder
- der schnellen ermüdbaren FT-Fasern („fast twitch" = weiße Typ-II-Fasern)

in der Muskulatur vorliegen müssen *(→ Abschnitt „Die Schnelligkeit").*

Weniger gut untersucht als die Auswirkungen von körperlicher Arbeit auf das Herz-Kreislauf-System sind die allgemeinen positiven Wirkungen körperlicher Arbeit auf den Stütz- und Bewegungsapparat. Unbekannt sind insbesondere die Wirkungen auf die physiologisch langsam reagierenden sog. bradytrophen Gewebe des Knochens, des Knorpels, der Sehnen und Bänder. Konstitutionsunterschiede der Beschäftigten verschiedener Berufsgruppen mit unterschiedlicher körperlicher Belastung können eher als sozial und durch Selbsteinschätzung der Leistungsvoraussetzungen bestimmter Selektionsprozeß erklärt werden (HARTMANN et al. 1989).

Der deutsche Anatom WOLFF hat 1896 erstmalig ein „Gesetz der Transformation der Knochen" beschrieben. Danach folgen Form und Struktur des Knochens seiner Funktion, so daß sich die Bälkchenstruktur in der Knochenspongiosa den Linien des mechanischen Kraftflusses durch äußere Einwirkungen anpaßt (HAYES und SNYDER 1981). So folgt die Struktur z.B. den veränderten Kräften im Knochen nach deformierenden Knochenbrüchen. Besonders eindrucksvoll kann das an den Spongiosabälkchen des Hüftkopfes dargestellt werden, die den Linien des Kraftflusses vom Becken über das Hüftgelenk in den Hals und Schaft des Femur nachzeichnen *(Abb. 9).* Die Extrembelastungen der Gewichtheber sind nur deshalb ohne dramatische Schädigungen zu ertragen, weil sie zu einer Adaptation in den Wirbelkörperstrukturen führen (GRANHED et al. 1987). Als Ursachen werden dafür spannungsbedingte

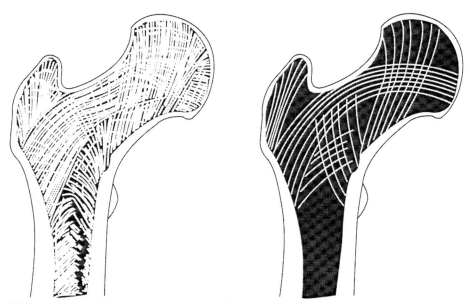

Bälkchenanordnung im proximalen Femur

Knochenbälkchen entsprechen in ihrem Verlauf den Spannungslinien (= Trajektorien) unter Belastung

Abb. 9: Knochenbälkchenstruktur im Verlauf der Kraftlinien mechanischer Belastungen am Beispiel des Femur.

Veränderungen der elektrischen Polarisierung der Knochenoberfläche mit negativem Potential bei Stauchung und positivem Potential bei Dehnung der Strukturen verantwortlich gemacht. Nach BASSET (1966) ist dieser piezoelektrische Effekt an die Glycosaminoglycane, eine Gruppe der Glycoproteine in der Grundsubstanz des Bindegewebes gebunden, die den Transformationsreiz des Knochens auslösen. Spätestens seit den Untersuchungen der Auswirkungen von Schwerelosigkeit bei Astronauten auf die Knochendichte und -stabilität (UNTHOFF und JAWORSKI 1978) weiß man die ständigen trainierenden Reize der Belastung auf die Knochenbälkchenstruktur und die Dichte der kompakten Hülle von Röhrenknochen bei Gesunden zu schätzen. Die Muskelkraft und Muskelmasse übt einen ständigen Anpassungsreiz auf die Knochenmasse aus (PLATEN 1997). Die Art und Intensität der körperlichen Betätigung hat einen spezifischen Einfluß: Krafttraining hat einen deutlich größere Wirkung auf die Knochendichte und -struktur in den besonders belasteten Abschnitten, wogegen Ausdauertraining gegenüber untrainierten Personen nur geringe Unterschiede zeigt (CHAE et al. 1994).

Nachteilige Wirkungen körperlicher Arbeit

Ursachen für nachteilige Wirkungen

In der Geschichte der Arbeitsmedizin spielten allgemeine körperliche Überforderungen vorwiegend mit Wirkungen auf das Herz-Kreislauf-System, den Stoffwechsel und den Stütz- und Bewegungsapparat bei Arbeitern eine größere Rolle. LEHMANN (1953) gab für Waldarbeiter in der Steiermark einen täglichen Energieumsatz von ca. 7000 kcal. sowie für ungarische Erntearbeiter von 6000 kcal. an, womit die Werte für Berufstätige mit leichter Arbeit um das 2,5- bis 3fache überschritten waren. Holzsäger hatten damals einen Energieverbrauch von 370 bis 406 kcal. je Stunde, Steinhauer von 286 bis 319 (KOELSCH 1963).

Mangelernährung, Anfälligkeit gegenüber Infektionskrankheiten und frühzeitiger körperlicher Verfall waren die Folge schwerer Arbeit. Sie haben insbesondere für Kinder und Jugendliche schon im vergangenen Jahrhundert zu ersten Begrenzungen des Mindestalters für die Erwerbsarbeit und der zulässigen Belastung geführt. Heute sind in den Industriestaaten allgemeine körperliche Überforderungen für die Mehrheit der Jugend keine praktischen Probleme. VALENTIN kommt bereits 1974 zu der Festellung: „In Laienkreisen wird ... immer noch die Meinung vertreten, daß die körperliche Belastung bei der Entstehung von Herz-Kreislauf-Schäden eine wichtige Rolle spiele. Wir wissen seit langem, daß das gesunde Herz- und Kreislaufsystem durch körperliche Belastungen weder überanstrengt noch geschädigt werden kann" (VALENTIN und ESSING 1974). Es stellt sich eher die Frage nach den mindestens notwendigen körperlichen Entwicklungsreizen für eine stabile Gesundheit.

Es sind offensichtlich komplexe Zusammenhänge zwischen Arbeit und Gesundheit, wenn ARNDT et al. (1995) in einer retrospektiven Längsschnittuntersuchung des Gesundheitszustandes und der Frühberentung von 4958 Bauarbeitern feststellen mußten, daß Frühberentungen und Mortalität im Vergleich zu White-Collar-Beschäftigten erhöht waren. Die erhöhten Frühberentungsraten ließen sich nicht allein durch persönliche Risikofaktoren wie Rauchen, Alkoholkonsum und Übergewicht erklären. Als Prädiktoren der Frühberentung wurden das Rauchen, auffällige Lungenbefunde, chronische Lungenerkrankungen, Herz-Kreislauf-Erkrankungen, Einschränkungen des Bewegungsapparates und Befunde des Leberstoffwechsels identifiziert. Bis auf Einschränkungen des Bewegungsapparates sind alle genannten Gesundheitsstörungen oder -schäden auch als Prädiktoren einer erhöhten Sterblichkeit erkannt worden.

Langzeitige und nachhaltige negative Wirkungen körperlicher Belastungen bei Erwerbstätigen finden sich vorwiegend am Stütz- und Bewegungsapparat. Sie überfordern bei längerer Dauer zunächst die physiologischen Möglichkeiten der Muskulatur. Für diese Prozesse sind in erster Linie folgende Belastungen verantwortlich:

- Nachteilige Belastungen bei körperlicher Arbeit
  – Heben und Tragen schwerer Lasten
  – Statische Halte- und Haltungsarbeiten
  – Repetitive Tätigkeiten mit gleichförmigen Belastungen
     a) der Schulter- und Nackenregion
     b) der Arme und Hände
     c) der Hüft- und Lendenregion

Alle körperlichen Belastungen führen zunächst zu negativen Auslenkungen physiologischer Prozesse, die durch Mißempfindungen, Abnahme der Leistungsfähigkeit und Ermüdung erlebt werden. Die Höhe und Dauer der Belastungen und die Zeiten möglicher Erholung entscheiden im Verhältnis zu den individuellen Leistungsvoraussetzungen darüber, ob eine Belastung

- negative = überfordernde, leistungshemmende und ggf. schädigende Wirkungen oder
- positive = adaptative, leistungsfördernde und ggf. gesundheitsfördernde Wirkungen

zur Folge hat *(Abb. 10)*. Im positiven Fall entsteht durch eine sog. „Superkompensation" nach einem hohen Belastungsreiz eine günstigere Grundlage für weitere Belastungen, weil sich die Funktionen des Organismus auf diese Belastungen besser einstellen oder weil nach

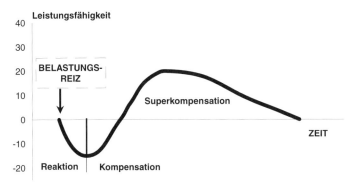

Abb. 10: Belastung und Superkompensation.

ausreichender Zeit strukturelle Verbesserungen z.B. durch eine Zunahme der Muskelmasse und der Knochenstrukturen eintreten.

Die Auswirkungen eines Mißverhältnisses zwischen

- zu geringer individueller Belastbarkeit und
- zu hoher äußerer Belastung

sind die häufigsten Ursachen für Beschwerden am Stütz- und Bewegungsapparat.

Es kann im Einzelfall nicht immer eindeutig unterschieden werden, welche Defizite der Gesundheit und Leistungsfähigkeit einerseits oder welche hohen und einseitigen physischen bzw. psychophysischen Anforderungen andererseits für diese Gesundheitsstörungen und -schädigungen auslösend sind. Die Prävention muß deshalb zugleich folgende Ziele haben *(Tab. 1).*

Tabelle 1: Ziele der Prävention bei hohen und gesundheitlich nachteilig wirkenden körperlichen Belastungen

Ziele der Prävention bei körperlicher Arbeit
• Verminderung hoher physischer Belastungen auf ein erträgliches Maß.
• Konditionierung des Einzelnen zur Bewältigung akzeptabler Belastungen in Beruf und Freizeit.
• Früherkennung von Diskrepanzen zwischen Belastbarkeit und Belastung mit Folgen   a)   für die Gestaltung der Arbeitstätigkeit oder   b)   für den Einsatz des Betroffenen.

Damit die Prävention den biologischen Grundlagen des menschlichen Lebens und den Wirkungen auf die Gesundheit gerecht wird, kann ihr Ziel nicht darin bestehen, ausschließlich nach ständiger Verringerung des körperlichen Belastungsniveaus bei der Arbeit zu streben.

Für die Stabilisierung der physischen und psychischen Gesundheit ist es ebenso wichtig, sowohl im Beruf als auch in der Freizeit für angemessene und vielseitige Belastungen zu sorgen *(Abb. 11)*.

Rücken- und Gelenkschmerzen

Schmerzen am Stütz- und Bewegungsapparat konzentrieren sich bei der körperlich arbeitenden Bevölkerung vorrangig auf die Lendenregion sowie auf die Schulter-Nacken-Region des Rückens, in bestimmtem Umfang jedoch auch auf die großen Gelenke – die Knie-, Hüft- und Ellenbogengelenke.

Eine praktische Schwierigkeit bei der Verhütung der arbeitsbedingten Erkrankungen des Stütz- und Bewegungsapparates ergibt sich aus der besonderen Rolle ihres Leitsymptoms „Schmerz": Insbesondere die Rückenschmerzen sind als Indikator für Erkrankungen des Stütz- und Bewegungsapparates so vieldeutig wie ihre Ursachen. Sie sind zumeist die ersten Symptome einer Fehlbelastung, dennoch werden sie von den einzelnen Beschäftigten je nach ihrer individuellen Schmerzschwelle und subjektiven Toleranz gegenüber unangenehmen Empfindungen in sehr unterschiedlicher Ausprägung wahrgenommen.

In unterschiedlichen Befragungen geben 60 bis 90% aller Menschen an, irgendwann im Leben unter Rückenschmerzen gelitten zu haben. Je nach der Formulierung der Fragen können die Angaben in noch sehr viel breiterem Umfang variieren *(Tab. 2)*. Beispielhaft für eine Fülle derartiger Angaben kann dargestellt werden:

Heliövaara (1987) fand für finnische Männer und Frauen eine annähernd gleiche Lebenszeit-Prävalenz von tiefsitzenden Rückenschmerzen von 76,3% bzw. 73,3%. Für die deutsche Bevölkerung in Bad Säckingen sowie in Lübeck stellte Raspe (1993) fest, daß 84% bzw. 82% der Befragten irgendwann im Leben unter Rückenschmerzen gelitten hatten.

Die sogenannte Punkt-Prävalenz der Häufigkeit von Rückenschmerzen zum aktuellen Zeitpunkt einer Untersuchung wird von Raspe bei den o.g. Bevölkerungsbefragungen mit

Tabelle 2: Häufigkeitsangaben von Rückenschmerzen in Abhängigkeit vom erfaßten Zeitraum und von der Stärke der Schmerzen (Heliövaara 1993 und Hartmann 1998).

Zeitraum der Schmerzsymptomatik	% mit tiefsitzenden Rückenschmerzen
Lebenszeitraum (Geburt bis Tod)	76,3
Letzter Monat (Bauarbeiter)	38,9
Letzter Monat (allgemeine Bevölkerung)	19,4
Heute Schmerzen (Bauarbeiter)	21,2
Heute Schmerzen (allgemeine Bevölkerung)	17,5
Letzter Monat (Bauarbeiter – mäßige bis starke Rückenschmerzen)	16,9
Heute Schmerzen (Bauarbeiter – mäßige bis starke Rückenschmerzen)	8,9

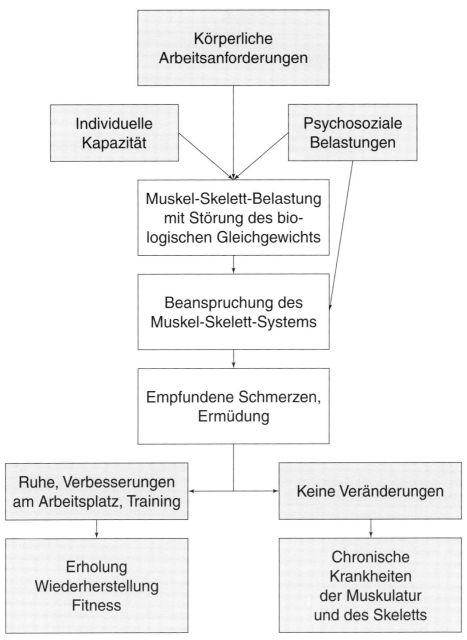

Abb. 11: Zusammenhänge zwischen Belastungen, individuellen Kapazitäten und möglicher Entstehung chronischer Krankheiten des Stütz- und Bewegungsapparates (nach KILBOM 1994a).

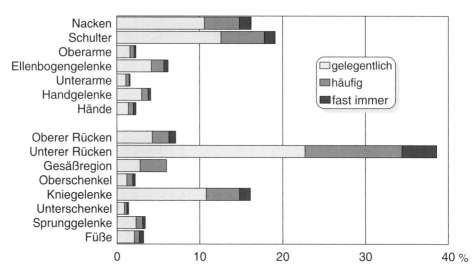

Abb. 12: Häufigkeit von Schmerzen in den Körperregionen bei Arbeitnehmern in den typischen Berufen der Bauwirtschaft.

42% bzw. 40% angegeben, wogegen HELIÖVAARA nur 17,5% bzw. 16,3% klinisch durch Ärzte kontrollierte Rückenschmerzen feststellen konnte.

Die Auswertung einer repräsentativen Stichprobe von 4640 Beschäftigten der Bauwirtschaft (HARTMANN 2000) zeigt:

- Etwa 39% aller befragten Bauarbeiter leiden ähnlich wie die Allgemeinbevölkerung unter tiefsitzenden Rückenschmerzen, darunter 17% häufig oder fast immer *(Abb. 12)*. Etwa 18% haben Schulter- bzw. Nackenschmerzen.
- Schmerzen an den Gelenken treten demgegenüber mit höchstens 16% an den Knien und deutlich geringeren Quoten an den übrigen Gelenken in den Hintergrund.

Die arbeitende Muskulatur außerhalb von Gelenkregionen (Ober- und Unterarme sowie Ober- und Unterschenkel) wird nur geringfügig von Schmerzen betroffen.

Die Häufigkeiten von Rückenschmerzen steigen in der Allgemeinbevölkerung nur solange mit dem Lebensalter an, bis Versteifungen der strukturellen Verbindungen zwischen den Wirbeln eingetreten sind *(Abb. 13)*. Gegen Ende des Arbeitslebens etwa vom 60. Lebensjahr an können sie wieder zurückgehen, wenn der Belastungsreiz fehlt, dennoch verbleiben sie auf einem relativ hohen Niveau.

In der Stichprobe von körperlich arbeitenden Bauarbeitern *(Abb. 14, 15)* gibt es dagegen einen stetigen Anstieg sowohl gering als auch mäßig bis stark ausgeprägter Rückenschmerzen in der Lendenregion ebenso wie in der Schulter-Nacken-Region bis zum Ende des Berufslebens um das 65. Lebensjahr (HARTMANN 1998).

Die Häufigkeit von Rückenschmerzen ist in der Bevölkerung der Staaten der westlichen Welt in den vergangenen zwei Jahrzehnten sowohl im Bereich der Lendenregion als auch der Schulter-Nacken-Region erheblich angestiegen.

Bei der Klärung der Gründe für Rückenschmerzen, die im Zusammenhang mit der Arbeit auftreten, ist zwischen verschiedenen Ursachen und Wegen der Schmerzentstehung zu unterscheiden:

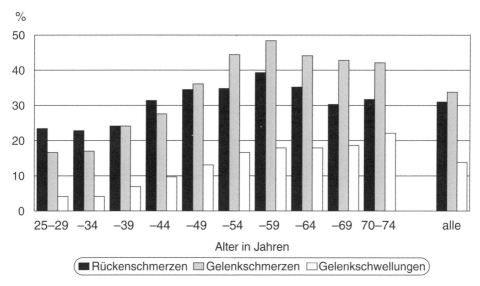

Abb. 13: Prävalenz sog. „rheumatischer Beschwerden" in der Bevölkerung von Hannover 1986–1988 (RASPE 1993 / n = 8907/10 538).

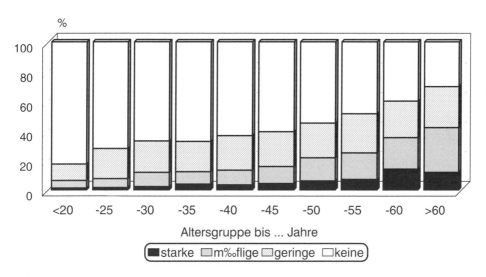

Abb. 14: Altersverteilung von Schmerzen in der Lendenregion innerhalb der vergangenen 4 Wochen (n = 4640 Bauarbeiter – HARTMANN 1998).

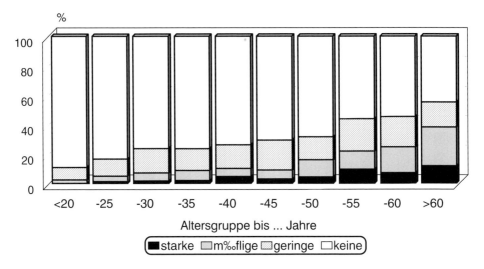

Abb. 15: Altersverteilung von Schmerzen in der Schulter-Nacken-Region innerhalb der vergangenen 4 Wochen (n = 4640 Bauarbeiter – HARTMANN 1998).

- *Schmerzen können entstehen, weil die Muskulatur überfordert ist:*
  - Die Muskulatur ermüdet durch hohe Belastungen, weil sie unter Sauerstoff- und Energiesubstratmangel leidet. Zusätzlich verkrampft sie dabei reflektorisch. Dieses relative Mißverhältnis kann sowohl von einer ungenügend entwickelten bzw. schlecht trainierten Muskulatur als auch von einer ungewöhnlich hohen Belastung einzelner Muskelgruppen ausgehen.
  - An diesen Schmerzen ist zunächst keine Knorpel- oder Knochenstruktur des Skeletts beteiligt. Es handelt sich somit nicht um eine degenerative Erkrankung, sondern um eine rückbildungsfähige Gesundheitsstörung.
- *Degenerative Veränderungen begünstigen die Schmerzentstehung*
  Sehr hohe, lang andauernde und biomechanisch ungünstig wirkende Belastungen überfordern bestimmte Strukturen des Skelettsystems. Besonders betroffen sind davon
  - die Bandscheiben der Bewegungssegmente in der Wirbelsäule,
  - die Knorpelflächen der Gelenke,
  - die Ansätze der Sehnen an den Knochen,
  - aber auch die Knochen selbst. Sie können unter der Belastung besonders bei alternden Menschen im Zusammenhang mit einer Osteoporose zusammensintern.
  Die Folge dieser Veränderungen können gestörte biomechanische Verhältnisse des Skeletts sein. Die Wirbelsäule ist durch die Deformierung der Wirbelkörper stärker gekrümmt (Zunahme der Brustkyphose oder der Lendenlordose) oder seitlich verbogen (Entwicklung bzw. Verstärkung einer Skoliose). In den Gelenken stehen die Knochen nicht mehr in der normalen Achsenrichtung zueinander. Es kommt zu Achsenabweichungen von Extremitäten (z.B. Hüftgelenksdeformitäten, Kniegelenksdeformitäten). Wenn die Muskulatur der betroffenen Bereiche diese Deformitäten durch erhöhte Kraftanstrengung auszugleichen versucht, dann kann sie schmerzen. Werden dagegen diese Deformitäten versteift, dann müssen sie zumeist nicht mehr durch erhöhte muskuläre Anstrengung gehalten werden. Sie werden wieder schmerzfrei.

- *Deformationsprozesse können das Nervensystem irritieren*
  Deformationsprozesse des Skeletts können auf zwei Wegen das Nervensystem reizen und Schmerzen auslösen:
  - Die wichtigsten Ursachen sind Vorwölbungen (= Protrusionen) oder Vorfälle (= Prolaps) von Bandscheibengewebe in den Spinalkanal der Wirbelsäule, wo es auf das Rückenmark drückt und schmerzhafte Reizungen oder Lähmungen der Funktionen unterhalb des betroffenen Wirbelsegments verursachen kann.
  - Verkalkte Bandstrukturen an den Wirbelkörpern (sog. Spondylophyten) reizen mechanisch die Nervenwurzeln bei ihrem Durchtritt durch die seitlichen Kanäle zwischen zwei benachbarten Wirbelbögen (Foramina intervertebralia). Es kommt zu sehr genau auf das Nervensegment und die Körperseite bezogenen Ausfällen der Motorik, der Empfindungen für Berührung, Schmerz oder Temperatur.
- *Streß verstärkt die Auswirkungen hoher Arbeitsbelastungen auf den Stütz- und Bewegungsapparat*
  Überforderungen durch körperliche und durch geistige Arbeit insbesondere in Verbindung mit Zeitdruck sowie hohe Anforderungen an die psychische Bewältigung von Arbeit können mit Streßreaktionen beantwortet werden. Die Ursache ist ein zumeist unterbewußt oder gar unbewußt erlebter Konflikt zwischen den Arbeitsanforderungen und den objektiven oder subjektiven Ausführungsbedingungen.

In vielen epidemiologischen Studien werden Rückenschmerzen mit degenerativen Schädigungen der Wirbelsäule gleichgesetzt. Das erfolgt wegen der schwierigen Differentialdiagnostik und wegen fehlender wissenschaftlicher Kriterien für die Beschreibung und Klassifikation unterschiedlicher nosologischer Krankheitsbilder der Wirbelsäule (HAGBERG 1995).

Das wichtigste von körperlichen Belastungen betroffene Organ ist jedoch die Muskulatur, deren größte Anteile am Rumpf zwischen Schultergürtel, Nacken-, Rücken- und Hüftregion bis in die Oberschenkel einstrahlend angelegt sind. Sie hat eine sehr fein differenzierte Architektur, die den natürlichen Bewegungsanforderungen des Menschen gerecht werden kann *(Abb. 16)*.

Oft ist die Ursache für voreilige Vermutungen struktureller Schäden auf Grund subjektiven Beschwerden der Verzicht auf eine gründliche klinische Untersuchung durch weniger aufwendige Befragungen. Dazu ist zu beachten:

- *Schmerzen sind ein Symptom,* das auf die Möglichkeit des Bestehens oder der Entwicklung degenerativer Erkrankungen des Stütz- und Bewegungsapparates hinweist. Das gilt insbesondere, wenn die Schmerzen über Jahre andauern und wenn die degenerativen Veränderungen durch bildgebende diagnostische Verfahren (Röntgenbilder, Sonographie, Computertomographie, Magnetresonanztomographie) bestätigt werden können.
- *Degenerative Veränderungen des Stütz- und Bewegungsapparates führen nicht zwingend zu Schmerzen.* Das gilt auch dann, wenn die degenerativen Veränderungen durch bildgebende diagnostische Verfahren eindeutig nachgewiesen sind. Es hängt vor allem von der Lokalisation und den funktionellen Auswirkungen dieser Veränderungen ab, ob sie tatsächlich Beschwerden verursachen. Viele degenerative Veränderungen bleiben völlig beschwerdefrei, so zum Beispiel viele Protrusionen der Bandscheiben, die heute zunehmend durch die Computertomographie oder die Magnetresonanztomographie gefunden werden. NACHEMSON (1992) stellte im Ergebnis einer Literaturanalyse fest, daß im klinischen Krankengut von Ischialgiepatienten bei Anwendung der Computertomographie in der Diagnostik zwar 90 – 98 % der Schmerzpatienten, aber auch 28 – 35 % der gesunden Kontrollgruppe eine Diskushernie aufweisen.

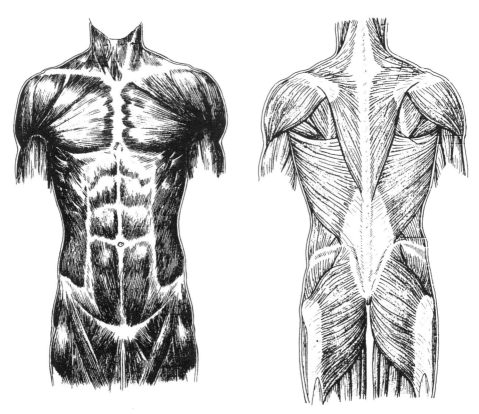

Abb. 16: Struktur der Rumpfmuskulatur in der Rücken- und Vorderansicht (TITTEL 1990).

- *Die Lokalisation der degenerativen Veränderungen und der Schmerzen muß einander ent-sprechen.* Das erfordert insbesondere an der Wirbelsäule eine exakte „topische Diagno-se". Einem Bewegungssegment mit Bandscheibe, Wirbel und austretendem Spinalnerv können insbesondere die radikulären Symptome durch Nervenreizung relativ genau zuge-ordnet werden. Die segmentale Zuordnung der Beschwerden und der in Röntgen- oder CT-Bildern festgestellten Veränderungen muß hinsichtlich der betroffenen Etage der Spi-nalnerven bzw. entsprechender Verläufe von Nerven der Extremitäten übereinstimmen, um einen Kausalzusammenhang zu vermuten.
- *Die Ausprägung von Schmerzen wird bei gleichen degenerativen Veränderungen unter-schiedlich stark erlebt.* Die Sensibilität gegenüber vorhandenen Störungen des Stütz- und Bewegungsapparates ist subjektiv ganz erheblich unterschiedlich, weil der Schmerz ein subjektives Ereignis ist und von individuellen psychophysischen Voraussetzungen und Be-sonderheiten der Verarbeitung abhängig ist. Das erklärt, warum Beschäftigte aus körper-lich sehr verschieden belastenden Berufen ähnliche Prävalenzraten von Rücken- oder Ge-lenkbeschwerden haben können.

Funktionelle Störungen und degenerative Schäden an der Wirbelsäule als Folgen hoher kör-perlicher Belastungen sind biomechanisch gut zu erklären und gelten spätestens seit den in-tradiskalen Druckmessungen von NACHEMSON (1964) als erwiesen. Auch die Entstehung von Rückenschmerzen auf der Grundlage degenerativer Veränderungen der Wirbelsäule kann mit experimentellen und klinischen Befunden erklärt werden.

Schmerzen als Folge körperlicher Über- und Fehlbelastung können in sehr verschiedener Weise auftreten. Sie können kurzzeitig oder dauerhaft sein, auf die Muskulatur begrenzt bleiben oder durch Reizung der Nervenwurzeln im Spinalkanal oder der Spinalnerven ausstrahlen.

Als Beispiel ist eine pragmatische Gliederung für belastungsbedingte zeitweilige oder dauerhafte körperlich bedingte Rückenschmerzen in *Tabelle 3* dargestellt. Sie trennt die belastungsabhängigen Schmerzen in zwei große Gruppen.

Muskelschmerzen durch Überforderung der Muskulatur

Sie können das Ergebnis besonders hoher Belastungen oder zu gering entwickelter und trainierter Muskulatur sein. Von ihnen sind besonders Berufsanfänger bzw. Personen betroffen, die eine noch ungewohnte Tätigkeit ausüben sowie Beschäftigte mit Arbeiten in Zwangshaltungen. Das typische klinische Bild ist der muskuläre Hartspann, wie er u.a. an strangförmigen paravertebralen Härten der langen Rückenstreckermuskulatur gefunden wird.

Die *muskulären Dysbalancen* stellen eine spezifische Ursache für Schmerzen wenig belasteter oder unzureichend trainierter Muskelgruppen dar. Die „phasischen" auf Bewegung orientierten Muskelgruppen reagieren auf geringe Anforderungen durch eine Abschwächung ihrer Kraft auf Grund von Verlust an Masse der einzelnen Muskelfasern: Dagegen tritt bei den „tonischen" auf Haltungsstabilisierung orientierten Muskelgruppen eine Verkürzung durch Schrumpfung der bindegewebigen Anteile im Muskel und verminderte Dehnbarkeit in Ruhe auf.

- *Muskuläre Dysbalance*
  Schmerzhafte Muskelfunktionsstörung ist häufige Ursache für andauernde Rückenschmerzen. Ihre Ursache ist eine Störung des Gleichgewichts zwischen Agonisten und Antagonisten einer Muskelschleife auf der Grundlage einseitig unphysiologischer Belastungsmuster.
  Auslöser ist die *Abschwächung* einer wenig beanspruchten agonistischen – zumeist phasischen Muskelgruppe. Im Vordergrund der Beschwerden steht die Verkürzung in den antagonistischen (zumeist tonischen Haltungs-) Muskeln und die davon ausgelöste schmerzhafte *Dehnung* des Agonisten.
  Durch *schmerzhafte Kontrakturen* wird der Schmerz weiter verstärkt, wenn dieser Kreis nicht durch aktivierende Maßnahmen (Lockerung, motorisches Bewegungstraining) durchbrochen wird.

Schmerzen durch Schädigungen der Bandscheiben

Sie können infolge eines Bandscheibenvorfalls (Protrusion bzw. Prolaps), einer akuten Blockierung einzelner Bewegungssegmente bei lumbaler Instabilität oder auf Grund des hohen Aufwandes der Muskulatur beim Ausgleich der lumbalen Stabilität auftreten. Sie betreffen vorwiegend ältere Menschen. Die lumbale Instabilität ist die häufigste Ursache bandscheibenbedingter Erkrankungen.

- *Lumbale Instabilität*
  Die lumbale Instabilität ist eine primär durch *Verschleiß*, Flüssigkeits- und Elastizitätsverlust der *Bandscheiben* bedingte Erkrankung. Sie führt zur Abflachung der Bandscheiben und der Zwischenwirbelräume.

Tabelle 3: Belastungsbedingte zeitweilige oder dauerhafte Rückenschmerzen.

ART	URSACHEN DER SCHMERZEN	DAUER
I	**ABSOLUTE ODER RELATIVE SCHWÄCHE DER MUSKULATUR**	
Kurzzeitige Miß-empfindungen einschl. Schmerzen	Ermüdungsschmerzen und „Muskel-kater" bei noch nicht angepaßter Mus-kulatur z.B. nach erstmaliger Ausübung ungewohnter Tätigkeiten	Zumeist einmalig z.B. Lehrlinge (Stunden bis Tage)
Zeitweilig, anhal-tend: Trainingsman-gel	Überforderung einzelner Muskelgruppen bei längerdauernder körperlicher Bela-stung ohne einseitige Belastungen	Wiederkehrend (Wochen bis Monate)
Zeitweilig anhal-tend: Zwangshaltungen	Überforderung einzelner Muskelgruppen bei fixierter Arbeitshaltung z.B. im Hok-ken, Knien, Bücken oder bei Überkopfar-beit auch bei guter physischer Kondition	Bei Belastung, Rückbildung bei Entlastung (Wochen bis Monate)
Ziehender Dauer-schmerz in verkürz-ten und harten Muskeln	Muskuläre Dysbalance zwischen agoni-stisch-antagonistisch wirkenden Muskel-gruppen, von der vorwiegend tonische Halte-/Haltungsmuskeln betroffen sind.	Lange anhaltend, durch Entspan-nungsübungen und Training zu kom-pensieren
II	**DISKOGENE RÜCKENSCHMERZEN**	
Ischialgie durch Bandscheiben-vorfall	Reizung von Nervenwurzeln im Spinal-kanal durch mechanischen Druck einer vorgewölbten Bandscheibe	Plötzlich, bis zur Entlastung oder langfristige Ab-nahme
Akuter Hexenschuß durch lumbale In-stabilität	Lockerung eines Bewegungssegments zwischen zwei benachbarten Wirbelkör-pern mit Blockierung in kleinen Wirbel-gelenken und akuten Muskelschmerzen	Plötzlich eintretend, bis zur Behand-lung oder sponta-nen Rückbildung
Häufige oder stän-dige Schmerzen durch lumbale In-stabilität	Überforderung von Muskeln, Bändern und Wirbelgelenkskapseln durch erhöh-te Anstrengung zur Stabilisierung eines gelockerten Bewegungssegments	Dauerhaft, unter Belastung zuneh-mend, in bela-stungsfreien Inter-vallen vermindert

Veränderte statische Verhältnisse im Bewegungssegment *(s.o.)* können zu Fehl- und Überbe-lastungen der lumbalen Wirbelgelenke oder zu Verschiebungen der Wirbelkörper gegenein-ander (Pseudospondylolisthesis) führen.

Schmerzen sind teils durch die Belastungen der Wirbelgelenke und der Bänder verursacht und werden dann als *arthroligamentärer Schmerz* bezeichnet, teils sind sie eine Folge der hohen muskulären Anspannung zur Kompensation der Instabilität.

Bei der Suche nach belastungsabhängigen Schmerzursachen ist zu beachten: Rückenschmerzen werden sowohl durch degenerative Wirbelsäulenveränderungen als auch durch psychische und psychosoziale Ursachen ausgelöst. Beide Ursachenkomplexe sind so eng miteinander verknüpft, daß

- nur ein Teil der durch hohe körperliche Belastungen an der Wirbelsäule geschädigten Arbeitnehmer unter Rückenschmerzen leiden und
- bei vielen wegen psychischer Ursachen erhöht schmerzsensiblen Personen zugleich funktionelle Störungen oder degenerative Wirbelsäulenveränderungen gefunden werden, die zu einer nur körperlichen Erklärung der Schmerzursache verleiten.

Deshalb zeigen viele Krankheitsstatistiken eine geringe Übereinstimmung zwischen dem Ausmaß von degenerativen Veränderungen der Wirbelsäule und dem Auftreten von Rückenschmerzen.

Psychosomatische und psychosoziale Ursachen

Untersuchungen der letzten zwei Jahrzehnte haben sich verstärkt dem Einfluß psychosozialer Faktoren auf Rückenschmerzen gewidmet. POPE et al. (1980) konnten nur bei 50 % der Schmerzpatienten eine strukturelle Diagnose stellen, wogegen 25 % eine psychische Aggravation der Symptome in Verbindung mit Ängstlichkeit und Hypochondrie in den entsprechenden Scores des Minnesota Multiphasic Personality Inventory- (= MMPI) zeigten. Korrelationen tiefsitzender Rückenschmerzen fanden SVENSSON et al. (1983) mit Angina pectoris, Wadenschmerzen bzw. Anstrengungen, hohen psychischen Arbeitsbelastungen, hohem Ermüdungsgrad nach der Arbeit, häufiger Angst und Anspannung sowie ausgeprägtem Streßempfinden. Persönlichkeitseigenschaften wie Ängstlichkeit, Depressivität und Hypochondrie (POPE et al. 1980), psychosoziale Folgen der Arbeit wie Arbeitsunzufriedenheit, Ärger und Distress (BIGOS et al. 1991 b) sowie hoher Anforderungsdruck bei mangelnder Kommunikation und sozialer Unterstützung in der Arbeit (THEORELL et al. 1991) haben einen erheblichen Einfluß auf die Entstehung von Schmerzen.

So stellten BIGOS et al. (1991 a) unter 3020 Flugzeugbauern auch mit Hilfe des MMPI fest, daß Personen, die „fast niemals Freude an der Arbeit haben", 2,5× so häufig über Rückenschmerzen klagen wie jene mit „überwiegender Freude an der Arbeit". Arbeitsunzufriedenheit und Distress sind die stärksten Einflußfaktoren auf Rückenschmerzen. Schmerzbezogener Streß soll (GEISSNER 1992) vorwiegend im Zusammenhang mit Hilflosigkeit und Depression, Angst und Ärger stehen. In einer multivariaten Analyse psychosozialer Arbeitsfaktoren und Symptome in Beziehung zum Stütz- und Bewegungssystem fanden THEORELL et al. (1991) an 207 Personen der Stockholmer Region aus sechs Berufen (Ärzte, Musiker, Fluglotsen, Kellner, Flugzeugmechaniker, Verladearbeiter) die höchsten Korrelationen von Rückenschmerzen in der aufsteigenden Rangfolge zu schwierigen Körperhaltungen (Zwangshaltungen), monotonen Bewegungen, hohen Arbeitsanforderungen, häufigem Heben von Lasten und Mangel an Kommunikation.

Für die Diagnostik der psychosomatischen Anteile an chronischen Rückenschmerzen erweisen sich nur solche Verfahren als anwendbar, die unmittelbare Reaktionen und Empfindungen abbilden (HILDEBRANDT und FRANZ 1991). Von 104 Patienten einer Schmerzsprechstunde wiesen zwei Drittel testpsychologisch nachweisbare Störungen im Erleben und Verhalten auf. Die Autoren fanden Beziehungen zu solchen Fragen, die psychovegetative Begleiterscheinungen, depressive Verstimmung und übermäßige Besorgtheit um Körperfunktionen widerspiegelten. Allgemeine psychische Verhaltensmuster hatten dagegen keinen prognostischen Wert für die Erkennung psychosomatischer Ursachen an chronischen Rückenschmerzen.

Zusammenhänge zwischen physischen Belastungen, psychosozialen Bedingungen und individuellen Faktoren bei Beschäftigten verschiedener Bauberufe untersuchte HOLMSTRÖM (1992). Die höchste Rate tiefsitzender Rückenschmerzen fand sie bei Arbeiten mit häufiger Anwendung handgeführter Arbeitsmaschinen *(Tab. 4)*. Starke tiefsitzende Rückenschmerzen fanden sich besonders bei der Verarbeitung von Dach- und Mauersteinen. Ein wesentlicher beschwerdensteigernder Einfluß geht vom Bücken und Knien bereits weniger als eine Stunde sowie von Überkopfarbeit länger als eine Stunde pro Arbeitstag aus. Jenseits des 49. Lebensjahres konnte HOLMSTRÖM jedoch keine unterschiedliche Prävalenz von Personen ohne bzw. mit regelmäßigem Heben und Tragen schwerer Lasten feststellen. Beim Vergleich tiefsitzender Rückenschmerzen zwischen Personen mit gering oder stark ausgeprägten psychischen Merkmalen *(Tab. 4)* stellte auch HOLMSTRÖM fest, daß psychische Symptome allgemein sowie Angst um die Gesundheit und Streß die wichtigsten Verstärker für Schmerzen sind.

Tabelle 4: Altersstandardisierte Prävalenzrate (PRR) für ausgeprägte tiefsitzende Rückenschmerzen bei Bauarbeitern (n = 1772) mit hoch gegenüber gering ausgeprägten psychosozialen Merkmalen (nach HOLMSTRÖM 1992).

Indikator	Alters-Standardisierte PRR	Konfidenz-Intervall (95%)
Entscheidungsspielraum bei der Arbeit	1,0	0,7–1,4
Qualitative Anforderungen	1,1	0,6–1,8
Quantitative Anforderungen	2,0	1,2–3,2
Alleinarbeit	1,5	1,2–1,9
Soziale Unterstützung	0,9	0,7–1,4
Unterforderung	2,2	1,4–3,3
Angst um die Gesundheit	3,7	2,7–4,8
Angst um die Arbeit	1,3	0,5–2,7
Arbeitszufriedenheit	0,6	0,4–1,0
Lebensqualität	1,6	1,1–2,6
Psychosomatische Symptome	2,6	1,4–4,2
Psychische Symptome	6,0	4,4–8,0
Streß	3,1	2,3–4,0

Eine Abschätzung des belastungsabhängigen Anteils von Rückenschmerzen aus arbeitsmedizinischen Vorsorgeuntersuchungen *(Abb. 17)* ergibt in einigen Berufen erhöhte Anteile an solchen Rückenschmerzen, die mit hoher Wahrscheinlichkeit stärker durch psychosoziale als durch körperliche Einflüsse verursacht werden (HARTMANN 1995).

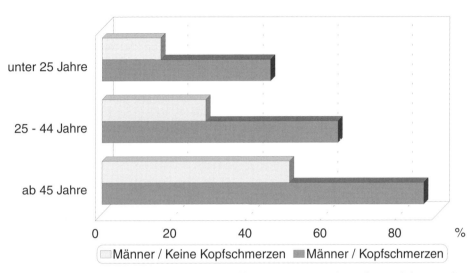

Abb. 17: Rückenschmerzen bei Männern in Abhängigkeit vom Lebensalter und der Angabe von Kopfschmerzen (HARTMANN 1995).

Einen besonders großen Einfluß auf die Ausprägung von Rückenschmerzen haben ausgeprägte psychologische Symptome (Streß und Depressivität, Schlafstörungen, Müdigkeit), Angst um die Gesundheit sowie allgemein erlebter Streß bei der Arbeit mit verminderter Erholungsfähigkeit nach der Arbeit. Nach den Erkenntnissen von KARASEK und THEORELL (1990) spielt die psychosoziale Konstellation „hoher Streß-Index" der Arbeitsanforderungen bei niedrigem persönlichem „Ressourcen-Index" zur Bewältigung dieser Anforderungen die größte Rolle bei der Verursachung psychosomatischer Störungen. Ihre Auswirkungen auf Rückenschmerzen finden sich bevorzugt im Schulter-Nacken-Bereich, wogegen tiefsitzende Schmerzen im Bereich der Lendenwirbelsäule seltener sind (TOOMINGAS et al. 1997).

Funktionelle Erkrankungen von Wirbelsäule und Extremitäten

Im Zusammenhang mit der Darstellung der Präventionswege arbeitsbedingter Erkrankungen des Stütz- und Bewegungsapparates kann auf die klinischen Krankheitsbilder nur soweit eingegangen werden, wie dieses zum Verständnis für die unterschiedlichen Wege der Prävention erforderlich erscheint. Im übrigen wird auf die orthopädische Literatur (z.B. MATZEN 1981, DEBRUNNER 1985, KRÄMER 1994) verwiesen.

Belastungsbedingte funktionelle Wirbelsäulenerkrankungen

Die Schwierigkeit der Beschreibung belastungsbedingter funktioneller Wirbelsäulenerkrankungen im Unterschied zu morphologischen Schädigungen mit Krankheitswert besteht darin, daß für sie nur ungenaue Abgrenzungskriterien in der klinischen Praxis existieren:

- *Funktionelle Störungen* entstehen zumeist völlig selbständig ohne jede strukturelle Schädigung, haben aber oft auch morphologische und nicht voll restitutionsfähige Ursachen.
- *Morphologische Schädigungen* bleiben dagegen oft ohne Krankheitswert und dürfen deshalb nicht ohne einen sicheren funktionellen Zusammenhang mit beliebigen Beschwerden am Stütz- und Bewegungsapparat in Beziehung gesetzt werden.

Die Internationale Klassifikation der Krankheiten, Verletzungen und Todesursachen der Weltgesundheitsorganisation kennt darum weder in ihrer 9. noch in der 10. Revision eine derartige Unterscheidung. Aus der Sicht der Präventivmedizin erscheint eine derartige Betrachtung dennoch sinnvoll, weil sie mit den Möglichkeiten ihrer Verhütung in Beziehung steht.

Lumbalsyndrom

Unter einem Lumbalsyndrom versteht man Krankheitserscheinungen, die durch Funktionsstörungen und degenerative Veränderungen lumbaler Bewegungssegmente verursacht werden (KRÄMER 1994).

Es handelt sich damit um einen Oberbegriff für Krankheitserscheinungen im Lumbalbereich mit Rücken- oder Ischiasbeschwerden, die in Verlauf, Ausbreitung und Intensität eine große Variabilität zeigen. Sie treten zumeist plötzlich auf und sind in der Schmerzausstrahlung einem ständigen Wechsel unterlegen, d.h. ihr Schwerpunkt wandert. Sie sind haltungsabhängig und ändern sich so auch bei Lagewechsel im Bett. Husten, Pressen und Niesen bewirken eine Schmerzverstärkung. Durch diesen Schmerzcharakter können sie in der Anamnese von dauerhaft bestehenden funktionellen Störungen der Muskulatur durch relative Muskelschwäche oder auf Grund psychosomatischer Ursachen abgegrenzt werden.

Das lokale Lumbalsyndrom umfasst alle jene Erscheinungen des Lumbalsyndroms, die auf die Lendenregion beschränkt bleiben. Es tritt auf als

- *akutes Lumbalsyndrom* = Lumbago (Hexenschuß) z.B. auf Grund einer Bandscheibenprotrusion mit Druck auf das schmerzsensible hintere Längsband der Wirbelsäule,
- *chronisches Lumbalsyndrom* = arthroligamentärer Kreuzschmerz, der allmählich einsetzt und langsam wieder abklingt. Er ist die Folge eines chronisch-degenerativ gelockerten Bewegungssegments, so daß die Schmerzen nun durch längeres Stehen oder Sitzen provoziert werden können. Durch Haltungsänderungen können sie ausgelöst oder wieder beseitigt werden.
- *Facettensyndrom* zumeist im Zusammenhang mit einer lockerungsbedingten Formveränderung der LWS zur „Lumbalkyphose" (d.h. Buckelbildung entgegen der physiologischen Krümmung nach hinten statt nach vorn) oder zur „Hyperlordose" durch Verstärkung der physiologischen Krümmung der LWS. Derartige Formveränderungen belasten besonders die kleinen Wirbelgelenke und führen zu Schmerzen, deren Quelle in ihren Gelenkkapseln vermutet wird.

Das lumbale Wurzelsyndrom entsteht als Folge der unmittelbaren Druckreizung von Spinalnerven durch die Vorwölbung der ganzen Bandscheibe (Protrusion) oder durch den Vorfall von Bandscheibengewebe durch den Faserring hindurch (Prolaps). Die Ischialgie ist der Schmerz im Verlauf des Ischiasnervs. Dieser lange Beinnerv setzt sich aus den Wurzeln von

Spinalnerven der Segmente L4 bis S1 zusammen und zeigt deshalb Bandscheibenschädigungen dieser Segmente an. Im Vergleich zum lokalen Lumbalsyndrom ist das lumbale Wurzelsyndrom die seltenere Folge degenerativer Veränderungen von Bandscheiben, die im Verlauf des Lebens weniger als 2% aller Menschen betrifft.

Als Resümee ergibt sich: Die Formen des Lumbalsyndroms und das lumbale Wurzelsyndrom sind funktionelle Erkrankungen mit morphologischen Ursachen, die sie auslösen oder wesentlich verstärken können. Davon sind *funktionelle Störungen der Muskulatur* durch Muskelermüdung bzw. relative Muskelschwäche abzugrenzen, die in der Regel ohne morphologischen Hintergrund entstehen. Sie stellen die häufigste Ursache für Rückenschmerzen dar. Ihre Entstehung ist in *Abschnitt „Rücken- und Gelenkschmerzen"* dargestellt worden.

Zervikalsyndrom

Es handelt sich dabei um einen Oberbegriff für schmerzhafte Krankheitserscheinungen, die in den Nacken und Hinterkopf sowie in die oberen Extremitäten ausstrahlen und vegetative Beschwerden hervorrufen können. Fast alle Zervikalsyndrome gehen von den unteren Segmenten der HWS aus.

Unter einem Zervikalsyndrom versteht man Krankheitserscheinungen, die durch Funktionsstörungen und degenerative Veränderungen zervikaler Bewegungssegmente verursacht werden (KRÄMER 1994).

Zervikalsyndrome treten plötzlich auf und werden durch Drehbewegungen oder längere kyphotische Einstellungen der HWS auf Grund der Neigung des Kopfes nach vorn z.B. beim Lesen oder bei der Schreibtischarbeit ausgelöst. Typische Zeichen zur Unterscheidung von anderen Schmerzsyndromen des Kopfes und Nackens sind die Positionsabhängigkeit der Schmerzen und die Verschlimmerung der Beschwerden in der Nacht. Je nach Lokalisation können sie unterschieden werden in

- *lokales Zervikalsyndrom,* das auf die Halsregion beschränkt bleibt,
- *zervikobrachiales Syndrom* mit Ausstrahlung in den Arm, das je nach auslösendem Segment unterschiedliche Schmerzfolgen in Schulter und Arm haben kann sowie
- *zervikozephales Syndrom,* das mit migräneartigen Kopfschmerzen, Schwindelattacken, mitunter auch mit Hör-, Seh- und Schluckstörungen einhergeht. Diese Beschwerden werden teilweise mit mechanischer Beeinträchtigung von Nervenästen, teilweise mit reflektorischen Mechanismen erklärt.

Eine Sonderform sind die unfallbedingten *posttraumatischen Zervikalsyndrome,* die je nach Wirkungsrichtung der plötzlich einsetzenden Kräfte unterschiedliche Schädigungen der Kontinuität in den Bewegungssegmenten der HWS hervorrufen. Als Resümee ergibt sich: Auch die Formen des Zervikalsyndroms sind funktionelle Erkrankungen mit morphologischen Ursachen, die auslösend oder wesentlich verstärkend wirken können. Von ihnen sind *funktionelle Störungen der Hals-, Schulter- und Nackenmuskulatur* durch Muskelermüdung bzw. relative Muskelschwäche abzugrenzen, die sich auf psychosomatischer Grundlage entwickeln oder verstärken können.

Belastungsbedingte funktionelle Erkrankungen der Extremitäten

Im Gegensatz zur Wirbelsäule sind funktionelle Erkrankungen der Extremitäten deutlicher von morphologischen Schädigungen abzugrenzen. Große antagonistisch angelegte und mindestens eines – zumeist jedoch mehrere Gelenke überbrückende Muskelmassen bestimmen die Funktionen *(Abb. 18, 19).*

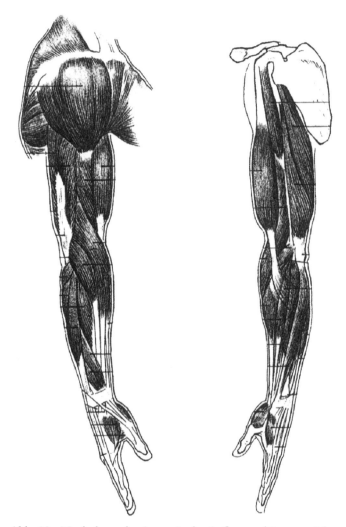

Abb. 18: Muskulatur des Armes in der Außen- und Innenansicht (Tittel 1990).

Im Vordergrund des Geschehens funktioneller Krankheiten durch hohe, einseitige und wiederholte Belastungen stehen die sog. *Weichteilerkrankungen* der Hände und Arme sowie des Kniegelenks.

Eine epidemiologische Übersicht der wichtigsten arbeitsbezogenen funktionellen Erkrankungen der Extremitäten geben Kuorinka et al. (1994) *(Tab. 5)*. Häufige Erkrankungen mit arbeitsmedizinischer Bedeutung sind nachfolgend dargestellt.

Tendinitis und Tenosynovitis

Es handelt sich um eine Gruppe von Erkrankungen auf der Basis von entzündlichen Sehnenveränderungen, die zur Verminderung der Gleitfähigkeit der Sehnen in ihren Sehnenscheiden

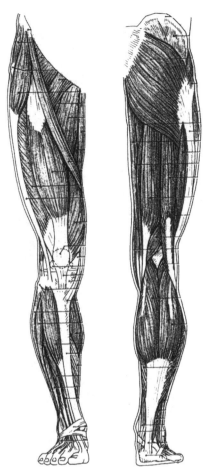

Abb. 19: Muskulatur des Beines in der Vorder- und Rückansicht (TITTEL 1990).

führt. Die inneren Ursachen sind unklar und vermutlich vielfältig. Äußere Ursachen sind monotone einseitige Belastungen mit Überforderung des Gewebes. Sie können in Deutschland unter bestimmten Bedingungen als Berufskrankheit Nr. 2101 anerkannt werden, wenn sie zur Unterlassung aller Tätigkeiten gezwungen haben, die für die Entstehung, das Wiederaufleben oder die Verschlimmerung der Krankheit ursächlich waren oder sein können. Die wichtigsten Erkrankungen betreffen

- das *Handgelenk*, indem bei der *„Tendovaginitis crepitans"* als Folge einer Überbeanspruchung die Sehnen an der Streckseite von Unterarm und Hand befallen sind. Eine fibröse trockene Entzündung führt bei Bewegung zu einem leisen Geräusch in der Sehnenscheide, die an ein Schneeballknirschen erinnert.
- Darüber hinaus können die in einer gemeinsamen Sehnenscheide verlaufenden Sehnen der Mm. extensor pollicis brevis und abductor pollicis longus betroffen sein. Die Bewegungen des Daumens bei dieser als *„Tendovaginitis stenosans de QUERVAIN"* bezeichneten Erkrankung sind in allen Richtungen schmerzhaft.

Tabelle 5: Arbeitsbedingte Erkrankungen des Muskel-Skelett-Systems im Bereich der Weichteile der Extremitäten (nach KUORINKA et al. 1994).

Tendinitis und Tenosynovitis	1. Schultergelenk 2. Ellenbogengelenk: Tennisellenbogen 3. Daumen: de Quervainsche Krankheit 4. Fuß	1. – Sehnen der Rotatorenmanschette (Mm. supraspinatus, infraspinatus, subscapularis, teres minor) oder – Sehnen des langen Bicepskopfes 2. Ansatz der Sehne des M. ext. digitorum longus am lateralen Epicondylus 3. Sehnen der Mm. abductor pollicis longus und extensor pollicis brevis 4. Achillessehnenansatz
Carpaltunnel-Syndrom CTS	Nervenkompression: – am Durchtritt durch den Carpaltunnel auf der Innenseite des Handgelenks, – Verursachung durch hochrepetitive Arbeit mit großem Krafteinsatz	Kompression des N. medianus in Höhe des Handgelenks
Schulter-Nacken-Syndrom	Fibromyalgie oder „unbekannte" Genese: – bevorzugt Frauen, – angespannte/fixierte Haltung (Bildschirmarbeit), repetitive Hand-Arm-Arbeit (Fließbandmontage)	Lokalisation: Schulter-Nacken-Muskulatur, besonders M. trapezius – pars descendens
RSI / CTD / OCD*)	Hand-Arm-Arbeit – in Zwangshaltungen, – mit hoher Repetitivität, – mit großer Kraft, – Vibrationseinwirkung	Funktionelle oder organische Störung auf Grund neuromuskulärer Ermüdung, z.T. auch in Kombination mit Carpaltunnel-Syndrom vermutet (Silverstein)
Bursitis der Kniegelenke	Druckbelastung durch ständiges Knien	Entzündung der Schleimbeutel oberhalb, hinter oder unterhalb der Patella

* *RSI = repetitive strain injury*, CTD = cumulative trauma disorder, OCD = occupational cervicobrachial disorder

- das *Ellenbogengelenk*, indem bei der *„Epicondylitis radialis humeri"* (Tennisellenbogen) eine entzündliche Reizung der Sehnenansätze der Hand- und Fingerstrecker besteht. Der Schmerz wird durch Streckung der Hand über das Handgelenk zum Handrücken hin ausgelöst.
- das *Schultergelenk*, indem bei der sog. *„Periarthritis humeroscapularis"* die Rotatorenmanschette im Bereich des Schultergelenks ihre Funktion nicht mehr erfüllt. Diese Rotatorenmanschette setzt sich aus den Sehnen der Mm. supraspinatus, infraspinatus, subsca-

pularis, teres minor und den Sehnen des langen Bicepskopfes zusammen. Es kommt zu Schmerzen bei Abduktion des betroffenen Armes in mittlere Höhen zwischen 70 ° und 120 ° etwa in Schulterniveau, solange die Sehne des M. supraspinatus unter dem Acromion eingeklemmt werden kann (= „painful arc"). Dagegen verschwinden diese Schmerzen wieder bei senkrechter Aufrichtung des Armes.

Carpaltunnel-Syndrom (CTS)

Das *Carpaltunnel-Syndrom (CTS)* ist eine spezielle Form der Tendinitis, die durch den Druck eines Querbandes auf den sog. Carpaltunnel verursacht wird. Der Carpaltunnel ist ein Kanal auf der Innenseite des Handgelenks, durch den Nerven und Sehnen hindurchziehen und der zu eng ausgebildet sein kann. Im Vordergrund der Beschwerden steht die Irritation des *Nervus medianus* mit ziehenden Schmerzen im Handgelenk und in der Hohlhand. Sie strahlen in die radialen Finger (Daumen bis Mittelfinger) aus und treten nach längerer Handarbeit sowie nachts auf. Das Syndrom kann durch chirurgische Entlastung des Carpaltunnels erfolgreich behandelt werden. Das Carpaltunnel-Syndrom gilt in Deutschland bisher nicht als Berufskrankheit. Entscheidend für sein berufsbedingtes Auftreten ist die Höhe der Repetitivität, wie z.B. Untersuchungen aus der Xerox-Gerätefertigung (LATKO et al. 1999) zeigen, bei denen klinisch und elektrodiagnostisch gesichert ein hoher Einfluß im Vergleich zu gering repetitiver Arbeit (OR = 3,11) nachzuweisen war, wogegen geringe repetitive Belastung nur eine OR von 1,22 erreicht.

RSI / CTD / OCD

Als RSI (= repetitive strain injury), CTD (= cumulative trauma disorder) oder OCD (= occupational cervicobrachial disorder) werden funktionelle oder organische Störungen auf Grund neuromuskulärer Ermüdung bezeichnet. Sie werden z.T. auch in Kombination mit einem Carpaltunnel-Syndrom vermutet (SILVERSTEIN 1994). Trotz intensiver Beschäftigung in der angloamerikanischen Literatur ist die Genese noch immer umstritten. Entsprechende Beschwerden werden durch Hand-Arm-Arbeit in Zwangshaltungen, durch Arbeiten mit hoher Repetitivität, durch Aufwendung großer Kraft und durch lokale Vibrationseinwirkung hervorgerufen.

Mit dieser Symptomatik verbunden sind jedoch Entzündungen der Sehnen im Bereich der Handgelenke und Hände, die nach einer kritischen Auswertung epidemiologischer Studien durch eine Autorengruppe des NIOSH (BERNARD et al. 1997) sowohl auf

- repetitive Hand-Arbeiten insbesondere an verschiedenen Fließbändern (Schuh-, Textil-, Fleisch-, Nahrungs- und Autoindustrie) mit OR zwischen 1,4 und 6,2 als auch auf
- Arbeiten mit hohem Kraftaufwand und
- extreme Beugungen und Drehungen im Handgelenk zurückzuführen sind.

Schulter-Nacken-Syndrom

Das Schulter-Nacken-Syndrom ist eine angespannte schmerzhafte Versteifung der Schulter- und Nackenmuskulatur, insbesondere der Mm. trapezius, latissimus dorsi und levator scapulae. Die Versteifung ist zumeist von „unbekannter" Genese, betrifft aber bei monotoner Belastung der Hände und Arme insbesondere psychisch schmerzsensible Personen mit hoher psychomotorischer Anspannung. Es leiden bevorzugt Frauen darunter. Das Krankheitsbild wird auch der „Fibromyalgie" zugeordnet bzw. als „myofasziales Syndrom" bezeichnet, da es allgemein chronische Schmerzen im Bereich der Muskeln, Sehnen und Bänder hervorrufen kann. Es wird vermutet, daß eine zentralnervöse Regulationsstörung der Muskelspannung, periphere Effekte der dauerhaften Aktivierung von Muskelfasern und eine veränderte subjektive Schmerzwahrnehmung im Vordergrund stehen.

Arbeitsbedingte Auslöser der Erkrankung sind Arbeiten in angespannter bzw. dauerhaft fixierter Haltung, wie sie z.B. bei unzureichend gestalteten Bildschirmarbeitsplätzen auftritt, an denen die Schultern und Oberarme nicht entspannt herabhängen bzw. auf einer Unterlage abgelegt werden können, sondern quasi ständig getragen werden müssen. Als weiterer Auslöser gilt repetitive Hand-Arm-Arbeit z.B. bei der Fließbandmontage.

Bursitis (der Kniegelenke, Schultergelenke, Ellenbogengelenke)

Entzündungen der Schleimbeutel in der Umgebung großer Gelenke können akut durch Infektionen, chronisch besonders durch dauernde Druckbelastung entstehen. Die Bursitis praepatellaris ist die häufigste dieser Erkrankungen, die durch ihre besondere Lage bei Arbeiten im ständigen Knien entsteht. Daneben sind die Schulter- und Ellenbogengelenke betroffen. Diese Erkrankungen werden in Deutschland unter bestimmten Voraussetzungen der Arbeitsbelastung als Berufskrankheit anerkannt (BK Nr. 2105 „Chronische Erkrankungen der Schleimbeutel durch ständigen Druck").

Schädigungen von Strukturen des Stütz- und Bewegungsapparates

Kurzzeitige extreme und länger andauernde hohe körperliche Belastungen können schließlich zu bleibenden morphologischen Schädigungen des Stütz- und Bewegungsapparates führen. So können Einflüsse der Belastungen auf die Verteilung von Spondylosen bereits in prähistorischen Befunden bei Bevölkerungsgruppen z.B. auf der Insel Guam (ARRIAZA 1997) nachgewiesen werden.

Die auslösenden Belastungen für Schädigungsprozesse der Wirbelsäule sind mit geeigneten biomechanischen Modellen abzuschätzen (CHAFFIN & ANDERSSON 1991, JÄGER et al. 1992, PANGERT und HARTMANN 1989, WATERS et al. 1993). Die Belastungsfolgen führen zu keinen nur für diese Belastungen spezifischen Krankheitsbildern, sondern sie beschleunigen und verstärken die Alterungsprozesse der Bandscheiben, Gelenke und Sehnenansätze. Es entwickeln sich belastungsspezifische und vom Alterungsprozeß unterscheidbare Verteilungen degenerativer Schäden unter den Bandscheiben eines besonders belasteten Abschnittes der Wirbelsäule. Für eine hohe körperliche Belastung spezifisch sind nur

- der frühere Beginn gegenüber der „normalen" Alterung,
- die stärkere Ausprägung der morphologischen Veränderungen im belasteten Abschnitt sowie
- die Begrenzung von früherer und stärkerer Schädigung auf einen besonders belasteten Abschnitt der Wirbelsäule, d.h. in der Regel der oberen LWS oder teilweise der HWS.

Diese Veränderungen können Folgen haben für

- die Statik und Funktion des Systems „Rücken" und damit verbundener Gelenkketten der Extremitäten bzw.
- die Irritation von Spinalnerven und peripheren Nerven der Extremitäten (HULT 1954, MAGORA 1970, HAVELKA 1980, RIIHIMÄKI 1985/1991, LAWRENCE et al. 1987, HELIÖVAARA 1989; HEUCHERT 1989, ANDERSSON 1991).

Die Erkenntnisse darüber, daß schwere körperliche Arbeiten zu Schädigungen von Bandscheiben und Gelenken führen können, sind nicht neu (BAADER 1950). Erst in den letzten drei Jahrzehnten sind jedoch die wichtigsten experimentellen und epidemiologischen Daten darüber gewonnen worden, wie Schädigungen prinzipiell entstehen. Dennoch bestehen bis heute Defizite bei den Kenntnissen darüber, wie hoch Belastungen sein müssen, um so starke Schäden an den Bandscheiben der Lenden- und der Halswirbelsäule auszulösen, daß sie überwiegend arbeitsbedingt im Sinn einer Leistungspflicht der gesetzlichen Unfallversicherung sind.

Rechtlich wesentlich für die Anerkennung als Berufskrankheit sind sie dann, wenn bestimmte Personengruppen „in erheblich höherem Grade" als die übrige Bevölkerung von diesen Erkrankungen betroffen sind. Das ist nicht automatisch mit der hohen Schwelle einer Verdoppelung des Erkrankungsrisikos gleichzusetzen, wie das Bundessozialgericht in einem Urteil zur Rechtswirksamkeit der Aufnahme der Berufskrankheit Nr. 2108 in die deutsche Liste der Berufskrankheiten am 23. März 1999 entschieden hat.

Als wichtigste Gründe für eine Anerkennung gelten die biomechanisch und stoffwechselphysiologisch eindeutigen Befunde zur Schädigung der Bandscheiben durch dauerhaft hohe Druckbelastungen sowie die epidemiologischen Ergebnisse über die Zusammenhänge zwischen körperlich schwerer Arbeit, dauerhaften belastungsabhängigen Rückenschmerzen evtl. mit Ausstrahlung entlang dem Ischiasnerv und der verstärkten bzw. zeitlich vorverlegten strukturellen Schädigung der Strukturen der Bewegungssegmente. Für die Ablehnung der beruflichen Entstehung von bandscheibenbedingten Wirbelsäulenerkrankungen werden von einigen Fachvertretern die genetische Disposition für Bandscheibenschäden und die starke psychische Abhängigkeit von Schmerzempfindungen mit und ohne Bandscheibenschäden diskutiert. Diese Gründe stehen allerdings einer Anerkennung als Berufskrankheit nicht grundsätzlich entgegen, da im anderen Fall auch bei unstrittigen Berufskrankheiten wie asbestbedingten Krebserkrankungen die individuelle und genetisch bedingte Suszeptibilität einen erheblichen Einfluß darauf hat, ob es jemals zur Krebsmanifestation kommt.

Schädigungen der Wirbelsäule – die Bandscheiben

Zur Anatomie der Wirbelsäule und ihrer Bandscheiben

Die Bandscheiben sind die funktionell bedeutendsten Elemente der biegsamen Tragsäule des menschlichen Rumpfes. Zwischen allen Wirbelkörpern mit Ausnahme des 1. und 2. Halswirbelkörpers (Atlas und Axis) befinden sich insgesamt 23 dieser biegungselastischen Scheiben (Abb. 20).

Schädigungen der Wirbelsäule mit unumkehrbaren degenerativen Veränderungen durch hohe körperliche Belastungen gründen sich vorwiegend auf die Empfindlichkeit der Bandscheiben gegenüber Belastungen. Die Empfindlichkeit ist auf drei Sachverhalte zurückzuführen, die sich in ihrer Kombination miteinander nachteilig auf die gesunde Bandscheibe auswirken:

- Sensibilität der Bandscheiben
  - Die Bandscheiben sind mechanisch in ein System von Druck- und Scherkräften eingebunden, die bei extremen Lasten und/oder bei bestimmten Körperhaltungen sehr hohe Werte annehmen können.
  - Die Bandscheiben haben keine schnell wirksame bedarfsgerechte Stoffwechselversorgung durch Blutgefäße.

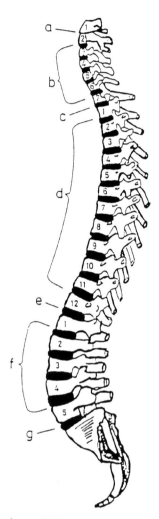

Abb. 20: Aufbau der Wirbelsäule aus 24 Bewegungssegmenten mit 23 Bandscheiben (Kapandji 1985b).

– Ihr Aufbau aus Gallertkern und Faserring ist für mechanische Belastungen besonders sensibel und führt zur Verstärkung und zeitlichen Vorverlegung von Alterungsprozessen im besonders belasteten Abschnitt der Wirbelsäule.

Jede der 23 Bandscheiben der menschlichen Wirbelsäule ist aufgebaut

• aus einem unter hohem Flüssigkeitsdruck stehenden Gallertkern und
• aus einem sehr festen Faserring.

Der Faserring umgibt den Gallertkern seitlich und strahlt dabei einerseits nach innen in den Gallertkern, andererseits nach außen in die Randleisten der angrenzenden Wirbelkörper ein. Die Bandscheibe ist darüber hinaus fest zwischen zwei benachbarten Wirbeln beginnend vom 2. Halswirbel bis zum Kreuzbein hin verbunden. Eine Hyalinknorpelplatte oberhalb und unterhalb der Bandscheibe bildet ihre Begrenzung gegenüber dem spongiösen Wabennetz des Wirbelkörpers. Nach Untersuchungen von NACHEMSON (1976) sollen etwa 70% des Sauerstoffs und der Glucose sowie 30% der für die Knorpelfunktion notwendigen Sulfate durch diese Grenzschicht zwischen Wirbelkörper und Bandscheiben diffundieren, während der Rest durch den Faserring gelangen muß.

Ein Vorzug dieser physiologischen Konstruktion ist die besonders feste Verbindung zwischen den Wirbelkörpern, die dennoch eine gewisse Beweglichkeit und eine mechanische Pufferung für Stöße in senkrechter Achsenrichtung der Wirbelsäule gewährleisten können *(Abb. 21).* Jede Bandscheibenverbindung zwischen zwei Wirbelkörpern funktioniert als sog. „Halbgelenk", das experimentell am Leichenpräparat einen Bewegungsumfang von etwa 10 bis 15° in der Vor- und Rückneigung als auch in den Seitenneigungen nach links und rechts und von etwa 3° in der Drehung um die Körperachse (Torsion) erlaubt (PEARCY 1984).

Der Nachteil dieser robusten Verbindung ist jedoch, daß extreme oder länger andauernde Belastungen schnell zu einem Mißverhältnis zwischen den Stoffwechselerfordernissen der Bandscheiben und der unter Druckbelastung gestörten Sauerstoff- und Glucosezufuhr führen *(Abb. 22).*

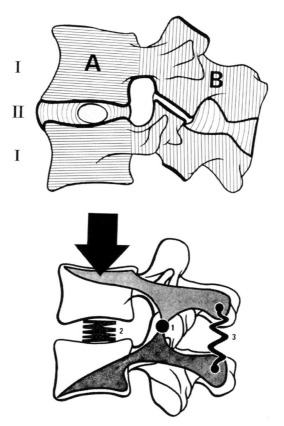

Abb. 21: Aufbau und Funktionsprinzip des Bewegungssegments von zwei Wirbelkörpern mit zwischengelagerter Bandscheibe (KAPANDJI 1985b).

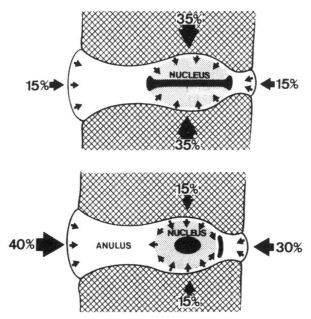

Abb. 22: Ernährung der Bandscheiben für Sauerstoff (oben) und Glucose (unten) (nach NACHEMSON 1976 in JUNGHANNS 1986).

Bereits nach kurzer Zeit kommt es zum Sauerstoff- und Glucosemangel und somit zur Über-säuerung des Gewebes. Diese Übersäuerung vermindert das Wasserverbindungsvermögen der Mucopolysacharide im Bandscheibenkern und verschlechtert die Stoffwechselsituation weiter (STAIRMAND et al. 1991, HOLM 1993). Daraus folgt:

- *Hohe Belastungen* der Bandscheiben erfordern eine *lange Erholungszeit* bis zur nächsten hohen Belastung, wenn dauerhafte Schädigungen vermieden werden sollen. Die Erho-lungszeiten können nach heutigem Erkenntnisstand durchaus mehr als das 10fache der realen Belastungszeit betragen und sind erheblich von der Höhe und Dauer der vorausge-gangenen Belastung abhängig.
- *Wiederholte hohe Belastungen* über viele Jahre des Lebens ohne hinreichende Erholungs-zeiten innerhalb wie außerhalb der Arbeitszeit *beschleunigen die Alterung* der Bandschei-ben. Es können vorzeitig Veränderungen auftreten, die unterschiedliche Folgen haben können.
- Von den Veränderungen werden schließlich auch die paarig angelegten kleinen Wirbelge-lenke betroffen, die über die Gelenkfortsätze jedes Wirbels eine zusätzliche Verbindung im Bewegungssegment darstellen. Insbesondere ihre sehr schmerzsensible Gelenkkapsel kann gereizt werden.

Die biomechanische Belastung der Bandscheiben

Statischer Belastungsdruck
Ihren wichtigsten Anschub hatte die biomechanische Betrachtung der Belastung von Wirbel-säule und Bandscheiben durch die in-vivo-Untersuchungen von NACHEMSON (1964) erhal-

Tabelle 6: Folgen der Schädigung von Bandscheiben.

Folgen der Schädigung der Bandscheiben
1) Schädigung des Faserrings der Bandscheibe mit einer
– Verwölbung (Protrusion) oder einem
– Vorfall der Bandscheiben (Prolaps) in den Spinalkanal, der zur Kompression des Rückenmarks und der Spinalnerven führen kann.
2) Lockerung des Bewegungssegments, d.h. des straffen Gefüges zwischen der Bandscheibe und den zwei benachbarten Wirbelkörpern.
3) Überlastung der kleinen Wirbelgelenke durch Störung der mechanischen Beziehungen zwischen den Gelenkflächen und evtl. (Sub-)Luxation und Reizung der Gelenkkapsel.

ten. Er hatte mit Hilfe von Punktionskanülen für die diagnostische Discographie Druckmessungen unter verschiedenen Körperhaltungen und Belastungen in der am besten zugänglichen Bandscheibe L3/L4 durchgeführt. Beispielhaft sind von der Arbeitsgruppe um NACHEMSON die dargestellten Lastdrücke in der Bandscheibe L3/L4 eines 70 kg schweren Probanden gemessen worden *(Abb. 23)*.

Die Ergebnisse zeigten: Durch die Veränderungen der Haltung des gesamten Körpers und der Haltung von Lasten in der Hand bzw. auf der Schulter verändern sich die Druckbelastungen auf die Bandscheiben erheblich. Die wesentlichen Ursachen dafür sind:

• Jede mit den Händen und Armen gehobene und getragene Last wirkt mit ihrem Gewicht durch die Wirbelsäule bis auf die Füße der belasteten Person.
• Die gesamte Wirbelsäule ist in das Halten und Bewegen einer Last eingebunden. Wird eine Last weit vom Körperschwerpunkt getragen, so erhöht sich die Druckkraft auf die Band-

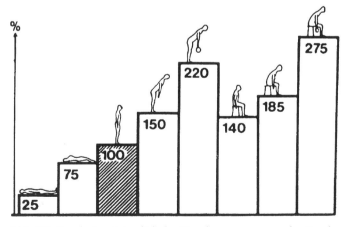

Abb. 23: Ergebnisse intradiskaler Druckmessungen an der Bandscheibe L3/L4 in unterschiedlichen Körperhaltungen und Belastungen (nach NACHEMSON 1964 in LAASER 1994).

scheiben. Bezogen auf einzelne Wirbel bzw. Bandscheiben kann zur Erklärung der darüber liegende Körper wie ein Kran betrachtet werden, an dem das Hebelgesetz wirkt:

– Beim *Vorneigen des Körpers* werden die Masse von Oberkörper und Armen sowie die
  Last weit von der Körperachse entfernt gehalten und sie verstärken so die Druckwir-
  kung auf die Bandscheiben.
– Beim *Vorstrecken der Arme* z.B. beim Umfassen sperriger Gegenstände oder beim Wei-
  terreichen von Gegenständen erhöht sich die Lastwirkung auf die Bandscheiben darüber hinaus.

Für diese Zusammenhänge kann man zwei- oder dreidimensionale biomechanische Modelle
des Körpers entwickeln, die in der Betrachtung des Körpers bzw. der Wirbelsäule von der
Seite eine rechnerische Abschätzung der Druckbelastungen von Bandscheiben bestimmter
Bewegungssegmente erlauben *(Abb. 24)*.

Simulationen an biomechanischen „Modellfiguren" mit dem Rechner wie am Beispiel des
„DORTMUNDER" (JÄGER und LUTTMANN 1994) zeigen: Eine Last von 10 bis 20 kg kann
danach in ihrer Druckkraft auf die unterste menschliche Bandscheibe L5/S1 je nach Vorneigung des Oberkörpers und Ausstrecken der Arme nach vorn zwischen ca. 1,4 kN und 5,8
kN (= 140 kg und 580 kg) variieren *(Tab. 7)*.

Dabei ist zu berücksichtigen, daß am Tragen der Last nicht allein die Wirbelsäule, sondern
in einem sehr begrenzten Ausmaß auch der Bauchraum mit einem durch die Muskeln der
Bauchwand gestützten Innendruckpolster sowie die großen Muskelstränge des Rückens neben der Wirbelsäule beteiligt sein können. Für deren Anteil an der Gesamtbelastung gibt es
jedoch nur grobe Abschätzungen, die vermuten lassen, daß in Abhängigkeit von der Körperhaltung nicht mehr als 10% der Gesamtbelastung von den Weichteilen des Bauchraumes

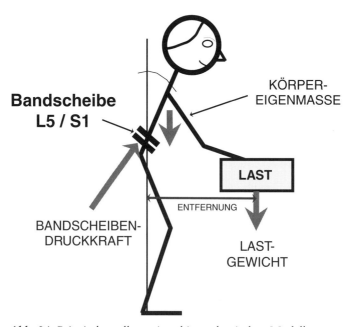

Abb. 24: Prinzipdarstellung eines biomechanischen Modells zur
Bestimmung der Druckkraft an der Bandscheibe L5-S1.

übernommen werden. Für geringe Lasten ist schließlich zu berücksichtigen, daß bei ihnen die Höhe der lumbalen Wirbelsäulenbelastung überwiegend durch die Teillast des menschlichen Oberkörpers selbst und weniger durch die äußere Zusatzbelastung bestimmt sein kann *(Abb. 25)*.

Tabelle 7: Beispiele für die Belastung der Bandscheibe L5/S1 bei unterschiedlichen Arbeitshaltungen und Lasten (berechnet mit ErgonLift von LAURIG und SCHIFFMANN 1995).

Arbeitshaltung	Last 10 kg	Last 20 kg
aufrecht stehend **Arbeitshöhe 100 cm** **Last 25 cm vor dem Körper**	**1,4 kN** (= 140 kg)	**2,1 kN** (= 210 kg)
um 60° nach vorn geneigt stehend **Arbeitshöhe 25 cm** **Last 70 cm vor dem Körper**	**4,4 kN** (= 440 kg)	**5,8 kN** (= 580 kg)

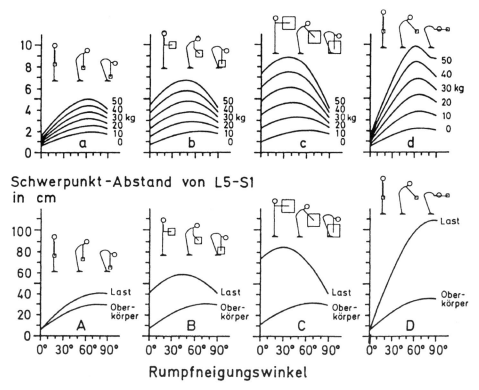

Abb. 25: Druckkraft auf die lumbosakrale Bandscheibe sowie darauf wirkende Hebelarme von Lasten und Teilmasse des Oberkörpers für beidhändiges Heben unterschiedlich schwerer Lasten bei verschiedenen Rumpfneigungen und Armhaltungen (JÄGER und LUTTMANN 1994b).

Dynamik der Belastung

Für die biomechanische Belastung der Bandscheiben ist auch von Interesse, in welcher Zeit eine bestimmte Last unter bestimmten Bedingungen bewegt worden ist: Die *Beschleunigung* beim Aufnehmen einer Last führt zu kurzzeitigen Belastungsspitzen, deren physiologische Bedeutung für die Alterung des Bandscheibengewebes bisher nicht sicher bekannt ist. Weil schnelle Bewegungen mit Lasten zwar zu kürzeren Belastungszeiten, aber zu erheblich höheren Belastungsspitzen des Bandscheibendrucks führen *(Abb. 26)*, werden sie für physiologisch bedenklich gehalten (JÄGER und LUTTMANN 1994, KUMAR 1994).

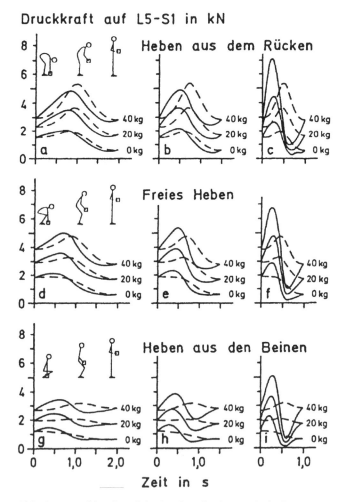

Abb. 26: Druckkraft auf die lumbosakrale Bandscheibe L5/S1 für beidhändiges symmetrisches Heben unterschiedlich schwerer Lasten in verschiedenen Hebetechniken und Ausführungsgeschwindigkeiten bei Berücksichtigung oder Vernachlässigung der Wirkungen der Massenträgheit (JÄGER und LUTTMANN 1994b).

Es wird angenommen, daß diese Belastungsspitzen stärker als Dauerbelastungen zur Ermüdung und zum vorzeitigen Verschleiß des Gewebes von Bandscheiben und benachbarten Muskeln, Sehnen und Sehnenansätzen beitragen. Hier soll es neben den o.a. Stoffwechselstörungen zu mikrotraumatischen Schädigungen der Bandscheibenstrukturen und der angrenzenden Wirbelkörperabschlußplatten kommen. Extreme Belastungen, die kurzzeitig auf Wirbelsäulenstrukturen einwirken, können alle Mechanismen der langfristigen Anpassung überspringen. Es kommt zu plötzlichen (mikro-)traumatischen Veränderungen. Die Schädigung der Bandscheiben scheint somit nicht allein die Folge eines Ermüdungsprozesses des Bandscheibengewebes durch dauernde Überforderung des Stoffwechsels wegen unzureichender Erholung und somit mangelhafter Ernährung zu sein (= Stoffwechseldefizit-Komponente), sondern sie wird durch besonders hohe dynamische Belastungsspitzen beschleunigt. Diese Spitzenwerte erzeugen Mikrofrakturen in den für die Ernährung besonders wichtigen Grund- und Deckplatten der benachbarten Wirbelkörper, die durch Mikrokallus repariert werden, der jedoch für Nährstoffe schlechter als das ursprüngliche Gewebe durchgängig ist (= Mikrotrauma-Komponente). Für diese Mikrotraumata konnten HANSSON et al. (1987) drei Frakturtypen finden:

- die Frakturen nach dem Typ I der Schmorlschen Knötchen vorwiegend an Segmenten mit morphologisch normalen Bandscheiben,
- Frakturen nach dem Typ II in den zentralen Bereichen der Endplatten bei moderater Degeneration der Bandscheiben sowie
- Frakturen nach dem Typ III als Berstungsfrakturen.

Dynamische biomechanische Belastungsmodelle versuchen diese Besonderheit in ihrer Abschätzung der Bandscheibenbelastung zu berücksichtigen. Zugleich wird in der Praxis eine harmonische Ausführung von Tätigkeiten empfohlen. Tatsächlich kann man bei der Beobachtung älterer erfahrener Arbeiter feststellen, daß sie sich u.a. durch eine besonders harmonische Ausführung ihrer Bewegungsabläufe im Arbeitsprozeß auszeichnen (GRÜNWALD 1996).

Belastungen durch Seitenneigung und Drehung
Die Neigung des Rumpfes zu einer Körperseite sowie die Drehung um die eigene Achse, aber auch der seitliche Zug auf die Bandscheiben bei weiter Vorbeugung des Rumpfes bringen zusätzliche Belastungen auf das Bewegungssegment *(Abb. 27)*. Einerseits werden so die in die Randleisten der Wirbelkörper einstrahlenden Fasern des Bandscheibenringes einer besonders hohen Dehnungsbelastung ausgesetzt, andererseits wird dadurch der Kompressionsdruck in der Bandscheibe weiter erhöht (ADAMS und DOLAN 1995).

Es kann davon ausgegangen werden, daß die altersbedingten Entwicklungen von sog. Spondylophyten an den Wirbelkörperkanten eine Folge dieser Zug-, Scher- und Biegebeanspruchungen sind. Sie scheinen im Röntgenbild aufeinander zuzuwachsen und können sich zu festen Brücken benachbarter Wirbel verbinden. Chronische Belastungen haben hier zu einem ständigen Entzündungsreiz geführt, der durch einen reparativen Prozeß der Versteifung mit Kalkeinlagerung beantwortet wird.

Bewertung zulässiger Belastungen

Um die degenerativen Wirkungen derartiger Belastungen auf die Bandscheiben und ihre benachbarten Wirbel zu bewerten, wird nach geeigneten biomechanischen Kriterien für die Definition von Richtwerten bzw. Grenzwerten gesucht. Dazu sind unterschiedliche Wege be-

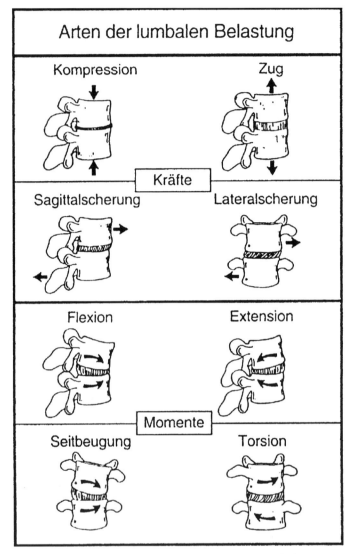

Abb. 27: Kompressions-, Scher-, Beuge- und Torsionsbelastungen des Bewegungssegments (JÄGER und LUTTMANN 1994b).

gangen worden, ohne daß bisher eine abschließende und befriedigende Lösung gefunden werden konnte.

- Die *maximale Kompressionsfestigkeit von Wirbelkörpern* stellt einen Weg der Ermittlung entsprechender Kriterien dar. Sie gibt die Kompressionskraft in axialer Richtung an, der ein Wirbelkörper ausgesetzt sein darf, ohne zusammenzubrechen. Die Kompressionsfestigkeit menschlicher Lendenwirbelkörper unter quasi-statischer axialer Belastung ist in verschiedenen Labors an Leichenpräparaten untersucht worden (BROWN et al. 1957, HUTTON et al. 1979, BRINCKMANN et al. 1989). Für die Wirbelkörper von Th12 (= untere Brustwirbelsäule) bis L5 (= untere Lendenwirbelsäule) liegt sie je nach Konstitution und Lebensalter zwischen 2 und 12 kN (20 bis 120 kg). Sie wird durch die Knochendichte der Bälkchen im Inneren des Wirbelkörpers und durch die Querschnittsfläche der Wirbelkörper-Deckplatten bestimmt (BRINCKMANN 1994). Für das Arbeitsleben haben JÄGER und LUTTMANN (1996) aus umfangreichen Literaturdaten Richtwerte für die zulässige Belastung zwischen 6,0 kN (20. Lebensjahr) und 2,3 kN (60. Lebensjahr) für Männer bei einer Abnahme von ca. 1 kN je Lebensjahrzehnt errechnet. Für Frauen geben sie entsprechenden Werte 4,4 kN bzw. 1,8 kN an. Es besteht eine erhebliche biologische Variabilität der Kompressionsfähigkeit von Wirbelkörperpräparaten zwischen Personen gleichen Alters und Geschlechts, die sich u.a. aus der Robustizität des Wirbelkörpers herleitet (SEIDEL 1996). Einschränkend zu allen physikalischen Berechnungen der Kompressionskraft und Bruchfestigkeit ist festzustellen, daß sich in der Praxis bei Schwerarbeitern die experimentell erwarteten Häufungen von Ermüdungs- bzw. Kompressionsfrakturen der Wirbelkörper auf Mikrofrakturen mit nachfolgender Mikrokallusbildung beschränken. Bei ihnen wird heute eine wesentliche Ursache von Degenerationsprozessen der Bandscheiben gesehen (*siehe Abschnitt „Bewertung zulässiger Belastungen"*).

- *Mechanische Schädigungen* anderer Strukturen des Bewegungssegments der Wirbelsäule durch Arbeitsbelastungen sind noch weniger wahrscheinlich als die o.a. Kompressionsfrakturen. So werden durch Seitenneigung, Drehung um die Körperachse und Scherung wohl die Randzonen der Wirbelkörper, jedoch nicht die Bandscheiben selbst erheblich geschädigt (BRINCKMANN 1994). Ein besonders weit verbreitetes Verfahren der kombinierten Bewertung unterschiedlicher Einflußfaktoren auf die Belastung der Wirbelsäule, das zur Empfehlung von zwei Grenzwerten führte, ist das vom National Institute of Occupationale Safety and Health (NIOSH) der USA 1981 ausgearbeitete Bewertungsverfahren. Es verknüpft die Last, die Höhe der gehaltenen Last und ihren Abstand zum Körper, den Lastweg und die Häufigkeit des Manipulierens der Last miteinander. Auf Grund unterschiedlicher wissenschaftlicher Untersuchungen sind von den Autoren des sog. „NIOSH-Verfahrens 1981" zwei Konventionen getroffen worden.

a) Am *„action limit"* (AL = Kontrollgrenze) darf die maximale Kompressionskraft auf die Bandscheibe L5/S1 nicht höher als *3500 N* sein. Das AL wird durch die Formel errechnet:

$$AL = LC \times HM \times VM \times DM \times FM$$

LC = Lastkonstante , HM = Horizontaler Multiplikator, VM = Vertikaler Multiplikator, DM = Distanzmultiplikator, FM = Frequenz-Multiplikator

b) Am *„maximum permissable limit"* (MPL = Zulässigkeitsgrenze) die maximale Kompressionskraft auf die Bandscheibe L5/S1 höchstens *6500 N* betragen darf.

$$MPL = 3 \times AL$$

Das Ziel war es, solche Kriterien für die Kontrollgrenze (AL) aufzustellen, die hinsichtlich der Bandscheibenbelastung

- nach den Erkenntnissen insbesondere von NACHEMSON aus biomechanischer Sicht als zumutbar galten,
- den Stoffwechsel des arbeitenden Menschen mit einem Energieverbrauch von 3,5 kcal./min nicht überfordern sollte und

- von 75% der weiblichen und 99% der männlichen Beschäftigten subjektiv als ausführbar empfunden wurden.
- Eine Geschlechtsdifferenzierung von Grenzwerten war nicht vorgesehen.

Das *NIOSH-Verfahren von 1991* – erstmals 1993 veröffentlicht (GARG 1993) – löst das Verfahren aus dem Jahre 1981 ab, indem es einige Kriterien des früheren Vorgehens korrigiert. An die Stelle von Kontroll- und Maximalgewichtsgrenzen tritt ein *empfohlenes maximales Lastgewicht* (RWL = Recommended Weight Limit). Auf Grund weiterer wissenschaftlicher Untersuchungen (WATERS 1993) hat es insbesondere

- die maximale Kompressionskraft auf die Bandscheibe L5/S1 auf 3400 N reduziert,
- die empfohlene *Maximallast von 40 kg auf 23 kg* vermindert,
- zusätzlich einen sog. *Asymmetrie-Faktor* eingeführt, der seitliches Verdrehen als weiteres Bandscheibenrisiko wertet,
- die sog. Kopplung, d.h. die *Bedingungen der Greifbarkeit* des Lastgegenstandes (Oberfläche, Volumen, Griffe vorhanden) zusätzlich in die Berechnung aufgenommen.

Das empfohlene Lastgewicht „*RWL*" (recommended weight limit) wird wie folgt berechnet:

$$RWL = LC \times HM \times VM \times DM \times AM \times CM \times FM$$

LC = Lastkonstante *23 kg* bei idealen Hebebedingungen, wenn alle übrigen Multiplikatoren den Wert 1 annehmen,

HM = Horizontalmultiplikator *25 / H* für den horizontalen Abstand zwischen dem Mittelpunkt zwischen den Sprunggelenken und den Händen, die den Gegenstand ergreifen,

VM = Vertikalmultiplikator *1 – 0,003 × [V – 75]* für den vertikalen Abstand zwischen der Standfläche der Person und den Händen beim Greifen des Gegenstands,

DM = Distanzmultiplikator *0,82 + [4,5 / D]* als zurückgelegter Hubweg in cm,

AM = Asymmetriemultiplikator *1 – 0,0032 × A* mit dem Asymmetriewinkel in Grad bei Verdrehung des Körpers in der Sagittalebene,

CM = Kopplungsfaktor für die verbal skalierten Greifbedingungen einer Last *(zwischen 1,00 und 0,90)*,

FM = Frequenzmultiplikator für die Häufigkeit der zu manipulierenden Last je Minute unter Berücksichtigung der Arbeitsdauer < 1 h / 1h bis 2h / > 2h bis 8h und dem vertikalen Lastabstand <75 cm / >75 cm.

Für die Bewertung eines Arbeitsplatzes wird der errechnete Wert der realen Belastung L durch das situationsabhängig als Richtwert ermittelte RWL dividiert, woraus sich der sog. „*Lifting-Index*" = LI ergibt. Überschreitet L den Wert des RWL und somit LI den Wert von 1,00, so gilt die Arbeit als zu schwer.

Mit NIOSH 1991 wurde durch die Einführung des sog. „Frequenzmultiplikators" erstmalig eine empirische Basis für die Berücksichtigung repetitiver Ganzkörperarbeit in der biomechanisch-ergonomischen Bewertung körperlicher Arbeit eingeführt.

Die Autoren von NIOSH 1991 und WATERS et al. (1999) haben inzwischen eine Evaluierung des RWL-Wertes durch eine epidemiologische Querschnittstudie an 284 Beschäftigten aus 50 Berufen festgestellt, daß der horizontale Abstand der Last („horizontal multiplier") und die Hebefrequenz den größten Einfluß auf die Entstehung von Rückenschmerzen haben. Für die Berechnung von RWL und Lifting-Index stehen EDV-Programme von NIOSH bzw. innerhalb von ErgonLift zur Verfügung.

Einschränkend muß zu allen bisher bekannten Verfahren zur Bestimmung der Zulässigkeit von körperlichen Belastungen festgestellt werden: Es fehlt ihnen im Hinblick auf das Gesundheitsrisiko der Wirbelsäule bzw. ihrer Bandscheiben eine epidemiologische Begründung (WINKEL et al. 1994). Einige Gründe für diesen Mangel sind

- die *generellen Schwierigkeiten der Abgrenzung* zwischen den altersbedingten Veränderungen und den belastungsbedingten Veränderungen;
- die *Langfristigkeit der Entwicklung* belastungsbedingter Bandscheibenschäden über mindestens 10 Jahre – wahrscheinlich in den meisten Fällen sogar mehr als 20 Jahre, die von Forschergruppen nur schwer verfolgt werden können;
- die Unmöglichkeit, mit *strahlenbelastender Röntgendiagnostik* Reihenuntersuchungen unter körperlich Belasteten und zum Vergleich auch unter nicht belasteten Gesunden durchzuführen;
- die noch mangelhafte *Entwicklung metrischer Verfahren* zur Beurteilung degenerativ veränderter Bandscheiben im Vergleich zu gesunden Bandscheiben einer Person.

Als wichtiger Schritt zur Verknüpfung zwischen arbeitswissenschaftlich-biomechanischen Ermittlungen der körperlichen Belastung und epidemiologischen Untersuchungen zur Beanspruchung verdient eine sehr umfangreiche Studie hervorgehoben zu werden, die zumindest das Risiko des Leidens an Rückenschmerzen sehr differenziert unter Feldbedingungen der Berufstätigkeit untersucht hat. Eine Arbeitsgruppe um MARRAS (1993a/1993b) überprüfte in den USA den Zusammenhang zwischen dem Erkrankungsrisiko und den dynamischen Belastungen der Wirbelsäule in 403 Tätigkeiten von 48 verschiedenen Wirtschaftszweigen.

- Die *Belastung* wurde mit einem über der Lendenwirbelsäule getragenen Gerät, dem sog. „lumbar-motion-monitor" (LMM) hinsichtlich der Winkel erforderlicher Bewegungsumfänge, der Bewegungsgeschwindigkeiten und -beschleunigungen in der Rumpfbeugung, der Neigung zu den Seiten sowie der Verdrehung um die Körperachse (= Torsion) gemessen *(siehe Abschnitt „Körperbezogene biomechanische Belastungsanalysen")*.
- Das *Gesundheitsrisiko* für Wirbelsäulenerkrankungen wurde aus den Fällen, Arbeitsausfalltagen und Arbeitstagen mit Leistungseinschränkungen wegen Rückenbeschwerden innerhalb von jeweils 200.000 Arbeitsstunden ermittelt.

MARRAS konnte nachweisen, daß unter einer größeren Zahl ermittelter Belastungsindikatoren

- das Lastmoment an der Lendenwirbelsäule,
- die Häufigkeit des Lastenhebens pro Stunde,
- die Geschwindigkeit der Seitenneigung,
- der Vorbeugewinkel des Rumpfes,
- die Torsionsgeschwindigkeit des Körpers

den größten belastungsabhängigen Einfluß auf das Risiko für Erkrankungen des Rückens haben. Ein quantitativer Nachweis für die Verursachung von Bandscheibenschäden konnte auf Grund des Untersuchungsdesigns noch nicht erbracht werden.

Mechanismen der Schädigung von Bandscheiben

Aus den Erkenntnissen über den Aufbau der Bandscheiben und ihrer benachbarten Strukturen im Bewegungssegment und aus den biomechanischen Wirkungen der Belastungen können zwei Grundrichtungen des Schädigungsprozesses abgeleitet werden, die miteinander verkoppelt auftreten:

Kurzfristige extreme Belastungen können das Bandscheibengewebe direkt traumatisch schädigen. Biomechanische Berechnungen kennzeichnen dieses Risiko wahrscheinlich hinreichend genau. Der typische Schaden dieser Belastungsform ist die direkte traumatische bzw. mikrotraumatische Schädigung mit Bandscheibenprotrusion oder -prolaps.

Plötzliche traumatische Zerreißungen gesunder Bandscheiben bzw. ihrer Faserringe durch extreme Belastungen stellen Ausnahmen unter den Bandscheibenschädigungen dar, die nur unter besonders ungünstigen Verhältnissen eines Unfallereignisses, aber praktisch nie durch schwere körperliche Arbeit auftreten. Sie werden von der Begutachtung als Arbeitsunfall akzeptiert, wenn

- „gänzlich ungewohnte schwere akute bis subakute Anstrengungen im Berufsleben,
- schwere, jedoch geläufige Arbeit, die unter ausnahmsweise extrem ungünstigen Körperhaltungen verrichtet werden muß,
- außergewöhnliche Anstrengungen in Hinsicht auf Alter und allgemeinen Kräftezustand" nachgewiesen werden (VALENTIN 1997).

Häufig wiederholte bzw. langdauernde mittlere Belastungen rufen Stoffwechselstörungen im Bandscheibengewebe hervor, wenn sie ohne ausreichende Wiederherstellungszeiten während und nach der Arbeit verlaufen. Sie führen zu einem nichttraumatischen chronischen Degenerationsprozeß mit einem Verlust der Höhe und der mechanischen Stabilität der Bandscheiben. Der typische Schaden ist die lumbale Instabilität, die häufiger als der Bandscheibenprolaps auftritt.

- Die ständige und von der Belastung abhängige Veränderung der Bandscheiben kann plausibel an der *Körperhöhenminderung im Verlauf eines Tages* nachgewiesen werden (FROBIN 1995, KÖTHE und SCHMIDT 1982). Nach hohen Belastungen tritt eine stärkere Körperhöhenabnahme am Abend gegenüber dem Morgen ein, wenn die Bandscheiben noch hinreichend elastisch sind und unter der Druckbelastung Flüssigkeit abgeben konnten. Zwischen der Belastung und der kurzfristigen Abnahme der Körperhöhe besteht eine bei Männern und Frauen unterschiedlich stark ausgeprägte lineare Beziehung. Sie ist jedoch relativ im Verhältnis zu ihrer unterschiedlichen Bandscheibenfläche gleich (ALTHOFF et al. 1993).
- Der *Verlust von Flüssigkeit* mit einer Höhenminderung der Bandscheiben ist eine zeitweilige Erscheinung, die jedoch bei mangelnder Erholungszeit bis zur nächsten Belastung fortbestehen kann. Sie kann eine Ernährungsstörung des Bandscheibengewebes begünstigen. Die Höhenminderung hängt von der Belastung ab (URBAN und McMULLIN 1988, ALTHOFF et al. 1993) und ist bei extrem druckbelastenden Sportarten wie Gymnastik stärker ausgeprägt als bei Schwimmern (BERTHOLD 1986). Experimentell über 3 Stunden mit einer Rückenlast von 20 kg belastete Männer verloren trotz körpernaher optimaler Belastungsform ca. 5% des Flüssigkeitsvolumens der lumbalen Bandscheiben (MALKO et al. 1999). Zwischen dem Zustand unmittelbar nach sechsstündiger Bettruhe und ganztägiger körperlicher Aktivität sollen die Differenzen sogar ca. 16% betragen (BOTSFORD et al. 1994). Von Aufenthalten der Kosmonauten in der Schwerelosigkeit sowie von Personen mit Immobilisation durch Bettruhe ist andererseits eine deutliche Zunahme der Körperhöhe bekannt, die durch eine Ausdehnung der nun deutlich weniger belasteten Bandscheiben entsteht (BROBERG 1993).
- Die *Aufrechterhaltung des onkotischen Innendrucks* der Bandscheiben hängt vom Gehalt an Proteoglycanen (Chondroitin-6-Sulfat, Chondroitin-4-Sulfat, Keratinsulfat) ab. Nach experimentellen Untersuchungen sollen andauernde Bandscheibendrücke von ca. 550 N (d.h. etwa ein Sechstel der NIOSH-Grenzempfehlung) die Proteoglycansynthese stimulieren, wogegen bei höheren Drücken eine Synthesehemmung eintritt. Kurzzeitige höhere Druckbelastungen für 20 Sekunden haben einen Stimulationseffekt über ca. zwei Stunden (ISHIHARA et al. 1996). Sehr hohe Belastungen haben ebenso wie fehlende Belastungen katabole Prozesse der Bandscheibenmatrix zur Folge (HANDA et al. 1997). Mit zunehmendem Alter vermindert sich der Proteoglycangehalt der Bandscheiben besonders im Anulus fibrosus (ROBERTS et al. 1985) und es kommt zur Aggregation der kleineren zu größeren Proteoglycanmolekülen (BUCKWALTER et al. 1994).

66

- *Knochendichte und Trabekelstruktur* im Bereich der Wirbelkörper verbessern die Tragfähigkeit *(siehe Abschnitt „Positive Wirkungen körperlicher Arbeit")*. Veränderungen der Struktur und Einbrüche von Bandscheibengewebe durch die Abschlußplatten in den Wirbelkörper werden im höheren Alter zunehmend und hier bevorzugt in der unteren BWS gefunden (DELLING et al. 1998). Es entstehen zusätzliche Verknöcherungen in Form eines Mikrokallus, bei dem noch nicht geklärt ist, ob Bandscheibendegenerationen dafür als Ursache oder als Folge anzusehen sind. Tatsächlich treten kurzfristige extreme Belastungen und häufig wiederholte bzw. langdauernde mittlere Belastungen in vielen Berufen gemeinsam auf und die mikrotraumatischen sind im Einzelfall nicht von den stoffwechselbedingten Schädigungen zu trennen.
- Die Quantifizierung struktureller Veränderungen ist eine Voraussetzung, die an bildgebende Verfahren gebunden ist. Durch die *Magnetresonanztomographie* (MRT) stehen erstmalig Informationen über Stoffwechsel- und Wassergehaltsänderungen an den Bandscheiben in vivo und in zeitlich direkter Beziehung zu den Belastungen zur Verfügung (TERTTI et al. 1991). Damit kann ein wegen des Strahlenschutzes vorhandenes Defizit vieler engagierter epidemiologischer Studien überwunden werden. Bisher wissen wir aus MRT-Studien (BATTIE et al. 1995) u.a.:
  - Die allgemeine Arbeitsschwere und das häufige Drehen und Beugen am Arbeitstag haben den größten Einfluß auf die Höhenminderung der Bandscheiben.
  - Sitzarbeit wirkt sich eher positiv auf alle betrachteten Bandscheibenveränderungen aus.
  - Die oberen Segmente von Th12 bis L4 sind von belastungsbedingten Veränderungen stärker betroffen als die tieferen Segmente von L4 bis S1.
  - Der durch Zwillingsvergleiche gemessene genetische Einfluß auf die Entstehung degenerativer Prozesse ist sehr hoch.

LUOMA et al. (1998) konnten erstmalig den unterschiedlichen Grad der Bandscheibenschädigung im MRT bei Kraftfahrern, Zimmerern und Büropersonal im Alter zwischen 40 und 45 Jahren nachweisen. Einen größeren Einfluß als der Beruf hatte jedoch die Angabe der Untersuchten, mindestens 3× unter einer traumatischen Rückenerkrankung mit mehr als 2 Wochen Arbeitsunfähigkeit gelitten zu haben *(Abb. 28)*. Ein dunkler Nucleus pulposus oder eine Vorwölbung der Bandscheibe im Bereich des hinteren Längsbandes um mindestens 3,2 mm gegenüber den benachbarten Wirbelkörpern fand sich signifikant häufiger bei L3/L4 (OR 5,7 bzw. 6,6) sowie bei L4/L5 (OR 5,3 bzw. 2,4), jedoch nicht bei der von Alltagsbelastungen bereits besonders häufig geschädigten Bandscheibe L5/S1. Die Tendenz, daß berufliche Zusatzbelastungen vorwiegend höhergelegene Bandscheiben der LWS schädigen, deckt sich mit den Erkenntnissen aus Studien zur Begutachtung von Berufskrankheiten Nr. 2108.

Konsequenzen für die Praxis

Bei der praktischen Anwendung biomechanischer Erkenntnisse über das Erkrankungsrisiko der Bandscheiben durch das Heben und Tragen von Lasten werden zwei unterschiedliche Strategien für das richtige Verhalten zur Vermeidung bandscheibenschädigender Belastungen empfohlen. Beide sind geeignet, bei bestehenden Beschwerden die Lastenmanipulation zu erleichtern, jedoch wohl kaum dazu, trotz entsprechender Disposition die Entstehung von belastungsbedingten Bandscheibenschäden zu verhindern (van POPPEL et al. 1997). Folgende Strategien werden unterschieden:

- *Körpernahes Heben:* Die biomechanische Belastung der gesamten Wirbelsäule durch das Manipulieren von Lasten ist nach den Erkenntnissen von NACHEMSON (1964) um so größer, je körperferner eine Last gehalten wird. Deshalb soll durch die Technik des Hebens

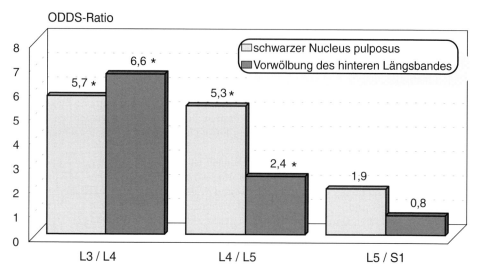

ODDS-Ratio

Abb. 28: Schädigung der Bandscheiben durch wiederholte traumatische Belastungen – nachgewiesen im Magnetresonanztomogramm (MRT) nach LUOMA et al. (1998) (* = signifikanter Einfluß der Belastung).

einer schweren Last und durch die Lastgestaltung selbst erreicht werden, daß sie immer nah am Körperschwerpunkt bleibt. Damit wird das Lastmoment gering gehalten.

• *Heben mit geradem Rücken:* Die Druckbelastung einzelner Bandscheiben des sehr straffen Bewegungssegments wird durch eine Beugung des Rumpfes nach vorn und die dabei auftretende Biegung der Lendenwirbelsäule verstärkt. In Folge dieser Betrachtung nach MÜNCHINGER (1961) und JUNGHANNS (1979) soll es zu Druckverschiebungen innerhalb einer Bandscheibe zur Rückseite des Anulus fibrosus und auf das hintere Längsband der Wirbelsäule kommen. Tatsächlich finden sich hier in der Regel die Bandscheibenprotrusionen oder -prolapse, die wegen der Irritation des Rückenmarks oder der Spinalnerven klinische Symptome auslösen. Deshalb sollen schwere Lasten aus der Hocke gehoben werden, wobei nach Auffassung dieser überwiegend krankengymnastisch begründeten Schule die Lendenwirbelsäule gestreckt bleiben soll.

Der präventive Effekt des körpernahen Hebens überwiegt wegen der erheblichen Reduzierung des Lastmoments den Effekt des Hebens mit „geradem Rücken" erheblich. Für die Prävention ist es deshalb wichtig, durch körpernahes Manipulieren die wirksame Belastung überhaupt zu senken.

Darüber hinaus hat die Empfehlung, grundsätzlich jeden Hebevorgang auch bei einer geringen und mit großer Häufigkeit zu bewegenden Last aus der Hocke auszuführen, eher nachteilige Wirkungen auf die Belastung der Kniegelenke und auf die allgemeine körperliche Ermüdung (höherer Energieaufwand) durch die Belastung des Stoffwechsels und des Herz-Kreislauf-Systems *(Näheres → Abschnitt „Hebetechniken für unterschiedliche Lasten – eine zusammenfassende Wertung für Rückentraining und Rückenschule").*

Schädigungen der Extremitäten – die Gelenke

Die Gelenke stellen Funktionseinheiten zur Gewährleistung umfangreicher Beweglichkeit dar, an denen beteiligt sind *(Abb. 29)*.

- Strukturen des Knochens mit seiner für die Funktion spezifisch geformten *Gelenkapophyse,*
- der *Gelenkknorpel* auf der Gleitfläche gegenüberliegender Knochen,
- die *Synovia* als seröse Haut im Innenraum des Gelenks zur Ausscheidung einer Gleitflüssigkeit,
- die *Gelenkkapsel* zur straffen Stabilisierung des Zusammenhalts beweglich miteinander verbundener Knochenstrukturen einschließlich einer Abdichtung des Gelenkinnenraums gegenüber dem Luftdruck als Teil der Tragefunktion,
- *Bänder* des Gelenkes und funktionell mit ihnen zusammenwirkende *Sehnen* der Muskeln, welche das betreffende Gelenk zur aktiven Bewegung überspannen sowie
- bei einigen Gelenken zusätzliche *Schleimbeutel* zur Verbesserung der Gleitfähigkeit und zur Druckminderung gegenüber umliegenden und äußeren Strukturen,
- am Kniegelenk zusätzlich je zwei *Menisken,* die zum Ausgleich von hohen Drücken im speziell geformten Innenraum der Kniegelenke angelegt sind.

Die Gelenke übertragen Druckkräfte, die den Gelenkknorpel elastisch deformieren, wobei sich in einem normal geformten Gelenk der Innendruck annähernd gleichmäßig auf die beteiligten Gelenkflächen verteilen soll. Das trifft für anlagebedingt oder als Folge einer Schädigung deformierte Gelenke nicht mehr zu. Geschädigte Gelenke verstärken unter weiterer hoher Belastung ihre Deformation selbst.

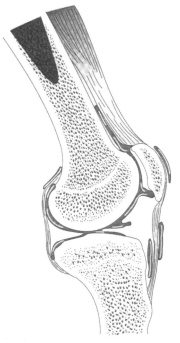

Abb. 29: Sagittalschnitt durch das Kniegelenk (lateral der Mittellinie).

Die wichtigste Grundlage für die Schädigung der Gelenke stellt die besondere Sensibilität des Stoffwechsels der beteiligten Gewebe dar. Insbesondere der Gelenkknorpel, der ähnlich wie die Bandscheiben der Wirbelsäule durch Diffusion versorgt wird, erweist sich gegenüber langdauernder Druckbelastung als besonders sensibel. Unter länger dauerndem Druck wird der stark wasserhaltige Knorpel wie ein Schwamm ausgepreßt. Läßt der Druck nach, nimmt der Knorpel das verlorene Wasser zusammen mit Nährstoffen wieder auf. Dieser regelmäßige Druckwechsel hat eine Pumpfunktion zur Ernährung des Knorpels. Wenn jedoch die Zeit zur Erholung und Ernährung im Verhältnis zur Höhe und Dauer der vorangegangenen Belastung nicht ausreicht, werden vorzeitige degenerative Veränderungen gefördert.

 Die typische Schädigung eines Gelenks ist die *Osteoarthrose:* Arthrosen sind mechanische Abnutzungen mit Zerstörungen belasteter bradytropher Gewebe im und am Gelenk, die ohne wesentliche Entzündungen verlaufen. Sie treten mit zunehmendem Alter gehäuft auf, sind aber nicht bei allen alten Menschen zu finden. Auslöser sind lokale mechanische Überbeanspruchungen in den Tragzonen eines Gelenkes, in welchem der Druck nicht mehr gleichmäßig über die Gelenkfläche verteilt ist (DEBRUNNER 1988).

Schädigungen der Gelenke durch Belastungen sind einerseits auf mechanische Faktoren zurückzuführen. Diese können sich ergeben

- entweder durch einmalig oder gelegentlich wiederholte Stoßbelastungen bei Sprüngen, Stürzen und anderen Unfallmechanismen
- durch dauernde Fehlbelastungen bei extrem einseitiger körperlicher Arbeit oder
- durch dauernde Fehlbelastungen in der Folge von Fehlstellungen der Achsen von Wirbelsäule, Extremitäten und einzelner Gelenken zueinander.

Derartige mechanische Fehlbelastungen sind biomechanisch zu erklären, wenngleich durch die Wechselwirkungen zwischen dem Aufbau des knöchernen Skeletts einerseits und dem Zug antagonistischer Muskelgruppen über die Gelenke hinweg andererseits oft unerwartete und schwer zu erklärende biomechanische Verhältnisse vorliegen können. Diese überfordern die gegenwärtig verwendeten biomechanischen Berechnungsmodelle des Menschen.

Die Schädigungen der Gelenke sind andererseits auf ihre besondere Beschaffenheit zurückzuführen. Verschiedene Menschen reagieren auf gleichartige Belastungen unterschiedlich empfindlich und sie erleben deshalb im Verlaufe des Lebens einen verschieden stark ausgeprägten „normalen" Verschleiß der Gelenke. Festzustellen bleibt allerdings, daß Arthrosen überwiegend an den sehr hoch belasteten großen Gelenken – dem Kniegelenk, dem Hüftgelenk und dem Schultergelenk – auftreten.

 Die wichtigsten Erkrankungen der Gelenke mit arbeitsmedizinischer Bedeutung sind nachfolgend dargestellt.

- *Arthrosen des Kniegelenks* besitzen die größte praktische Bedeutung. Sie entstehen vorwiegend auf der Basis von Knorpelschäden z.B. durch Traumen, von Achsenfehlern im Kniegelenk mit einem Genu varum („O-Bein") oder Genu valgum („X-Bein"), Fehlstellungen nach Knochenbrüchen oder Fehlbildungen an der Patellarückseite.
  Durch Arbeitsbelastungen können arthrotische Veränderungen des Kniegelenks verstärkt werden. Bei Beschäftigten mit körperlich schweren Arbeiten, die z. T. im Knien ausgeübt werden wie Schiffbauer, Zimmerer und Holzfäller, fanden MAETZEL et al. (1997) in drei von vier Studien ein mäßig erhöhtes berufliches Risiko mit einer OR zwischen 2,2 und 3,5. Die sensibelste Struktur des Kniegelenks gegenüber andauernd hohen Druckbelastungen bei annähernd maximaler Beugung des Kniegelenks oder gegenüber plötzlichen Extrembelastungen durch seitliche Krafteinwirkung auf das Gelenk sind die Menisken. Deshalb

kann in Deutschland ein *Meniskusschaden* nach mehrjährigen (mindestens drei Jahre) andauernden oder häufig wiederkehrenden, die Kniegelenke überdurchschnittlich belastenden Tätigkeiten als Berufskrankheiten anerkannt werden (BeK Nr. 2102).

- Arthrosen des *Hüftgelenks* („Coxarthrose") sind die häufigsten Arthrosen überhaupt. Von ihnen sind Menschen mit angeborenen Deformitäten oder Minderbelastbarkeiten, aber auch zunehmend Menschen mit normalem Alterungsprozeß betroffen. Die wichtigsten miteinander konkurrierenden Faktoren sind körperlich schwere Arbeiten einschließlich belastender Sportarten und Übergewicht: HELIÖVAARA et al. (1993) diagnostizierten in einer Querschnittstudie an 4,1% von 3637 Männern und 6,0% von 4363 Frauen eine Coxarthrose. Personen mit einem Übergewicht von BMI ab 30,0 hatten eine OR von 2,3, mit einem BMI >35 von 2,8 für eine bilaterale Coxarthrose. Schwere körperliche Arbeit verursachte sowohl einseitige (OR 2,3 bis 2,4) als auch beidseitige Coxarthrosen (OR 2,8 bis 2,9). Frühere Unfälle an den unteren Extremitäten waren häufiger mit einseitiger (OR 2,1) als mit beidseitiger Coxarthrose (OR 1,5) verknüpft. OLSEN et al. (1994) stellten bei einer Fallkontrollstudie an 239 männlichen Patienten mit einer Hüftgelenksendoprothesen-Operation fest, daß die ätiologische Fraktion zu 40% durch die körperliche Schwerarbeit, zu 55% durch Sport (Sprungbelastung!) und zu 15% durch Übergewicht verursacht wird. MAETZEL et al. fanden in der Literatur (fünf Studien) eine schwache Beziehung zur beruflichen Belastung für Männer (OR > 2,0), jedoch nicht für Frauen. Darüber hinaus können bestehende Hüftgelenksarthrosen die berufliche Belastbarkeit in allen Tätigkeiten mit ständigem Stehen und Gehen mit und ohne Belastung, aber auch mit der Notwendigkeit des Fahrzeugführens erheblich beeinträchtigen.

- Am *Schultergelenk* sowie am *Ellenbogengelenk* kommt es zu Auswirkungen langzeitig bestehender funktioneller Störungen mit Bewegungseinschränkungen, die auch auf die Gelenkkapsel und somit auf die Gelenke selbst übergreifen. Wesentliche arbeitsbedingte Arthrosen sind dagegen nicht bekannt.

Für das Schultergelenk haben BERNARD et al. (1997) in ihrer kritischen Übersicht des NIOSH zur Evidenz epidemiologischer Studien zum Einfluß von Arbeitsplatz-Faktoren auf Muskel-Skelett-Erkrankungen festgestellt, daß

- hoch repetitive Tätigkeiten mit statischer Belastung der Schulter insbesondere beim Schneiden in der Fischindustrie (OHLSSON et al. 1995) zur Entzündung der Sehnen von Supraspinatus, Infraspinatus und Biceps, d.h. der Sehnen der Rotatorenmanschette mit einer OR von 4,3 (CI 1,35 – 13,2) führten,
- wiederholte oder dauerhafte Schulterhebungen nach vorn bzw. -abduktionen von mehr als 60° in 12 von 13 Studien zur Tendinitis oder zu unspezifischen Schmerzen führen,
- hoher Kraftaufwand bei der Arbeit dagegen keine arbeitsbedingten Auswirkungen auf die Morbidität am Schultergelenk hat.

Teilkörper-Vibration hat dagegen entgegen gelegentlich geäußerter Vermutungen keinen Einfluß auf die Situation am Schultergelenk.

Am Ellenbogengelenk wurden nach den Ergebnissen der Analyse von BERNARD et al. (1997) überwiegend Beschwerden im Sinn einer Epicondylitis humeri radialis betrachtet. Sie kann ausgelöst werden durch

- Arbeiten mit hohem Krafteinsatz bei CHIANG (1993) in der Fischindustrie mit einer OR von 6,75 sowie bei MOORE und GARG (1994) bei unterschiedlichen Tätigkeiten mit einer OR von 5,5,
- repetitive Arbeiten mit einem schwächeren Arbeitseinfluß von maximal 2,8 bei BURT (1990) auf der Basis in der Zeitungsindustrie, wobei alle 7 betrachteten Studien methodische Mängel bei der Expositionsbeurteilung aufweisen.

Die stärkste Beziehung besteht bei der Kombination zwischen kraftvoller und repetitiver Arbeitsbelastung und gleichzeitigen extremen Haltungen bzw. Bewegungen des Ellenbogengelenks bzw. der Unterarme.

Physiologische Grundlagen für körperliches Training zur Bewältigung beruflicher Belastungen

Körperliche Belastungen durch berufliche Arbeit und durch sportliche Betätigung können prinzipiell gleiche physiologische Wirkungen haben. Die Unterschiede der Belastung zwischen Arbeit und Sport betreffen

- *die Art der Belastungen* – während im Sport zumeist sehr eng umschriebene Bewegungstechniken trainiert werden, sollen in einer Berufsausbildung vielfältige Bewegungsmuster typischer beruflicher Tätigkeiten erlernt werden;
- *die Höhe der Belastungen* – geht es im Sport um individuelle Höchstleistungen, so sollen in der beruflichen Tätigkeit solche Leistungen gefordert werden, die in der Regel von jedem darauf vorbereiteten Arbeitnehmer zwischen 18 und 65 Jahren erbracht werden können.

Körperliche Belastungen können in einer großen Vielfalt der Art, des Umfangs und der Dauer auftreten. Sie werden deshalb aus physiologischer Sicht nach mehreren Kriterien differenziert. Ihnen liegen folgende Fragestellungen zu Grunde:

- Welche Organsysteme und -funktionen werden belastet?
- Wie hoch wird die maximale individuelle Belastbarkeit durch die Arbeit beansprucht?
- Welche Dauer der Belastung ist für einzelne Handlungsvollzüge anzusetzen?
- Welche Beanspruchung ergibt sich daraus während einer ganzen Arbeitsschicht, eines Arbeitsjahres oder eines Berufslebens?

Konditionelle Fähigkeiten des Menschen

Die Wirkung verschiedener Formen körperlicher Belastungen steht im Zusammenhang mit den motorischen Grundeigenschaften des menschlichen Körpers (GUNDLACH 1968, NEUMANN 1991). Im Vordergrund der klassischen Betrachtungsweise über die Muskelarbeit stehen die *konditionellen Fähigkeiten* (IKAI 1967 – *Abb. 30*):

- *Ausdauer*
- *Kraft*
- *Schnelligkeit.*

Sie sind wesentlich durch Eigenschaften der Muskulatur, des Stoffwechsels und des Kreislaufsystems sowie der Leistung und Regulation des Herzens und der Atmung geprägt.

Das Zusammenwirken von Skelettmuskulatur und Zentralnervensystem innerhalb gezielter Bewegungsabläufe hängt darüber hinaus ab von der Fähigkeit zur

- *Koordination.*
  Das Ausmaß der Bewegungsfähigkeit wird schließlich bestimmt durch das Zusammenspiel konditioneller und koordinativer Fähigkeiten sowie durch den Bewegungsbereich von Gelenken bzw. Gelenkketten, d.h. durch die
- *Flexibilität.*
  Diese anlagebedingten und durch Training und Übung in weitem Rahmen veränderbaren Eigenschaften werden als sog. „motorische Hauptbeanspruchungsformen" (HOLLMANN und HETTINGER 1990) zusammengefaßt.

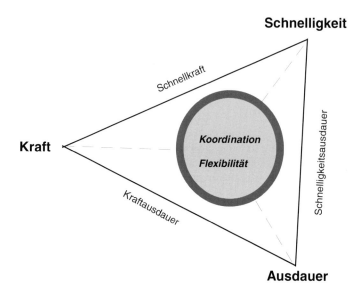

Abb. 30: Dreieck der konditionellen Fähigkeiten (nach PICKENHAIN 1993).

Die Wirkungen körperlicher Arbeit sind bisher überwiegend physiologisch und biochemisch hinsichtlich der Beteiligung des kardiopulmonalen Systems, des neuromuskulären Systems und des Stoffwechsels untersucht worden. Der Stütz- und Bewegungsapparat ist lange Zeit wegen der bis zur traumatischen Schädigung subjektiv stummen, weil schmerzfreien momentanen Beteiligung an der Belastung als passives Organsystem eingestuft worden.

Für die Auswirkungen von körperlicher Arbeit auf den Menschen ist es schließlich von Bedeutung, welcher Anteil der gesamten für körperliche Aktivitäten verfügbaren Skelettmuskelmasse tatsächlich eingesetzt wird. Es wird deshalb aus physiologischer Sicht unterschieden in

- Ganzkörperarbeit bzw. Arbeit großer Muskelmassen und
- lokale Muskelarbeit.

Als Trennkriterium zwischen der Arbeit großer Muskelmassen und der lokalen Muskelarbeit kann etwa die Ausführung von Arbeit mit zwei Armen dienen (= ca. 25% Skelettmuskelmasse).

Die Ausdauer

Was ist Ausdauer?

Ausdauer ist die Fähigkeit zu fortlaufender körperlicher Leistung über mehrere Minuten bis Stunden bei ausreichender Versorgung der Muskulatur mit Sauerstoff und Nährstoffen (aerobe Ausdauer). Sie ist in einer Weise in das Zusammenwirken fast aller Organe des Körpers eingebunden, daß von ihr besonders nachhaltige Wirkungen auf die Stabilität der Gesundheit und Leistungsfähigkeit ausgehen:

Neben der Muskulatur bestimmen die Gefäßversorgung (Vaskularisation) und die funktionelle Einstellung der Blutgefäße (z.B. Weitstellung, arteriosklerotische Verengung oder streßbedingte Spasmen), die Leistung des Herzens und im Krankheitsfall auch die Leistung der Atemwege und der Lunge darüber, ob eine ausdauernde muskuläre Leistung auf einem bestimmten Niveau möglich ist.

In der Muskulatur sind die energieliefernden biochemischen Prozesse entscheidend für die ausdauernde Muskelarbeit:

- Durch Kontraktion wird das innerhalb der Muskelfasern als unmittelbarer Energielieferant gespeicherte *Adenosintriphosphat* (= ATP) von den Muskelfibrillen in weniger als einer Sekunde aufgebraucht. Es müssen deshalb andere energieliefernde Prozesse im Hintergrund bereitstehen, um dieses ATP wieder zu regenerieren und so die Muskelarbeit über mehrere Sekunden bis mehrere Stunden fortzusetzen.
- Für kurze Zeit steht dafür *Kreatinphosphat* bereit.
- Danach greifen sie auf *Glukose* im Muskel zurück bzw. sie bilden für längere Zeit aus Glycogen weitere Glukose. *Glykogen* ist ein speicherfähiges Polysaccharid aus bis zu 50.000 Glucose-Anteilen, von dem der menschliche Körper ca. 450 g, davon ca. 150 g in der Leber und 300 g in der Muskulatur gespeichert hat.
- Wenn diese Reserven zum Teil aufgebraucht sind, wird *Fett* unter dem Einfluß der Katecholamine (Adrenalin, Noradrenalin) zur Energiegewinnung herangezogen.
- Erst in Phasen langen Hungerns wird im Ausnahmefall *Eiweiß* aus dem Muskel zur Energiegewinnung abgebaut.

Die Ausdauer der Muskelarbeit kann in Abhängigkeit von den Besonderheiten dieser energieliefernden Prozesse weiter unterteilt werden *(Abb. 31)*. Von dieser Einteilung hängt auch

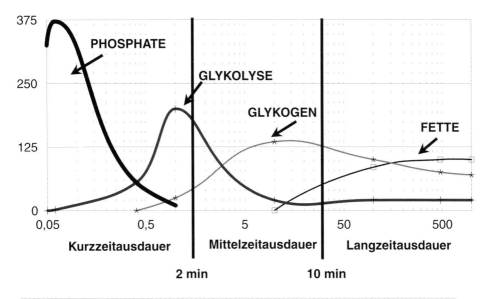

Abb. 31: Verschiedene Arten der Energiebereitstellung bei Ausdauerarbeiten.

die jeweilige physiologische Adaptationswirkung ab, die ein entsprechendes gezieltes sportliches Training ebenso wie ein gelegenheitsmäßig im Beruf auftretendes Training ausübt.

Die *Kurzzeitausdauer* zwischen >10 Sekunden und 2 Minuten wird von der Fähigkeit der Muskulatur bestimmt, ihren eigenen Stoffwechsel innerhalb kürzester Zeit zu aktivieren und so die notwendige Energie bereitzustellen. Nur ein Viertel dieser Energie wird mit der nötigen Sauerstoffzufuhr bereitgestellt, der Rest verbleibt als „Sauerstoffschuld" für eine nachfolgende Erholungsphase.

- Die sofortige Bereitstellung von energiereichem *Kreatinphosphat* ermöglicht die schnelle Fortsetzung der Muskelarbeit für ca. 10 bis 20 Sekunden, indem das angelagerte Phosphat schnell auf das Spaltprodukt Adenosindiphosphat (ADP) übertragen wird und dieses zum Adenosintriphosphat (ATP) regeneriert.
- Die *anaerobe Glykolyse* stützt sich auf Glycogenreserven aus dem Muskelgewebe. Sie spaltet zunächst ohne Sauerstoffzufuhr Glucose auf, wenn die erforderliche Enzymkette nach etwa zehn Sekunden aktiv geworden ist. Aus einem Mol Glukose können anaerob nur 2 Mol ATP gewonnen werden, jedoch entsteht durch unvollständige Spaltung statt CO_2 und H_2O energiereiches Laktat (Milchsäure). Dieses schafft im Muskel ein saures Milieu und seine Anreicherung behindert in der Muskelzelle die Enzyme des Muskelstoffwechsels. Durch den Übertritt von Laktat in das Blut kommt es zu allgemeinen körperlichen Leistungsbegrenzungen: Laktatspiegel bis 2 mmol/l im Blut *(= aerobe Schwelle)* werden für lange Zeit toleriert, Laktatspiegel über 4 mmol/l *(= anaerobe Schwelle)* zeigen das Erreichen der Grenze der Leistungsfähigkeit an.
- Die *Mittelzeitausdauer* über zwei bis zehn Minuten erreicht etwa die Hälfte des notwendigen Gleichgewichts zwischen der Sauerstoffbereitstellung und dem Abtransport von Stoffwechselendprodukten über den Kreislauf.
  - Hier kann noch eine wesentliche Sauerstoffschuld durch die *anaerobe Glykolyse* entstehen.
  - Es beginnt jedoch die *aerobe Glykolyse*, d.h. die vollständige Verbrennung von Glukose zu CO_2 und H_2O bei effektiver Ausnutzung ihres Energiegehalts zu 36 Mol ATP je Glukose-Mol.
- Die *Langzeitausdauer* stellt die „eigentliche" Ausdauer dar. Sie umschließt einen Zeitraum von mehr als zehn Minuten bis zu vielen Stunden und wird durch die Leistung des Herzens, darunter besonders den Anstieg des Schlagvolumens und durch die dauernde Energiebereitstellung bestimmt. Langzeitausdauerbelastungen setzen unter genügender Sauerstoffzufuhr
  - die *aerobe Glykolyse* und bei fortschreitender Dauer
  - die *Fettverbrennung* voraus.

Für die Steuerung dieser Prozesse ist auch das Nervensystem in besonderer Weise von Bedeutung, denn es bewirkt das Zusammenspiel der Organe bei der Bewegung und bei der Energiebereitstellung und hat darüber hinaus Einfluß auf die psychische Motivation, für lange Zeit eine hohe Leistung unter Ausnutzung der physiologischen Reserven „durchzuhalten". Schließlich bewirkt das Training der Ausdauer zugleich auch in einem bestimmten Maß ein Training der Kraft, der Schnelligkeit und der Koordination.

Wann kommen Anforderungen an die Ausdauer im Beruf vor?

Während Kurzzeitausdauerbelastungen für viele manuelle berufliche Tätigkeiten typisch sind und Mittelzeitausdauerbelastungen bis zu zehn Minuten noch häufiger auftreten, treten Langzeitausdauerbelastungen des gesamten Organismus von mehr als zehn Minuten bis zu mehreren Stunden heute für die Mehrheit der Berufstätigen nur bei sportlichen Belastungen auf. Gründe dafür sind:

- Die arbeitsphysiologischen und arbeitswissenschaftlichen Erkenntnisse über die Wirkungen und Grenzen langdauernder körperlicher Belastungen waren schon frühzeitig Anlaß für Veränderungen der Technologien, um ohne Mehrbelastung des Menschen zu erheblichen Produktivitätssteigerungen zu gelangen. Derartige Maßnahmen sind in der Regel um so eher technisch umsetzbar und wirtschaftlich sinnvoll, je gleichförmiger und andauernder die entsprechenden Belastungen sind.
- Die physiologischen Grenzen des Menschen zur Ausübung langdauernder körperlicher Arbeit großer Muskelgruppen finden ihren Niederschlag in der arbeitsphysiologischen Dauerleistungsgrenze für dynamische Arbeit. Sie beträgt für Männer bei fortgesetzter Tätigkeit über eine Dauer bis zu acht Stunden *(Tab. 8)*:
  - mit Ganzkörperarbeit als Mittelwert 110 Herzschläge pro Minute bzw. 1,1 l Sauerstoffaufnahme pro Minute
  - mit Zweiarmarbeit als Mittelwert 102 Herzschläge pro Minute bzw. 0,85 l Sauerstoffaufnahme pro Minute (FRAUENDORF et al. 1990).

  Weitere ermittelte Dauerleistungsgrenzen haben nur einen theoretischen Wert, da sich die Steigerungen der Belastungswerte von den individuell und situativ variierenden Ruhewerten nicht mehr eindeutig abgrenzen lassen.
- Das subjektive Belastungsempfinden des Menschen für die Wirkungen dynamischer Ganzkörperarbeit ist auf Grund des lokalen und zentralen Ermüdungsgefühls offensichtlich besonders gut entwickelt. Bei hinreichenden Freiheitsgraden der Entscheidung des Arbeitenden über die Menge, den Rhythmus und die zeitliche Verteilung seiner Arbeitsbelastungen wird er zeitweilig notwendige Belastungsspitzen immer so weit kompensieren, daß die Dauerleistungsgrenze im Mittelwert des Tages nicht wesentlich überschritten wird.

Tabelle 8: Dauerleistungsgrenzen nach FRAUENDORF et al. 1990 *(GK = Ganzkörperarbeit, ZA = Zweiarmarbeit, EA = Einarmarbeit, ZH = Zweihandarbeit, EH = Einhandarbeit).*

Parameter % Muskelmasse	Gesch.	GK > = 60%	ZA 25%	EA 12%	ZH 4%	EH 2%
Herzschlag- frequenz l/min	m	110	102	98	85	78
	w	110	106	104	89	87
Sauerstoff- aufnahme l/min	m	1,10	0,85	0,60	0,32	0,30
	w	0,80	0,60	0,45	0,31	0,28

Beispiele für Maurer, untersucht von RUTENRANZ et al. (1982) sowie KLIMMER et al. (1983) zeigen tatsächlich einen Energieverbrauch von 1,05 bis 1,20 l Sauerstoff pro Minute. An Arbeitsplätzen der Eisen- und Stahlindustrie fanden KLIMMER et al. (1984) für die Tätigkeiten überwiegend mit körperlicher Belastung eine mittlere Herzfrequenz von 111,9/min. Werden dagegen nur die aktiven Phasen der Arbeitsschicht betrachtet, so findet man in der Metallurgie früherer Jahrzehnte mittlere Herzfrequenzen um 130/min (Frauendorf et al. 1981, Pfister 1990).

Wie ist Ausdauer trainierbar?

Die Ausdaueradaptation am Beginn einer neuartigen beruflichen Belastung ebenso wie bei der Aufnahme eines sportlichen Trainings vollzieht sich in zwei Stufen:

• Zuerst erfolgt die *Ökonomisierung der muskulären Funktionen* über das vegetative Nervensystem, die Verbesserung der Durchblutung und die Optimierung der Herzfunktionen mit Absenkung der Ruheherzfrequenz und des systolischen Ruheblutdrucks.
• Darauf folgt bei höherer und länger andauernder Belastung die zweite Stufe der *Adaptation mit Veränderungen der Organdimensionen* von Herz, Skelettmuskulatur u.a. Erst diese Stufe führt zu nachhaltigen Trainingsfolgen (Hollmann und Hettinger 1990). Die Adaptation jugendlicher Auszubildender an ihre berufliche Tätigkeit zeigt ebenso von der biologischen Reifung begleitete Anpassungen, die sich u.a. in der aktiven Körpermasse bzw. in der relativen Muskelmasse ausdrückt (Hartmann et al. 1989).

Wirkungen auf das Herz-Kreislauf-System setzen das Training großer Muskelgruppen in der Freizeit z.B. durch Laufen, Skiwandern, Radfahren, Schwimmen, Bergwandern oder Rudern voraus, bei dem durch einen erheblichen Energieverbrauch zugleich alle wichtigen energieliefernden, -regulierenden und -transportierenden Prozesse des Organismus beansprucht werden (Hollmann 1965). Beispiele der unterschiedlichen Beanspruchung zeigt die *Tabelle 9* (Rost 1995).

Tabelle 9: Energieverbrauch je 10 Minuten für einen Mann von ca. 70 kg Körpergewicht (nach Rost 1995).

Belastung durch	Energieverbrauch (kcal.)
Sitzen	12
Gehen 3 km/h	35
Radfahren 10 km/h	50
Joggen 10 km/h	108
Skilanglauf	117
Treppensteigen	202

• Regeln für das Ausdauertraining:
  – Für ein dynamisches Ausdauertraining ist eine tägliche Belastung über 10 Minuten bei einer Herzfrequenz von 130/min ausreichend.
  – Es kann ersetzt werden durch ein Training über 30 bis 40 Minuten drei bis vier Mal pro Woche.
  – Ein Minimalprogramm sollte 60 Minuten 1× pro Woche nicht unterschreiten.

Die Kraft

Was ist Kraft?

Als Kraft wird die Fähigkeit bezeichnet, äußere Widerstände zu überwinden oder äußeren Kräften entgegenzuwirken. Die statische Kraft, die ein Muskel gegen einen fixierten Widerstand auszuüben vermag, spielt eine besondere Rolle für die berufliche Belastbarkeit:

- Einerseits wird in der Berufsarbeit häufiger *Haltearbeit* des Hand-Arm-Systems z.B. zur Fixierung von Werkzeugen oder Material bei handwerklichen Arbeiten sowie teilweise auch der unteren Extremitäten unter bestimmten Arbeiten gefordert.
- Andererseits spielt die unwillkürliche *Haltungsarbeit* insbesondere der sog. „statotonischen" Rückenstreckermuskulatur eine besondere Rolle für die ausdauernde Arbeitsfähigkeit im Stehen oder Sitzen bei wenig veränderbarer Körperhaltung.

Trainingswissenschaftlich werden drei Bereiche der Kraft unterschieden (SPRING et al. 1997):

Maximalkraft

Sie ist die größtmögliche Kraft, die dynamisch oder statisch gegen einen Widerstand ausgeübt werden kann. Die Maximalkraft ist vom Muskelquerschnitt, von der Muskelfaserzusammensetzung und von der intra- und intermuskulären Koordination abhängig.

Schnellkraft

Sie ist die Fähigkeit, Kraft möglichst explosiv zu entwickeln und dabei den eigenen Körper bzw. seine Teile auf möglichst hohe Geschwindigkeit zu beschleunigen. Die Schnellkraft hängt von der Maximalkraft und von der intra- und intermuskulären Koordination ab.

Kraftausdauer

Die Kraftausdauer ist die Widerstandsfähigkeit der Muskulatur gegenüber Ermüdung bei langen oder sich wiederholenden Kraftleistungen. Sowohl die Maximalkraft als auch die anaerobe und aerobe Leistungsfähigkeit der Muskulatur bestimmen die Kraftausdauer.

Für die Arbeitsleistung ist in der Regel nicht die maximale Kraft, die ein Muskel oder eine Muskelgruppe für sehr kurze Zeit aufbringen kann, sondern die Halteleistung über eine bestimmte Zeit mit einem Bruchteil dieser Maximalkraft von Interesse. Da eine ausdauernde Kraftleistung an die hinreichende Versorgung des arbeitenden Muskels mit Sauerstoff und Nährstoffen gebunden ist, kann ein Muskel nur einen geringen Teil seiner Maximalkraft für lange Zeit aufbringen. Die Muskelkontraktion unterbricht zeitweilig die innermuskuläre Durchblutung. ROHMERT (1960) hat in experimentellen Untersuchungen erstmalig die Dauerleistungsgrenze für die sog. „statische Haltearbeit" einzelner Muskelgruppen mit maximal 15% der Maximalkraft des jeweiligen Muskels bestimmt *(Abb. 32)*.

Neuere Untersuchungen zeigen, daß dieser Wert für einige Muskelgruppen und bei Untrainierten mit geringer aerober Reserve z.T. noch deutlich niedriger ist. Statische Dauerkontraktionen von weniger als 5% der Maximalkraft eines Muskels lösen bereits kontinuierlich zunehmende Ermüdungserscheinungen aus (CAFFIER et al. 1993). Intermittierende Haltebelastungen der Armmuskulatur konnten bei BYSTRÖM et al. (1995) dauerhaft mit maximal 17% der Maximalkraft ausgeübt werden, wobei die Erholungszeit etwa der Dauer der Hal-

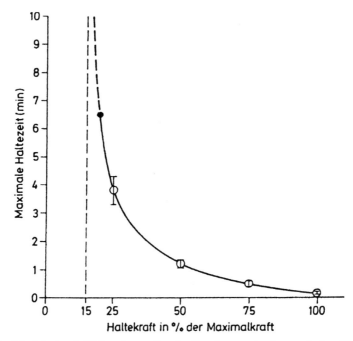

Abb. 32: Maximale Haltezeit von Bruchteilen der maximalen statischen Kraft: Die Dauerleistungsgrenze wird bei 15% der Maximalkraft angenommen (nach ROHMERT 1962, aus HOLLMANN und HETTINGER 1999).

tezeit entsprach. Steigt die relative Beanspruchung der Maximalkraft, so steigt auch die notwendige Erholungszeit im Verhältnis zur Belastungszeit an.

Wann kommen Anforderungen an die Kraft im Beruf vor?

Kraftleistungen müssen bei nahezu jeder Berufsarbeit in unterschiedlicher Weise erbracht werden (JÄGER 1990):

- *Aktionskräfte* werden vom Menschen zur Ausübung einer Tätigkeit aufgebracht. Im Unterschied zu Massenkräften (s.u.) sind sie zumeist in sehr komplizierte statisch-dynamische Belastungsabfolgen einer Handlung eingebunden, bei denen die statische Komponente für eine begrenzte Zeit zumeist am Anfang und Ende einer dynamischen Bewegungsphase wirkt.
- *Reaktionskräfte* sind innere Wirkungen von Aktionskräften auf Gewebe und Gelenkstrukturen. Sie können der direkten Arbeitsrichtung als Druckkräfte entgegenwirken, aber auch als Scher- oder Torsionskräfte wirken. Im Rahmen einer Arbeitsleistung werden sie kaum bewußt wahrgenommen, finden aber in biomechanischen Betrachtungen der Auswirkungen von Aktionen auf die Strukturen des Stütz- und Bewegungsapparates Beachtung.
- *Massenkräfte* müssen aufgewandt werden, um der Erdanziehung des menschlichen Körpers entgegenzuwirken: Als Haltungsarbeit und als Stellungsarbeit zur Fixierung bestimmter Arbeitspositionen des Körpers im Stehen, Sitzen, Bücken, Hocken, Knien, Lie-

gen und bei anderen z.B. für Instandhaltungshandwerker oft sehr komplizierten Körperpositionen werden Massenkräfte eingesetzt.

Aktionskräfte und Haltearbeit

Die Bestimmung der biomechanisch wirksamen Belastungen durch Tätigkeiten mit Kraftleistungen kann sich beziehen auf

- die zu haltenden oder bewegenden Lasten – die Haltekräfte,
- die dabei eingenommenen Körperhaltungen – die Haltungskräfte,
- die aus Last und Körperhaltung resultierende Gesamtbelastung in bestimmten Körperregionen.

Während die zu haltenden oder zu bewegenden Lasten zumeist bekannt sind oder gemessen werden können, bereitet die Feststellung der Körperhaltungen erhebliche Schwierigkeiten. STEINBERG (1994) hat eine Übersicht der bekannten Methoden zur Beurteilung arbeitsbedingter Körperhaltungen zusammengetragen *(→ Abschnitt „Belastungen des Muskel-Skelett-Systems")*.

Für die zulässige Kraftbelastung des Menschen bei der Arbeit können maximale Muskelkräfte nur eine erste Orientierung geben. Mittlere maximale Hebekräfte von Frauen und Männern bewegen sich zwischen 444 N bzw. 563 N für körperfernes Heben (50 cm vor dem Körperschwerpunkt) sowie zwischen 543 N und 911 N für körpernahes Heben. Diese Maximalkräfte geben ebenso wie die in der DIN 33411 „Körperkräfte des Menschen" angegebenen maximalen statischen Aktionskräfte die Voraussetzungen für kurzzeitig leistbare Arbeit wieder (JÄGER 1990). Sie sind weder biomechanisch noch physiologisch für die berufliche Arbeit als Richtwerte vertretbar. Ihnen stehen aus sozialpolitischen Gründen definierte Grenzlasten für das Heben und Tragen von Lasten gegenüber *(Tab. 10)*, da die tatsächliche Schädigungswirkung einmaliger bzw. seltener Einwirkungen unter definierten Bedingungen noch weitgehend unbekannt ist (HETTINGER und HAHN 1991). Auch diese zunächst überraschend hohen Werte können nur die Orientierung für die Maximalbelastung von Personen sein, die mit körperlicher Arbeit vertraut und deshalb hinreichend angepaßt sind. Sie sind kein Maßstab für die Empfehlung prospektiver Arbeitsgestaltung und sie sind nicht anwendbar für Personen, die in ihrer sonstigen Arbeit keine oder nur geringe Lasten zu bewegen haben.

Für Lastgewichte, deren regelmäßiges Heben und Tragen mit einem erhöhten Risiko für die Entstehung bandscheibenbedingter Erkrankungen der Lendenwirbelsäule nach BK 2108 verbunden ist, werden die Werte der *Tabelle 11* angegeben (BMA 1993).

Diese aus präventivmedizinischen Gründen genannten Lastgewichte, deren regelmäßiges Heben und Tragen mit einem erhöhten Risiko für die Entwicklung bandscheibenbedingter Erkrankungen der Lendenwirbelsäule verbunden sein können, gelten für eng am Körper getragene Gegenstände. Sie entsprechen in pragmatischer Weise eher den Erfordernissen der Prävention als der sachkundigen Beurteilung einer schädigenden Belastung. Sowohl die Empfehlungen der deutschen Lastenhandhabungsverordnung als auch internationale Empfehlungen, die sich zur Zeit noch in der Abstimmung befinden (ISO/DIS 11228, SCHAUB 2000), entsprechen eher den präventiven Richtwerten von maximal 25 kg für Männer und 15 kg für Frauen, wobei unter Bezugnahme auf biomechanische Modellüberlegungen (z.B. NIOSH 1993) bei bestimmten Haltungen und Wiederholungsfrequenzen deutlich geringere Lasten festgelegt werden.

Tabelle 10: Empfohlene Grenzlasten in kg für das Heben und Tragen von Lasten nach HET-TINGER und HAHN (1991).

Art des Last-transportes	Ge-schlecht	Alter (Jahre)	Masse der Last in kg		
			selten	wiederholt	häufig
Heben	Männer	16–19	35	25	20
		19–45	55	30	25
		> 45	50	25	20
Heben	Frauen	16–19	13	9	8
		19–45	15	10	9
		> 45	13	9	8
Tragen	Männer	16–19	30	20	15
		19–45	50	30	20
		> 45	40	25	15
Tragen	Frauen	16–19	13	9	8
		19–45	15	10	9
		> 45	13	9	8

Tabelle 11: Anhaltswerte im Ärztlichen Merkblatt zur BK 2108 für schwere Lasten, die nah am Körper getragen werden, in Abhängigkeit von Alter und Geschlecht.

Alter in Jahren	Frauen	Männer
15–17	10 kg	15 kg
18–39	15 kg	25 kg
> 40	10 kg	20 kg

Haltearbeit im Berufsleben

Feldstudien zur realen Arbeitsbelastung aus unterschiedlichen Bereichen der Wirtschaft belegen die niedrigen Grenzen der Kraftbelastbarkeit bezogen auf einzelne Lasten bzw. Kräfte. So liegt die mittlere Einzeldauer für belastende Tätigkeiten oberhalb einer an das NIOSH-Kriterium für Männer angelehnten Grenzbelastung von 3,4 kN an der Bandscheibe L5/S1 bei Hand- und Kernformern aus Gießereien bei 14,5 bis 16,8 Sekunden und einer Schichtsumme von 119 bis 177 Minuten (HARTMANN et al. 1996). Für Krankenschwestern werden bei mittleren Einzelzeiten der Belastungen von 16,0 Sekunden nur 29 Minuten innerhalb einer

Arbeitsschicht erreicht. Bei Maurern im Akkord haben FLEISCHER et al. 1996 mittlere effektive Lastzeiten von ca. 5 Sekunden und Last-Zeit-Verteilungen zwischen 1 und 19 Sekunden bei erheblicher intra- und interindividueller Streuung ermittelt. Bei repetitiv ausgeführter Maurertätigkeit von Stein- bzw. Mörtelaktionen werden von einem Akkordmaurer innerhalb einer Arbeitsschicht dennoch mehr als 6 Tonnen Material mit Steingewichten zwischen 5 und 8 kg vorwiegend mit der linken Hand über einen Bewegungsradius von ca. 1m in stehender oder gebückter Haltung bewegt.

Die Kraftausdauer gehört für spezielle berufliche Tätigkeiten und allgemein für die Haltungsmuskulatur des Rumpfes und der Wirbelsäule zu den entscheidenden Kriterien beruflicher Belastbarkeit. Von der Sportphysiologie wird sie wegen der metabolisch-physiologischen Ähnlichkeit den dynamischen Kraftleistungsfähigkeiten zugeordnet HOLLMANN (1990).

Haltungsarbeit im Berufsleben

Die Haltungsarbeit der Rückenmuskulatur – insbesondere der Rückenstrecker beim Ausgleich einer geringen Vorbeugung des Oberkörpers im entspannten Stehen – ist eine besonders zu betrachtende Form muskulärer Kraftleistung. Die Kraft der Rückenstrecker ist bereits bei exakt aufrechtem Stehen ohne Vorbeugung etwa 15% höher als die der Rückenbeuger (= 528 N / 505 N nach SMIDT et al. 1980). Bei einer Vorbeugung um 20° bzw. um 40° erhöht sich das Überwiegen der Streckerkraft auf $2,0 \times$ bzw. $3,8 \times$ gegenüber der Kraft der Rückenbeuger. Damit ist jedoch auch eine höhere Anforderung an diese Muskelgruppen bei der Haltungsarbeit verknüpft. Bezieht man die statische Muskelleistungsfähigkeit der Rückenmuskulatur auf die Haltezeit, die sie unter definierten Bedingungen aufbringen kann, so zeigt sich, daß Personen mit Rückenschmerzen eine erheblich geringere Haltezeit aufbringen können als Rückengesunde (NICOLAISEN und JOERGENSEN 1985, HULTMANN 1993, MANNION und DOLAN 1994). In mehreren Studien waren die statischen Haltezeiten der Rückenstrecker bei Frauen größer als bei Männern (BIERING-SOERENSEN 1984). Gesunde Frauen hielten bei fixiertem Becken den Oberkörper ca. 150 bis 180 Sekunden aufrecht, gesunde Männer dagegen ca. 120 bis 150 Sekunden.

Es wäre zu erwarten, daß die körperliche Berufsarbeit die Kraftleistungsfähigkeit trainiert. Ergebnisse von MÄLKAI (1983), YOKOMIZO (1985), TUXWORTH et al. (1986) und NYGARD et al. (1988) zeigten jedoch, daß verschiedene Gruppen von blue-collar-Berufen gleiche oder geringere Kraftleistungen bei den Rückenstreckern, aber auch an der Hand aufweisen als die white-collar-Gruppen. Stahlbetonbauer hatten eine geringere dynamische Ausdauerkapazität der Rücken- und Bauchmuskulatur, die oft mit tiefsitzenden Rückenschmerzen verbunden war (NUMMI et al. 1978). Das deutlichste Differenzierungskriterium war auch für gemessene Körperkräfte zumeist die körperliche Freizeitaktivität. Offen bleibt, inwieweit diese Ergebnisse auch auf die unmittelbar zur Arbeit benötigten Muskelgruppen z.B. der Armbeuger zu übertragen sind, da derartige Vergleiche in der wissenschaftlichen Literatur noch fehlen.

Wie ist Kraft trainierbar?

Kraft wird durch Anspannung des Muskels trainiert und führt zur Vergrößerung seines Querschnitts. Die Fähigkeit zum Krafttraining ist individuell verschieden und hängt erheblich von der genetischen Ausstattung mit kraftbetonten „langsamen" ST-Fasern (→ Abschnitt „Positive Wirkungen körperlicher Arbeit") der Muskulatur ab. Die für das Training notwendige Anspannung kann sowohl durch Halteleistungen als auch durch gezielte Bewegungen erreicht werden. Beispiele hinsichtlich des Trainings unterschiedlicher Kraftbereiche zeigt die *Tabelle 12*. Es wird deshalb unterschieden:

- *Statisches Krafttraining* (isometrisches Training) erfolgt durch das *Halten einer Muskelspannung* über eine bestimmte Zeit. Für ein effektives Training soll die Anspannung mindestens 20 bis 30% der Maximalkraft betragen. Statisches Krafttraining verbessert sehr selektiv die Leistung haltungsstabilisierender Muskulatur, aber es führt nicht zur Verbesserung der Koordination von Bewegungen.
- *Dynamisches Krafttraining* (isotonisches Training) erfolgt durch *Bewegungen gegen einen Widerstand*. Typisch für das dynamisch-konzentrische Training ist die Bewegung definierter Gewichte in definierten Bewegungsbahnen z.B. im Fitneßstudio. Das dynamische Training verbessert neben der Kraft auch die Koordination der beteiligten Muskelgruppen.
- *Isokinetisches Training* ist eine spezielle Form des dynamischen Krafttrainings mit einer durch ein Trainingsgerät gesteuerten *Bewegung mit konstanter Winkelgeschwindigkeit*. Das führt zu einem über den gesamten Verlauf der Beugung eines Gelenks konstanten Trainingsreiz. So wird eine hohe Effektivität des dynamischen Trainings erreicht. Dynamisch-isotonisches Training übt dagegen nur in einem mittleren und biomechanisch optimalen Bewegungsbereich einen hohen Trainingsreiz aus.

Tabelle 12: Belastungskriterien für das Training unterschiedlicher Kraftbereiche (modif. nach SPRING et al. 1997)

Kaftbereich	Trainingsmethode	Belastung in % der Maximalkraft	Wiederholungen/Trainingseinheit
Maximalkraft	Dynamisch langsam, konzentrisch und exzentrisch	50–80	8–12 ×
Kraftausdauer	Dynamisch langsam, konzentrisch und exzentrisch	30–50	10–30 ×
Schnellkraft	Dynamisch schnell, konzentrisch	30–60	10–15 ×

Das Training der Kraft zeigt Besonderheiten, die mit der neuromuskulären Verknüpfung der Muskeln untereinander sowie der Verbindung zu den motorischen Zentren des Rückenmarks und des Gehirns erklärt werden: Bei den meisten Belastungen werden nicht einzelne Muskeln isoliert trainiert, wie das ihrem Ursprung und Ansatz innerhalb einer Bewegungskette entspricht. Das Krafttraining hat vielmehr Wirkungen auf die Muskeln ganzer Körperregionen. Deshalb weist die Muskelkraft z.B. der rechten und linken Extremität oder der Antagonisten (Flexoren bzw. Extensoren) in der gleichen Körperregion auch dann hohe Übereinstimmungen auf, wenn sie nicht gemeinsam trainiert worden sind (HOLLMANN und HETTINGER 1990). Zwischen unterschiedlichen Körperregionen finden sich dagegen keine hohen Korrelationen. Die Zunahme von Muskelkraft geschieht auch in einem begrenzten Umfang als Nebeneffekt des Ausdauertrainings im Sinn einer sog. „Kreuzadaptation", obwohl die betroffenen Muskeln nicht unmittelbar trainiert worden sind (ISRAEL 1995).

Für die trainierende Wirkung einer Kraftbelastung ist ein Mindestmaß der Inanspruchnahme bereits vorhandener Muskelkraft erforderlich. Folgende Regeln können für die Gestaltung eines Krafttrainings gelten (HOLLMANN und HETTINGER 1990):

Regeln für das Krafttraining

- Werden Muskeln mit etwa 20 bis 30 % ihrer maximalen statischen Kraft angespannt, so kommt es weder zu einem Kraftverlust noch zu einer Kraftzunahme. Dieser Bereich entspricht etwa der Belastung im Alltagsleben.
- Die Anspannung mit 50 bis 70 % der individuellen Maximalkraft übt einen Trainingsreiz aus.
- Die Anspannung einer einzelnen Muskelkontraktion sollte im Training etwa 3 bis 6 Sekunden gehalten werden.
- 5 Trainingsreize pro Tag bringen den maximal erreichbaren Trainingseffekt; häufigere Belastungen der Muskulatur haben keinen weiteren Kraftzuwachs zur Folge.
- Wird nur einmal pro Woche trainiert, können etwa 40% dieses Trainingseffektes erreicht werden, wogegen ein 14tägiger Abstand zwischen den Trainingstagen auch bei hohem Krafteinsatz keinen weiteren Kraftzuwachs bringt.

Grundsätzlich sollte bei einer Person die Kraft nicht isoliert, sondern in ausgewogener Abstimmung mit Ausdauerbelastungen trainiert werden. Ein einseitiges Krafttraining scheint nach sportwissenschaftlichen Erkenntnissen die Ausdauerleistungsfähigkeit sogar einzuschränken (ISRAEL 1995).

Um die Haltungsmuskulatur des Rückens zu trainieren und damit der Entstehung von Rückenschmerzen entgegenzuwirken, sind weitere Trainingskriterien zu beachten: Die Rückenstrecker erweisen sich als gut trainierbar, wenn das Defizit erkannt und durch ein gezieltes Programm ausgeglichen wird (POLLOCK et al. 1989, DENNER 1997). Allerdings benötigt die Lumbalmuskulatur ein isoliertes Training unter Ausschaltung der kräftigen Hüft- und Oberschenkelmuskulatur (z.B. durch Fixierung des Beckens), da sonst der Trainingseffekt auf diese Muskelgruppen übergeht (MOONEY 1992, FULTON 1992 – beide zitiert bei DENNER 1997). DENNER kommt deshalb zu der Schlußfolgerung, daß die „geforderte Isolation von Rumpf- und Nackenmuskeln durch adäquate Stabilisierung von Becken bzw. Oberkörper … bei funktionsgymnastischen Kräftigungsübungen nicht möglich (ist) und setzt daher den Einsatz speziell hierfür entwickelter Trainingsgeräte voraus".

Welche Defizite können beim Krafttraining auftreten?

Krafttraining kann neben der Kräftigung der trainierten Muskulatur relative Defizite und Beschwerden in anderen Bereichen der Muskulatur hervorrufen. Die Ursache dafür ist: Es wirkt selektiv auf die angesprochenen Muskelgruppen und die damit verbundene Muskelschlinge, in der ein Gleichgewicht zu den erforderlichen Gegenkräften einer Extremität hergestellt wird. Einseitiges Training kann deshalb bestimmte Muskelgruppen bevorzugen und ihre natürlichen Antagonisten vernachlässigen: Unausgewogenes Training ist eine Ursache für *muskuläre Dysbalancen,* die sich in Beschwerden am Stütz- und Bewegungsapparat äußern können (→ *Abschnitt „Rücken- und Gelenkschmerzen").* Ein Krafttraining geht nicht selten mit einem *Verlust von Beweglichkeit* einher, weil der Spielraum im Gelenk durch hohe Muskelgrundspannung und durch Muskelquerschnitts-Zunahme eingeschränkt wird (ISRAEL 1995).

Zu den Nachteilen eines einseitigen und besonders intensiven Krafttrainings gehört die mögliche *Schädigung der Sehnen, des Knorpels, der Gelenke und der Wirbelsäule.* Grund-

sätzlich nehmen sowohl die hyalinen Gelenkknorpelflächen als auch die Knochen einschließlich der Wirbelkörper an der Adaptation an höhere Belastungen teil.

- Der hyaline Knorpel auf den Gelenkflächen nimmt durch Druckbelastungen an Dicke zu,
  vermehrt seine kollagene Faserstruktur und richtet sie gemäß den Kraftwirkungsrichtungen aus. Ein übermäßiges und zu schnelles Training führt jedoch zu Diffusionsdefiziten
  der Ernährung des Knorpels mit der Folge von Rissen und irreversiblen Defekten.
- Die Knochen verstärken ihre Masse durch Zunahme der Dicke ihrer Kompakta sowie der
  Knochenbälkchenstruktur im Inneren des Knochenmarkraumes. Sie richten die Knochenbälkchen gemäß den Kraftwirkungsrichtungen aus („WOLFF-Transformationsgesetz" –
  → Abschnitt „Positive Wirkungen körperlicher Arbeit").
- An den Ansatzzonen von Sehnen, Kapseln und Bändern bilden sich Knochenvorsprünge
  (sog. Apophyten), die vermutlich eine Folge der Kalkeinlagerung in chronisch-entzündlich
  veränderten Überlastungszonen sind.

Eine Ursache für Schädigungen des Stütz- und Bewegungsapparates durch Druckeinwirkun-
gen, wie sie besonders bei Kraftbelastungen auftreten, ist das fehlende physiologische Signal-
system für Überlastungen. Insbesondere aus dem Leistungssport sind nachteilige Folgen des
Krafttrainings auf die Wirbelsäule und auf Gelenke bekannt geworden (u.a. GROHER 1970,
TUTSCH 1974, APEL et al. 1977).

Die Schnelligkeit

Was ist Schnelligkeit?

Die Schnelligkeit ist eine motorische Fähigkeit zur Abwicklung einer Aktion mit minimalem
Zeitaufwand (HOLLMANN und HETTINGER 1990). Sie hängt von

- der *Reaktionszeit* bis zum Beginn der Bewegung und von
- der *Geschwindigkeit der Einzelbewegung* selbst ab.

Bei fortlaufender Ausführung einer Tätigkeit wird sie weiterhin durch die Bewegungsfrequenz und die Fortbewegungsgeschwindigkeit charakterisiert.
   Die Reaktionszeit besteht aus einer sensorischen Komponente des Erkennens der Bewe-
gungsaufgabe von den Sinnesorganen zur sensorischen Hirnregion und einer motorischen
Komponente für die Auslösung einer Bewegung in der entsprechenden motorischen Hirnregion über die Nervenleitung bis zur motorischen Aktion im Muskel. Sie beträgt bei Untrainierten im Mittel ca. 250 ms.
   Für die praktische Arbeit kann die muskuläre Geschwindigkeit von spezieller Bedeutung
sein: Unterschiede individueller Ausstattungen der Muskulatur im Verhältnis zwischen

- den langsamen ausdauernden ST-Fasern („slow twitch" = rote Typ-I-Fasern) mit vorwiegend aerobem Stoffwechsel und geringer Ermüdbarkeit sowie
- den schnellen ermüdbaren FT-Fasern („fast twitch" = weiße Typ-II-Fasern) mit vorwiegend anaerobem Stoffwechsel und großer Ermüdbarkeit

der Muskulatur sind durch die genetische Disposition geprägt. Sie befähigen den Einzelnen
zu geringerer oder größerer Bewegungsschnelligkeit. In einer gegebenen Arbeitssituation
kann diese anlagebedingte Eigenschaft nur mit erhöhtem psychophysischen Aufwand und erhöhter Anstrengung oder mit einem veränderten motorischen Handlungsstil kompensiert
werden.

Physiologisch-energetisch beruht die Schnelligkeit auch darauf, innerhalb einer Zeit von weniger als zehn Sekunden ausschließlich aus den anaeroben Energiereserven der Kreatinphosphate direkt in den Muskelfasern sofort ausreichend Energie bereitzustellen.

Wann kommen Anforderungen an die Schnelligkeit im Beruf vor?

In der manuellen beruflichen Tätigkeit gibt es nur wenige Beispiele für die begrenzende Rolle der Schnelligkeit beim Erfolg des Beschäftigten. Die Anschlagfrequenz von Sekretärinnen beim Schreiben auf der Schreibmaschine bzw. am Computer ist eine Standardsituation, die zu entsprechenden Wettbewerben veranlassen kann. Die Arbeit an Montagebändern wird häufig von der Fähigkeit bestimmt, über die Arbeitsschicht ausdauernd ein relativ hohes Arbeitstempo zu halten. Mauern im Akkord erfordert optimal koordinierte schnelle und harmonische Bewegungsabläufe.

Wie ist Schnelligkeit trainierbar?

Grundsätzlich ist aus dem Sport bekannt, daß eine genetische Disposition zur Schnelligkeit ihren Ausdruck in einem erhöhten Anteil von FT-Fasern in der Muskulatur findet. Schnelligkeit ist nur innerhalb bestimmter individueller Grenzen und vorwiegend im Kindes-, Jugend- und frühen Erwachsenenalter trainierbar. Dabei werden einerseits anaerobe Prozesse zur Energiebereitstellung in der Muskulatur – insbesondere die sog. „alaktaziden" Prozesse der ersten Sekunden einer Bewegung –, andererseits Koordinationen über das Nervensystem verbessert. Schnelligkeit wird deshalb überwiegend im Zusammenhang mit ganz bestimmten Bewegungsabläufen trainiert, die in technischen Sportarten ebenso wie bei bestimmten beruflichen Manipulationen einzelne Aktionen optimieren sollen (HOLLMANN und HETTINGER 1990, PICKENHAIN et al. 1993). Wegen ihrer genetischen Disposition kann ein individuelles Schnelligkeitsdefizit durch berufliches Training nicht immer voll kompensiert werden. Wenn einzelne Personen bestimmte Mindestvoraussetzungen nicht erfüllen, werden sie dieses Defizit als Mißerfolg bei der Arbeit erleben und sich spontan für eine weniger an Schnelligkeit orientierte Arbeit entscheiden.

Die Koordination

Was ist Koordination?

Was in der Umgangssprache als Geschicklichkeit oder Gewandtheit bezeichnet wird, beruht leistungsphysiologisch auf der Fähigkeit zur Koordination des Zusammenwirkens verschiedener Muskeln und Muskelgruppen hinsichtlich Bewegungsverlauf, Krafteinsatz und Tempo. Das geschieht unter der Kontrolle durch die Sinnesorgane und durch spezielle Rezeptoren in den Muskeln (Muskelspindeln) und Sehnen (sog. GOLGI-Apparate) sowie auf der Grundlage erlernter Bewegungsmuster. Es existieren verschiedene Ebenen der Koordination. Aber auch um Kraftleistungen zu vollbringen oder harmonische Bewegungen auszuführen *(siehe Abschnitt „Was ist Kraft?")*, bedient sich das Nerv-Muskel-System einer besonderen Koordination der Muskelfasern. Jede einzelne Muskelfaser ist wegen der Übertragung der Erregung an der motorischen Endplatte nur zu einer einzelnen tetanischen Zuckung in der Lage, der eine Erschlaffung bis zur nächsten Zuckung folgen muß. Das Halten einer Kraft über eine Zeit (statische Halte- und Haltungsarbeit) und die Ausführung einer harmonisch gleitenden Bewegung setzen deshalb den wechselweisen Einsatz unterschiedlicher Muskelfasern in einem abgestimmten Zeitregime und unter Berücksichtigung der Stärke und Schnelligkeit der Gesamtkontraktion voraus. Diese abgestimmte wechselnde Kontraktion wird als „Recruitment" bezeichnet.

Das Recruitment ist die Grundlage der *intramuskulären Koordination,* die zum wechselseitigen Einsatz von Fasergruppen innerhalb eines bestimmten Muskels führt. Sie erlaubt eine feine Differenzierung der Kraftentfaltung und gibt ihnen die Chance zur Erholung einzelner motorischer Einheiten während der Arbeitsbelastung und damit zur Verlängerung der Ausdauerbelastbarkeit bzw. der andauernden Kontraktion des ganzen Muskels.

Die *intermuskuläre Koordination* ist für das Zusammenwirken verschiedener Muskeln bei einem gezielten Bewegungsablauf erforderlich. Die Grundlage dieser intermuskulären Koordination bilden neuromuskuläre Regelkreise zwischen den Muskeln und dem Rückenmark, den Zentren des Zwischenhirns und den motorischen und sensorischen Feldern der Großhirnrinde *(Abb. 33).* Neurophysiologisch stellt man sich die intermuskuläre Koordination in folgenden Stufen vor (BERNSTEIN zit. bei MEINEL und SCHNABEL 1987):

- Informationsaufnahme und -aufbereitung über afferente Nervenbahnen aus den Sinnesorganen und der sog. Tiefensensibilität in den peripheren Bereichen des Stütz- und Bewegungsapparates,
- Programmierung des Bewegungsablaufs und die Vorhersage des Ergebnisses,
- Abfragen des motorischen Speichers im ZNS über bereits vorhandene Bewegungsmuster sowie die Speicherung von Ausführungs- und Korrekturmustern,
- Realisierung der Steuerung und Regelung von Muskelgruppen durch efferente Impulse,
- die Bewegungsausführung in der Peripherie.

Die Kompliziertheit und Komplexität der Koordination hat zur Folge, daß eine neue motorische Handlung erstmalig fast nie optimal ausgeführt werden kann. Sie ist an motorisches

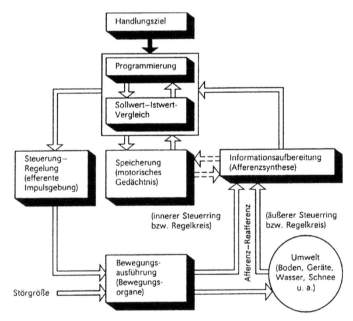

Abb. 33: Vereinfachtes Modell der Bewegungskoordination (aus MEINEL und SCHNABEL 1987).

Lernen durch hundert- und tausendfache Wiederholung gleicher Bewegungsabläufe gebunden, was zur Herausbildung spezifischer Bewegungsmuster führt. Bei der Ausführung erlernter Bewegungen werden diese im Komplex abgerufen, ohne die einzelnen Informationen noch einmal bewußtseinspflichtig werden zu lassen.

HIRTZ et al. (1985) unterscheiden fünf fundamentale koordinative Fähigkeiten:

• Die *kinästhetische Differenzierungsfähigkeit* umfaßt die Ausführung genauer und ökonomischer Bewegungshandlungen durch die Verarbeitung „kinästhetischer" Informationen über die momentanen Stellungen der Muskeln, Sehnen und Bänder zueinander sowie über deren Bewegungsabläufe. Insbesondere die Schnellkraft und die Kraftausdauer sind für die zielgenaue Bewegung zu trainieren.

• Die *räumliche Orientierungsfähigkeit* ist für die Bestimmung und zielgerechte Veränderung der Lage und Bewegung des Körpers im Raum bei Bewegungshandlungen nötig. Sie hat enge Beziehungen zum Schätzen von Entfernungen, zur Beobachtungsfähigkeit und zum Distanzgefühl.

• Die *Gleichgewichtsfähigkeit* wird für die Lösung motorischer Aufgaben beim Aufenthalt auf kleinen Unterstützungsflächen oder bei labilen Gleichgewichtsverhältnissen benötigt. Sie wird durch das Zusammenwirken der sog. „stato-dynamischen Analysatoren" in der Tiefensensibilität des Stütz- und Bewegungsapparates und der optischen und kinästhetischen Analysatoren in den Sinnesorganen ermöglicht.

• Die *komplexe Reaktionsfähigkeit* bestimmt die schnelle und aufgabengerechte Ausführung komplizierter Bewegungshandlungen. Sie verkürzt die Zeit zwischen Reiz und motorischer Antwort durch die Entwicklung fester Bewegungsmuster. Die komplexe Reaktionsfähigkeit steht darüber hinaus mit der Schnellkraft in enger Beziehung.

• Die *Rhythmusfähigkeit* schließt das Erfassen, Speichern und die Wiedergabe einer „zeitlich-dynamischen Gliederung", d.h. der rhythmischen Struktur des Bewegungsablaufes ein. Sie ist die Voraussetzung für ausgeprägte rhythmische Handlungen und deren zweckmäßige Gliederung entsprechend den kinematischen Voraussetzungen der daran beteiligten Teilmassen des menschlichen Körpers wie z.B. der Arm- bzw. Beinmassen und ihrer hebelartig wirkenden Längendimensionen.

Wann kommen Anforderungen an die Koordination im Beruf vor?

Berufliche koordinative Fähigkeiten haben eine wesentliche Bedeutung gerade im Handwerk, bei der manuellen Ausführung von Montagetätigkeiten am Fließband oder bei künstlerischen Betätigungen. Anforderungssituationen mit besonders hohem koordinativem Aufwand betreffen z.B. die beidhändige Montage von Maschinenteilen oder Installationen in hockender, gebückter oder kniender Zwangshaltung und ggf. zusätzlicher Überkopfarbeit, wie sie für Instandhalter häufiger anzutreffen sind. Ähnliches gilt für Tätigkeiten mit ungenügender Standsicherheit auch dann, wenn Fallschutzmittel eine Unfallgefahr einschränken sollen. Sie sind auch für feinmotorische Handlungen bei Montagearbeiten, für Bediener von Steuer- und Überwachungseinheiten oder für die leistungsgebundene Betätigung z.B. von Computertastaturen von Bedeutung.

In der Berufsausbildung, aber viel mehr noch bei der Übernahme eines bestimmten Tätigkeitsgebietes unmittelbar nach der Ausbildung werden bestimmte koordinative Fähigkeiten besonders entwickelt und trainiert. Das führt zur Steigerung der Leistung bei gleichzeitiger Minderung der beruflichen Beanspruchung. Als Resultat langausdauernden Trainings bestimmter koordinativer Fertigkeiten im Beruf und Sport lassen sich neurophysiologisch entsprechende EEG-Muster der im ZNS vorweggenommenen Bewegungsausführung nachweisen (BERNSTEIN 1957 zit. bei MEINEL und SCHNABEL 1987).

Die Mehrheit der gewerblichen Berufsbewerber erlernt Berufe, deren koordinative Anforderungen nur so hoch sind, daß sie von den meisten Bewerbern nach mehr oder weniger intensivem Training erlernt werden können. Eine Bewerberauswahl nach motorischen Voraussetzungen kann nicht das Ziel jugendmedizinischer Vorsorgeuntersuchungen sein. Die Geschichte psychotechnischer Eignungsuntersuchungen in den USA und in Europa am Beginn des 20. Jahrhunderts zeigt, welche Irrwege möglich sind. Sie ist das Abbild vereinfachter Vorstellungen über koordinative Fähigkeiten im Beruf (ULICH 1992). Die relativ breite Kompensationsfähigkeit des Menschen für relative Defizite bestimmter psychischer und physischer Fähigkeiten läßt derartige Betrachtungen in den Hintergrund treten.

Wie ist Koordination trainierbar?

Die fundamentalen koordinativen Fähigkeiten hängen untereinander eng zusammen. Sie werden deshalb bei bestimmten, insbesondere bei technischen Sportarten wie Leichtathletik, Turnen oder Gymnastik nicht gänzlich isoliert voneinander trainiert. Allgemeine koordinative Fähigkeiten müssen in der Kindheit und Jugend entwickelt werden. Es ist zu vermuten, daß von der morphologischen Reifung des Nervensystems abhängige dauerhafte Bahnungen für die nervale Koordination komplexer Bewegungsmuster im Gehirn notwendig sind. Das Optimum der koordinativen Fähigkeiten bei technischen Sportarten (Leichtathletik, Turnen) wird bereits um das 20. Lebensjahr erreicht (KOS 1964, MEINEL und SCHNABEL 1987). Im späteren Alter können sie nicht mehr in gleicher Weise entwickelt werden. Allerdings beweist die Rehabilitationsmedizin, welches Potential der Entwicklung neuer koordinativer Leistungen beim Verlust grundlegender Bewegungsfunktionen z.B. durch Verletzungen, Nervenschädigungen oder Gliedmaßenverlust auch bei älteren Menschen besteht.

Koordination und muskuläre Dysbalancen

Die periphere intermuskuläre Koordination bezieht das Zusammenspiel agonistisch-antagonistischer Muskelgruppen mit Beuge- und Streckfunktionen in ihre Abstimmung ein. Für eine der spezifischen beruflichen Belastung entsprechende Prävention durch gezieltes Training der Muskulatur ist es deshalb notwendig zu wissen,

- welche Muskeln durch bestimmte Arbeitsabläufe besonders belastet sind und somit zum Engpaß der Arbeitsleistung werden können (Siehe dazu Kap. 4.1.5 bei STRASSER 1996), aber auch
- welche Muskeln nicht in diese Belastung einbezogen sind und deshalb relativ vernachlässigt werden.

Soweit die vernachlässigten Muskeln zugleich die Antagonisten der hoch belasteten Arbeitsmuskeln sind, ist das muskuläre Gleichgewicht zwischen ihnen gestört: Auch diese Unterforderung wenig belasteter Muskelgruppen fördert die Entstehung von muskulären Dysbalancen.

Wegen des ganzheitlichen Charakters motorischer Leistungen sprach bereits BAEYER (1924, zit. bei TITTEL 1990) vom „kinematischen Gelenksystem" sowie PAYR (zit. bei TITTEL 1990) von der „kinematischen Kette". Jede Schädigung an einem Glied der kinematischen Kette verursacht zwangsläufig eine Störung in der gesamten Kette. Die aktiven Anteile der kinematischen Kette werden als *Muskelschlinge* (TITTEL 1990) bezeichnet *(Abb. 34)*.

Die Sportphysiologie, die im Gegensatz zur Arbeitsphysiologie bzw. Ergonomie auf die Optimierung ganz bestimmter sportartspezifischer Bewegungsabläufe orientiert ist, kann

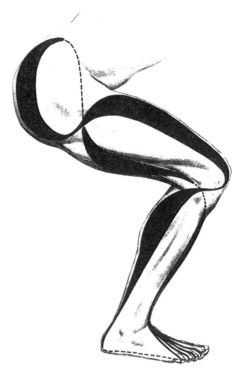

Abb. 34: Beispiel einer Muskelschlinge für
die Streckbewegung der unteren
Extremität (TITTEL 1990).

derartige Muskelschlingen für viele technische Sportarten oder Techniken anderer Disziplinen beschreiben.

Für die Prävention arbeitsbedingter Erkrankungen kommt es u.a. darauf an, tätigkeitsspe-
zifische Muskelschlingen im Einzelfall durch sachkundige Beobachtung der Bewegungsausführung von beruflichen Tätigkeiten zu erkennen und ggf. vernachlässigte Muskelgruppen
gezielt zu trainieren.

Koordination und psychische Anspannung

Zur Erklärung und somit zur Verhütung von schmerzhaften Muskelspannungen ist noch ein
weiterer Sachverhalt von Bedeutung, der im Zusammenhang mit der intramuskulären Koordination – dem sog. Recruitment – steht. Haltungs- und Haltearbeiten führen zu Muskel-
schmerzen, die nicht allein mit dem Sauerstoffmangel wegen der Minderdurchblutung bei
statisch bedingtem hohen Muskelinnendruck zu erklären sind: Insbesondere repetitive Arbeiten mit Haltungsarbeit im Sitzen (z.B. Montagearbeiten mit repetitiven Fingerbelastungen,
Bildschirmarbeit) rufen häufige und starke Beschwerden im Schulter- und Nackenbereich
hervor. Daran ist besonders der M. trapezius beteiligt, wenn sich dessen einzelne motorische
Einheiten zwischen den untereinander wechselnden Phasen ihrer Arbeitsleistung (Recruitment) nicht entspannen können. Das ist individuell unterschiedlich ausgeprägt und trifft be-

sonders in psychischen Streßkonstellationen zu, wenn das subjektive Streben vorliegt, hohe Leistungen durchzuhalten (SEIDEL et al. 1987, SCHNOZ et al. 1999). Nach dieser sog. *„Cinderella-Hypothese"* bleiben die motorischen Einheiten des Muskels (bestehend aus Muskelfasern und zugehörigen Nervenfasern), die besonders sensibel auf Belastungen reagieren, da sie eine niedrige Reaktionsschwelle besitzen, auch in den Entlastungsphasen aktiv. In diesen als Cinderella-Units (= „Aschenputtel-Einheiten") bezeichneten Strukturen kommt es zu Stoffwechselveränderungen in der Verteilung der Kalium-Ionen im Muskel mit der Folge von Schmerzauslösung (KADEFORS et al. 1999). So existiert eine Erklärung dafür, warum sich Präventionsmaßnahmen zur Verbesserung der psychischen Bewältigungsfähigkeit auch unmittelbar auf die Muskelfunktionen und die Schmerzentstehung auswirken können.

Allgemeine Aktivierung und Dehnung

Für die Vorbereitung jeder höheren körperlichen Belastung ist beim Sport wie bei der Arbeit

- Erwärmung der Muskulatur und
- Dehnung der Muskulatur erforderlich.

Da insbesondere die Schnelligkeit motorischer Handlungen an Schnellkraft gebunden ist, besteht gerade beim Beginn von kraftbetonten Schnelligkeitsanforderungen eine erhöhte Verletzungsgefahr für die Muskulatur. Am Beginn jeder kraft- und schnelligkeitsbetonten Arbeitsaufgabe muß deshalb ein kurzes Aufwärmtraining stehen. Es aktiviert die Muskulatur, macht sie weicher und elastischer und schützt sie vor Schmerzen und Verletzungen.

Die *Erwärmung* sollte durch ein ca. 10minütiges Üben erfolgen, um nachfolgende Belastungen besser zu kompensieren. Schwitzen ist der Ausdruck dafür, daß das Herz-Kreislauf-System und der Stoffwechsel genügend auf die Belastung vorbereitet sind.

Die *Dehnung der Muskulatur* vor der Belastung verändert das Muskelgefühl vor der Belastung, baut Restspannungen in den Muskeln ab und dehnt die Muskeln. Jeweils zwei bis fünf Dehnungen, deren Haltung langsam aufgebaut und über 10 bis 20 Sekunden gehalten wird, ist für einzelne Muskelgruppen eine ausreichende Möglichkeit zur Vorbereitung auf höhere Belastungen (PICKENHAIN et al. 1993, SPRING et al. 1997). Konkrete Übungsvorschläge für die wichtigsten Muskelgruppen (insbesondere Unterschenkel-, Oberschenkel- und Hüftmuskulatur, Rücken- und Brustmuskulatur, Schulter-, Nacken- und Armmuskulatur) sind speziellen Anleitungen zu entnehmen (z. B. SPRING et al. 1997).

Entwicklung und Rückbildung der konditionellen Fähigkeiten

Die Entwicklung der konditionellen Fähigkeiten wird in der Jugend vom biologischen Wachstum gesteuert. Dennoch kann sie erheblich von Belastungsreizen beschleunigt und verstärkt werden. Gerade im Jugendalter werden die wichtigsten Grundlagen später verfügbarer körperlicher Leistungsvoraussetzungen gelegt, die nach Abschluß des Wachstumsprozesses kaum noch in gleicher Weise erreicht werden können.

Zwischen den verschiedenen konditionellen Fähigkeiten bestehen Unterschiede des Entwicklungsverlaufs:

Die Ausdauer erreicht bei Männern und Frauen zwischen dem 20. und 25. Lebensjahr das Maximum. Danach sinkt sie gemessen am maximalen Sauerstoffverbrauch langsam und stetig in einem linearen Kurvenverlauf um etwa 0,25 bis 0,80 (Männer) bzw. 0,25 bis 0,40 (Frauen) ml $\times$ kg^{-1} $\times$ min^{-1} $\times$ Jahr^{-1} ab.

Die Kraft erreicht bei Frauen um das 20. Lebensjahr das Maximum und bleibt bis um das 40. Lebensjahr etwa konstant bei durchschnittlich 80% der Kraft der Männer. Bei Männern kann die Kraft zwischen dem 20. und 30. Lebensjahr sogar noch weiter ansteigen. Jenseits des 40. Lebensjahres fällt sie dagegen bei beiden Geschlechtern in einem sich beschleunigenden Tempo ab und soll um das 55. Lebensjahr nur noch ca. 54% ihres früheren Maximums betragen (ASMUSSEN und HEBOLL-NILESEN 1962, BEMBEN et al. 1991) *(Abb. 35)*.

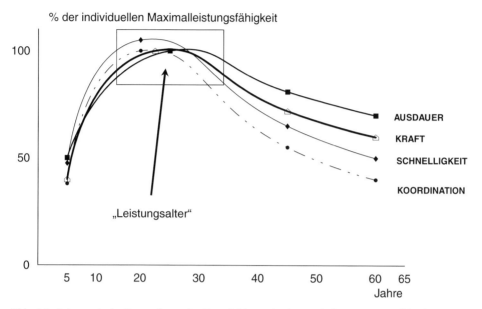

Abb. 35: Schematische Darstellung der Entwicklung der körperlichen Leistungsfähigkeit und ihrer Komponenten in Abhängigkeit vom Lebensalter (nach PICKENHAIN et al. 1993).

Die Muskulatur der oberen Extremitäten soll früher als die untere die maximale Kraftleistungsfähigkeit erreichen. Alle derartigen experimentell ermittelten Daten sind von den trainierenden Einflüssen sozialer Entwicklungsmuster beeinflußt und können somit nicht als naturgegeben konstant betrachtet werden: In der Freizeit trainierende 60jährige haben etwa die gleiche Ausdauerleistungsfähigkeit wie bewegungsarme untrainierte 40jährige und auch ihre Kraft ist nicht erheblich geringer. Für den Arbeitseinsatz ist jedoch von Bedeutung, daß von allen Beschäftigten in jedem Alter eine etwa gleiche Arbeitsleistung erwartet wird, obwohl die Leistungsfähigkeit sinkt – es stehen keine Leistungsreserven zur Verfügung und deshalb kommt es zunehmend zu einer Schere zwischen Leistung und Leistungsfähigkeit, je älter, untrainierter und von biologischer Alterung beeinträchtigt Beschäftigte gefordert sind, einen körperlich belastenden Beruf auszuüben (ILMARINEN et al. 1991).

Psychophysische Wechselwirkungen zwischen körperlichen Belastungen und psychonervalen Belastungen

Das Verständnis für einige psychophysische Grundlagen der Informationsverarbeitung motorischer Funktionen hat für die Prävention eine besondere Bedeutung erlangt. Seit längerer Zeit ist bekannt, daß nicht allein die physikalisch meßbaren motorischen Anforderungen, sondern in zunehmendem Maß die Prozesse der neurophysiologischen und der neurohumoralen Regulation des motorischen Systems die individuelle Toleranz gegenüber Belastungen und negativen Beanspruchungswirkungen am Stütz- und Bewegungsapparat mitbestimmen. Die neurowissenschaftliche Schmerzforschung hat dafür erste wissenschaftliche Grundlagen geliefert, die auch für die Prävention von Erkrankungen des Stütz- und Bewegungsapparates von Bedeutung sind. Sie sollen deshalb nachfolgend in groben Zügen so dargestellt werden, daß die mit der Prävention befaßten Spezialisten eine Übersicht und damit ein gewisses Verständnis für diese sehr komplizierten Zusammenhänge erlangen können.

Grundlagen psychophysischer Wechselwirkungen bei muskulärer Arbeit

Körperliche Arbeit ist auf mehrfache Weise mit regulierenden Funktionen des Nervensystems und der Psyche verbunden. Sie betreffen zwei große Funktionskomplexe:

- Das *periphere und das zentrale Nervensystem* mit seinen motorischen und sensorischen Anteilen
  - reguliert einfache motorische Aktionen,
  - entwickelt in einem Lernprozeß komplexe Bewegungsprogramme und
  - stellt die Verknüpfungen zwischen Sinnesreizen bzw. deren bewußter Verarbeitung und gezielten motorischen Handlungen her.
- *Strukturen des Großhirn-Vorderlappens und des Zwischenhirns* mit vorwiegend psychisch-emotionalen Funktionen und vielfältig miteinander verknüpfte neurohumorale und neurovegetative Regulationsprozesse zentraler und peripherer Drüsenfunktionen
  - regeln den emotionalen Antrieb für motorische Handlungen,
  - bewerten die Schwierigkeit bewußter motorischer Handlungen,
  - sichern die Energiebereitstellung für motorische Aktivitäten.

Diese sehr komplizierten Verknüpfungen regulativer Prozesse sind Voraussetzungen für

- bewußt geplante oder vorhergesehene Handlungen,
- die Bewältigung emotional erwarteter oder befürchteter Belastungen, die ggf. gar nicht eintreten müssen,
- die Verarbeitung von Rückmeldungen der Belastungsfolgen aus Nervenrezeptoren z.B. über die Stoffwechselveränderungen im Gewebe und in den Blutbahnen des Körpers zur Aufrechterhaltung eines inneren Gleichgewichts (steady-state),
- die Einleitung von Erholungsprozessen gegen die Ermüdung und damit verbundene Koordinationsverluste.

Sie wirken sich auf die aktuelle physiologische Leistungsbereitschaft, auf das aktuelle Erleben von Belastungen, auf die Beanspruchungsfolgen und auf das Zusammenspiel innerer Regulationsprozesse des Organismus aus. Praktisch bedeutet das:
Körperliche Arbeit kann erlebt werden je nach Art, Umfang, Dauer und nach ihrem Verhältnis zu den individuellen körperlichen und psychischen Leistungsvoraussetzungen

- als eine Chance zur persönlichen Entfaltung der Fitneß und zur Verbesserung der Befindlichkeit,
- als Ausgleich für einseitige psychonervale Belastungen oder
- als physisch und psychisch bedrückende Last.

Im engeren Bereich der Physiologie der Bewegung sind von diesen Belastungen zunächst die motorischen Regulationszentren des Rückenmarks und des Gehirns betroffen *(Abb. 36)*. Wichtige Rückwirkungen körperlicher Belastungen auf die nervale, vegetative und humorale Regulation finden sich dabei in folgenden Ebenen:

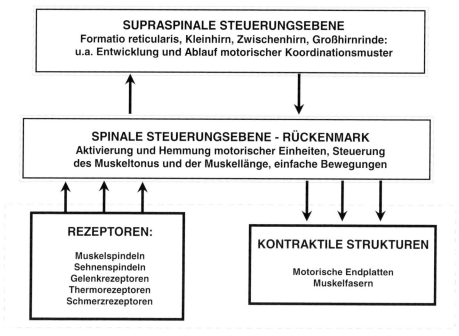

Abb. 36: Steuerungsebenen der Motorik (nach BADTKE 1995).

- *Spinale Ebene*
  Jede Kontraktion eines Muskels geht vom Rückenmark aus, in dem die einzelnen Muskeln bestimmten Segmenten und den von ihnen ausgehenden Spinalnerven zugeordnet sind. Aus dem Vorderhorn des Rückenmarks ziehen motorische Nerven – die sog. „α-Motoneurone" zu den motorischen Endplatten der Muskelfasern. Sie übertragen hier mit Hilfe des Acetylcholins eine Erregung auf die Faser, die sich dadurch kontrahiert. Das Acetylcholin wird sofort von einer Cholinesterae gespalten und ist damit unwirksam.
  Um die Kontraktion einzelner Muskelfasern bzw. der motorischen Einheiten in ihrem Ausmaß zu steuern, werden aus *Muskelspindeln* durch sog. „Ia- und II-Afferenzen" Signale über die aktuelle Muskellänge an das Hinterhorn des Rückenmarks gesandt. Zusätzlich senden aus den *GOLGI-Sehnenorganen* sog. „Ib-Afferenzen" Informationen über die Muskelspannung an das Rückenmark.
  Schließlich können mit Hilfe dieses als Regelkreis aufgebauten Systems bestimmte zu erzielende Muskelkontraktionen z.B. einer Willkürbewegung vorbestimmt werden. Dazu werden die Muskelspindeln durch spezielle dünne motorische Nervenfasern aus dem Vorderhorn, die „γ-Motoneurone" in eine Vorspannung gebracht, mit der die erreichte Muskelspannung der Willkürbewegung hinsichtlich des erreichten Ziels verglichen wird.
  Dieser Regelkreis kann in der einfachsten Form als Reflexbogen funktionieren, wie er z.B. beim Schlag auf die Patellarsehne unterhalb der Kniescheibe den sog. „Patellarsehnenreflex" – einen Dehnungsreflex mit einer Zuckung im Musculus quadriceps femoris – auslöst.
- *Supraspinale Ebene*
  Die Schaltstellen der Nerven (Synapsen) im Rückenmark sind mit höhergelegenen Nervenzentren, den „supraspinalen" Zentren, verbunden *(Abb. 37)*. Darunter sind vor allem

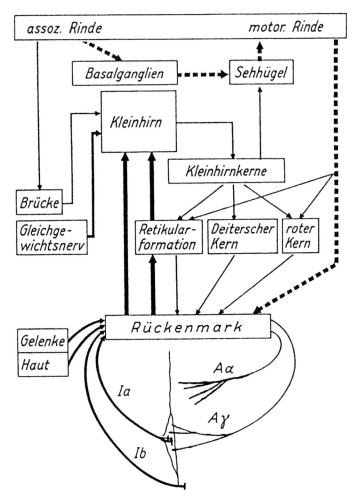

Abb. 37: Steuerung der Muskeltätigkeit durch tiefere Strukturen
(nach KÜCHLER aus BADTKE 1995).

die Formatio reticularis des Hirnstamms, das Kleinhirn und die Großhirnrinde zusammenzufassen.

Aufsteigende sensorische Bahnen liefern Informationen über Art, Umfang und zeitlichen Ablauf der Erregungen im Rückenmark und geben den o. g. Zentren die Grundlage zur sinnvollen Funktion. Unterschiedliche Nervenbahnen informieren über die aufrechte Haltung gegenüber dem Körperschwerpunkt, über die Spannung der innervierten Muskulatur und ihrer Antagonisten u.a.

Absteigende motorische Bahnen übermitteln motorische Impulse und setzen dazu sowohl an den α-Motoneuronen für die motorischen Endplatten der Muskelfasern als auch an den γ-Motoneuronen der Muskelspindeln an, deren Vorspannung sie einstellen. Die Motorik wird durch komplex organisierte und verschaltete motorische Programme gesteuert, um die Vielzahl der an einer Bewegung beteiligten Muskeln und Faseranteile hinsichtlich

Kraftentfaltung und Tempo untereinander zu koordinieren. Für diese Programme sind motorische Bereiche des Gehirns verantwortlich, die zugleich im Kontakt mit anderen Hirnfunktionen stehen.

Die *Formatio reticularis* ist eine besonders wichtige Schaltstelle im Hirnstamm, weil sie als „Wachheitszentrum"

- die *Großhirnrinde* zu motorischen Willkürhandlungen, zu Gedächtnisleistungen und zu bewußten Empfindungen anregt,
- das *spinale motorische System* im Rückenmark hinsichtlich der Muskelspannung und der Feinmotorik steuert, aber auch
- über das *limbische System* den Zugang zu Affekten und Stimmungen steuert sowie
- mit dem *Hypothalamus* zur Steuerung vegetativer Funktionen des Organismus verknüpft ist.

Darüber hinaus steht die Formatio reticularis durch Kollateralen mit den Informationen aus allen Sinnesorganen in Beziehung. Die erregbarkeitssteigernde und somit bahnende Wirkung auf die Hirnrinde erfolgt durch Entladungen von Nervenzellen der Formatio reticularis, die den α-Rhythmus im EEG der Hirnrinde stören.

Das *Kleinhirn* erhält sensomotorische Informationen aus der Peripherie und aus dem Großhirn. Es kann selbst aber nur auf die vom Großhirn ausgehenden motorischen Impulse verändernd einwirken, ohne selbst Bewegungsimpulse an die Muskulatur zu senden. Es steuert den gleichmäßigen Bewegungsfluß u.a. durch die Koordinierung des Gleichgewichts zwischen den beteiligten Muskelgruppen. Die von der Formatio reticularis und vom Kleinhirn ausgehenden spinalen Bahnen sind vorwiegend für die unbewußte Kontrolle der Körperhaltung mit Hilfe der *Stützmotorik* zuständig.

Im *Großhirn* gehen von der motorischen Hirnrinde Signale von Willkürbewegungen über die sog. kortikospinale Bahn (= Pyramidenbahn) an die Motoneurone des Rückenmarks. Diese Willkürbewegungen werden jedoch nicht als Einzelbefehle, sondern als komplexe Bewegungsmuster-Informationen ausgesandt. Ihnen liegen komplizierte Verschaltungen zu Grunde u.a. mit

- dem „supplementären motorischen Kortex" für die komplexe Organisation und den sequentiellen Ablauf einer ggf. bewußt zu planenden Bewegungsfolge,
- dem sensorischen und frontalen Kortex, in dem erkannte Situationen und Emotionen für eine beabsichtigte Bewegung vorbereitet werden,
- dem limbischen System (s.u.) für die Verknüpfung mit den notwendigen vegetativen Funktionen und mit Motivationen und Emotionen.

Die vom Großhirn ausgehenden kortikospinalen motorischen Bahnen sind für die *Zielmotorik* willkürlicher Bewegungen verantwortlich. Dabei handelt es sich fast ausschließlich um Bewegungsmuster, die in einem längerdauernden Prozeß stufenweise erlernt werden. Dieser Lernprozeß betrifft z.B. das Laufenlernen des Kleinkindes oder die Pkw-Fahrschule ebenso wie das Erlernen bestimmter beruflicher Fertigkeiten.

Die Aktivierung des Zentralnervensystems durch motorische Anforderungen wird darin ersichtlich, daß die Durchblutung des Gehirns bei dynamischer körperlicher Belastung von 100 Watt um ca. 25% gegenüber dem Ruhewert ansteigt. Bei statischer Muskelarbeit konnte dagegen keine signifikante Durchblutungsänderung beobachtet werden (HOLLMANN et al. 1996).

- *Emotionale Ebene*
Eine enge Verknüpfung weisen die motorischen Afferenzen und Efferenzen des Zentralnervensystems zum limbischen System auf.

Das *limbische System* ist ein Integrationssystem, zu dem morphologisch Areale des Mittelhirns, das Zwischenhirn mit dem Thalamus und dem Hypothalamus sowie Teile des Frontalhirns gehören. Es ist in erster Linie an der Regulation von Emotionen beteiligt. Die Bedeutung des limbischen Systems für die Motorik und die Bewältigung von körperlichen Belastungen liegt einerseits darin begründet, daß Handlungskonzepte für Willkürbewegungen oft bereits „vorbewußt" im Organismus entstehen und erst kurz vor der eigentlichen Handlung bemerkt werden. Empfindungen wie Hunger, Durst, Angst und Wut steuern die Auslösung entsprechender Handlungsantriebe über das limbische System (HEINEMANN 1996).

Die besondere Rolle des limbischen Systems besteht schließlich darin, daß alle einlaufenden Sinnesreize aus den Sinnesorganen, aus der Tiefensensibilität, aber auch aus dem motorischen System hier eine *affektive emotionale Bewertung* als „Beimischung" erfahren, bevor sie im Kortex zum Bewußtsein gelangen. Hier entscheidet sich also zum Beispiel, ob die Empfindungen durch Anstrengung bei muskulärer Arbeit oder durch dauerhaft verstärkte Muskelanspannung als selbstverständlich hingenommen, als störend empfunden oder als nicht akzeptabel und somit zur Abwehr herausfordernd bewertet werden. So kommt dem limbischen System eine entscheidende Rolle bei den nervalen Prozessen der Streßentstehung zu.

Der *Hypothalamus* als besonderer Teil des limbischen Systems sorgt schließlich für die Anpassung von vegetativen und hormonellen Regulationsprozessen an die biologischen Notwendigkeiten. Dazu besitzt er u.a. Verbindungen

- zur *Formatio reticularis* für die Regulation des Parasympathicotonus und des Sympathicotonus,
- zur *Hypophyse,* aus der die wichtigsten hormonellen Steuerungsprozesse des Körperwachstums, der Sexualfunktionen und des zentralen Anteils der Stoffwechselregulation bei physischen und psychischen Belastungen hervorgehen.

Diese emotionale Vorbereitung von willkürmotorischen Handlungen ist durch das sog. „Bereitschaftspotential" nachweisbar: Etwa 1 Sekunde vor Beginn einer Willkürbewegung kann im EEG ein langsames negatives Potential am stärksten über der emotional aktiven Frontalregion des Gehirns nachgewiesen werden (HASCHKE 1986).

- *Vegetativ-humorale Ebene*
Die Steuerung vegetativer Funktionen des Organismus dient der Erhaltung des inneren Zusammenhangs seiner Funktionen unter wechselnden Belastungen und Bedingungen. Dafür sind in der Hauptsache zwei Systeme – die humorale und die nervale vegetative Regulation – verantwortlich.

Die humorale vegetative Regulation bei körperlicher Arbeit vollzieht sich unter der Steuerung durch die Hypophyse. Unter dem Einfluß des limbischen Systems veranlaßt sie die Ausschüttung von Hormonen, die gemäß den Stoffwechselerfordernissen und emotionalen Antrieben als notwendig erscheinen.

Katecholamine werden aus dem Nebennierenmark zur generellen Umstellung des Körpers auf physische Aktivität ausgeschüttet.

Die Ausschüttung von *Adrenalin* erfolgt kurzfristig durch körperliche Anstrengungen, Kälte, Angst und Hypoglykämie und kann bei Extrembelastungen das Zwanzigfache des Ruhewertes erreichen. Sie bewirkt einen Antrieb der Herz-Kreislauf-Funktionen, eine Steigerung des Energieumsatzes und eine Erhöhung der Körperkerntemperatur. Adrenalin hat eine sehr kurzzeitige Wirkung, die bereits in einer „Vorstartsituation" beginnt und so der physischen Aktivität vorausgeht. Die Ausschüttung des Adrenalins ist zunächst psychisch gesteuert und erfolgt vorsorglich, weshalb bei Streßsituationen eine „Streßlipolyse" ohne physische Aktivität erfolgt, weil (noch) kein Bedarf vorliegt.

Das *Noradrenalin* aus dem Nebennierenmark wird dagegen überwiegend bei Langzeitbelastungen ausgeschüttet.

Cortisol aus der Nebennierenrinde wird ebenfalls durch die physische Aktivierung freigesetzt. Es verstärkt den lipolytischen Effekt des Adrenalins und dient so der Mobilisierung vom Muskel verwertbarer Energie. Seine Ausschüttung soll stärker mit Empfindungen des negativ erlebten Streß (Distress) und der psychischen Depression verknüpft sein. Es scheint durch seine Beziehungen zum Immunsystem dazu beizutragen, daß mittlere körperliche Belastungen die Immunabwehr verbessern, extreme Belastungen dagegen hemmen.

Insulin und Glucagon sind zwei Hormone aus den Inselzellen des Pankreas. Sie werden alternativ je nach dem aktuellen Blutglucosespiegel zu dessen Verminderung oder Steigerung freigesetzt.

Endorphine (endogene Opioidpeptide) können die individuelle Schmerzschwelle erhöhen und so schmerzunempfindlicher machen. Sie werden durch das Zusammenspiel von Hypothalamus, Hypophysen und Nebennieren ausgeschüttet.

Zusammenfassend ist für die humorale Regulation der körperlichen Aktivitäten festzustellen: Sie ist besonders eng mit Aktivierungsprozessen verbunden, die von der Psyche ursprünglich bei Kampf- und Fluchtreaktionen benötigt wurden. Derartige Reaktionen gehören zum biologischen Erbe des Menschen aus seiner phylogenetischen Entwicklung.

Kurzzeitige körperliche Belastungen wirken wie starke psychische Belastungen aktivierend auf die physiologische Reaktivität und auf die psychische Befindlichkeit. Langzeitig ausdauernde körperliche Belastungen dämpfen dagegen eher die Ausscheidung von Streßhormonen und stabilisieren die Psyche gegen überschießende Streßreaktionen. In der Konsequenz wirkt körperliches Training nach dem heutigen Erkenntnisstand eher psychisch stabilisierend gegen Schmerzempfindungen, ein körperliches Trainingsdefizit dagegen eher psychisch sensibilisierend für Schmerzempfindungen (KARASEK und THEORELL 1990, PICKENHAIN et al. 1993).

• *Vegetativ-nervale Ebene*

Die nervale vegetative Regulation erfolgt über die beiden antagonistischen vegetativen Nervengeflechte des Sympathicus und des Parasympathicus (Vagus). Kerngebiete im Stammhirn (Medulla oblongata) steuern

– die Funktion des *Sympathicus*, der für die Bereitstellung aktueller Energiereserven bei physischen und psychischen Aktivitäten verantwortlich ist und
– die Funktion des *Vagus*, der für den Aufbau von Energiereserven insbesondere nach physischen und psychischen Aktivitäten verantwortlich ist.

Die gesteigerte Bereitstellung der Energiesubstrate und des Sauerstoffs für körperliche Arbeit durch das Kreislaufsystem wird vorrangig durch die Steigerung der Herzschlagfrequenz gesteuert. Deshalb ist für die Bewältigung körperlicher Arbeit der Einfluß der vegetativen Nerven auf den Herzrhythmus wesentlich: Der Herzschlag unterliegt zunächst einem Eigenrhythmus der Herzmuskulatur, der beim Gesunden in Ruhe durch den Vagus ständig gebremst wird, so daß eine Ruheherzfrequenz in der Regel zwischen 60 und 80 Herzschlägen pro Minute erreicht wird. Körperliches Ausdauertraining kann diesen Vagotonus in der Regel so weit verstärken, daß die Ruheherzfrequenz z.B. von Ausdauersportlern weiter absinkt. Diese Bradykardie des Sportherzens erreicht bei hochtrainierten Leistungssportlern Werte der Ruheherzschlagfrequenz sehr weit unterhalb von 60 Herzschlägen pro Minute. Der Angriffspunkt für den Herzvagus ist der Sinusknoten in der rechten Vorkammer des Herzens.

Während der körperlichen Arbeit wird der Einfluß des Vagus vermindert und der Einfluß des Sympathicus auf die Regulation des Herzschlages verstärkt. Diese Veränderungen können in einem Rhythmusdiagramm sichtbar gemacht werden (STEGEMANN 1971, SCHUBERT 1984), in dem die steigende Herzschlagfrequenz durch zunehmende Sympathicusaktivität und die sinkende Herzarrhythmie durch verminderte Vagusaktivität dargestellt werden (Abb. 38).

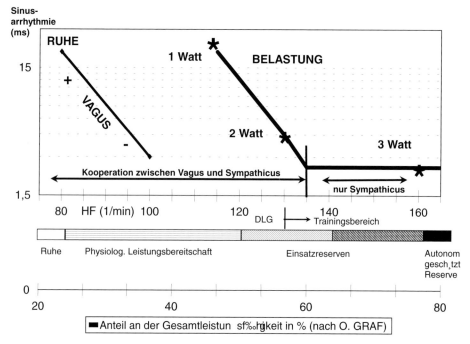

Abb. 38: Rhythmusdiagramm der vegetativen Steuerung des Herzrhythmus bei körperlichen Belastungen (nach STEGEMANN 1971 aus SCHUBERT 1984).

Darin wird deutlich, daß bei Arbeiten großer Muskelgruppen unterhalb der arbeitsphysiologischen Dauerleistungsgrenze von 110 Herzschlägen pro Minute, aber auch noch bei höheren Belastungen bis zu 130 Herzschlägen pro Minute der Vagus an der Frequenzsteuerung des Herzens teilnimmt. Sehr hohe Herzfrequenzen, die als Folge extremer Belastungen auftreten, werden ausschließlich durch den Sympathicus gesteuert.

Körperliche Arbeit und psychophysischer Streß

Jede engagierte Arbeit – körperliche ebenso wie geistige – ruft Aktivierungsprozesse des Körpers und der Psyche hervor, die bei erfolgreicher Ausübung der Arbeit in weitem Umfang als angenehm empfunden werden.

Der Mensch als fühlendes und denkendes Wesen ist den Belastungen nicht hilflos ausge-liefert, sondern er setzt unterschiedliche Eigenschaften, Handlungsmuster und unterbewußt oder bewußt geplante Strategien ein, um Belastungen mit möglichst geringem Aufwand und ohne Schaden für den Körper zu bewältigen. Zum Verständnis dieser Zusammenhänge ha-ben LAZARUS und LAUNIER (1981) ein Belastungs-Bewältigungs-Konzept entwickelt *(Abb. 39)*.

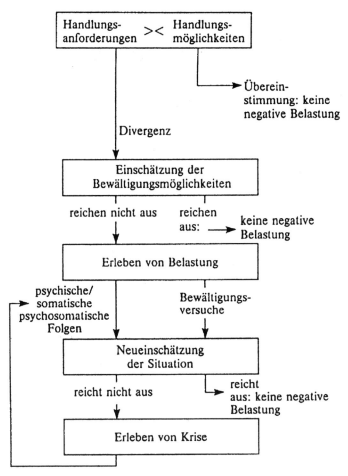

Abb. 39: Belastungs-Bewältigungs-Prozeß (HURRELMANN 1994, modif. nach LAZARUS und LAUNIER 1981).

Treten jedoch Konflikte auf zwischen

- Zwängen zur Ausübung einer bestimmten Tätigkeit bzw. zur Erfüllung einer Arbeitsauf-gabe (sog. *„Handlungsnotwendigkeit"*) oder
- dem Schwierigkeitsgrad von Anforderungen einer Arbeit (sog. *„Handlungsschwierig-keit"*) einerseits und
- *mangelhaften persönlichen körperlichen oder geistigen Voraussetzungen* zu ihrer Erfül-lung andererseits, so wird diese Situation als Streß erlebt (HACKER 1990).

Arbeitsbedingter Streß kann als negative Folge dieser Aktivierung auch dann auftreten, wenn es zu einem Konflikt zwischen

- hoher Arbeitsbelastung,
- geringem persönlichem Entscheidungsspielraum und
- geringer sozialer Unterstützung kommt (KARASEK und THEORELL 1990).

Auch die Ausbildung für einen Beruf und das Erwerben der Routine in den ersten Jahren der vollen Ausübung einer beruflichen Tätigkeit enthalten Belastungskonstellationen, die zeitweilig zu einer derartigen Streßkonstellation führen können. Gründe dafür können sein:

Die Arbeitsbelastung wird zunächst hinsichtlich ihrer *Schwierigkeit,* aber auch wegen einer zunehmend geforderten *Arbeitsmenge* als eine hohe Anforderung erlebt werden.

Die durch Sachzwänge bedingte oder von Vorgesetzten geforderte Weise der Ausführung einer Arbeit kann sehr wenig persönlichen *Entscheidungsspielraum* zulassen. Das trifft u.a. zu, wenn in handwerklichen Tätigkeiten tradierte Handlungsmuster entgegen der eigenen Einsicht des Betroffenen weitergegeben werden und die persönlichen Erfahrungen des Lernenden nicht akzeptiert werden.

Schließlich kann es bei der Einordnung eines Neulings in die Gruppe erfahrener Arbeitender zu Kontaktschwierigkeiten und gelegentlich auch zur persönlichen *Ablehnung* kommen.

Streßsituationen können auch unmittelbar von der körperlichen Arbeit ausgehen, weil deren Wirkungen auf die Gesundheit nicht auf das motorische System einschließlich der motorischen Anteile des Nervensystems beschränkt bleiben. Der Lernprozeß motorischer Handlungen kann beispielhaft an einem Modell der „Regulationserfordernisse" (OESTERREICH und VOLPERT 1984) dargestellt werden, dessen 5 Stufen von den Autoren einem Analyseverfahren der Arbeit zu Grunde gelegt werden *(Tab. 13)*.

Tabelle 13: 5-stufiges Modell der Regulationserfordernisse von Handlungen (modifiziert nach OESTERREICH und VOLPERT 1984).

STUFE	INHALT	HANDLUNGSABLAUF / -KOORDINATION
1	Erschließung neuer Handlungsbereiche	Neue ineinandergreifende Arbeitsprozesse, ihre Koordination und ihre materiellen Bedingungen sind einzeln zu planen.
2	Koordination mehrerer Handlungsbereiche	Mehrere Teilzielplanungen aus der Ebene 3 sind miteinander zu koordinieren.
3	Teilzielplanung	Es kann vorab nur eine grobe Abfolge von Teiltätigkeiten geplant werden. Erst nach Abschluß jeder Teiltätigkeit muß das weitere Vorgehen durchdacht werden.
4	Handlungsplanung	Die Abfolge aller Arbeitsschritte wird vorab geplant, die Planung reicht jedoch nur bis zum Arbeitsergebnis.
5	sensomotorische Regulation	Für den Entwurf der Folge von Abeitsbewegungen ist keine bewußte Planung erforderlich, auch wenn mitunter ein anderes Werkzeug verwendet werden muß.

In der 1. Stufe beginnend vermindert sich der psychophysische Aufwand zum Ausüben einer neuen Tätigkeit in dem Maß, wie es gelingt, die Stufe 5 der automatisierten sensumotorischen Regulation zu erreichen. Diese Abfolge kommt der Entwicklung motorischer Koordination (→ *Abschnitt „Die Koordination"*) nahe und steht in einem unmittelbaren Zusammenhang mit ihm.

Streß kann auf mehreren Ebenen psychophysische Reaktionen auslösen (Siegrist 1996). Er kann

- mit *emotionalen und affektiven Reaktionen* beantwortet werden: Je nach Persönlichkeit des Betroffenen werden aktive Strategien zur Auseinandersetzung im Sinne der Kampfreaktionen oder passive Strategien der Fluchtreaktionen verbunden mit negativen emotionalen Einstellungen wie Ängstlichkeit und Depressivität bevorzugt.
- mit *neuroendokrinen und neurovegetativen Reaktionen* beantwortet werden: Es treten Veränderungen der psychophysischen Reaktivität im oben dargestellten Sinn ein. Dazu zählen auch Aktivierungen des immunologischen Systems.
- mit *geplantem bewußt angepaßtem Verhalten* beantwortet werden: Sie lösen Verhaltensänderungen als Bewältigungsversuche aus, die u.a. von den persönlichen Eigenschaften und Fähigkeiten, von den konkreten Verhältnissen zu anderen Menschen und den vorhergesehenen Erfolgsaussichten veränderten Verhaltens abhängen.

Schmerzmodulation bei psychophysischem Streß

Ein spezifischer Zusammenhang zwischen der körperlichen Arbeit und dem psychophysischen Streß besteht hinsichtlich der Empfindung, der Bewertung und der Bewältigung von Belastungsfolgen allgemein und darunter von belastungsabhängigen Schmerzen am Stütz- und Bewegungsapparat. Die Ansatzpunkte für die psychische Beeinflussung von Schmerz hängen eng mit den physiologischen Mechanismen der Schmerzentstehung zusammen.

Als physiologischer Signal- und Abwehrmechanismus für äußere Gefahren und Störungen im inneren Milieu des Organismus z.B. durch Gewebszerstörung, Entzündung oder Sauerstoffmangel im Gewebe ist der Schmerz eine notwendige unangenehme Empfindung. Je nach auslösender Region wird unterschieden zwischen

- *Oberflächenschmerz von Rezeptoren der Haut,* dessen Signale über den Thalamus in die somatosensorische Region des Parietallappens der Großhirnrinde fließen,
- *Tiefenschmerz aus Strukturen des Stütz- und Bewegungsapparates* wie Muskulatur, Sehnen, Gelenkkapseln und aus den *inneren Organen,* der stärker durch emotionale Prozesse des Frontallappens der Großhirnrinde moduliert wird.

Für die Zusammenhänge mit erlebten Auswirkungen von Erkrankungen des Stütz- und Bewegungsapparates ist der Tiefenschmerz von Bedeutung.

- *Spinale Ebene*
  Schmerzen können unmittelbar an den Rezeptoren der körperlichen Peripherie entstehen und werden dann erstmalig in den Segmenten des Rückenmarks verarbeitet. Die wichtigsten Auslöser für Tiefenschmerz sind

  - Entzündungen und Sauerstoffmangel des Gewebes = Rezeptorenschmerz,
  - ausstrahlende Verminderungen der Schmerzschwelle in anderen betroffenen Regionen des gleichen Rückenmarkssegments = sog. „referred pain",
  - mechanische Reizungen von Strukturen in Gelenken und Bändern = radikulärer Schmerz.

Beim Rückenschmerz ist darüber hinaus die direkte mechanische Reizung der Spinalnerven durch Bandscheibenvorfälle oder knöcherne Anlagerungen (Spondylophyten) zu beachten.

Schmerzen des Rückens entstehen deshalb zumeist als Folge

- der Überlastung der Rückenstreckermuskulatur mit Ischämie und Freisetzung von Schmerzmediatoren,
- der Überlastung und Reizung der Mechanorezeptoren in den Kapseln kleiner Wirbelgelenke,
- der Reizung des hinteren Längsbandes durch eine Protrusion oder einen Prolaps der Bandscheibe,
- des mechanischen Druckes auf den Spinalnerven.

Eine besondere Rolle für die Vermittlung von Schmerzen spielt der sog. „Ramus meningeus" des Spinalnerven *(Abb. 40)*. Er tritt zunächst aus dem Rückenmarks aus, dann jedoch wieder in den Wirbelkanal ein und erreicht dort die inneren Anteile der Wirbelgelenkskapsel, das hintere Längsband, die Knochenhaut der Wirbel (Wirbelperiost) und die Hülle des Rückenmarks, die er neben motorischen und sympathischen Fasern auch mit schmerzsensiblen Fasern versorgt.

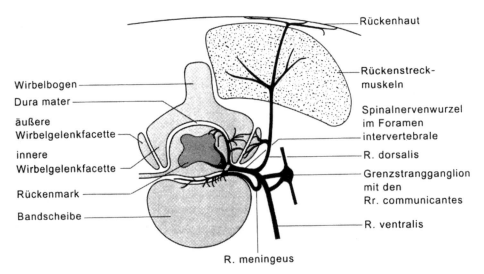

Abb. 40: Eigeninnervation der Wirbelsäule mit sensiblen Fasern im Wirbelgelenk, im hinteren Längsband und im Spinalnerv (KRÄMER 1994).

Bereits auf dieser segmentalen Ebene des Rückenmarks beginnt die Verarbeitung des Schmerzes. Die im Hinterhorn des Rückenmarks einlaufenden Schmerzsignale werden in neuronalen Netzwerken verarbeitet. Reize der Schmerzrezeptoren – sog. „Nozizeptoren" werden als schädigende Reize gedeutet und lösen eine Aktivierung der Motoneurone aus. Die antagonistischen Muskelgruppen werden aktiviert, so daß z.B. das Gelenk einer schmerzenden Kapsel durch Verspannung der Muskelgruppen stillgelegt wird.

Die lokale Anspannung der Muskulatur kann aber durch die Wirkung von Stoffwechselprodukten aus der Muskulatur z.B. bei relativem Durchblutungsmangel zur Reizung von Nozizeptoren der Muskulatur führen. Daneben spielen auch Schmerzsubstanzen, die durch Zellschädigungen freigesetzt werden (z.B. Kalium, Prostaglandine), eine Rolle. Der „Sollwert" des Regelkreises Rezeptor – Rückenmark – Rezeptor hat sich verstellt, so daß ein entstandener Schmerz zum Auslöser für weitere Muskelverkrampfungen wird und diesen Schmerz weiter verstärkt. Es baut sich eine Aktivierung des Regelkreises auf, die dauerhaft Bestand hat und zu einem therapeutisch schwer zu durchbrechenden Teufelskreis wird.

Schließlich spielt auch die vorhandene Muskelkraft eine wesentliche Rolle für die Schmerzsensibilität: MRT-Messungen des Querschnitts der Rückenstrecker in der LWS-Region (KELLER et al. 1999) zeigen, daß tiefsitzende Rückenschmerzen letztlich multikausal sind, darunter aber die Muskelkraft und „emotionaler Distress" die engste gemessene Beziehung zum Muskelquerschnitt aufweisen.

- *Supraspinale Ebene*
Schmerz kann auch durch funktionelle vegetative Störungen und psychosomatische Prozesse z.B. bei Angst oder streßbedingter Muskelverspannung auftreten oder verstärkt werden. Die Ursachen liegen dafür in einer komplizierten Architektur von Leitungsbahnen aus dem Hinterhorn des Rückenmarks über das Mittel- und Zwischenhirn sowie das limbische System in die funktionell unterschiedlichen Areale des Großhirns und zurück, die kurz so charakterisiert werden können:

Aus dem Rückenmark ziehen sensorische Nervenfasern für die Schmerz- und Temperaturempfindung in das Mittelhirn, in die Formatio reticularis und in den Thalamus des Zwischenhirns. Zwischen diesen Kerngebieten bestehen Verschaltungen, die zusammen als ein „sensorisch-diskriminierendes System" (MELZACK 1970) bezeichnet werden. Dieses System hilft u.a., in Gefahrensituationen die Schmerzempfindung zu dämpfen und so die notwendige Abwehr oder Flucht des schmerzhaft verletzten Individuums nicht zu behindern.

Eine weitere Verknüpfung dieser Kerne im limbischen System hat die Funktion, das Verhalten so zu motivieren, daß es sich aus einer Gefahrensituation zurückzieht. Es wird als „motivierend-affektives System" bezeichnet (MELZACK 1970). Sowohl das „sensorisch-diskriminierende" als auch das „motivierend-affektive" System sind mit dem Großhirn verbunden. Auf diesem Wege können auch die Bewußtseinslage, die Aufmerksamkeit, vorhandene Schmerzerfahrungen, die aktuelle Situation und deren Bewertung das Schmerzempfinden beeinflussen (ADLER 1996). Über ein „zentrales Kontrollsystem" erhält die Großhirnrinde zusätzlich durch schnelleitende Fasern direkte Informationen aus dem Rückenmark. Es kann so hemmend oder bahnend auf die eingehenden Schmerzsignale und deren Bewertung einwirken.

Aus der Verschaltung zwischen den Nozizeptoren, dem Rückenmark, den Kerngebieten verschiedener Hirnstrukturen und den Arealen des Großhirns und seinen Verknüpfungen mit dem limbischen System wird deutlich, daß die Stärke der Schmerzempfindungen ganz erheblich vom Grad des auslösenden Ereignisses abweichen kann. Der erlebte Schmerz und das Ausmaß einer Überforderung bzw. Schädigung von Strukturen des Stütz- und Bewegungsapparates stehen in keiner sehr festen Beziehung zueinander. Man kann das Schmerzempfindungs-System als „nozizeptives System" dem gleichfalls auf mehreren Regulationsebenen funktionierenden Einflüssen der Schmerzunterdrückung als „antinozizeptives System" gegenüberstellen (WOLFF 1996).

Die Angabe von Schmerzen durch einen Patienten muß deshalb immer die Klärung eines ganzen Spektrums möglicher körperlicher und psychischer Ursachen auslösen und darf sich nicht mit spekulativen Erklärungen zufrieden geben. Das bedeutet:

In bestimmten Situationen können trotz körperlicher Schädigungen *Schmerzen* selektiv ohne die Hemmung anderer sensorischer Einflüsse z.B. durch die Ausschüttung von endogenen Opioiden (Enkephalinen oder β-Endorphinen) *gehemmt* werden.

Andererseits können psychische Prozesse und Stimmungslagen in diese Regulation soweit eingreifen, daß sie den *Schmerz erheblich verstärken* und auch dann noch *dauerhaft* bestehen lassen, wenn das auslösende Ereignis längst abgeschlossen ist: Das trifft insbesondere auf defensive Bewältigungsstrategien von Streßsituationen zu, die mit Angst oder Depression verbunden sind.

Kriterien und Methoden zur Beurteilung der Belastung durch körperliche Arbeit

Die Gewinnung von Informationen über die körperlichen Belastungen im Arbeitsprozeß hängt einerseits von den betrachteten Zielorganen der Belastung, andererseits von den zur Verfügung stehenden Methoden für die Analyse von Arbeitsbelastungen ab. Aus den oben dargestellten Beanspruchungskomplexen von Muskulatur und Skelett sowie von Herz, Kreislauf und Stoffwechsel ergibt sich, daß auch für ihre Beurteilung der Belastungen zwei relativ getrennte Methodenbereiche erforderlich sind:
Die Belastungen des *Muskel-Skelett-Systems* werden in der Regel relativ unabhängig von den Belastungen des *Herz-Kreislauf-Systems* und des *Stoffwechsels* betrachtet. Für die Beurteilung einer Belastung bei der Lastenhandhabung können drei Zugangswege unterschieden werden (AYOUB 1993). Sie bilden die Grundlage für Methodengruppen der Beurteilung von körperlichen Belastungen *(Tab. 14)*:

Tabelle 14: Modelle der Beurteilung von Lastenmanipulationen nach AYOUB (1993).

Methoden	Besonders geeignet für die Beurteilung von	Modelltypen und Besonderheiten
BIOMECHANISCH	Einzelbelastungen bzw. seltene und hohe Belastungen	– Zweidimensionale Modellbetrachtungen – Dreidimensionale Modellbetrachtungen – Statische Modelle: Druckkräfte und konstant über die Zykluszeit einer Handlung – Dynamische Modelle: Druckkräfte und Beschleunigungen, veränderlich mit Spitzen über die Zykluszeit
PHYSIOLOGISCH	Dauerbelastungen großer Muskelgruppen	Energieumsatzmessungen der Ganzkörperbelastung
	Hohe Bewegungsfrequenz / repetitive Arbeiten kleiner Muskelgruppen	Lokale physiologische Beanspruchungsmessung, z.B. durch Elektromyographie
PSYCHOPHYSISCH	Orientierende Untersuchungen – für unterschiedliche Personengruppen mit verschiedenen Voraussetzungen, – für wechselnde Arten der Arbeitsbelastungen	Akzeptanz von definierten Belastungen in Modellversuchen Befragung zur empfundenen Beanspruchung in Felduntersuchungen (z.B. Borg-Skala)

- *Biomechanische Methoden* sind ausschließlich auf den Stütz- und Bewegungsapparat gerichtet,
- *Physiologische Methoden* beziehen sowohl die lokale Muskulatur und die großen Muskelgruppen als auch das Herz-Kreislauf-System in die Analyse ein,
- *Psychophysische Methoden* berücksichtigen insbesondere die empfundene Anstrengung und sind somit am stärksten von soziokulturellen Entwicklungen des Umgangs mit körperlichen Anstrengungen in Alltag und Beruf abhängig.

Für die Darstellung der körperlichen Belastungen des Stütz- und Bewegungsapparates in epidemiologischen Studien fordert RIIHIMÄKI (1998), die Belastungsfaktoren „Kraft", „Haltung" und „Bewegung" jeweils nach ihrer Intensität, Häufigkeit und Dauer zu beschreiben. Die in der Arbeitszeit enthaltenen Erholzeiten sind mit zu erfassen. Die daraus abzuleitenden Expositionsmaße müssen den gesundheitlichen Wirkungen gerecht werden. Für den (nicht nur) epidemiologischen Vergleich verschiedener Berufe und Tätigkeiten sind Datenbanken erforderlich, die Belastungsstrukturangaben in einheitlicher bzw. kompatibler Form aufweisen und große Zeitfenster relevanter Informationen einschließen.

Bestimmte pragmatisch orientierte methodische Empfehlungen, darunter auch die des NIOSH 1983 bzw. 1991 *(→ Abschnitt „Bewertung zulässiger Belastungen")* nehmen eine von den Autoren nicht näher charakterisierte Verbindung dieser drei Ebenen von skelett- und bandscheibenbezogenen, von kreislauf- und energieumsatzbezogenen sowie von psychophysischen Beurteilungskriterien vor.

Belastungen des Muskel-Skelett-Systems

Eine unmittelbare Messung der Belastungen einzelner Muskeln oder Gelenke, Knorpel- oder Knochenstrukturen ist in der Praxis nicht möglich. Darum geht man in der Regel verschiedene aufeinander aufbauende Wege, um die Belastung des Muskel-Skelett-Systems zu ermitteln:

Selbstbeurteilungen der Belastung

Den geringsten Aufwand zur Beurteilung körperlicher Belastungen erfordert die Befragung der Beschäftigten nach den Merkmalen (KILBOM et al. 1984, PAUL et al. 1991, KLIMMER et al. 1998):

- Gewichte und Häufigkeiten gehobener Lasten,
- eingenommene Körperhaltungen,
- Dauer der Belastungen pro Arbeitstag oder über einen längeren Zeitraum.

Subjektive Erhebungen können für epidemiologische Untersuchungen auf einfache Weise die Belastungen größerer Populationen und die Entwicklung durch sie verursachter Beschwerden hinreichend beschreiben. So stellten beispielsweise DE ZWART et al. (1997) für 7324 niederländische körperlich arbeitende Männer fest, daß der Anstieg von Symptomen innerhalb von 4 Jahren und im Vergleich zu white-collar-Tätigkeiten im Rücken, an den oberen und den unteren Extremitäten, jedoch nicht im Nacken etwa doppelt so hoch ist. Davon sind alle Altersgruppen von 20 bis 49 Jahre betroffen, die älteren Beschäftigten ab 50 Jahre dagegen wegen der Selbstselektion in geringerem Ausmaß.

Für eine arbeitswissenschaftliche Analyse der Belastungsstrukturen erweist sich die Befragung als wenig zuverlässig, da die von körperlicher Belastung betroffenen Personen aus der

Erinnerung keine zuverlässigen Angaben über die Häufigkeit und Dauer der Lastenmanipulation sowie über Körperhaltungen machen können (VIIKARI-JUNTURA et al. 1996, VAN DER BEEK et al. 1998). Die größten Abweichungen zwischen Befragungen und Beobachtungen ergaben sich bei 201 Beschäftigten eines kanadischen PKW-Montagebandes nach ANDREWS et al. (1998) für die Häufigkeiten

- des Hebens von Lasten > 18 kg mit 15facher Überschätzung,
- des Hockens mit 4,5facher Überschätzung,
- der Rumpfdrehung > 20 ° mit 3,4facher Überschätzung,
- des Rumpfbeugens > 45 ° mit 1,8facher Überschätzung.

Leichte Rumpfbeugen, Rumpfstreckungen und -seitneigungen sowie Überkopfarbeiten wurden dagegen im Vergleich zur Beobachtung mit Korrelationen von r > 0,40 etwa realistisch eingeschätzt. Brauchbare subjektive Angaben können schließlich durch die ständige arbeitsbegleitende Protokollierung der Belastung durch die Beschäftigten erzielt werden (VIIKARI-JUNTURA et al. 1996).

Beobachtung von Arbeitsabläufen

Es werden *Arbeitsabläufe beobachtet* und darüber am Arbeitsplatz geeignete Informationen aufgezeichnet, die anschließend qualitativ bzw. semiquantitativ skaliert zu bewerten sind.

Typische Beispiele für Beobachtungsverfahren sind

- das *AET* (Arbeitswissenschaftliches Erhebungsverfahren für Tätigkeiten) von ROHMERT und LANDAU (1979), bei dem ein Untersucher am Arbeitsplatz mit einer Vielzahl unterschiedlicher Items parallel die Körperhaltungen, die Lasten und die Ausführungsbedingungen der Arbeit über längere Zeit beurteilt. Das zeitliche Zusammentreffen und somit die Kombinationen von unterschiedlichen belastenden Elementen wie z.B. die Gleichzeitigkeit hoher Lasten und ungünstiger belastender Körperhaltungen werden damit nicht besonders bewertet.
- das *OWAS-Verfahren* eines finnischen Industrieunternehmens (KARHU et al. 1977, STOFFERT (1985). Es nimmt eine Beurteilung von Körperhaltungen bei der Arbeit getrennt nach den 4 Regionen Rücken, Arme, Beine und Kopf vor *(Abb. 41)*. Für den Rücken und die Extremitäten werden die Beobachtungen nach vorgegebenen Körperhaltungsvarianten klassifiziert, wogegen die Kopfhaltung als Zusatzbelastung betrachtet wird. Die zu bewegenden Gewichte bzw. ein entsprechender Kraftbedarf (unter 10 kg / von 10 kg bis 20 kg / über 20 kg) werden registriert. So können insgesamt 360 verschiedene Haltungs- und Lastkombinationen für einen bestimmten Beobachtungszeitpunkt registriert werden. Bestimmte Kombinationen werden als „belastend", „deutlich belastend" oder „deutlich schwer belastend" eingestuft und es wird so mit unterschiedlicher Dringlichkeit zur Veränderung der Arbeit aufgefordert. Biomechanische Belastungsgrößen oder unmittelbare Gesundheitsrisiken können mit Hilfe von OWAS nicht ermittelt werden. Die Zusammenfassung einer OWAS-Untersuchung führt zur Einordnung in 4 Maßnahmeklassen, deren Hintergründe durch den Blick in die Daten verbal erklärt und diskutiert werden müssen.
- Die *Leitmerkmal-Methode* für die Abschätzung der Gefährdung durch das Handhaben von Lasten gemäß der Lastenhandhabungs-Verordnung (1996) ist als eine orientierende Methode entwickelt worden (STEINBERG und WINDBERG 1997). Sie wird den Unternehmen zur Anwendung empfohlen, um vorhandene Gefährdungen durch den Umgang mit Lasten bei der Arbeit zu erkennen. Die Methode erlaubt es, aus den Leitmerkmalen

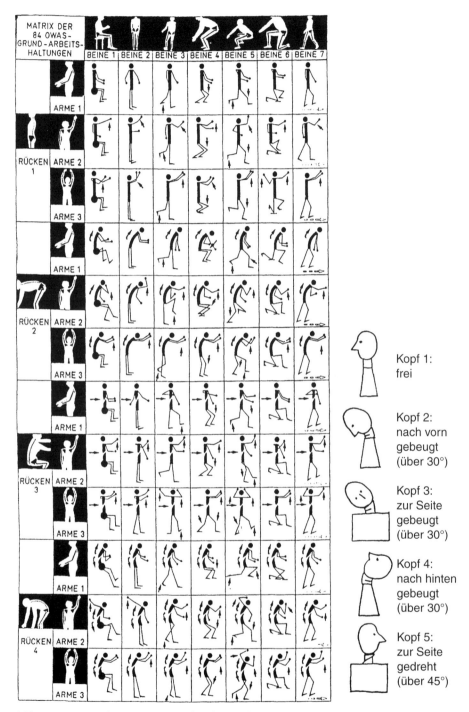

Abb. 41: Matrix der OWAS-Grund-Arbeitshaltungen (STOFFERT 1985).

- Lastgewicht,
- Körperhaltung / Position der Last,
- Ausführungsbedingungen

eine Summe von Punktwerten zu ermitteln, die mit einer „Zeitwichtung" multipliziert wird (Beurteilungsbogen für die Lastenhandhabung – Anhang). In die Zeitwichtung werden sowohl die Häufigkeiten von Hebe- oder Umsetzvorgängen pro Schicht als auch die Gesamtzeiten für langdauerndes Tragen oder Halten von Lasten einbezogen. Der ermittelte Punktwert kann vier Risikobereichen zugeordnet werden *(Tab. 15)*, woraus sich die erforderliche Handlungsnotwendigkeit abschätzen läßt. Diese Risikobereiche beschreiben

- das Niveau der Belastung (gering / erhöht / wesentlich erhöht / hoch),
- eine mögliche körperliche (Über-)Beanspruchung,
- die Dringlichkeit von Gestaltungsmaßnahmen (keine / sinnvoll / angezeigt / dringend).

Tabelle 15: Gefährdungsabschätzung für Lastenhandhabungen anhand von Leitmerkmalen (STEINBERG und WINDBERG 1997).

Risikobereich	Punktwert	Beschreibung
1	< 10	Geringe Belastung, Gesundheitsgefährdung durch körperliche Überbeanspruchung ist unwahrscheinlich.
2	10 < 25	Erhöhte Belastung, eine Überbeanspruchung ist bei vermindert belastbaren Personen möglich. Für diesen Personenkreis sind Gestaltungsmaßnahmen sinnvoll.
3	25 < 50	Wesentlich erhöhte Belastung, körperliche Überbeanspruchung auch für normal belastbare Personen möglich. Gestaltungsmaßnahmen sind angezeigt.
4	≥ 50	Hohe Belastung, körperliche Überlastung ist wahrscheinlich. Gestaltungsmaßnahmen sind dringend.

- Das *„Arbeitswissenschaftliche Erhebungsinstrument für Bauarbeit" (AEB)* zur Analyse der vielseitigen Tätigkeitsstrukturen handwerklicher Bauarbeiten wurde von FLEISCHER et al. (1998) für die Bau-Berufsgenossenschaften entwickelt. Ein trainierter Beobachter registriert möglichst über die gesamte Arbeitsschicht alle wesentlichen Merkmale der Körperhaltungen und -bewegungen (Arbeitshöhe, Körperhaltung, Armbewegungen, manipulierte Lasten) sowie die dabei verwendeten Werkzeuge und Materialien und gibt diese zusammen mit der Zeitdauer der jeweiligen Belastung unmittelbar am Arbeitsplatz über ein speziell präpariertes Digitalisierbrett in einen Palmtop-Rechner ein *(Abb. 42)*. In einer Belastungsdatenbank stehen die Einzeldaten für Verknüpfungen nach belastungsspezifischen Fragestellungen zur Verfügung.

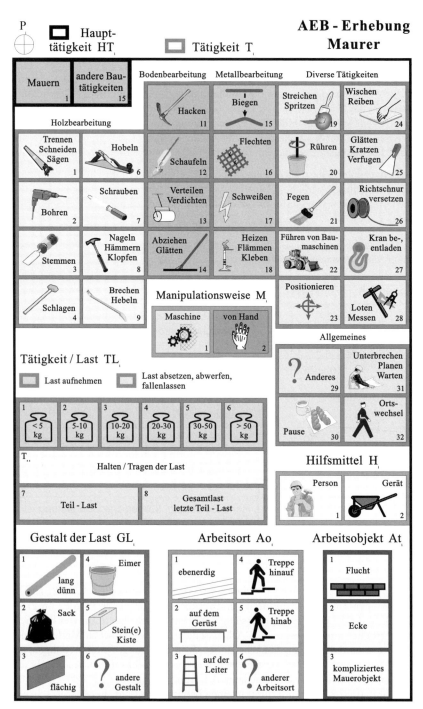

Abb. 42: Arbeitswissenschaftliches Erhebungsinstrument für Bauarbeit (AEB): Erhebungsbogen für Tätigkeitsfelder des Maurers.

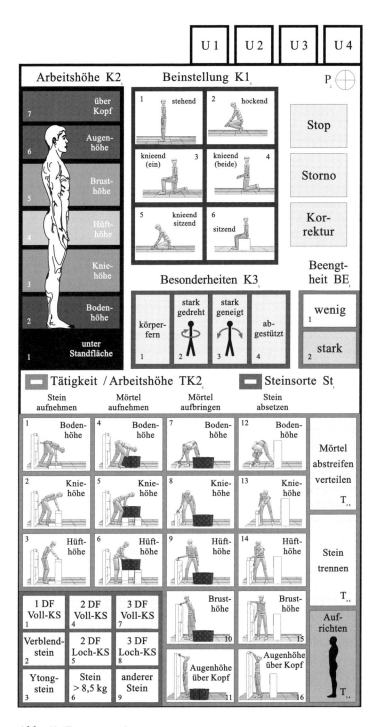

Abb. 42 (Fortsetzung)

Daraus werden folgende Belastungskriterien abgeleitet:

- Mit Hilfe des biomechanischen Bewertungsmodells „DORTMUNDER" von JÄGER und LUTTMANN wird der Verlauf der wechselnden *Belastungen der Lendenwirbelsäule* im Segment L4/L5 berechnet.
- Die Dauer der wesentlichen *Zwangshaltungen* (Beugung, Neigung, Drehung, Überkopfarbeit, Hocken, Knien) wird insgesamt und in ihrer zeitlichen Verteilung angegeben.
- Die Häufigkeit und die Dauer *repetitiver Hand-Arm-Arbeiten* einschließlich der dabei manipulierten Gewichte wird angegeben.

Damit steht eine Gesamtdarstellung der relevanten körperlichen Belastungen des einzelnen Beschäftigten sowie der *Zeitverhältnisse* zwischen den Belastungsphasen und den erholungswirksamen Entlastungsphasen zur Verfügung. Die Daten einer repräsentativen Anzahl beobachteter Beschäftigten mit vergleichbaren Arbeitsaufgaben erlaubt die statistische Beschreibung der *Belastungsstrukturen von Tätigkeitsgruppen*.

Berechnung von Belastungen aus Beobachtungsdaten

Die Abschätzung von Belastungen aus Beobachtungen von Belastungsmerkmalen gründet sich weitgehend auf biomechanische Modelle der Skelettbelastung insbesondere der Lendenwirbelsäule. Am Arbeitsplatz erhobene Daten werden anschließend in einem biomechanischen Modell des Menschen am Computer zu einer Druckkraft auf die Lendenwirbelsäule verrechnet. Für dieses Vorgehen stehen insbesondere folgende Verfahren zur Verfügung:

- Das *NIOSH-Verfahren* von 1991 kann mit einem einfachen PC-Programm angewandt werden, wenn die für eine Berechnung erforderlichen Daten bei der Arbeitsstättenbegehung des Betriebsarztes oder der Sicherheitsfachkraft gewonnen sind. Näheres zu den Grundlagen und zum Berechnungsmodus des „recommended weight lifting" RWL war in *Abschnitt „Bewertung zulässiger Belastungen"* ausgeführt worden.
- *ErgonLift* stellt ein weiteres Verfahren unter Verwendung von Erkenntnissen aus dem DORTMUNDER von JÄGER und LUTTMANN (1991), aus dem o.g. NIOSH-Verfahren sowie von CHAFFIN et al. (1991) und von MITAL et al. (1990) dar. Es steht als PC-Programm praktischen Anwendern zur Verfügung, die etwa gleiche Voraussetzungen wie beim NIOSH-Verfahren erfüllen müssen. Im Gegensatz zu NIOSH wird eindeutig zwischen einer Bandscheibenbelastung an der Lendenwirbelsäule (L5/S1) und einer energetischen Belastung unterschieden und somit der physiologisch wesentliche Unterschied beachtet.

Bei der ausschließlichen Anwendung biomechanischer Kriterien, die an den Bruchfestigkeitsgrenzen der Wirbelkörper (JÄGER und LUTTMANN 1996) bewertet werden, zeigt sich z.B. für gelegentliches körpernahes Heben durch jüngere Männer und Frauen von 20 bis 29 Jahre, daß theoretisch sehr hohe Lasten zugelassen wären (50 kg bzw. 40 kg), wogegen Männer und Frauen ab 50 Jahre nach dieser Empfehlung nur noch jeweils 10 kg heben sollten.

In der betrieblichen Praxis können derartige Empfehlungswerte auf Grund ihrer ausschließlich experimentellen Begründung ohne epidemiologische Abschätzung der eingetretenen medizinisch relevanten Folgen nur als Orientierungshilfe betrachtet werden. Die Empfehlung von HETTINGER in ihrer letzten Fassung von 1991 (→ *Abschnitt „Wann kommen Anforderungen an die Kraft im Beruf vor?"* und *Tab. 10*) von maximal 55 bzw. 50 kg für Männer bis 39 / ab 40 Jahre sowie von 15 kg für Frauen kommt denn realen Arbeitsbedingungen und den dort vorgefundenen Folgen noch immer sehr nahe, wenn es um die Zulässigkeit von Belastungen geht. Die „Anhaltswerte für schwere Lasten, die nah am Körper ge-

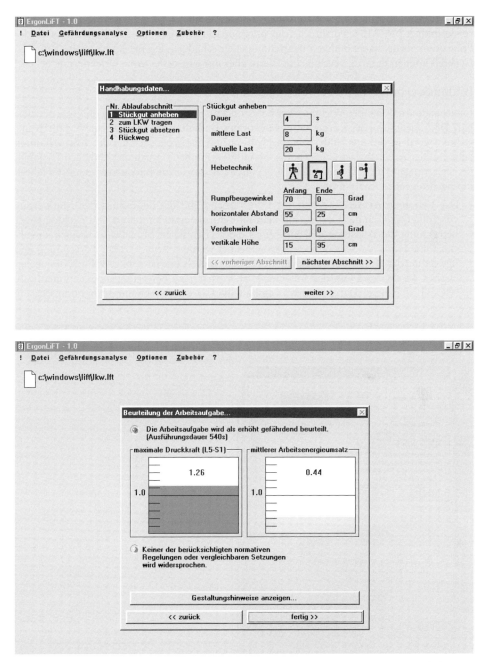

Abb. 43: ErgonLift: Darstellung der Eingabemaske für die Handhabungsdaten und der Beurteilung hinsichtlich maximaler Druckkraft bei L5/S1 und mittlerem Arbeitsenergieumsatz.

tragen werden, in Abhängigkeit von Alter und Geschlecht" im Ärztlichen Merkblatt zur Berufskrankheit Nr. 2108, entsprechen in pragmatischer Weise eher den Erfordernissen der Prävention als der sachkundigen Beurteilung einer schädigenden Belastung (*siehe Tab. 11*). Generell können derartig vereinfachte Werte aber nur eine erste grobe Orientierung geben.

Bildauswertungen von Arbeitsplatzanalysen

Eingehende Analysen der Wirkung von Belastungen setzen eine eindeutige und reproduzierbare Dokumentation der Körperhaltungen voraus. Deshalb sind verschiedene Verfahren entwickelt worden, um aus Bildern biomechanisch interessierende Daten der Körperhaltung während der Arbeitsbelastungen (Fotos, Standbilder) und z.T. auch der zeitlichen Dynamik der Belastungen (Videos) zu ermitteln. Typische Beispiele für Bildaufzeichnungsverfahren mit nachfolgender Analyse sind:

- Das Verfahren *APALYS* (ZWEILING 1996) arbeitet mit der bildtechnischen Markierung von Ankerpunkten des Körpers auf dem Bildschirm eines Computers und nachfolgender Berechnung der Belastung mit Hilfe eines biomechanischen Modells. Es können sowohl gescannte Fotos als auch Videobilder berechnet werden (*Abb. 44*). Die Berechnung und Bewertung der Druckbelastungen an der Lendenwirbelsäule ist vom gewählten biomechanischen Modell und von der Anlehnung an vorhandene Bewertungskonventionen (z.B. NIOSH) abhängig. Darüber hinaus enthält die CD des Berechnungsprogramms häufig

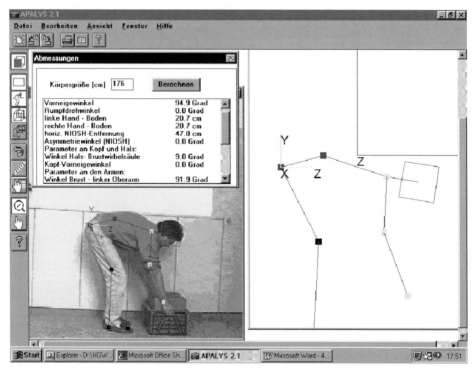

Abb. 44: Bildtechnische Auswertung von Körperhaltungsdaten zur biomechanischen Berechnung der Belastung der Lendenwirbelsäule – das Verfahren APALYS nach ZWEILING (1996).

vorkommende Belastungssituationen aus verschiedenen Bereichen des produktiven und Dienstleistungs-Gewerbes mit berechneter Bandscheibenbelastung bei L5/S1 sowie Videosequenzen zu ihrer Visualisierung.

- Von einer Arbeitsgruppe des Instituts für Arbeitsphysiologie an der Universität Dortmund um JÄGER, LUTTMANN und LAURIG wurde das biomechanische Modell des DORTMUN-DER für die Beurteilung konkreter Arbeitsbelastungen eingesetzt. Im Rahmen der Dortmunder Lumbalbelastungsstudie (JÄGER et al. 1998) ist in einer breiteren Felduntersuchung das Verfahren zur Auswertung von ganzschichtigen Aufzeichnungen aus Videotapes eingesetzt worden, die mit einer einzelnen Kamera aufgenommen worden sind. Es wurden Videoaufzeichnungen über Arbeitsabläufe gemacht, deren Bilder anschließend hinsichtlich der Belastungen von Wirbelsäule und Gelenken sowie der Zeitabläufe berechnet worden sind. Experten bewerten in einzelnen Videostandbildern bei jeder wesentlichen Belastungsänderung

  - die Körperhaltung in einem 10teiligen Code hinsichtlich Rumpfhaltungen, Armhaltungen, Kopfhaltung relativ zum Rumpf sowie der Beinstellung und
  - die Aktionskräfte in 11 Positionen durch Verschlüsselung der Kraftwirkungsrichtung sowie der Kraftamplitude jeweils getrennt für den rechten und linken Arm in 26 verschiedenen Richtungen.

Daraus ermitteln sie die Belastungen der Lendenwirbelsäule. In einer Fortsetzungsstudie (Dortmunder Lumbalbelastungsstudie 2) sind inzwischen Wirbelsäulenbelastungen ausgewählter Teiltätigkeiten

- Heben, Tragen und Umsetzen von Lasten in unterschiedlichen Arbeitshöhen sowie auf der Schulter,
- Lastentransport mit der Schubkarre sowie Schaufeln,
- Ziehen und Schieben von Lasten auf Rollen

biomechanisch untersucht worden. Die Untersuchungen sind Teile einer modularen Vorgehensweise für die Belastungsbeurteilung der LWS unter Konzentration auf die höchsten belastenden Teiltätigkeiten.

- das *VIB*-Verfahren (= videointegrierte Belastungsanalyse) von FLEISCHER et al. (1994) zur Erfassung der Belastung mit einer videotechnischen 2-Kamera-Aufzeichnung. Die Markierung der Meßpunkte am Körper erfolgt durch Reflektoren, die an Körpereckpunkten einschließlich Gelenkpunkten der Extremitäten installiert werden. Die Berechnung kann danach mit Hilfe eines entwickelten biomechanischen Ganzkörpermodells vorgenommen werden.

Körperbezogene biomechanische Belastungsanalysen

Es werden Bewegungsanalysen mit Datengebern direkt am Körper durchgeführt. Die Daten werden in geeignete biomechanische Modelle eingegeben und die Belastungen berechnet.

- Der *Lumbar-Motion-Monitor* (LMM) von MARRAS (1993), der bereits in *Abschnitt „Bewertung zulässiger Belastungen"* erläutert worden war, ist ein typisches Beispiel für Bewegungsanalysen mit Datengebern direkt am Körper. Mechanisch auf Biegung und Torsion sensible Datengeber werden dabei so am Rücken des arbeitenden Menschen installiert, daß sie allen Arbeitsbewegungen folgen, soweit diese aus der Wirbelsäule erfolgen *(Abb. 45)*. Bewegungen benachbarter großer Gelenke – insbesondere des Hüftgelenks, das den größten Anteil an der Vorbeugung des Körpers im Stehen hat – können damit nicht gemessen werden. Auf Grund der großen Zahl damit beurteilter Arbeitsplätze in den USA

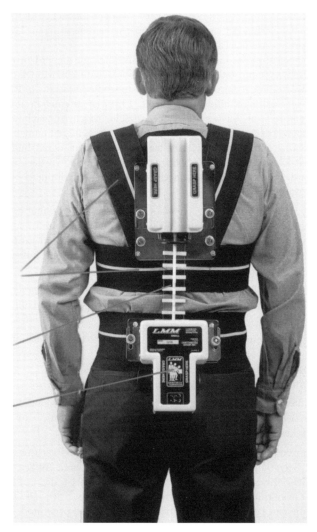

Abb. 45: Körperbezogenes biomechanisches Bewegungsanalysesystem „lumbar-motion-monitor" LMM
(nach MARRAS et al. 1993).

sowie der Verknüpfung dieser Belastungsdaten mit Beanspruchungsmerkmalen (Rückenschmerzen, Arbeitsunfähigkeit) besitzt dieses Verfahren dennoch einen hohen internationalen Stellenwert in der Beurteilung körperlicher Arbeitsbelastungen.
*   Das *CUELA-HTR* (= computerunterstützte Erfassung und Langzeitanalyse von Belastun-
    gen beim Heben, Tragen, Rumpfbeugen) ist ein personengebundenes Meßsystem zur Re-
    gistrierung der Körperkinematik und der Bodenreaktionskräfte zur Abschätzung der äu-
    ßeren Belastung *(Abb. 46)*, das vom Berufsgenossenschaftlichen Institut für Arbeitssicher-
    heit (BIA) der gewerblichen Berufsgenossenschaften seit 1994 entwickelt worden ist
    (ELLEGAST et al. 1998). Sensoren registrieren vom Fuß aufsteigend

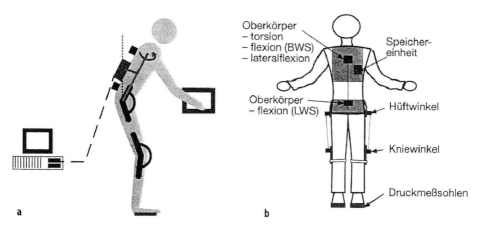

Abb. 46: Meßanordnung des BIA-Systems von ELLEGAST und KUPFER (ELLEGAST et al. 1998).

– die Bodenreaktionskräfte bei der Arbeit mittels eines Fußdruckmeßsystems,
– die Knie- und Hüftgelenkswinkel sowie
– die Bewegungen des Oberkörpers in 3 Dimensionen.

Vergleichsmessungen mit dem Mehrkanal-Videosystem VICON (→ *Abschnitt „Myographische Beurteilung lokaler Muskelarbeit"*) zeigen, daß in der zweidimensionalen Betrachtung des Körpers von der Seite eine gute Präzision der Messung von Knie- und Hüftbeugewinkel sowie der Beugung des Rumpfes in der LWS und in der BWS erzielt wird.

Alle während eines Arbeitszeitraums mehrerer Stunden in einem Microcontrollersystem gespeicherten Daten werden in einem biomechanischen Menschenmodell bei Kenntnis der jeweils manipulierten Lasten so miteinander verarbeitet, daß sie eine Abschätzung der biomechanisch wirksamen Belastung der Wirbelsäule erlauben. Die Ergebnisse werden in Maßnahmeklassen nach dem Code des OWAS-Verfahrens *(siehe Abschnitt „Selbstbeurteilungen der Belastung")* eingeteilt und damit die Handlungsnotwendigkeit bestimmt.

Dieses technische Verfahren zur Echtzeiterfassung der Bewegungen muß zur Zeit noch die komplizierte Kinematik des Hand-Arm-Schulter-Systems auslassen. Dennoch erlaubt es die zeiteffiziente Gewinnung eines großen Datenpools von körperlichen Belastungen in Felduntersuchungen. Bei gleichzeitiger Beobachtung und Zuordnung der konkret ausgeübten Handlungen stellt die Methode einen wichtigen Einstieg sowohl in die Prävention als auch in die Belastungsermittlung bei fraglichen Berufskrankheiten dar.

Myographische Beurteilung lokaler Muskelarbeit

Lokale Muskelarbeit der Hände und Arme wird trotz des geringen Energieverbrauchs als besonders belastend erlebt. Gründe dafür sind u.a. darin zu suchen:

• Es werden relativ kleine Muskelgruppen z.B. der Unterarme und Hände in einem hohen Grad ihrer Maximalkraft bzw. Kraftausdauer belastet, die so verstärkt ermüden (z.B. Handmontage oder Kassenarbeitsplätze).
• Bei zumeist sitzender Tätigkeit müssen die Arme vom Schultergürtel dauernd getragen werden, was zu einer statischen Haltearbeit führt (z.B. Arbeit an der PC-Tastatur bei zu hoch eingestelltem Arbeitstisch bzw. zu niedrig eingestelltem Arbeitsstuhl).

Die *Beanspruchungen einzelner Muskelgruppen* können mit Hilfe der Oberflächen-Elektromyographie ermittelt werden. Aus der notwendigen Aktivierung der Muskeln für die geforderte Leistung sowie aus dem Verlauf der Ermüdung werden Schlüsse auf die zulässige Belastung und notwendige ergonomische Veränderungen gezogen. Ein besonders gut ausgearbeitetes Verfahren ist das *Elektromyographie-Meßsystem von* STRASSER (1992/1996) zur Beurteilung der Belastung und Ermüdung des Hand-Arm-Systems. Das Verfahren stützt sich auf eine Topographie der aktivierten und für eine Ableitung hinreichend großen Leitmuskeln, die durch die Oberflächenmyographie erreicht werden können. Es werden insbesondere beurteilt:

- die Fingerbeugemuskulatur: Musculus (M.) flexor digitorum superficialis,
- die Oberarmmuskulatur: M. biceps brachii (Caput longum), M. triceps brachii (Caput longum), M. deltoideus (Pars clavicularis, Pars acromialis, Pars spinalis),
- die Schultermuskulatur: M. trapezius (Pars descendens, Pars transversa),
- die Rückenmuskulatur: M. erector spinae.

Für die statischen und dynamischen Komponenten der elektromyographischen Aktivität sind last- und bewegungsabhängige Standardsituationen untersucht worden *(Abb. 47)*. Das System bewertet die physiologischen Kosten der Arbeit von wichtigen Muskelgruppen z. B. bei Arbeiten mit ergonomisch unterschiedlich gut gestalteten Werkzeugen *(Abb. 48)*, bei Tätigkeiten mit statischen Haltearbeiten oder bei der langzeitigen Ausübung repetitiver Tätigkeiten kleinerer Muskelgruppen, die sich einer Beurteilung durch die klassische Arbeitsphysiologie des Stoffwechsels und der Kreislaufregulation fast völlig entziehen.

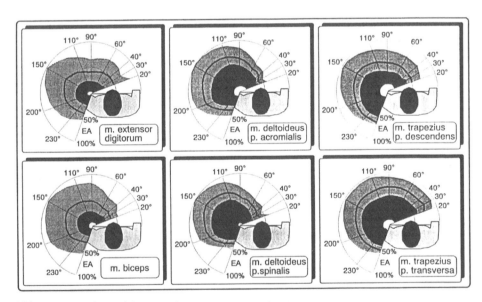

Abb. 47: Statische und dynamische Komponenten der elektromyographischen Aktivität von sechs Muskeln des Hand-Arm-Systems in Abhängigkeit von der Richtung horizontaler Bewegungen (STRASSER 1996). (Schwarz = statische Komponente, grau = dynamische Komponente, Relativdarstellung der Muskelaktivität im Verhältnis zur Aktivität bei maximaler Kontraktion).

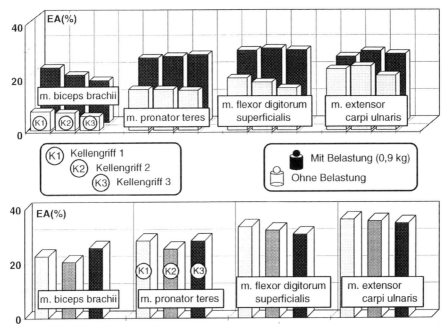

Abb. 48: Beanspruchung von vier Muskelgruppen (EMG-Aktivität in % der maximalen Willkürkontraktion) bei Verwendung von drei unterschiedlichen Maurerkellen bei sog. Schlenzbewegungen (oben) und beim Anwerfen des Mörtels an eine Wand (unten) (STRASSER 1998).

Entscheidend für eine aussagefähige myographische Beurteilung der Belastung ist

- das Auffinden und sachgerechte Messen des EMG-Signals jener Muskeln, die zum Engpaß bei der Belastung werden, weil sie hoch beansprucht sind und zuerst ermüden und
- die Normierung der gemessenen elektrischen Muskelaktivität relativ zur Muskelaktivität bei maximaler Belastung, weil nur sie und nicht ihre absolute Höhe ein brauchbares Beanspruchungsmaß darstellt.

Rohdaten der Myographie, die heute leicht technisch gewonnen werden können, sagen allein nichts über den Grad der Beanspruchung und daraus abzuleitende präventive Konsequenzen aus.

In der *Abbildung 47* wird an einem Beispiel der horizontalen Umsetztätigkeit von 1 kg über eine Distanz von 38 cm an einem Sitzarbeitsplatz (entspricht z.B. einem Kassenarbeitsplatz) gezeigt, daß bei einer Frequenz von 24/min (= 2,5-Sekunden-Takt) alle beteiligten Muskeln in bestimmten Winkelbereichen an die Grenze ihrer Maximalaktivität kommen. Dabei sind die zur Umsetztätigkeit unmittelbar benötigten Hand-Arm-Muskeln vorwiegend dynamisch und nur gering (weniger als 25%) statisch belastet, wogegen der zu tragende Oberarm und die Schultermuskulatur mehr als 50% ihrer Maximalaktivität statisch belastet werden. Daraus können z.B. schmerzhafte Verspannungen der Schulter-Nacken-Muskulatur bei dieser Tätigkeit erklärt werden.

Die produktergonomische Bewertung kann mit Hilfe dieser Methode besonders unterstützt werden: Vergleiche verschiedener Maurerkellen in *Abbildung 48* (K1 mit rotationssymmetrischem Griffquerschnitt und geradem Hals, K2 wie K1, jedoch mit „Schwanenhals" zur Verkürzung des Hebelarms, K3 mit der Handform angepaßtem Griffquerschnitt und stärker verkürzendem Schwanenhals) zeigen einerseits, daß die als ergonomisch günstig erwartete Kelle 3 bei den Bewegungen zum Mörtelauftrag auf das Mauerwerk sich tatsächlich als günstiger erweist, dagegen nicht beim Anwerfen von Putz an eine Mauer. Die Ergebnisse stimmen mit den subjektiven Urteilen der Probanden nach den Versuchen weitgehend überein.

Laborsimulationen von belastenden Tätigkeiten

Im Labor werden besonders belastende *Tätigkeiten nachgestellt* und mit aufwendigen und komplexen Beurteilungsmethoden untersucht. Dabei beschränkt man sich auf diejenigen Teiltätigkeiten, deren Belastungen die Gesamttätigkeit soweit dominieren, daß sie deren Bewertung bestimmen.

Ein typisches Beispiel für Verfahren, bei denen im Labor besonders belastende Tätigkeiten nachgestellt werden, ist von DEURETZBACHER und REHDER (1997), bei dem mit einem Videosystem von mindestens fünf Kameras (VICON) zur Ermittlung vieler Körper- und Gelenkpositionen und mit Kraftmeßplattformen unter den Füßen ein sehr genaues Datenmodell der ausgeübten Simulationsarbeit aufgezeichnet wird *(Abb. 49)*.

Aus diesem Modell können tatsächlich ausgeübte Tätigkeiten u.a. hinsichtlich der Lasten, Lastmomente, Geschwindigkeiten und Beschleunigungen berechnet werden, die auf die einzelnen Bewegungssegmente der Wirbelsäule und auf die größeren Gelenke des menschlichen Körpers wirken *(Abb. 50)*. Ein hoher erwartbarer Nutzen für die Veränderung von Arbeitstätigkeiten, der sich im Zusammenhang mit komplexen Gestaltungsansätzen der Arbeit nachweisen läßt, sollte zur verstärkten Anwendung dieser sehr zuverlässigen Methode zumindest als Referenzmodell für einfachere Felduntersuchungen führen.

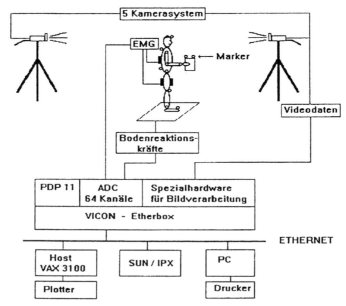

Abb. 49: Bewegungsanalysesystem nach DEURETZBACHER und REHDER (1995).

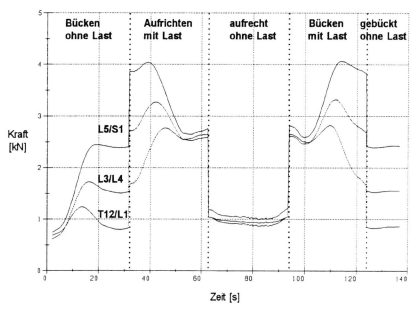

Abb. 50: Zeitlicher Verlauf der Kompressionskräfte auf die Bandscheiben L5/S1, L3/L4 und T12/L1 beim symmetrischen Heben und Ablegen eines 15-kg-Steines – ermittelt mit dem Bewegungsanalysesystem nach DEURETZ-BACHER und REHDER (1997).

Dosisberechnungen der Belastung des Stütz- und Bewegungsapparates

Von der Arbeitsmedizin und den Arbeitswissenschaften sind bisher unterschiedliche Vorschläge gemacht worden, wie die Parameter der körperlichen Belastung zusammengefaßt und Belastungsprofile über definierte Zeiträume zu Dosismaßen zusammengeführt werden können. Aus arbeitsmedizinischer Sicht forderte z.B. RIIHIMÄKKI (1998) nach einer Sichtung der epidemiologischen Literatur, für eine wirkungsgerechte Beschreibung der körperlichen Belastungen zu ermitteln:

- die Belastungsgrößen „Kraft", „Haltung" und „Bewegung"
- nach den Kriterien „Häufigkeit", „Dauer" und „Intensität".

Insgesamt ist zu erkennen, daß Dosismodelle gestützt auf Teilerkenntnisse z.B. über die Wirkungen von Belastungen auf den Flüssigkeitsgehalt und Stoffwechsel von Bandscheiben sowie auf ihre Festigkeit gegenüber Ermüdungsbrüchen durch dauerhafte Wiederholung von Belastungen wissenschaftlich plausibel sind, um der Beurteilung dauerhafter, in Höhe und zeitlicher Verteilung wechselnder Belastungen gerecht zu werden. Damit kommen sie auch einem Erwartungsdruck entgegen, der sich aus dem Zwang zur Ermittlung von Ursachen für bandscheibenbedingte Erkrankungen der Lendenwirbelsäule als Berufskrankheit Nr. 2108 ergibt.

Beispiele für Dosismaße der LWS-Belastung, die sich diesen Kriterien annähern, sind vorgeschlagen worden von

- PANGERT und HARTMANN (1991) auf der Grundlage einer orientierenden biomechanischen Belastungsschätzung bei bekannten Belastungen und Zeitstrukturen und im Vergleich zu den Wirkungen auf die LWS an einer bestimmten Tätigkeitsgruppe,
- JÄGER et al. (1998) durch die Aufbereitung von Belastungsdaten aus Ganztagsuntersuchungen der Belastungsstrukturen und deren Verrechnung im Biomechanik-Modell des „DORTMUNDER" innerhalb der Dortmunder Lumbalbelastungsstudie,
- von JÄGER, LUTTMANN, HARTUNG et al. (1999) als sog. „Mainz-Dortmunder Dosismodell" MDD.

Die Belastungskennzahlen für die Bandscheibenkompression (BSK) von JÄGER et al. (1998) wurden auf Grund der noch unzureichenden wissenschaftlichen Begründung bewußt in verschiedenen Varianten vorgeschlagen: Es existieren hier Angaben über

- die Anzahl der Überschreitungen von Richtwerten der Kompressionsbelastung der LWS in Abhängigkeit vom Alter (nach den Vorschlägen von JÄGER und LUTTMANN 1996 sowie des NIOSH-Richtwertes von 3,4 kN),
- die Mittelwerte der Bandscheibenkompressionen über die gesamte Schichtdauer als lineare, quadratische sowie tetradische Summationen, letztere mit dem Ziel der stärkeren Berücksichtigung besonders hoher gegenüber niedrigen Druckbelastungen,
- kumulierte Belastungen über die Schicht gleichfalls als lineare, quadratische sowie tetradische Summenwerte. Diese können als echte Dosiswerte betrachtet werden.

Das *Mainz-Dortmunder Dosismodell MDD* von JÄGER, LUTTMANN, BOLM-AUDORFF, HARTUNG et al. (1999) wurde ausschließlich für die retrospektive beanspruchungsgerechte Ermittlung von Belastungen der lumbalen Bandscheiben zur Anerkennung einer BK 2108 „Bandscheibenbedingte Erkrankungen der Lendenwirbelsäule ..." vorgelegt. Dabei werden die während einer Schicht auftretenden Einzelbelastungen durch Heben, Tragen oder Rumpfbeugehaltungen mit quadratischer Gewichtung der Bandscheibenkompression mit der jeweiligen Vorgangsdauer verknüpft. Es wird ein *kumulatives Dosismaß* berechnet:

$$\text{DOSIS} = \text{Belastungshöhe}^2 \times \text{Zeitdauer der Belastungen}$$

Durch die quadratische Bewertung der Druckkraft soll der „zeitdominante Effekt" einer linearen Dosisberechnung beseitigt werden. Sie stützt sich insbesondere auf Versuche von BRINCKMANN et al. (1988) über die Schädigung isolierter LWS-Segmente durch zyklische Kompressionsbelastungen unterschiedlicher Kraftamplitude. Die Schädigung von Wirbelkörper-Bandscheiben-Präparaten mit doppelter Belastungshöhe und halber Zykluszahl (500 Zyklen mit 60–60% der statischen Maximalbelastbarkeit gegenüber 1000 Zyklen mit 30–40%) lag um den Faktor 4 erhöht (91 vs. 18%). Daraus folgt, daß weniger häufig auftretende hohe Kompressionskräfte eine höhere Schädigungswirkung besitzen als häufige Belastungen mit niedriger Höhe. Folgende Konventionen gelten für das Modell MDD:

- Bei der Multiplikation von Lastdruck und Zeit wird der Lastdruck quadratisch bewertet.
- Es werden nur Belastungen mit einem Mindestlastdruck für das Heben und Tragen von 3200 N für Männer und 2500 N für Frauen (= Kompressionsfestigkeit von LWS-Segmenten über 40 Jahre nach JÄGER und LUTTMANN 1996) berücksichtigt.
- Die Lastenmanipulation wird nur berücksichtigt, wenn wenigstens 50 Manipulationen pro Arbeitsschicht zu heben bei Trageentfernungen bis 5 m oder wenigstens 30 Manipulationen bei Trageentfernungen über 5 m auszuführen waren.
- Bei extremer Rumpfbeugehaltung über 90° wird ein Lastdruck für Männer und Frauen von 1700 N festgesetzt.

- Der schichtkumulierte Mindestwert für die „Beurteilungsdosis" einer schädigenden Belastung im Sinn der Berufskrankheit Nr. 2108 beträgt 3,2 kNh für Frauen sowie 5,5 kNh für Männer.
- Als Richtwerte der Mindestexpostion für eine Langzeitbelastung im Arbeitsleben durch Heben, Tragen oder extreme Rumpfbeugehaltungen werden 17 Mega-Newton-Stunden (MNh) für Frauen und 25 MNh für Männer angenommen.

Die Bestimmungsgleichung für die Beurteilungsdosis lautet:

$$\sqrt{\sum_{-i} \frac{F_i^2 \times t_i}{8\,h}} \times 8\,h$$

F_i = *Druckkraft auf die Bandscheibe L5/S1*
t_i = *Belastungsdauer für die Teiltätigkeit i in Stunden*

Von der Ermittlung der Primärdaten hängt das Ergebnis jeder Dosisberechnung ganz erheblich ab, weil durch die Multiplikation oder Potenzierung mehrerer geschätzter Parameter extreme Unterschiede entstehen können. Von den Autoren des MDD wird zur Gewinnung der Primärdaten vorgeschlagen, daß

- mit Hilfe einer standardisierten Kurzerhebung eine schriftliche Befragung des Versicherten und der Beschäftigungsbetriebe zur Hebe-, Trage- und Rumpfbeugebelastung erfolgen soll,
- diese nach Durchsicht und Auswertung zu einer Stellungnahme führt, in der eine Gefährdung als unwahrscheinlich angesehen wird oder weitere Ermittlungen erforderlich sind,
- eine Belastungserhebung z.B. eine persönliche Befragung des Versicherten und der Arbeitgeber, bei Bedarf auch anderer Personen durchgeführt und bei noch vorhandenen Arbeitsplätzen eine Belastungsanalyse vor Ort vorgenommen werden soll, wenn ein erhöhtes Risiko nicht auszuschließen ist.

Die Belastungsdaten handwerklicher Bauarbeiten, die mit dem Arbeitswissenschaftlichen Erhebungsverfahren für Tätigkeiten (AEB) (FLEISCHER et al. 1998) ermittelt worden sind, stellen eine besonders exakte und zuverlässige Datenbasis für Berechnungen von Dosismassen wie z.B. dem MDD dar.

Mit dem Modell MDD wurde zunächst ein pragmatischer Weg der Bearbeitung von Berufskrankheiten unter Berücksichtigung vorhandener wissenschaftlicher Erkenntnisse gewählt. Einen neuen Beitrag zur Begründung von präventiven Dosismodellen stellt das MDD ebenso wie andere Dosismodelle noch nicht dar, weil ihm der Nachweis des präventiven Effekts berechneter Belastungen durch eine arbeitsmedizinisch-orthopädische Evaluation der Beanspruchung fehlt.

In einer zusammenfassenden Bewertung des aktuellen Standes der Dosisdiskussion (HARTMANN 1999) konnte festgestellt werden, daß es weiterer wissenschaftlicher, darunter insbesondere epidemiologischer Untersuchungen bedarf, um die biomechanischen Angebote für mögliche Dosismodelle in gesicherte Maße zu überführen. Vergleiche mit anderen Dosismaßen physikalischer Einwirkungen (STRASSER 1999) zeigen die Grenzen eines „Energieäquivalenzprinzips", wie es den Dosisangaben z. B. des gehörschädigenden Lärms zu Grunde liegt.

Belastungen des Herz-Kreislauf-Systems und des Stoffwechsels

Grundlagen der arbeitsphysiologischen Belastungsbeurteilung

Das Herz-Kreislauf-System und der Stoffwechsel des Menschen sind hinsichtlich der Beanspruchung durch körperliche Arbeit eng miteinander verbunden:

- Körperliche Arbeit erfordert Energie. Die Speicherreserven der Muskelzellen für die wichtigsten Energiesubstrate Glycogen und Fette sind jedoch begrenzt. Ab einer Mindestdauer von ca. 1 Minute muß die Energie dem Muskel ständig aus den Speichern des Körpers über das Kreislaufsystem bereitgestellt werden.
- Für die biochemische Umsetzung dieser Energiesubstrate in mechanische Bewegungsenergie benötigt der Muskel Sauerstoff, der ihm ständig mit dem Blutstrom zugeführt werden muß.
- Die chemischen Produkte der Energieumwandlung im Muskel – bei vollständiger Umwandlung Kohlendioxid und Wasser, bei unvollständiger Umwandlung z.B. wegen Sauerstoffmangels Milchsäure – müssen sofort aus dem Muskel abtransportiert werden, um seine Leistungsfähigkeit nicht zu beeinträchtigen.

Daraus folgt, daß auf die körperliche Belastung geschlossen werden kann durch die Messung

- des Sauerstoffverbrauchs und somit des Energieverbrauchs oder
- der Herzschlagfrequenz und damit der Herzarbeit zum Transport von Sauerstoff und Stoffwechselendprodukten.

Der *Energieumsatz* kann durch die Bestimmung von Stoffwechseldaten unmittelbar während der Arbeit beurteilt werden. Das wird möglich durch die Messung der geatmeten Luftmenge und des Sauerstoffverbrauchs pro Minute in der Atemluft (aus der Sauerstoffdifferenz zwischen Ein- und Ausatmungsluft). Daraus wird auf die im Körper pro Minute erzeugte Energiemenge geschlossen, die rechnerisch bei Kenntnis von Größe, Gewicht und Alter der arbeitenden Person in den Grundumsatz und den Arbeitsenergieumsatz getrennt werden kann. Diese aufwendige Methodik wird heute nur noch selten angewandt. Beim Energieumsatz des körperlich arbeitenden Menschen können drei Anteile unterschieden werden *(Abb. 51)*:

- *Grundumsatz:* ist der Mindestumsatz des wachen Menschen, der zur Aufrechterhaltung der Lebensfunktionen erforderlich ist. Er liegt je nach Alter, Körperhöhe und Körpergewicht zwischen ca. 6000 und 9400 kJ / 24 Stunden.
- *Arbeitsenergieumsatz:* ist der Anteil am Gesamtenergieumsatz, der durch die berufliche körperliche Arbeit hervorgerufen wird. Je größer die an der Arbeit beteiligte Muskelmasse ist und je höher diese Muskulatur belastet wird, um so größer ist der Energieverbrauch. Er bewegt sich in weiten Grenzen zwischen 1500 kJ / Arbeitsschicht (Frauen – körperlich leichte Büroarbeit) und >10000 kJ / Arbeitsschicht (Männer – Bergbau unter Tage).
- Darüber hinaus wird der *Freizeitumsatz:* als der für alle gelegentlichen Freizeitaktivitäten erforderliche Energieumsatz unterschieden. Er ist von der Freizeitaktivität, den Lebensbedingungen und -gewohnheiten abhängig und wird mit ca. 2500 kJ / 24 Stunden angenommen.

Methoden der Energieumsatzmessung sind unten *(siehe Abschnitt „Methoden zur Messung des Energieumsatzes")* dargestellt worden.

Die *Herzschlagfrequenz* gibt indirekt den Energieverbrauch der Arbeitsmuskulatur wieder, weil sie eng mit der Energiebereitstellung durch das Herz-Kreislauf-System verbunden

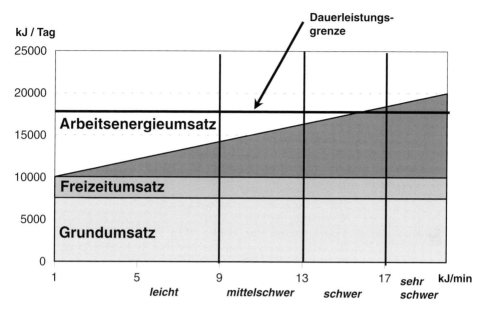

Abb. 51: Energieumsatzraten des menschlichen Körpers für verschiedene Schweregrade der Arbeit.

ist. Sie ist zusammen mit dem während eines Herzschlags beförderten Blutvolumen (dem Schlagvolumen) ein Maß der Herzarbeit. Es ist davon auszugehen, daß das Schlagvolumen und der Grad der Ausnutzung des Sauerstoffangebots aus dem Blut durch die Muskulatur (die arteriovenöse Differenz der Sauerstoffsättigung) bei Gesunden und körperlich durchschnittlich Leistungsfähigen bei gleicher physikalischer Arbeit unter gleichen physiologischen Bedingungen annähernd gleich sind. Somit gibt die Herzfrequenz pro Minute ein ausreichend genaues Maß für das Herzminutenvolumen sowie die dabei transportierte Sauerstoffmenge.

Durch die Herzschlagfrequenz wird nicht die Belastung selbst, sondern die Beanspruchung, d.h. die Wirkung der Belastung am Individuum gemessen. Diese individuelle Beanspruchung wird um so exakter angegeben, je höher die körperliche Belastung ist. Das bedeutet, daß die Messungen von Sauerstoffverbrauch und Herzschlagfrequenz nur dann die Belastung durch körperliche Arbeit richtig wiedergeben, wenn

- ein großer Anteil der Muskulatur an der Arbeit beteiligt ist (≥ 60% der gesamten Muskelmasse),
- die Arbeit für eine Mindestdauer ausgeführt wird (länger als 2 Minuten),
- das Belastungsniveau die dauernde Energiezufuhr nicht überfordert und den Bedarf deckt, d.h. daß aerobe Arbeit unterhalb der Dauerleistungsgrenze ausgeführt wird.

Einzelheiten dazu sind bereits im *Abschnitt „Die Ausdauer"* zur Ausdauer dargestellt worden.

Bei geringen körperlichen Belastungen können darüber hinaus psychische Prozesse einen stärkeren Einfluß auf Herzschlagfrequenz und Blutdruck ausüben. Oberhalb einer Frequenz von 130/min haben beim Gesunden sympathikotone Einflüsse durch psychische Aktivierung dagegen keinen nennenswerten Einfluß mehr auf die Herzschlagfrequenz.

Schätzverfahren zur Ermittlung der Arbeitsschwere

Zur Schätzung der energetischen Arbeitsbelastung wurden Beobachtungen belastender Arbeitsphasen herangezogen, für die in systematischen Feldstudien hinreichend genaue Werte gemessen worden sind.

- Das in Deutschland bekannteste Schätzverfahren sind die Tafeln zur Schätzung des Energieumsatzes von SPITZER und HETTINGER, zuletzt gemeinsam mit KAMINSKY im Jahre 1982 aufgelegt.
- Eine Berechnungsformel für den Arbeitsenergieumsatz stammt von SPITZER (1949).

$$AEU = n \times (s \times K1 + h \times K2) \text{ in kJ je Stunde}$$

mit	AEU	=	Arbeitsenergieumsatz
	n	=	Zahl der je Stunde getragenen Lasten
	s	=	Wegstrecke mit Last in Meter
	K1	=	Tragekonstante für ebenen Weg einschließlich unbelastetem Rückweg (abhängig vom Lastgewicht). Sie beträgt für eine Gewichtskraft von 200 N = 0,5 kJ/m, für 400 N = 0,6 kJ/m
	h	=	Gesamtstrecke der Hubarbeit für das Anheben und Absetzen der Last in Meter
	K2	=	Hubkonstante (abhängig vom Lastgewicht). Sie beträgt für 200 N = 3,5 kJ/m, für 400 N = 8,3 kJ/m.

Tabellarische Schätzungen können erste Anhaltspunkte der energetischen Belastung geben. Sie sind heute weitgehend verzichtbar geworden, da auch für Abschätzungen einfache meßtechnische Verfahren zur Verfügung stehen, die sich u.a. an den Langzeitspeichertechniken für das Elektrokardiogramm und den Blutdruck aus der klinischen Medizin und eine begleitende Beobachtung der tatsächlichen Ereignisse am Arbeitsplatz anlehnen.

Screening-Meßverfahren zur Abschätzung der Herz-Kreislauf-Belastung

Am arbeitenden Menschen widerspiegeln zwei leicht meßbare Parameter die Beanspruchung des Herz-Kreislauf-Systems. Das betrifft einerseits die für schwere körperliche Arbeit großer Muskelgruppen geeignete Herzschlagfrequenz und andererseits den Blutdruck, der insbesondere durch statische Belastungen zusätzlich erhöht werden kann.

Die Herzschlagfrequenz

Bei der Arbeit großer Muskelgruppen einer Person steigt die Herzfrequenz etwa linear zum Energieverbrauch. Diese Annahme gilt jedoch nur für gesunde Personen im Leistungsalter von 25 bis 45 Jahre bei nicht zu geringen körperlichen Belastungen, die zugleich auch keine körperlich und psychisch extremen Anforderungen stellen.

Zwischen Personen unterschiedlichen Alters, Geschlechts und Trainingsgrades bestehen erhebliche Unterschiede der Belastungsreaktion. Die Steilheit des Anstiegs der Herzfrequenz ist deshalb individuell verschieden *(Abb. 52)*.

Die *Vorteile* von Herzschlagfrequenz-Messungen bestehen

- in einer fast rückwirkungsfreien Aufnahme von Meßwerten am Menschen, da sie vom Beschäftigten bei der Arbeit kaum bemerkt wird,

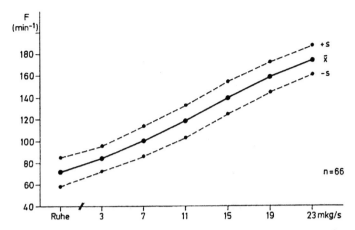

Abb. 52: Pulsfrequenz während einer Standardtestuntersuchung auf dem Fahrradergometer (nach HOLLMANN und HETTINGER 1990).

- einer schnellen Reaktion auf Belastungssteigerungen, die in weniger als einer Minute der Belastungsänderung folgt (Energieumsatzmessungen benötigen dagegen mehr als zwei, in der Regel ca. fünf Minuten bis zur Anzeige einer wesentlich veränderten Belastung),
- einer praktisch linearen Beziehung zwischen der Belastung und der Frequenz in einem weiten Bereich,
- der Erfassung eines Ermüdungsanstiegs bei dauerhaft hoher Belastung oberhalb der Dauerleistungsgrenze.

Die *Nachteile* bestehen in

- der Abhängigkeit von Alter und Geschlecht, da es sich um individuelle Beanspruchungsdaten handelt,
- den Schwierigkeiten der Bestimmung eines realistischen Ruhe-Ausgangsniveaus am Arbeitsplatz (Länge der Dauer des Ruhetests im Liegen oder Sitzen vor der Meßphase),
- der Überlagerung mit psychischen Belastungsreaktionen insbesondere bei leichten körperlichen Arbeiten.

Als *Methoden* der laufenden Messung der Herzschlagfrequenz stehen heute die unterschiedlichen Geräte zur EKG-Langzeitspeicherung aus der klinischen Medizin zur Verfügung. Sie zeichnen bei hinreichend dimensionierter Speicherkapazität die gesamte EKG-Kurve digitalisiert auf.

- Für die arbeitsphysiologische Abschätzung der Beanspruchung des Herz-Kreislauf-Systems genügt die *Herzschlagfrequenz*. Sie wird durch fortlaufende Ermittlung der Zeitabstände zwischen jeweils zwei R-Zacken aus einer einzelnen EKG-Ableitung berechnet. Die übrigen Merkmale des EKG sind ohne arbeitsphysiologische Bedeutung.
- Um psychophysische Einflüsse auf die Herzschlagfrequenz abzuschätzen, kann zusätzlich der vegetative Tonus der Herzfrequenzregulation mit Hilfe der *Variabilität der Herzperiodendauer* zwischen vielen (mindestens 100) aufeinander folgenden R-R-Intervallen des EKG berechnet und hinsichtlich der beeinflussenden Elemente wie Atem- und Blutdruckrhythmus durch schnelle Fourier-Transformationen selektiv bewertet werden (PFISTER und HARTMANN 1992).

Eine entscheidende Voraussetzung für die Auswertbarkeit von Daten der EKG-Langzeitspeicherung ist die genaue zeitsynchrone Protokollierung der realen Belastungssituationen, um die Fülle der anfallenden Informationen hinsichtlich ihrer belastungsbedingten Ursachen interpretieren zu können.

Messungen des Blutdrucks

Blutdruckmessungen zur Beanspruchungsbeurteilung sind technisch auch bei arbeitsphysiologischen Felduntersuchungen mit Hilfe von Langzeitspeicher-Geräten möglich. Neben der diskontinuierlichen Messung am Oberarm nach der Methode von RIVA-ROCCI kann eine kontinuierlich jedem Herzschlag folgende Messung des arteriellen Fingerblutdrucks (Portapress) erfolgen.

Bei körperlicher Arbeit kann für identische Personen und unter vergleichbaren Bedingungen festgestellt werden, daß der Blutdruck in der Regel durch hohe statische Arbeitsanteile sehr viel schneller und stärker ansteigt als durch dynamische körperliche Arbeiten. Da die Blutdruckregulation weniger eng mit dem peripheren Sauerstoffbedarf der Gewebe verknüpft ist und zugleich erhebliche individuelle und psychisch-vegetative Einflüsse auf die aktuelle Höhe des Blutdrucks bestehen, wird er nur in besonderen Kombinationen mit anderen physiologischen Parametern zur Messung der Beanspruchung bei Arbeit herangezogen.

Nach wie vor gibt es für den Blutdruck keine ausreichend gesicherten Erkenntnisse zur Bewertung von Dauerleistungsgrenzen oder Grenzwerten für einzelne Belastungen (SEIBT und SCHEUCH 1999).

Methoden zur Messung des Energieumsatzes

Für die arbeitsphysiologische Felduntersuchung des Energieumsatzes bei körperlich schwerer Arbeit steht bereits seit den 40er Jahren dieses Jahrhunderts die *indirekte Kalorimetrie* zur Verfügung (LEHMANN 1953): Die Messung der vom Organismus aufgenommenen Sauerstoffmenge erlaubt die Berechnung des Energieumsatzes durch Arbeit und damit der energetischen Belastung. Sie wird in der Regel durch eine Messung der CO_2-Abgabe ergänzt.

Da die Bereitstellung von Sauerstoff für eine aerobe Energiegewinnung des Muskels erst mit zeitlicher Verzögerung zwischen ein und zwei Minuten erfolgt, bildet der Sauerstoffverbrauch erst nach mehr als zwei Minuten den tatsächlichen energetischen Aufwand ab. Der Körper befindet sich dann in einem Gleichgewicht von Energiebereitstellung und Energieverbrauch – einem „steady-state". In den ersten zwei Minuten geht der Organismus noch eine „Sauerstoffschuld" ein, die er durch eine fortgesetzte verstärkte Atmung in entlastenden Arbeitsphasen oder in der Erholungsphase nach der Arbeit wieder abträgt.

Bei einer sehr schweren Arbeit kann das steady-state nicht erreicht werden, da die Kapazität zur Bereitstellung von Sauerstoff für den Muskel nicht ausreicht. Auch dann greift der Muskel zeitweilig auf innere Reserven zur anaeroben Energiegewinnung zurück. Es entsteht eine besonders hohe Sauerstoffschuld, die in einer verlängerten Erholungsphase abgetragen werden muß.

Im Unterschied zur Herzschlagfrequenz müssen bei der Bewertung der Ergebnisse von Energieumsatzmessungen von Gesunden keine Besonderheiten des Geschlechts oder des Alters berücksichtigt werden. Unter standardisierten Belastungen auf dem Fahrradergometer ist nachzuweisen, daß Trainierte und Untrainierte beider Geschlechter und aller Altersgruppen bei gleicher physikalischer Leistung praktisch etwa den gleichen Sauerstoff- und somit Energieverbrauch haben: Der energetische Wirkungsgrad von dynamischer Arbeit ist offensichtlich nicht erheblich trainierbar.

Zur Berechnung des Energieumsatzes aus dem Sauerstoffverbrauch liegen Kenntnisse über

- feste Beziehungen des Brennwertes, d.h. des sog. *„kalorischen Energieäquivalents"* für den Verbrauch von Sauerstoff bei der Verbrennung von Kohlehydraten, Fetten und Eiweißen vor,
- feste Beziehungen im Verhältnis zwischen CO_2-Abgabe und O_2-Verbrauch bei der Verbrennung von Kohlehydraten, Fetten und Eiweißen vor, die als *„respiratorische Quotienten"* zwischen 1,0 (Kohlehydrate), 0,81 (Eiweiße) und 0,7 (Fette) in die Berechnung einbezogen werden.

Es haben sich zwei Prinzipien zur Messung des Energieverbrauchs bewährt:

- Mit Hilfe einer vom damaligen Max-Planck-Institut für Arbeitsphysiologie in Dortmund entwickelten *Gasuhr* wird die ausgeatmete Luftmenge gemessen, bevor sie in die Umgebung entweicht. Ein fest vorgegebener Anteil der Ausatmungsluft wird als Probe in einem kleinen Atembeutel gesammelt und anschließend der O_2- und der CO_2-Gehalt analysiert.
- Mit *direktmessenden Sonden* werden innerhalb einer Atemmaske oder im Bereich der Ausatmung an Nase oder Mund ständig der O_2- und CO_2-Gehalt der Ausatmungsluft sowie der Atemstrom pro Minute bestimmt. Derartige Systeme erweisen sich als sehr sensibel gegenüber kurzfristigen Schwankungen der Zusammensetzung geatmeter bzw. im Totraum der Bronchien bewegter Luft sowie der Temperatur und des Feuchtegehalts.

Alle Messungen setzen das Tragen einer Atemmaske durch den zu beurteilenden Arbeitnehmer voraus und sind deshalb nicht rückwirkungsfrei auf das Untersuchungsergebnis.

Die Untersuchung des Energieumsatzes wird in der Regel mit der Messung der Herzschlagfrequenz kombiniert, um zugleich

- auf die *Belastung* durch die Messung des Energieverbrauchs und
- auf die *Beanspruchung* durch Messung der Aktivierung der Herzarbeit und so indirekt auf die Belastung zu schließen.

Für die Messung der Herzschlagfrequenz können neben den o.a. Langzeitspeicher-Geräten auch funktelemetrische Übertragungen der Daten der Herzperiodendauer an eine Untersuchungsstation genutzt werden. Diese bietet sich bei Untersuchungen zusammen mit der Energieumsatzmessung an, weil für die Aufbereitung der Gasproben ohnehin ein Meßplatz in der Nähe des zu beurteilenden Arbeitsplatzes (z.B. Meßwagen) erforderlich ist und die Kongruenz der Energie- und Herzschlagfrequenzdaten zu den ausgeübten Teiltätigkeiten so leichter gewährleistet wird.

Indem sich die Praxis der Beurteilung von Arbeitsbelastungen in den vergangenen zwei Jahrzehnten von der Beurteilung seltener gewordener körperlicher Arbeiten abgewandt und den ansteigenden psychonervalen Belastungen zugewandt hat, werden arbeitsphysiologische Untersuchungsverfahren zur Zeit von der Arbeitsmedizin nur noch selten angewandt.

Auch die Entwicklung sozialwissenschaftlicher Verfahren zur subjektiven Beurteilung der Belastungen, wie sie von den Beschäftigten erlebt wird, hat die objektive Messung energetischer Belastungen in den Hintergrund gedrängt. Befragungen sind schneller, mit geringem Kostenaufwand und mit geringer Störung des Arbeitsprozesses durchzuführen. Dabei wird oft vergessen, daß die erlebten Belastungen und Beanspruchungen kein verläßliches Maß der wirklichen Belastung darstellen, da sie von individuellen Leistungsvoraussetzungen, von berufsbezogenen Erfahrungen sowie von Erwartungen und Motivationen der Befragten abhängen und somit zwischen Beschäftigten verschiedener Berufe und Tätigkeiten nicht vergleichbar sind.

Unter dem Gesichtspunkt einer Optimierung körperlicher Belastungen als Bestandteil der Gesundheitsförderung und Leistungsoptimierung am Arbeitsplatz ist es vorstellbar, daß arbeitsphysiologische Methoden der Belastungs- und Beanspruchungsbeurteilung in Zukunft wieder an Bedeutung gewinnen. Ihr Einsatz vermittelt im Verbund mit biomechanischen Datenerhebungen und subjektiven Beanspruchungseinschätzungen ein komplexes Bild von der körperlichen Belastung und Beanspruchung, das für die Prävention arbeitsbedingter Erkrankungen wichtig ist.

Primäre Prävention durch Gestaltung der Arbeit

Aufgaben der Ergonomie in der Prävention

Die Anpassung der Anforderungen und Belastungen von beruflicher Arbeit an die Natur des Menschen – die sog. Verhältnisprävention – hat den Vorrang vor der Anpassung des Menschen an seine Arbeit. Sie erfordert Lösungen, die an den Erkenntnissen der Arbeitsmedizin und Arbeitspsychologie über die Natur des arbeitenden Menschen, aber auch an den Erkenntnissen der Technikwissenschaften über humanökologisch sinnvolle und wirtschaftlich tragbare Lösungen orientiert sind. Diese Aufgaben hat die *Arbeitswissenschaft*, welche die arbeitstechnische Rationalisierung und Betriebsorganisation mit sozial- und gesellschaftswissenschaftlichen Aspekten der Arbeit und mit der Ergonomie vereint.

Die „Ergonomie" wird als Wissenschaft zur Sammlung von „Erkenntnissen, aus denen sich Regeln zur Gestaltung der Arbeitsbedingungen ableiten lassen", (Laurig 1990) bezeichnet. Sie hat eine wichtige Vermittlerrolle bei der Gestaltung von Arbeit zwischen Lösungen, die

- ingenieurtechnisch und organisatorisch machbar,
- medizinisch-psychologisch sinnvoll,
- sozial erstrebenswert sowie
- wirtschaftlich realisierbar sind.

Es hängt wesentlich von der Weite des Betrachtungswinkels einzelner Unternehmen oder der Volkswirtschaft im allgemeinen ab, was als human und wirtschaftlich zu gelten hat, wenn auch die Folgekosten und die menschlichen Folgen für Gesundheit und Wohlbefinden einbezogen werden. Die gegenseitigen Abhängigkeiten von Wirtschaftlichkeit, Gesundheit, Akzeptanz und Zufriedenheit hat Laurig (1990) durch ein sog. „ergonomisches Viereck" charakterisiert *(Abb. 53)*.

Für diese Gesamtbetrachtung hat die Arbeitswissenschaft einen systemtheoretischen Ansatz – das „Arbeitssystem" – eingeführt (DIN 33400, REFA 1984). In diesem Arbeitssystem werden der Mensch, die Arbeitsmittel und der Arbeitsgegenstand als die entscheidenden Elemente betrachtet, die miteinander zur Erfüllung von Arbeitsaufgaben in einem Arbeitsablauf in Beziehung treten (Stübler und Landau 1992). Der Arbeitsplatz ist in diesem komplexen Ansatz von Ursachen, Wirkungen und Wechselwirkungen der Gegenstand praktischer Ergonomie zur Gestaltung von Arbeit.

Gestützt durch das Rechtssystem des Arbeits- und Gesundheitsschutzes werden diese Anforderungen in die Praxis umgesetzt. Die EG-Richtlinie zur Verbesserung der Sicherheit und des Gesundheitsschutzes der Arbeitnehmer bei der Arbeit (1989) fordert von den Mitgliedsländern, Gefahren aus der Arbeit für die Gesundheit der Arbeitnehmer an der Quelle zu bekämpfen, den Faktor Mensch bei der Arbeit zu berücksichtigen, insbesondere bei der Gestaltung von Arbeitsplätzen, bei der Auswahl von Arbeitsmitteln und Arbeits- und Fertigungsverfahren und dabei den Stand der Technik zu berücksichtigen. Sie geht von einem weiten Arbeitsschutzverständnis aus und will durch Maßnahmen der Prävention nicht nur den Schutz vor Arbeitsunfällen und Berufskrankheiten, sondern auch vor gesundheitlichen Gefährdungen z.B. durch falsche Arbeitsplatzgestaltung, Monotonie der Arbeit und psychische Belastungen gewährleisten. Dafür verwendet sie das Begriffspaar „Sicherheit und Gesundheitsschutz" bei der Arbeit. Der Arbeitgeber wird hier und im darauf begründeten deutschen Arbeitsschutzgesetz (ArbSchG – § 2) von 1996 verpflichtet, die erforderlichen Maßnahmen

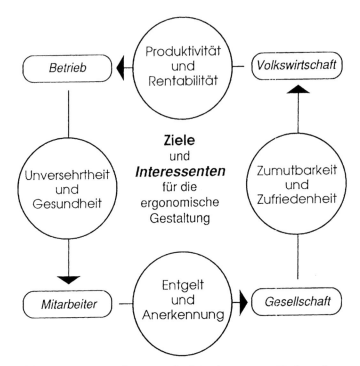

Abb. 53: Ergonomisches Viereck als Zielsystem zur Verknüpfung
verschiedener Interessen für die ergonomische Gestaltung (nach LAURIG 1990).

des Arbeitsschutzes unter Berücksichtigung der Umstände zu treffen, die Sicherheit und Gesundheit bei der Arbeit beeinflussen.

Bei der geforderten *Beurteilung der Arbeitsbedingungen* (ArbSchG – § 5) wird darauf verwiesen, daß Gefährdungen sich „insbesondere ergeben

- durch die Gestaltung und die Einrichtung der Arbeitsstätte und des Arbeitsplatzes,
- durch physikalische, chemische und biologische Einwirkungen,
- durch die Gestaltung, die Auswahl und den Einsatz von Arbeitsmitteln, insbesondere von
  Arbeitsstoffen, Maschinen, Geräten und Anlagen und den Umgang damit,
- durch die Gestaltung von Arbeits- und Fertigungsverfahren, Arbeitsabläufen und Arbeitszeit und deren Zusammenwirken,
- durch unzureichende Qualifikation und Unterweisung der Beschäftigten".

Damit mißt das Arbeitsschutzgesetz der menschengerechten Gestaltung der Arbeit und ihrer
Wirksamkeitskontrolle einen hohen Stellenwert bei. Folgerichtig wurde in Deutschland seit
1996 der Präventionsauftrag für die gesetzlichen Unfallversicherungen – die Berufsgenossenschaften und die Unfallversicherungsträger der öffentlichen Hand – von der Verhütung von
Arbeitsunfällen, Berufskrankheiten auf die Verhütung arbeitsbedingter Gesundheitsgefahren
erweitert (SGB VII § 14).

Die Dringlichkeit präventiver Lösungen hängt von den zu erwartenden Folgen ungenügender humaner Gestaltung der Arbeit ab. ROHMERT (1983) hat eine Bewertungshier-

archie für Mensch-Arbeits-Beziehungen vorgeschlagen, die von anderen Autoren modifiziert wurde und den Dringlichkeitsgrad präventiven Handelns unter kurzzeitigen Aspekten in den Vordergrund stellt *(Tab. 16)*.

Tabelle 16: Bewertungshierarchie für Mensch-Arbeits-Beziehungen (nach ROHMERT 1983, HACKER und RICHTER 1990).

Ebene	Kriterien
Ausführbarkeit	Körperliche Voraussetzungen des Menschen und technische Voraussetzungen des Arbeitsplatzes stimmen überein
Schädigungslosigkeit	Keine langfristigen Gesundheitsschäden (z.B. Berufskrankheiten) zu erwarten
Zumutbarkeit	Keine erheblichen Beeinträchtigungen durch die Arbeit

LAURIG (1990) schlägt vier Prinzipien der ergonomischen Gestaltung vor, um dem nicht in idealer Vollkommenheit zu verwirklichenden Anspruch der Ergonomie in Stufen näherungsweise gerecht zu werden:

1. Prinzip: Prospektive Ergonomie verwirklichen anstatt nur mit korrektiver Ergonomie nachbessern zu wollen.

Die ergonomische Gestaltung ist ein Teil der Entwicklung von Arbeitssystemen und wird nicht als eine isolierte Teilaufgabe verstanden. Mögliche Rückwirkungen fertigungstechnischer Entscheidungen führen fast immer zu Änderungen von Arbeitsabläufen und Arbeitsplätzen, die ergonomische Konsequenzen haben.

Das Ziel der *Ausführbarkeit und der Schädigungslosigkeit* hat den Vorrang, doch sollten die vereinbarten Ziele der Gestaltung im Sinne des erweiterten Verständnisses von Sicherheit und Gesundheitsschutz bei der Arbeit darüber hinausgehen. Die Schädigungslosigkeit wird praktisch an der Abschätzung des Risikos für die Entstehung von Arbeitsunfällen und Berufskrankheiten bewertet.

2. Prinzip: Beeinträchtigungsfreiheit anstreben anstatt nur Schädigungslosigkeit erreichen zu wollen.

Als Kriterien für die *Beeinträchtigungsfreiheit* können Daten zu erhöhten Risiken des Auftretens „sonstiger", d.h. nicht zu den Berufskrankheiten zählender arbeitsbezogener Erkrankungen gelten, die sich z.B. aus arbeitsmedizinischen Vorsorgeuntersuchungen, Befragungen zur Befindlichkeit und gezielten Krankenstandsanalysen ableiten lassen. Wegen der Vielfalt unterschiedlicher Arbeitsaufgaben und betrieblicher Randbedingungen ist es unmöglich, allgemeingültige Regeln der Gestaltung beeinträchtigungsfreier (oder –armer) Arbeitsbedingungen aufzustellen.

Die Beeinträchtigungsfreiheit kann die Erträglichkeit und die Zumutbarkeit von Arbeit umfassen und sie ist praktisch immer mit Schädigungslosigkeit verbunden. Es ist unerheblich, ob sich eine Beeinträchtigung tatsächlich „organisch" auf die körperliche Gesundheit auswirkt oder nur „subjektiv" empfunden wird.

Schwerpunkte der Gestaltung von Arbeitsplatz und Arbeitsablauf können auf der Grundlage ergonomischer Prüflisten (KIRCHNER und ROHMERT 1974) und ergonomischer Anforderungslisten für spezielle Arbeitssysteme erkannt werden. Praktische Lösungsvorschläge erfordern dagegen in der Regel gezielte ergonomische Untersuchungen der Belastungs-Beanspruchungs-Konstellationen unter der Mitwirkung

- von Technikern, Medizinern und Psychologen, die als *Experten* das Fachwissen besitzen, sowie
- von Verantwortlichen des Unternehmens und von Arbeitnehmern als *Betroffene,* die über persönliche Erfahrungen verfügen und damit die Komplexität der Wirkungen oft besser erkennen können.

3. Prinzip: Schwerpunkte bearbeiten anstatt unerreichbare Ideallösungen verwirklichen zu wollen.

Bei der Planung von Arbeitssystemen ist es nur in Ausnahmenfällen möglich, vollständig neue Lösungen zu entwickeln. Aus arbeitswissenschaftlicher Sicht hat sich dazu eine einfache Systematik bewährt *(Tab. 17).*

Tabelle 17: Systematik der Schwerpunkte von Problembereichen der Arbeitsgestaltung (LAURIG 1990). – Für die Prävention arbeitsbedingter Erkrankungen des Stütz- und Bewegungsapparates relevante Schwerpunkte sind **fett** hervorgehoben. –

1.	Arbeitsplatz	2.	Arbeitsmittel
1.1	**Räumliche Gestaltung**	**2.1**	**Griffe und Stellteile**
1.2	Sehbedingungen	2.2	Anzeigen und Signale
1.3	**Aktionskräfte**	2.3	Bildschirme
		2.4	**Arbeitsstühle**
		2.5	**Arbeitshilfen**
3.	Arbeitsumgebung	4.	Arbeitsstoffe
3.1	Schall	4.1	Gefahrstoffe
3.2	**Schwingungen**	4.2	Lüftung
3.3	Licht und Beleuchtung		
3.4	Klima		
5.	Arbeitszeit	6.	Arbeitsstruktur
5.1	Schichtarbeit	**6.1**	**Arbeitsteilung**
5.2	**Pausen**	6.2	Arbeitsbereicherung

4. Prinzip: Attraktive Arbeitsbedingungen schaffen anstatt nur Zumutbarkeit sicherstellen zu wollen.

Attraktive Arbeitsbedingungen bauen darauf auf, daß die Anforderungen und Belastungen der Arbeit eine hohe Motivation der Arbeitnehmer für ein bestmögliches Arbeitsergebnis gestatten. Die Mitwirkung der Beschäftigten an der Arbeitsgestaltung, die Vermittlung des Gefühls, daß auf ihre Detailkenntnisse beim Zusammenspiel unterschiedlicher Anforderungen und Belastungen im Interesse eines guten Arbeitsergebnisses und zumutbarer Arbeitsbelastungen nicht verzichtet werden kann, ist eine entscheidende Voraussetzung prospektiver Arbeitsgestaltung. Die unterschiedlichen Konzepte der Arbeitsteilung in der Vergangenheit (z.B. extreme Arbeitsteilung des Taylorismus) und in der Gegenwart (Trennung des Arbeitnehmers vom Ergebnis seiner Arbeit – es wird von ihm nicht mehr erlebt), machen die Schwierigkeiten derartiger Konzepte deutlich.

Um die Risiken arbeitsbedingter Erkrankungen des Stütz- und Bewegungsapparates zu bewerten, können drei Gruppen ergonomischer Bedingungen unterschieden werden, für die jeweils spezielle Gestaltungsansätze zur Prävention möglich sind (KUORINKA 1995):

- *Biomechanische Faktoren:* Kraftaufwand, Arbeitshaltung, Repetitivität der Arbeit, Vibration;
- *Personelle Faktoren:* Anthropometrische Maße, erforderlicher Gesundheitszustand;
- *Arbeitsorganisation:* Arbeitsstreß, Bewältigungsstrategien der Arbeit, Praxis der Arbeitsorganisation.

Da es nicht möglich erscheint, „perfekte" Tätigkeiten oder Arbeitsplätze zu schaffen, ist es bei der Gestaltung von Arbeit notwendig, eine Balance zwischen den menschlichen Voraussetzungen und den Risikofaktoren der Arbeit herzustellen. Dazu dient das Modell des sog. „Arbeitssystems" (*Abb. 54* – SMITH und SAINTFORT 1989). In diesem werden unterschieden

- eine *Systembalance,* weil der Arbeitsplatz mehr als die Summe seiner Einzelkomponenten ist. Die Interaktionen zwischen den Komponenten des Arbeitssystems müssen bei der Gestaltung des Arbeitsplatzes beachtet werden, ohne daß allerdings für diese Abschätzungen zumeist hinreichende empirische Daten vorliegen.
- eine *kompensatorische Balance,* indem unvermeidliche Belastungen durch kompensatorische Maßnahmen wie verlängerte Erholungspausen, Rotation des Arbeitsplatzes zwischen mehreren Arbeitnehmern u.ä. so weit minimiert werden, daß sie vermutlich nicht mehr schädigend sind.

Das Arbeitssystem muß deshalb als Balance zwischen dem Individuum, der Aufgabe, der Technologie, der Organisation und der Umwelt gestaltet werden (SILVERSTEIN 1994).

Für den präventiven Schutz des Menschen bei der Arbeit gilt es, die technischen Komponenten so auszulegen, daß sie den menschlichen Voraussetzungen gemäß sind: Es soll *Kompatibilität* zwischen Technik und Mensch bestehen. Das bedeutet, zwischen den technischen Möglichkeiten und Notwendigkeiten einerseits und den Fähigkeiten und Eigengesetzlichkei-

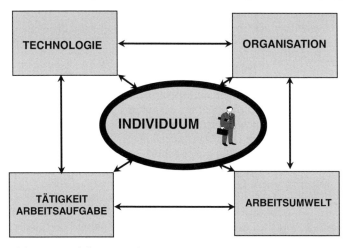

Abb. 54: Modell eines Arbeitssystems (nach SMITH und SAINTFORT 1989 aus KUORINKA und FORCIER 1995).

ten, aber auch den subjektiven Vorstellungen und Erwartungen der Menschen andererseits zu vermitteln (STRASSER 1995). Beispiele für kompatible Lösungen sind:

- *Werkzeuge und zu manipulierende Materialien* sollen den morphologischen und physiologischen Gegebenheiten sowie den Leistungsvoraussetzungen der Menschen in ihrer normalen individuellen Variabilität entsprechen.
- *Die bewegungstechnische Arbeitsgestaltung*, d.h. der notwendige Verlauf von Bewegungen bei der Ausführung einer Arbeit, soll
  - motorische Abläufe optimieren, dabei
  - unnötige Bewegungen vermeiden,
  - dynamische Schwünge nutzen,
  - Rhythmen vielfacher gleichartiger Bewegungen ausnutzen usw. und
  - die Engpässe der Belastbarkeit von Muskelgruppen und Gelenkstrukturen berücksichtigen.

Kriterien für die präventive Gestaltung körperlicher Arbeit

Ganzkörperarbeit

Unter Ganzkörperarbeit werden Arbeiten mit einer Beteiligung von mehr als 60% der Muskelmasse des Körpers und der Extremitäten zusammengefaßt, die überwiegend im Stehen oder Gehen ausgeführt werden.

Ergonomische Kriterien für die Gestaltung von Ganzkörperarbeit bestehen insbesondere für

- die Maße des menschlichen Körpers,
- die Bewegungsbereiche der Gelenke und die Greifräume der Gliedmaßen,
- die Lastenhandhabungen beim Heben, Tragen und Absetzen,
- die Körperstellung und die Körperhaltung bei der Arbeit,
- die Aktionskräfte und Körperkräfte im Bewegungsraum,
- den Energieaufwand und die Herz-Kreislauf-Belastung,
- das Blickfeld und das Gesichtsfeld als anatomisch-optische Randbedingungen der räumlichen Gestaltung,
- die Arbeitszeit und ihre Arbeitspausen.

Die Schwierigkeiten der Beurteilung entsprechender Arbeitsplatzkriterien bestehen in ihren Bewertungsmöglichkeiten: Es existieren überwiegend Daten zur Bewertung einzelner Kriterien. Dagegen existieren kaum Kriterien für das optimale Zusammenwirken einzelner Elemente und Teilaufgaben. Nach grober planerischer Vorabschätzung können sie oft erst durch empirische Feldmessungen der Beanspruchung von Arbeitnehmern als Erfolgskontrolle nach dem Abschluß einer Gestaltungsmaßnahme ermittelt werden.

Maße des menschlichen Körpers

Die Dimensionen des menschlichen Körpers haben einen erheblichen Einfluß auf die biomechanische Belastung, weil die Lastmomente an Gelenken, Bandscheiben und Sehnenansätzen neben der Höhe der Lasten von den Längen der wirkenden Hebel abhängig sind. So hat der durchschnittlich kleinere weibliche Körper neben dem Nachteil seiner Grazilität den Vorteil kürzerer Hebellängen z.B. der Arme und Beine.

Kenntnisse über die Maße des menschlichen Körpers beruhen auf repräsentativen anthropometrischen Messungen der Bevölkerung im arbeitsfähigen Alter. Ihre Übertragung auf die Lösung ergonomischer Fragestellungen soll gewährleisten, daß Menschen mit unterschiedlichem Körperwachstum in der Lage sind, ggf. durch die personenbezogene Anpassung von Arbeitsmitteln an normalen Arbeitsplätzen tätig zu werden. Aus diesem Grund beschränkt man sich nicht auf die Angabe von Durchschnittswerten, sondern kennzeichnet die Verteilung der Menschen verschiedener Größe in der repräsentativen Stichprobe durch die Angabe der Perzentilwerte „p 5" für kleine Menschen, „p 50" für mittlere Menschen und „p 95" für große Menschen einer Altersgruppe. Auf der Basis repräsentativer Messungen aus der Bundesrepublik Deutschland um 1976 existieren in der DIN 33 420 Daten über die Körpermaße der Bevölkerung zwischen 16 und 60 Jahren, die am Beispiel der Körperhöhe dargestellt sind *(Abb. 55).*

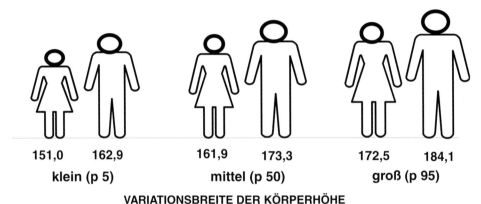

151,0   162,9   161,9   173,3   172,5   184,1

klein (p 5)   **mittel (p 50)**   **groß (p 95)**

VARIATIONSBREITE DER KÖRPERHÖHE

Daten für Männer und Frauen von 16–60 Jahre nach DIN 33 420 Teil 2

Abb. 55: Variationsbreite der Körperhöhenmaße zwischen kleinen (p 5), mittleren (p 50) und großen Männern und Frauen (nach DIN 33 402 Teil 2).

Zwischen den Werten der p 5 von kleinen Frauen und der p 95 von großen Männern öffnet sich eine erhebliche Spannweite von Maßen, denen die Arbeitsgestaltung gerecht werden soll. Einige Beispiele auf der Basis repräsentativer Meßdaten aus der ehemaligen DDR, die in den Jahren 1979 bis 1982 gewonnen wurden (FLÜGEL, GREIL und SOMMER 1986), zeigen das *(Tab. 18).*

In einer Bevölkerung mit einem erheblichen Anteil von Bewohnern, die aus Staaten des Mittelmeergebietes stammen, sind schließlich auch ethnische Unterschiede der Körpermaße zu beachten. Die Medianwerte für einige Nationalitäten und anthropometrische Meßstrecken zeigt die *Tabelle 19.*

Tabelle 18: Ausgewählte Körpermaße im Vergleich zwischen kleinen Frauen (Perzentilwert = p 5) und großen Männern (Perzentilwert = p 95) für Personen von 25 bis 29 Jahre (FLÜGEL, GREIL und SOMMER 1986).

Körpermaß (in Millimeter)	p 5 – weiblich	p 95 – männlich	Differenz (% p 95 von p 5)
Körperhöhe	1525	1889	+ 24 %
Reichweite nach vorn im Stehen	710	950	+ 34 %
Ellenbogenhöhe über der Sitzfläche	192	309	+ 61 %
Reichweite nach vorn	704	937	+ 33 %

Tabelle 19: Körpermaße ethnisch unterschiedlicher Menschen im Vergleich (DIN 33402).

Körpermaß in mm 50. Perzentil	Körperhöhe	Sitztiefe	Sitzflächen-höhe
Deutschland	1758	497	441
Italien	1707	480	403
Griechenland	1705	473	403
Türkei	1690	474	411

Bewegungsbereiche der Gelenke und die Länge der Gliedmaßen

Die Bewegungsbereiche der Gelenke in ihrer Verkettung untereinander und die Längen der Gliedmaßen bestimmen den Bewegungsumfang des Menschen im Raum. Besonders wichtig sind die daraus resultierenden Greifräume bei der Hand-Arm-Arbeit. Dazu werden nähere Ausführungen in *Abschnitt „Hand-Arm-Arbeit"* gemacht.

Lastenhandhabungen beim Heben, Tragen und Absetzen

Präventive Empfehlungen für das Handhaben von Lasten durch das Heben, Tragen und Absetzen, die sich über den Energieverbrauch hinausgehend auf den Schutz der Bandscheiben der Lendenwirbelsäule richten, sind bisher im breitesten internationalen Konsens von NIOSH vorgegeben worden. Obwohl diese Empfehlungen nicht unumstritten sind, da ihnen eine epidemiologische Langzeitbegründung noch immer fehlt, haben sie einen empirisch abgeleiteten Vorzug: Sie beziehen sich nach heutigem Erkenntnisstand plausibel auf mehrere physiologische Beanspruchungsebenen und erweisen sich damit gegenüber Kritik aus verschiedener Sicht als relativ robust.

Der präventive Grundsatz, der sich in der Lastenhandhabungsverordnung an 25 kg sowie bei Niosh (1991) an einer Maximallast von 23 kg für Männer und Frauen bei optimalen Handhabungsbedingungen orientiert (stehend aufrecht, körpernahes Handhaben der Last in 65 cm Höhe, Hubweg 25 cm, keine Verdrehung oder Seitneigung des Rumpfes), entspricht der medizinisch dauerhaft höchstzulässigen Belastung für Menschen am Arbeitsplatz, liegt jedoch weit unterhalb der Last, deren Handhabung sich noch als ausführbar erweist. Als Grundsatz kann gelten:

- Der Energieverbrauch, die Herz-Kreislauf-Beanspruchung und die Körperkräfte bestimmen in Relation zu den individuellen körperlichen Voraussetzungen über die *Ausführbarkeit.*
- Die über mehrere Jahre ohne erhebliche Schädigung der Skelettstrukturen zu leistende Arbeit bestimmt über ihre *Schädigungslosigkeit.* Die Schädigungslosigkeit kann nicht direkt durch Befindlichkeitsdaten kontrolliert werden.
- Die physiologisch nachweisbare sowie die empfundene Muskelermüdung bestimmen die *Erträglichkeit* und *Zumutbarkeit.* Diese Grenzen werden vom Beschäftigten direkt z.B. durch Ermüdung empfunden.

Es hängt von den Präventionszielen ab, welches Belastungsniveau in der Praxis erreicht werden soll. Belastungsgrenzwerte stützen sich auch auf Vereinbarungen darüber, welche Risiken einer näher zu beschreibenden Gruppe von Menschen (z. B. Frauen und Männer zusammen? – Leistungsalter oder ältere Arbeitnehmer? – Schädigungslosigkeit oder Zumutbarkeit?) zugemutet werden sollen. Bewertungssysteme wie bei OWAS (Maßnahmeklassen) oder in der DIN EN 614 (3-Zonen-Bewertungssystem) und die dargestellten Klassifikationen von Arbouw basieren mehr oder weniger darauf.

Darum werden je nach der Betrachtungsweise sehr unterschiedliche Lastgewichte zu Grunde gelegt und es erscheint wenig plausibel, Beschäftigten in der Lagerwirtschaft, im Bergbau oder in der Bauwirtschaft den Umgang mit Lasten über 23 kg ohne jede Ausnahme zu untersagen, wenn es um das gelegentliche Handhaben geht. Andererseits kann dem nicht der selbstgewählte Lastenumgang von einzelnen Personen bei selbst gewählten Freizeitbetätigungen einschließlich des Trainings im Fitneßstudio unter kontrollierten Bedingungen gegenübergestellt werden.

Für wiederholt auszuführende Arbeiten zum Heben und Absetzen von Lasten ergeben sich in Abhängigkeit von der Frequenz aus der Niosh-Formel und aus anderen Quellen präventive Grenzlasten, die beispielhaft in *Tabelle 20* dargestellt sind.

Sollen Lasten getragen werden, so werden nach einem internationalen Konsens (ISO 12288) zusätzlich Gesamtmassen angegeben, die aus der Gesamtbetrachtung von Energieverbrauch, biomechanischer Schädigungspotenz und Erträglichkeit auch für tätigkeitsadaptierte Personen abgeleitet werden *(Tab. 21).* Diese Werte können aus der Sicht der Ganzkörperarbeit nicht auf das Heben und Absetzen von Lasten übertragen werden, da insbesondere hohe Handhabungsfrequenzen mit kurzen Belastungszeiten verknüpft sind, die eine höhere Gesamtmasse rechtfertigen können. Hinsichtlich der Konsequenzen für das Hand-Arm-Schulter-System wird auf *den Abschnitt „Hand-Arm-Arbeit"* verwiesen.

Körperstellungen und Körperhaltungen bei der Arbeit

Körperstellungen und Körperhaltungen sind in mehrfacher Hinsicht von Bedeutung für die Belastung durch Arbeit. Ihre Kenntnis und Beeinflussung eröffnet einen wichtigen ergonomischen Gestaltungsbereich der Arbeit. Als *Körperstellung* wird die Gesamtheit der Einstellungen von Gelenken und Muskeln des Körpers zur Einnahme einer stabilen Körperposition be-

Tabelle 20: Grenzwerte für empfohlene Lastgewichte bei mehrstündigem regelmäßigen Lastenheben – Beispiele von Niosh 1991, DIN EN 1005-2 und Arbouw 1997.

Hand-habungs-frequenz je Minute	Niosh 1991 Beidhän-dig, ste-hend	Ent-wurf DIN EN 1005-2	Arbouw – einhändig stehend oder sitzend		Arbouw – beidhändig stehend, Kraftrichtung aufwärts oder abwärts	
			erhöhtes Risiko	stark erhöhtes Risiko	erhöhtes Risiko	stark erhöhtes Risiko
Unter 0,1 / Minute	23 kg	25 kg				25*
0,1 bis < 1/ Minute	18 kg	20 kg				(25*)
1 bis < 2 / Minute	14 kg	15 kg				(25*)
2 bis < 3 / Minute	12 kg		3,0	6,5	8,0	18,0
3 bis < 4 / Minute	10 kg	10 kg	2,0	4,0	5,0	11,5
4 bis < 5 / Minute	8 kg	–	1,5	3,0	3,0	7,0
Ab 5 / Minute	6 kg	–	1,0	2,5	2,0	4,5

(* = haltungsabhängige biomechanische Reduzierung des Maximums. 25 kg)

Tabelle 21: Empfehlung für zulässige bewegte Gesamtmassen beim Tragen von Lasten in kg nach ISO 12288 (Entwurf).

Tragedistanz	Gesamtlast je Minute	Gesamtlast je Stunde	Gesamtlast je Schicht
20 m	12,5	750	6.000
10 m	25	1.500	10.000
4 m	50	3.000	10.000
2 m	75	4.500	10.000
1 m	120	7.200	10.000

zeichnet. Sofern dazu ein muskulärer Aufwand erforderlich ist, weil weder durch die Stellung der Gelenke im Endbereich ihrer Beweglichkeit noch durch das „Hängen in den Bändern" eine passive und wenig belastende Position eingenommen werden kann, so spricht man von der *Körperhaltung.*

- Körperstellungen und -haltungen können zu einer erheblichen Muskelbelastung führen, ohne daß dadurch eine nützliche Arbeit geleistet wird. Bei den von der Ruhehaltung abweichenden Zwangshaltungen müssen sich einzelne Muskelgruppen zum Ausgleich ungünstiger Stellungen oder -haltungen besonders stark anstrengen und ermüden vorzeitig.
- Extreme Körperstellungen und -haltungen können die Durchblutung der Muskulatur behindern, zum Sauerstoffmangel führen und zum Abbruch der Arbeit zwingen.
- Körperstellungen und -haltungen können zu einer biomechanischen Verstärkung der Wirkung von Lasten auf den Stütz- und Bewegungsapparat führen. Daraus leitet sich u.a. das erhöhte Schädigungsrisiko der unteren Bandscheiben der Lendenwirbelsäule ab.

Zur Bewertung der Körperhaltungen werden in der ISO/CD 12266 (zitiert bei ARBOUW 1997) Empfehlungen der Arbeit in Zwangshaltungen gegeben, indem sie eingestuft werden als

- erhöhtes Gesundheitsrisiko zwischen ein und vier Stunden in Vorbeugung des Körpers von 20° bis 60°
- stark erhöhtes Gesundheitsrisiko länger als vier Stunden in Vorbeugung des Körpers von 20° bis 60°.

Weitergehende Einstufungen bedürfen der Beurteilung durch Experten.

Empfehlungen für maximale Haltezeiten in stehender Körperposition unter Berücksichtigung der Arbeitshöhe und der Halteentfernung (% der maximalen horizontalen Reichweite der Arme) haben MIEDEMA et al. (1997) zunächst ohne Berücksichtigung von zusätzlichen äußeren Lasten aus sieben Studien zusammengestellt.

- *Komfortable Körperhaltungen* sind mehr als zehn Minuten auszuführen und betreffen z.B. das Stehen mit Armen in Brusthöhe und 25 bis 50% der Reichweite.
- *Mäßig komfortable Körperhaltungen* sind zwischen fünf und zehn Minuten auszuführen und betreffen z. B. das Stehen mit Armen in Schulterhöhe nach vorn gestreckt oder leicht vorgeneigte Körperhaltungen bis 30°.
- *Unkomfortable Körperhaltungen* sind weniger als fünf Minuten auszuführen und betreffen z.B. die Überkopfarbeit und das Hocken mit körpernaher ebenso wie körperferner Armhaltung.

Kräfte im Bewegungsraum

Die Muskelkräfte wirken über die verschiedenen Gelenke des Körpers

- auf die Extremitäten und somit besonders auf die Arbeitshand bzw.
- auf die Körperpositionen zur Haltungsstabilisierung.

Entscheidend für das Resultat der muskulären Arbeit sind die *Aktionskräfte,* d.h. solche Kräfte, die vom Menschen an dessen Umgebung übertragen werden. Das betrifft

- Kräfte an Körperstützflächen (= beim Stehen und Sitzen abgegebene Gravitationskraft zum Boden) oder
- Kräfte, die zum Handhaben von Gegenständen aufgebracht werden.

Praktisch werden bei einer Handlung mehrere Aktionskräfte gleichzeitig freigesetzt, die sich überlagern (JÄGER 1987, DIN 33411 – Teil I 2). Wenngleich die Betrachtung von Aktionskräften bei körperlichen Arbeiten plausibel erscheint, ist ihre Anwendung in der praktischen Arbeitsgestaltung eingeschränkt. Messungen der Aktionskräfte sind in der Praxis schwierig durchzuführen. So gibt es für das Ziehen und Schieben von Lasten wohl Empfehlungen zulässiger Kräfte (KUMAR 1994), jedoch mit Ausnahme der neuen Untersuchungen von JÄGER et al. (in Vorbereitung – 2000) keine für die Betriebspraxis robusten Methoden ihrer Messung.

Als Orientierungsgrößen zulässiger bzw. empfohlener Belastungen durch das Schieben einer Last werden für die niederländische Bauwirtschaft die Werte in *Tabelle 22* angegeben (ARBOUW 1997). Zukünftig ist mit weiteren physiologisch begründeten Empfehlungen zu rechnen.

Tabelle 22: Orientierungsgrößen zulässiger bzw. empfohlener Belastungen durch das Schieben einer Last im Stehen oder im Sitzen mit Abstützung des Rückens (ARBOUW 1997).

Frequenz / Minute	Zulässiger Wert	Empfohlener Wert
< 1 × / Minute	45 kg	< 25 kg
1 – < × / Minute	31 kg	< 17,5 kg
2 – < 3 × / Minute	18 kg	8,0 kg
3 – < 4 × / Minute	11,5 kg	5,0 kg
4 – < 5 × / Minute	7,0 kg	3,0 kg
Ab 5 × / Minute	4,5 kg	2,0 kg

Schließlich müssen Aktionskräfte im Verhältnis zu den jeweils maximal möglichen Aktionskräften bewertet werden, die bei verschiedenen Personen und in unterschiedlichen Situationen nicht gleich sind. Sie unterscheiden sich zwischen Menschen verschiedener Konstitution, verschiedenen Alters, Geschlechts und Trainings sehr erheblich. Zusätzlich ermüdet die Maximalkraft bei mehrfacher Wiederholung einer Kontraktion so sehr, daß bekannte Werte (z.B. ROHMERT 1966) nur für einmalige Kraftaufwendungen gültig sind.

Prospektive Abschätzung von Energieaufwand und Herz-Kreislauf-Belastung

Zu diesem Aufgabengebiet der Arbeitsgestaltung sind bereits *im Abschnitt „Grundlagen der arbeitsphysiologischen Belastungsbeurteilung"* nähere Ausführungen gemacht worden *(siehe Tab. 8)*. Für die Ganzkörperarbeit liegt die Dauerleistungsgrenze als Maß der durchschnittlich zulässigen Arbeitsbelastung je acht Stunden Arbeitsschicht bei einem Sauerstoffverbrauch von 1,10 l/min für Männer sowie 0,80 l/min für Frauen und bei einer Herzfrequenz von 110/min für Männer und Frauen.

Blickfeld und Gesichtsfeld als anatomisch-optische Randbedingungen

Der optisch durch die Augen kontrollierbare Bereich des Handlungsfeldes hat einen Einfluß auf die Ausführung von Arbeit, weil Haltungen und Bewegungen daran auszurichten sind. Sie können eine Zusatzbelastung des Stütz- und Bewegungsapparates bei der Arbeit darstellen.

- Das *Gesichtsfeld* umfaßt den Bereich, der bei fester Kopfhaltung und fixierenden Augen übersehen werden kann.
- Das *Blickfeld* umfaßt den Bereich, in dem bei fester Kopfhaltung und bewegten Augen Gegenstände fixiert werden können.

Für die Ganzkörperarbeit bleibt die Zusatzbelastung durch diese anatomisch-optischen Randbedingungen gering. Bei der Übertragung dieser Prinzipien auf Formen der Sitzarbeit (Hand-Arm-Arbeit, Bildschirmarbeit) erlangen sie größere Bedeutung, da beim Sitzen die Motilität des Körpers aufwärts bis zum Becken fixiert ist und sich auf die Torsion und Seitenneigung des Rumpfes und die Hals-/Kopfbewegungen beschränkt.

Arbeitszeit und Arbeitspausen

Dem Zeitfaktor kommt bei der zulässigen Belastung eine erhebliche Rolle zu. Eine der ältesten Formeln für die Bestimmung des bei der Arbeit notwendigen Verhältnisses zwischen der Aktionszeit und der aktionsfreien Zeit ist die auf der Grundlage des Energieumsatzes zu berechnende Erholungszeit nach BÖHR und SPITZER. Sie ist in der Eisen- und Stahlindustrie weit verbreitet gewesen (BÖHR und SPITZER zit. bei STRASSER 1994).

$$\text{Erholungszeit: EZ \%} = \frac{\text{Ist-Energieumsatz / kJ}}{\text{Dauerleistungsgrenze / kJ}} \times 100\,\%$$

Diese Formel geht von der Annahme aus, daß der Erholungszeitanspruch in % der Ausführungszeit bei Belastungen oberhalb der Dauerleistungsgrenze direkt linear mit der Höhe der Belastung zunimmt. Das widerspricht allerdings den biologischen Eigengesetzlichkeiten des Menschen (STRASSER 1990). Besonders hohe Belastungen und Belastungsspitzen benötigen in einer nichtlinearen Weise eine verlängerte Erholungszeit. Eine Annäherung an diese Forderung bringt die Formel von ROHMERT (1981) für ein beanspruchungsorientiertes Erholzeitverfahren:

$$\text{EZ \%} = 1{,}9\ (T_H)^{0{,}145}\ (\frac{N_{eff}}{N_{DLG}} - 1)^{1{,}4} \times 100\,\%$$

Der Erholzeitanspruch in % der Ausführungszeit *TH* steigt bei Belastungen *N* oberhalb der Dauerleistungsgrenze *DLG* überproportional mit der Belastungshöhe. Die Formel stellt eine Minimalforderung dar, die unter biologischen Gesichtspunkten eher überschritten werden sollte, da sie unter optimalen Bedingungen einer harmonischen dynamischen Ganzkörperarbeit auf dem Fahrradergometer mit einem Wirkungsgrad von 25 % ermittelt worden ist.

Als Handlungsanleitung für die Bestimmung des Erholungszuschlages hat ROHMERT bereits 1960 für die REFA-Ausbildung von praktischen Arbeitswissenschaftlern die Formel abgeleitet:

$$EZ \% - 18 \, (t/T)^{1,4} \times (k/K{-}0,15)^{0,5} \times 100 \%$$

EZ = Erholungszuschlag in % der Haltezeit t
T = maximale Haltezeit in Minuten   t = Haltezeit in Minuten
K = maximale Haltekraft in kg   k = Haltekraft in kg

Praktisch kann das zum Beispiel bedeuten: In einem Wechsel zwischen 0,5 Minuten Belastung mit der halben Maximalkraft und 2 Minuten belastungsfreier Pause erwartet ROHMERT keine Ermüdung über die Arbeitsschicht von 8 Stunden.

Für die Beanspruchung der Knochen, Knorpel, Sehnen und Bänder gibt es bisher keine vergleichbaren Resultate, die eine wissenschaftlich begründete Vorgehensweise zum Arbeitszeit- und Pausenregime für die Prävention arbeitsbedingter Erkrankungen des Stütz- und Bewegungsapparates begründen könnten. Wissenschaftliche Untersuchungen orientieren sich an Ermüdungserscheinungen langsam ernährter (sog „bradytropher") Gewebe z.B. durch die Abnahme der Körperhöhe über die Zeit als Folge des Flüssigkeitsverlustes der Bandscheiben. Anhaltspunkte bieten die Messungen über Veränderungen der Stammlänge des Körpers bei definierten Belastungen (WHITE und PANJABI 1990, ALTHOFF et al. 1993). Auf Grund der langsamen Diffusionsgeschwindigkeiten in diesen Gewebsstrukturen ist eher mit einer längeren Erholungszeit im Verhältnis zur Belastungszeit zu rechnen.

Allgemeine Gestaltungsgrundsätze

Allgemeine Grundsätze für die präventive Gestaltung insbesondere von Ganzkörperarbeit beim Handhaben von Lasten sind in der EG-Richtlinie über Mindestvorschriften bei der manuellen Handhabung von Lasten sowie in der Lastenhandhabungs-Verordnung (VO zur Umsetzung von EG-Einzelrichtlinien zur EG-Rahmenrichtlinie Arbeitsschutz 1996) beschrieben worden. Sie unterscheidet Kriterien, die sich orientieren an den im Anhang zur Lastenhandhabungs-Verordnung aufgelisteten Merkmalen *(Tab. 23)*.

Nähere Ausführungen zur Anwendung der Methode fanden sich bereits in *Abschnitt „Beobachtung von Arbeitsabläufen"*.

Hand-Arm-Arbeit

Die Kriterien für eine präventive Gestaltung von Hand-Arm-Arbeit orientieren sich

- an den *anatomisch-funktionellen Gegebenheiten* der Hände, der Arme und des Schultergürtels,
- an den *Kräfteverhältnissen der beteiligten Muskelgruppen* und ihrer Balance untereinander.

Die Anforderungen von Tätigkeiten führen zu speziellen Konstellationen der Beanspruchung. Sie müssen so gestaltet werden, daß sie den Erfordernissen an eine menschengerechte Arbeitsgestaltung im Sinne der Schädigungslosigkeit und Zumutbarkeit und nach Möglichkeit der Gesundheitsförderlichkeit entsprechen.

Für die Beurteilung der physiologischen Komplexität von Hand-Arm-Arbeiten existieren keine so differenzierten Beurteilungskriterien wie für die Ganzkörperarbeit: An der oberen Extremität wirkt eine große Zahl von mittleren bis kleinen Muskeln auf sehr komplizierte Weise von der Hals- und oberen Brustwirbelsäule über das Schulter-, Ellenbogen- und Handgelenk bis in die Fingergelenke zusammen. An der unteren Extremität bilden zumeist größere Muskeln eine kinematische Kette von der unteren Lendenwirbelsäule über das Becken, das Hüft-, Knie- und Sprunggelenk bis zu den Zehengelenken *(Abb. 18, 19)*.

Tabelle 23: Merkmale, aus denen sich eine Gefährdung der Sicherheit und Gesundheit insbesondere der Lendenwirbelsäule der Beschäftigten ergeben kann (aus Anhang zur Lastenhandhabungs-Verordnung 1997).

- **MERKMALE DER LAST:**
  - ihr Gewicht, Form und Größe,
  - die Lage der Zugriffsstellen,
  - die Schwerpunktlage,
  - die Möglichkeit einer unvorhergesehenen Bewegung.

- **MERKMALE DER ARBEITSAUFGABE:**
  - die erforderliche Körperhaltung oder -bewegung, insbesondere Drehbewegung,
  - die Entfernung der Last vom Körper,
  - die durch das Heben, Senken oder Tragen einer Last zu überbrückende Entfernung,
  - das Ausmaß, die Häufigkeit und die Dauer des erforderlichen Kraftaufwandes,
  - die erforderliche persönliche Schutzausrüstung,
  - das Arbeitstempo infolge eines nicht vom Beschäftigten zu ändernden Arbeitsablaufs,
  - die zur Verfügung stehende Erholungs- oder Ruhezeit.

- **MERKMALE DER BESCHAFFENHEIT DES ARBEITSPLATZES UND DER ARBEITSUMGEBUNG:**
  - der in vertikaler Richtung zur Verfügung stehende Platz und Raum,
  - der Höhenunterschied über verschiedene Ebenen,
  - die Temperatur, Luftfeuchtigkeit und Luftgeschwindigkeit,
  - die Beleuchtung,
  - der Ebenheit, Rutschfestigkeit oder Stabilität der Standfläche,
  - die Bekleidung, insbesondere das Schuhwerk.

Die mechanische Belastung des Hand-Arm-Systems wird durch die Faktoren

- Kraftaufwand
- Dauer der Belastung
- Wiederholung

bestimmt (KUORNIKA et al. 1994). Kriterien für die Klassifikation der Belastung durch Arbeit der oberen Extremitäten hat u.a. eine Gruppe finnischer Arbeitswissenschaftler um VIIKARI-JUUNTURA (KETOLA et al. 1996) aufgestellt *(Tab. 24)*. Sie sind als Merkmale eines semiquantitativen Analyseverfahrens zur Beurteilung der Belastung des Hand-Arm-Systems entwickelt worden.

Repetitive Arbeit besteht dann, wenn über eine bestimmte Zeit Wiederholungen von zyklischen Kontraktionen gleicher Muskeln durch gleiche Bewegungsmuster gefordert werden *(Tab. 25)*. Über die Mindestzahl der Wiederholungen oder die Mindestdauer zyklischer Prozesse, die zur Anwendung des Begriffes „repetitiv" berechtigen, bestehen bisher keine verbindlichen Konventionen.

Entscheidend ist aus physiologischer Sicht die Frequenz der Tätigkeiten (MATHIASSEN und WINKEL 1995). Zur Muskelermüdung tragen neben der Frequenz die Stärke der Kontraktionen im Verhältnis zur Maximalkraft sowie die Dauer der ausgeübten Tätigkeit bei.

Tabelle 24: Analysekriterien für die Erkennung hoher Belastungen durch Hand-Arm-Arbeiten (nach KETOLA et al. 1996).

Belastungsmerkmal	Kriterium für hohe Belastung
REPETITIVITÄT	Dauer eines Arbeitszyklus ≤ 30 Sekunden oder die Hälfte der gesamten Zykluszeit einschließlich vergleichbarer Bewegungsmuster des Arms
LOKALER MECHANISCHER DRUCK	Harte oder scharfe Objekte, Werkzeuge oder Teile des Arbeitsplatzes verursachen lokalen Druck auf Finger, Handfläche, Unterarm, Ellenbeuge oder Achsel für mehr als ein Drittel des Grundzyklus
KRAFTEINSATZ	Arbeiter hebt, trägt, schiebt oder zieht Lasten über 4 kg oder benutzt Werkzeuge über 2,5 kg länger als ein Drittel des Grundzyklus
ZANGENGRIFF	Arbeiter hält ein Objekt zwischen Daumen und Fingerspitzen länger als ein Drittel des Grundzyklus
NICHTNEUTRALE HANDGELENKS-HALTUNG	Beugung, Streckung, Seitenabweichung im Handgelenk nach radial oder ulnar über 10° länger als ein Drittel des Grundzyklus
STRECKUNG DES OBERARMS	Ellenbogen über Schulterniveau länger als ein Drittel des Grundzyklus
GEBRAUCH VIBRIERENDER WERKZEUGE	Vibration von Werkzeugen wird länger als ein Drittel des Grundzyklus auf das Hand-Arm-System übertragen

Tabelle 25: Kriterien für repetitive Arbeit nach SILVERSTEIN et al. (1986) und KILBOM (1994).

Repetitive Hand-Arm-Arbeit

Repetitivität mit erhöhtem Risiko für Muskel-Skelett-Erkrankungen liegt vor, wenn die *Zyklusdauer* einer einzelnen zu wiederholenden Handlung

- unter 30 Sekunden liegt oder
- mehr als 50% der gesamten Tätigkeitsdauer ausmacht

und die *Häufigkeit* wiederholter Bewegungen die Werte von

- 2,5 / min für die Schulter,
- 10 / min für Ellenbogen und Hand,
- 100 bis 200 / min für die Finger überschreitet.

Durch hohe subjektive Anstrengung kann es zusätzlich zur Daueranspannung von Muskelfasern mit niedriger Erregungsschwelle *(siehe bei „Recruitment")* in den belastungsfreien Phasen eines Bewegungszyklus kommen, weshalb repetitive Arbeit von streßsensiblen oder ungeübten Personen als besonders belastend erlebt wird. Von repetitiver Arbeit kann neben der Hand-Arm-Muskulatur auch die Rückenmuskulatur (z.B. ständiges Bücken und Wiederaufrichten bei Umsetztätigkeiten) oder die Hüft- und Beinmuskulatur (z.B. Aufnehmen schwerer Lasten aus der Hocke bei Beladearbeiten) betroffen sein.

Eine besondere Bedeutung besitzt repetitive Arbeit für das Hand-Arm-System. Seine Muskeln bilden einen Engpaß lokaler Muskelarbeit insbesondere bei regelmäßiger Ausübung gleicher Arbeitsvorgänge (z.B. Kleinteilmontage, Bedienung von Geräten und Tastaturen). Wiederholte lokale Muskelarbeit kommt aber auch als Teil handwerklicher Ganzkörperarbeit (z.B. Vermauern von Steinen, Verlegen von Dachziegel) sowie bei Verpackungstätigkeiten vor. Zur Beurteilung repetitiver Arbeiten der oberen Extremitäten empfiehlt KILBOM (1994) ein dreistufiges Vorgehen:

- *Ein Problem vermuten:* Ist die Arbeit repetitiv, weil ein Arbeitszyklus < 30 Sekunden dauert? – Existieren Fälle von Muskel-Skelett-Erkrankungen wie Tendinitis, Tenosynovitis, Myalgie oder distale Nervenstörungen, die auf eine äußere Belastung zurückgeführt werden?
- *Erhöhtes Risiko erkennen:* Überschreitet die Bewegungsfrequenz pro Minute die in *Tabelle 25* angegebenen Werte?
- *Hohes Risiko feststellen:* Zusätzliche Risikofaktoren begünstigen Erkrankungen des Muskel-Skelett-Systems wie z.B.
  - lange Dauer der Ausübung der Tätigkeit an einem Tag, im Monat und im Jahr,
  - hohe Kraftanstrengung im Verhältnis zur Maximalkraft,
  - hohe statische Haltungsbelastung,
  - extreme Haltungspositionen zumeist im Endbereich der Beweglichkeit eines Gelenks,
  - hohe Bewegungsgeschwindigkeit,
  - Mangel an Training,
  - psychosoziale Risiken (quantitativ hohe Anforderungen, psychische Monotonie, Mangel an subjektiver Kontrolle).

ARBOUW (1997) empfiehlt deshalb in Abhängigkeit von der Hubfrequenz als Grenzen für ein gesundheitlich *erhöhtes Risiko* (für 90% der Männer in der Bauwirtschaft) sowie als Grenzen für ein gesundheitlich *stark erhöhtes Risiko* (für 25% der Männer in der Bauwirtschaft zumutbar) in Abhängigkeit von der Hebefrequenz die Werte der *Tabelle 26*.

Tabelle 26: Empfehlungen für maximal zu bewegende Lasten bei repetitiver Hand-Arm-Arbeit (nach ARBOUW 1997)

Frequenz von Lastmanipulationen (Armarbeit)	Erhöhtes Risiko	Stark erhöhtes Risiko
2x bis < 3x / Minute	über 8,0 kg	über 18,0 kg
3x bis < 4x / Minute	über 5,0 kg	über 11,5 kg
4x bis < 5x / Minute	über 3,0 kg	über 7,0 kg
ab 5x / Minute	über 2,0 kg	über 4,5 kg

Generell gelingt eine praktische Beschreibung repetitiver Belastungen ohne methodisch aufwendige Untersuchungstechniken kaum befriedigend. Deshalb müssen Ergebnisse derartiger Untersuchungen in überschaubare Gestaltungsregeln übertragen werden. Dadurch erkannte hohe Arbeitsbelastungen sind durch technische und organisatorische Präventionsmaßnahmen zu beseitigen (KILBOM 1997).

Nach STRASSER (1996) lassen sich für eine beanspruchungsgerechte Planung und Gestaltung manueller Tätigkeiten des Hand-Arm-Systems folgende Empfehlungen ableiten:

- Der *günstigste Bewegungsbereich* für Montagetätigkeiten ist der kleine Greifraum der Hände *(Abb. 56)*. Er befindet sich relativ körpernah in einem Bereich von etwa 30 bis 60° vor der Körperfrontalebene.
- *Vorratsbehälter für Material* lassen sich günstig seitlich neben dem Körper im Winkelbereich von 150° bis 210° anordnen. Dabei kann allerdings die visuelle Kontrolle eingeschränkt sein.
- *Hubarbeiten* sollten nach Möglichkeit vermieden werden. Schieben ist stets günstiger als Heben.
- Bei hohen Anforderungen an die *Genauigkeit des Greifens* oder Positionierens sollten erhöhte Arbeitsebenen vermieden werden.
- Bewegungen des Hand-Arm-Schulter-Systems sollten als *kreisförmige Schwenkbewegungen* um die Gelenkpunkte herumgeführt werden. Geradlinige translatorische Bewegungen führen zu einer Erhöhung der Beanspruchung.
- *Bringbewegungen* sollten auf den Körper gerichtet werden. Sie sollen nicht auf Geraden, sondern auf Kreisbögen ausgeführt werden können.
- Bewegungen entlang der *Grenzen des großen Greifraums* müssen unbedingt vermieden werden, da sie insbesondere in der Schultermuskulatur sehr schnell zu erhöhten Beanspruchungen führen.

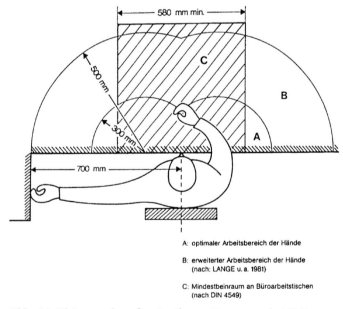

A: optimaler Arbeitsbereich der Hände

B: erweiterter Arbeitsbereich der Hände
(nach: LANGE u. a. 1981)

C: Mindestbeinraum an Büroarbeitstischen
(nach DIN 4549)

Abb. 56: Kleiner und großer Greifraum (LANGE et al. 1991).

- Ein *Beugen des Rückens* insbesondere in der Median- und Frontalebene ist zu vermeiden, da sie zu hoher Beanspruchung der Rückenstrecker führt.
- *Griffe und Schalter* müssen auch im Detail handgerecht geformt und angeordnet sein, da sie sonst unnötige statische Beanspruchungen hervorrufen.
- Für *Drehbewegungen des Unterarms* sind Einwärtsdrehungen zu bevorzugen. Hierbei ist der jeweilige Einsatz der linken oder rechten Hand zu berücksichtigen, denn es gilt stets, daß Pronation günstiger ist als Supination.

Steharbeitsplätze

Arbeitsplätze, an denen allein das Stehen über mindestens zwei Drittel der Arbeitszeit die typische körperliche Anforderung darstellt, betreffen viele Arbeitnehmer, darunter ganz besonders viele Frauen. Es wird geschätzt, daß allein etwa 1,5 Millionen Frauen als Verkäuferinnen und Friseusen, darüber hinaus viele weitere Frauen im Gaststätten- und Küchengewerbe, als Zahnarzthelferinnen und in anderen Pflegeberufen sowie in der Produktion davon betroffen sind (Bundesanstalt für Arbeitsschutz und Arbeitsmedizin 1997).

Beschwerden und Erkrankungen des Stütz- und Bewegungsapparates sowie Kreislauffunktionsstörungen und Varizen der unteren Extremitäten sind die Folge. Ihnen liegen folgende Ursachen zu Grunde:

- Die für eine aufrechte Haltung erforderliche Rückenstreckermuskulatur wird durch dauerhafte Anspannung überfordert und Rückenschmerzen werden gefördert.
- Wegen Ermüdung der Rückenmuskulatur kommt es zur Hyperlordose der LWS mit einer Kippung des Beckens nach vorn, weil nun die Hüftbeuger (M. iliopsoas und M. quadratus lumborum) überwiegen, die Lendenstrecker und die vordere Bauchmuskulatur dagegen zu schwach ist.
- Die Wirbelsäule wird bei geringer Bewegung im Stehen dauerhaft mäßig belastet, Entlastungspausen fehlen jedoch. Die Bandscheiben verlieren an Flüssigkeit und können schlechter ernährt werden.
- Die Füße werden durch langes Stehen überfordert, so daß die aktiv durch Muskelspannung zu haltenden Fußlängs- und -quergewölbe absinken. Es entstehen Kapsel- und Bänderschmerzen an den Fußgelenken.
- Die Venen sind mit sog. Venenklappen ausgestattet, um beim Stehen einen Rückstrom des Blutes vom Herzen in die unteren Partien des Beines zu verhindern. Ständiges Stehen überfordert diese Venenklappenfunktion, so daß es zum Rückstau von venösem Blut in den Beinen, zur Mangelversorgung mit der Folge von Spannungsschmerzen und verschlechterter Ernährung der Haut sowie zur Ausweitung der Hautvenen zu Varizen (Krampfadern) kommt.
- Der Rückstau des Blutes behindert den venösen Rückstrom zum Herzen, woraus Blutdruckminderungen (funktionelle Hypotonie) entstehen können.
- Dauerhaftes Stehen wirkt wegen der Summe der einzelnen Belastungselemente insgesamt stark psychisch ermüdend.

Insofern entwickelt sich ein Teufelskreis, in dem ermüdende Arbeit die Bereitschaft zur Belastung und Bewegung in der Freizeit mindert, obwohl hier ein Ausgleich zu suchen wäre. Zur Abwendung dieser nachteiligen Wirkungen gibt es folgende Lösungsmöglichkeiten:

Vermeidung generellen Stehens während der Arbeit

Dauerhaftes Stehen soll durch die Gestaltung oder die Aufteilung der Arbeit vermieden werden. Dafür kommt u.a. in Frage, daß

- Mischarbeitsplätze an Stelle einer strengen Arbeitsteilung eingeführt werden,
- Verkäuferinnen im Wechsel an Kassenarbeitsplätzen im Sitzen eingesetzt werden,
- Vorbereitungsarbeiten im Hintergrund eine Gelegenheit zum Sitzen bieten,
- unvermeidliche Steharbeiten sowohl in der Produktion als auch bei Dienstleistungen durch eine Steh-Sitz-Hilfe *(Abb. 57)* unterstützt werden.

Generell bedeutet das auch, psychologische Hemmschwellen gegen das Sitzen, das von Laien als Ausdruck mangelhafter Belastbarkeit gewertet wird, abzubauen und diese Lösungen als positive Elemente der Arbeitsgestaltung anzunehmen.

Verminderung der Belastung durch das Stehen

Bei langem Stehen auf harten Böden kann der Einbau federnder Böden wesentliche Entlastungen der Wirbelsäule bringen, indem diese Stöße auf die Wirbelsäule und ihre Muskulatur beim Gehen auffangen. Auch elastische Lattenroste sind geeignet, wenn sie z.B. mit einem Teppich belegt werden können.

Auswahl geeigneter Schuhe für die Arbeitszeit

Bei der Auswahl der Schuhe für die Steharbeit wird häufig ein Konflikt zwischen dem modischen Aussehen und dem notwendigen Tragekomfort zu lösen sein. Welche Orientierungsmerkmale gibt es für fußgerechte Schuhe?

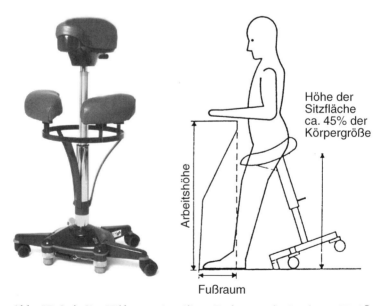

Abb. 57: Steh-Sitz-Hilfe zur zeitweiligen Entlastung des Rückens (SIRA®, Fa. Rau, Zellerstr. 14, 73110 Hattenhofen).

- Der Schuh sollte besonders beim ständigen Stehen die notwendige Länge und Breite haben. Dazu kann man sich eine Pappschablone des eigenen Fußumrisses herstellen und ausschneiden. Kann diese Schablone mühelos in den Schuh geschoben werden, sollten Länge und Breite stimmen.
- Eine Weitenregulierung durch Schnür- oder Schnallenverschluß gibt die Möglichkeit, die Weite des Schuhs den ganz natürlich auftretenden Veränderungen des Fußes anzupassen.
- Zehenfreiheit in den Schuhen verbessert die Unterstützung bei der Balancearbeit des Fußes.
- Der Halt des Fußes im Fersenbereich sollte durch den Schuh unterstützt werden, indem ein hoher Schluß mit einer kräftigen, jedoch nicht drückenden Hinterkappe besteht.
- Der Absatz verteilt die Druckkräfte gleichmäßig auf den Vor- und den Rückfuß und schont damit das Fußlängsgewölbe. Das wird bei einer geringen Absatzhöhe von ca. 2 cm bis höchstens 4 cm erreicht.
- Schuhsohlen sollen leicht beweglich sein, sich also während des Gehens der Fußform anpassen und sie sollten aus einem weichen federnden Material bestehen, das wiederum Stöße beim Gehen abfängt.

Sitzarbeitsplätze auf mobilen Arbeitsmaschinen

Arbeit im Sitzen kommt in sehr unterschiedlichen Bereichen vor: Sie ist nicht nur typisch für Bürotätigkeiten, Fließbandarbeiten in der Leichtindustrie z.B. bei der Gerätemontage, sondern auch bei Fahrzeugführern und Führern mobiler Arbeitsmaschinen.

Sitzarbeit stellt physikalisch und physiologisch die geringsten Anforderungen an die körperliche Leistungsfähigkeit. Für den Stütz- und Bewegungsapparat ist sie dagegen aus mehreren Gründen mit einem erhöhten Risiko des Auftretens von Beschwerden und Erkrankungen verbunden:

- Die *geringe Inanspruchnahme der Muskulatur* führt zum Verlust von muskulärer Kraft und Ausdauer, die mit *Abschwächungen* verbunden sein kann. Davon werden einzelne Muskelgruppen unterschiedlich stark betroffen, so daß Gleichgewichte zwischen ihnen gestört sind und muskuläre Dysbalancen drohen.
- Arbeit in sitzender Position bewirkt auf Grund der starken Kyphosierung der Lendenwirbelsäule und der Vorneigung des Oberkörpers eine *höhere biomechanische Druckbelastung in den Bandscheiben der LWS*. Sie sind einem erhöhten Risiko der degenerativen Schädigung ausgesetzt *(→ Abschnitt „Schädigungen der Wirbelsäule: die Bandscheiben")*.
- Arbeit an Sitzarbeitsplätzen ist oft mit hohen psychischen und intellektuellen Anforderungen verbunden oder erfordert hohe Daueraufmerksamkeit. Das gilt besonders beim Führen von Fahrzeugen und mobilen Arbeitsmaschinen. Eine damit verknüpfte hohe psychomotorische Anspannung fördert die Verkrampfung von Muskulatur und die Schmerzsensibilität. Sie wirkt sich besonders auf die Schulter-Nacken-Region, aber auch auf die Lendenregion des Rückens aus (KRAUSE et al. 1997).
- Sitzarbeit ist häufig mit *feinen sensumotorischen Anforderungen* und hohem *Koordinationsaufwand kleiner Muskelgruppen* der Unterarme und Hände verbunden. Für eine hohe Zielgenauigkeit der Bewegungen sind deshalb hohe statische Vorspannungen von Muskelgruppen erforderlich, die vorzeitige Ermüdung begünstigen. Zusätzlich sind oft die Arme in bestimmten Positionen zu fixieren, was ebenso wie bei der Hand-Arm-Arbeit zu hoher und ggf. schmerzhafter *Anspannung der Schulter- und Nackenmuskulatur* führt.
- Kraftfahrzeuge und fahrende Arbeitsmaschinen erzeugen *Ganzkörpervibrationen*, die über den Fahrersitz senkrecht (sog. Z-Achse) nach oben in das Gesäß und in die Wirbel-

säule eingeleitet werden. Erdbaumaschinen und selbstfahrende Geräte im Bergbau bewegen sich auf besonders unebenen Fahrwegen, die zu ständig wechselnden Schwingungseinwirkungen führen. Solche stochastischen Schwingungen sind besonders schädigend, weil sich die Muskulatur auf keinen Rhythmus der einwirkenden Stöße einstellen kann, dem sie durch angepaßte Kontraktionen entgegenwirken könnte. Die Wirkung von Ganzkörperschwingungen auf den Stütz- und Bewegungsapparat wird

– von den *physikalischen Merkmalen* der Schwingungen (Amplitude und Frequenz sowie der daraus abzuleitenden Beschleunigungsenergie)
– von der *Dauer der Einwirkung* im Verhältnis zur Gesamtarbeitszeit
– vom *Charakter der Schwingungen* bestimmt.

Schwingungen wirken dann besonders nachteilig für die Gesundheit, wenn sie in bestimmten Organen Resonanz hervorrufen können *(Tab. 27)* und wenn sie ein zufällig verteiltes Frequenzmuster (stochastische Schwingungen) aufweisen.

Tabelle 27: Resonanzfrequenzen ausgewählter Körperregionen und Organe in der Z-Achse eines sitzenden Menschen (nach Dupuis und Zerlett 1984)

Körperregion / Organ	Eigenfrequenz
Rumpf	3 – 6 Hz
Brustkorb	4 – 6 Hz
Wirbelsäule	3 – 5 Hz
Schulter	2 – 6 Hz
Magen	4 – 7 Hz
Auge	20 – 25 Hz

Deshalb werden für die Arbeitsplätze mit Ganzkörperschwingungen Begrenzungen der Beschleunigungen in den Frequenzbereichen mit Hilfe der sog. „bewerteten Schwingstärke" K_Z auf 16,2 für die Einwirkung harmonischer sowie auf 12,5 für stochastische Schwingungen empfohlen *(Abb. 58 / VDI 2057)*. In diese Bewertung gehen die Einwirkungszeit und die Schwingungsfrequenz ein.

Die Risiken für den Stütz- und Bewegungsapparat werden noch dadurch ergänzt, daß Führer von mobilen Arbeitsmaschinen häufig erst im mittleren Lebensalter nach einer längeren Zeit mit körperlich schwerer Arbeit in diese Tätigkeiten wechseln (Cohrs und Hartmann 1997). Ihre früheren Ernährungsgewohnheiten behalten sie dann bei und neigen zu Übergewicht, das im Zusammenhang mit Bewegungsmangel weitere Gesundheitsrisiken wie Bluthochdruck, ischämische Herzkrankheiten und Diabetes mellitus fördert.

Ergonomische Gestaltungsempfehlungen für mobile Arbeitsmaschinen setzen vorrangig

• an der Gestaltung der Sitze und der Fahrerkabinen,
• an der Anordnung von Bedienelementen und Instrumenten sowie
• am Arbeitsregime an.

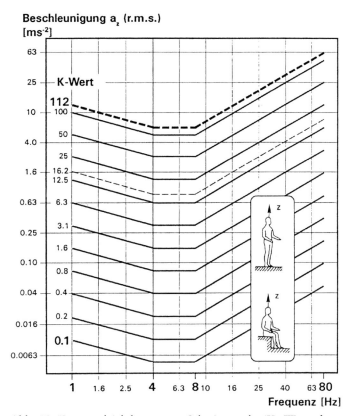

Abb. 58: Kurven gleich bewerteter Schwingstärke (K_Z-Werte für Ganzkörperschwingungen) nach VDI 2057 (HETTINGER und WOBBE 1993).

Für die Gestaltung des Arbeitsplatzes des Fahrzeugführers sind ergonomische Entwicklungstools geschaffen worden, die von allen führenden Fahrzeugherstellern eingesetzt werden, um an den in Massenfertigung gleichartig hergestellten Arbeitsplätzen optimale Bedingungen zu schaffen (z.B. RAMSIS – SEIDL 1995)

Diese Gestaltungsempfehlungen können das erhöhte Gesundheitsrisiko jedoch nicht vollkommen aufheben, da dem Bewegungsmangel auch durch Aktivierung in der Freizeit entgegenzuwirken ist. Folgende Empfehlungen sind zu beachten (SACHS et al. 1994):

Arbeitssitz

Die wichtigsten Sitzmerkmale für mobile Arbeitsmaschinen betreffen

- eine möglichst hohe *Abstützung der Brustwirbelsäule*, soweit der Bewegungsspielraum des Kopfes unter der Arbeitsaufgabe das zuläßt,
- einen *Lendenbausch*, der möglichst in der Höhe und Ausprägung der individuellen Lage der Lendenlordose angepaßt werden kann,
- eine *seitliche Abstützung* des Rückens, die auch bei leicht variierenden Sitzhaltungen wirksam bleibt,

- *Armauflagen*, soweit die Arme nicht auf Bedienelementen (Lenkrad u.a.) abgelegt werden können.

Der Arbeitssitz soll sich den unterschiedlichen Körperdimensionen wechselnder Benutzer anpassen lassen, einen Wechsel der Arbeitspositionen und Sitzhaltungen zulassen (zurückgelehnt in „hinterer Sitzhaltung", aufrecht sitzend in „mittlerer Sitzhaltung", leicht vorgebeugt in „vorderer Sitzhaltung") und in allen Positionen zur Entspannung der Rückenmuskulatur beitragen. Zeitweiliges Sitzen in aufrechter Haltung soll abgelöst werden können durch entspannende Phasen, um eine ermüdende und schmerzhafte Dauerkontraktion der Rückenstreckermuskulatur zu vermeiden. Einen Vorschlag für Gestaltungsrichtlinien der Arbeitssitze mobiler Arbeitsmaschinen enthält die *Abbildung 59* (SACHS 1994 nach TAKRAF 1988).

Raumbedarf in der Kabine

Kabinen sind als Schutz vor Klimaeinflüssen und Lärm, vor Gefahrstoffexpositionen und vor Unfallgefährdungen eingerichtet. Ihre Gestaltung kann erheblichen Einfluß auf die Sitzhaltung und die Beanspruchung des Stütz- und Bewegungsapparates haben, wenn Sichtmöglichkeiten nach vorn (Fahrzeuge, Gabelstapler), nach unten (Baukräne, Bagger im Tiefbau) oder nach oben (Spezialkranmontage großer Bauteile) in Übereinstimmung gebracht werden sollen mit

- der Anordnung des Sitzes in der Kabine,
- den Einstellmöglichkeiten des Sitzes,
- der Fensterausstattung zur freien ungehinderten Sicht.

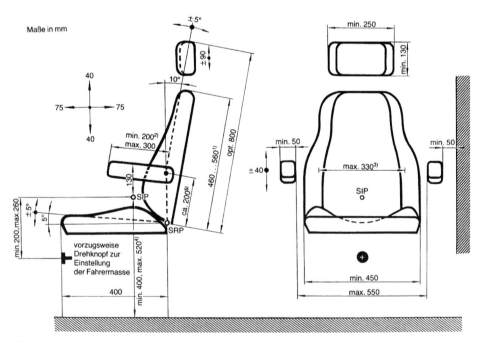

Abb. 59: Arbeitssitz, Abmessungen und Verstellbereiche (SACHS et al. 1994 nach TAKRAF 1988).

Anthropologische Gestaltungsrichtlinien (→ Abschnitt „Aufgaben der Ergonomie in der Prävention") können nur unter Vorbehalt auf den einzelnen zu gestaltenden Arbeitsplatz angewendet werden. Sie müssen durch Simulationen mit Körperumrißschablonen oder durch Computersimulationen an CAD-Systemen und schließlich durch die Einrichtung von Modellarbeitsplätzen geprüft werden.

Anordnung von Betätigungselementen

Betätigungselemente zur Bedienung der Arbeitsmaschinen müssen

- nach logisch-funktionellen Gesichtspunkten des Zusammenhanges zwischen verschiedenen Benutzungen,
- nach anthropologischen Gesichtspunkten der Zugänglichkeit und Beeinträchtigungsfreiheit und
- nach Häufigkeitsgesichtspunkten der Benutzung angeordnet werden.

Für eine optimale Sitzhaltung sind Bereiche zu unterscheiden, in denen (E DIN ISO 6682)

- *Hauptbetätigungselemente* mit mehr als 40 Betätigungen je Arbeitsschicht zum Ausführen von Bewegungen der Arbeitsorgane, für Fahrbewegungen der Arbeitsmaschine und zur Signalgebung sowie
- *Hilfsbetätigungselemente* mit einer Häufigkeit bis zu 40 Betätigungen je Arbeitsschicht für die Feststellbremse, Anlasserbetätigung, Lüftung, Beleuchtung

untergebracht sind *(Abb. 60)*.

Verringerung oder Vermeidung von Ganzkörperschwingungen

Die Verringerung oder Vermeidung der Einwirkung von Ganzkörperschwingungen auf den Führer mobiler Arbeitsmaschinen geschieht auf mehreren Wegen:

- Die *Vermeidung* der Entstehung *von hochfrequenten Vibrationen* in den Antriebsmaschinen gelingt durch laufruhige Dieselmotore und deren schwingungsdämpfenden Einbau.
- Schwieriger ist die Vermeidung niedrigfrequenten Schwingungen aus dem Fahrwerk. Die wichtigsten Wege dazu sind
  - die weitgehende Einebnung der Fahrwege für Erdbaumaschinen und LKW auch auf Baustellen und Feldwegen,
  - die Ausrüstung mit großvolumigen Niederdruckreifen statt Kettenantrieb,
  - ein effektives Federungs-Dämpfungs-System des Fahrzeugs gegenüber den Achsen,
  - die schwingungsdämpfende Aufhängung der Kabine auf dem Fahrzeugrahmen,
  - der Einbau schwingungsdämpfender Sitze.
- *Schwingungsdämpfende Sitze* sollen eine Anpassung der Federung an unterschiedliche Körpergewichte der Fahrer zwischen 50 und 120 kg zulassen, auf einen Federweg zwischen 50 und 150 mm begrenzt sein, parallele Bewegungsführung des Sitzes aufweisen und eine optimal gestaltete Sitzschale haben.

Vergleichsmessungen an Fahrzeugen und Baumaschinen zwischen 1988 und 1996 haben ergeben, daß durch diese technischen Maßnahmen in den letzten Jahren bereits Reduzierungen von Ganzkörperschwingungen erreicht werden konnten (COHRS und HARTMANN 1997).

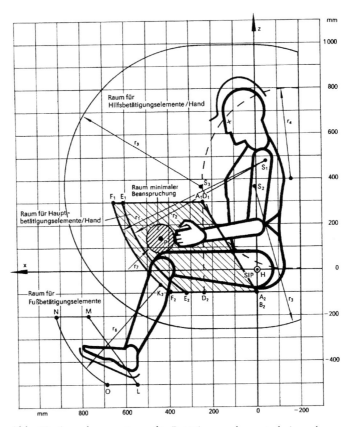

Abb. 60: Anordnungsräume für Betätigungselemente bei vorderer
Sitzhaltung (SACHS et al. 1994 nach DIN ISO 6682).

Büro- und Bildschirmarbeitsplätze

Büroarbeitsplätze sind durch eine fast ausschließlich sitzende Tätigkeit gekennzeichnet. Unter gegenwärtigen Ausstattungsbedingungen sind sie in der Regel zugleich Bildschirmarbeitsplätze.

Beschäftigte an Bildschirmarbeitsplätzen sind alle Personen, die gewöhnlich bei einem nicht unwesentlichen Teil ihrer normalen Arbeitszeit ein Bildschirmgerät benutzen (BildscharbV 1996). Unmittelbare physische Beanspruchungen und durch die psychonervale Belastung vermittelte psychophysische Auswirkungen auf die Beanspruchung des Stütz- und Bewegungsapparates und die Befindlichkeit ergeben sich aus den wichtigsten Komponenten jedes Bildschirmarbeitsplatzes (KRÜGER 1993):

Die *Hardware* von Bildschirm, Eingabe (Tastatur, Maus), Ausgabe (Drucker), Arbeitsplatz und Arbeitsumgebung bestimmt die Beanspruchung. Alle Geräte der Informationsverarbeitung stellen spezielle Anforderungen an die Installation, Möblierung und Beleuchtung des Arbeitsraumes.

Die Qualität der *Software* wird durch ihre Benutzbarkeit und Funktionalität und durch deren Abhängigkeit von der konkreten inhaltlichen (und somit von den Mitarbeitern überschaubaren) Aufgabe und von der Ausbildung der Mitarbeiter bestimmt.

Die Vielfalt der *Tätigkeiten* am Bildschirmarbeitsplatz findet ihre Entsprechung in der Mannigfaltigkeit von Benutzerfähigkeiten, der vor allem im Rahmen der Bewertung von Funktionalität und Attraktivität der Software Rechnung zu tragen ist.

Unter ergonomischen Gesichtspunkten verbergen sich hinter dieser Konstellation folgende Problembereiche:

- Bildschirmarbeit ist *Arbeit im Sitzen* mit der Bindung an eine Geräte- und Arbeitsplatzkonfiguration, die bestimmte Arbeitshaltungen erfordert. Die Gestaltung des Arbeitstisches, die Beschaffenheit und körpergerechte Einstellung des Arbeitsstuhls sowie die gesamte Einordnung in den Arbeitsraum prägen die Konfiguration dieses Sitzarbeitsplatzes.
- Der *Blick auf den Bildschirm* erfordert eine bestimmte relativ fixierte Kopfhaltung, die nur durch Blickwechsel zum Manuskript bzw. anderen zu bearbeitenden Unterlagen unterbrochen wird.
- Die *Erkennbarkeit der Zeichen auf dem Bildschirm* in Abhängigkeit von der Helligkeit und dem Kontrast des Bildes, von der Gestaltung der Softwareoberfläche und von den Beleuchtungsbedingungen des Arbeitsraumes kann eine erhöhte körperliche Anspannung und Ermüdbarkeit verursachen.
- Die *Bedienung des Gerätes* erfolgt über eine Standardtastatur (in der Regel eine sog. „QWERTZ"-Tastatur), die feinmotorische Fingerkoordinationsarbeit erfordert. Zugleich müssen Arme und Schultern in einer bestimmten Position mit mehr oder minder großer Anstrengung gehalten werden. Es handelt sich bei Schreibkräften um eine repetitive Fingerarbeit gemäß den Kriterien in *Abschnitt „Hand-Arm-Arbeit"*.
- *Psychische Anforderungen* resultieren aus den Arbeitsaufgaben im Verhältnis zur Kompetenz des Nutzers eines Computers, aus der ergonomischen Qualität der Software, aus den interpersonellen Verhältnissen am Arbeitsplatz sowie aus Zeitdruck und Pausengestaltung. Negative emotionale Begleiterscheinungen wie Angst und Depressivität z.B. durch Mißerfolge verstärken die Sensibilität gegenüber schmerzhaften muskulären Verspannungen.

Seit vielen Jahren schrittweise entwickelte ergonomische Gestaltungsregelungen für eine zumutbare und beeinträchtigungsarme Bildschirmarbeit haben in der Bildschirmarbeitsverordnung (BildscharbV 1996) ihren Niederschlag gefunden. Ergonomische Gestaltung von Bildschirmarbeit orientiert sich danach an den Anforderungsbereichen.

Bildschirm und Tastatur

Durch einen leicht dreh- und neigbaren *Bildschirm* können die Blickverhältnisse so eingerichtet werden, daß bei einem Abstand der Augen von der Bildschirmoberfläche zwischen 50 und 70 cm eine entspannte Haltung im Gleichgewicht der vorderen und hinteren Halsmuskulatur bei ca. 30° Vorneigung des Kopfes in der Sehachse zur Bildschirmmitte erreicht wird. Für größere Bildschirme kann sich ein etwas größerer Abstand des Bildschirms als sinnvoll erweisen, wenn damit z.B. bei Textbearbeitung zugleich eine größere Darstellung der Zeichen statt einer größeren Anzahl von Zeichen verbunden ist.

Die *Tastatur* ist gering geneigt und die mittlere Tastenreihe ragt höchstens 30 mm über das Tischniveau. Die konkav geformten Tasten sollten bei einer Kantenlänge von ca. 15 mm etwa 18 bis 20 mm voneinander entfernt sein, um der Größe der Fingerkuppen zu entsprechen. Die *Auslösekraft* von Tasten sollte zwischen 0,25 N und 1,5 N liegen, um ein spürbares, jedoch leichtes Auslösen zu erreichen. Der Tastenweg sollte zwischen 1 und 5 mm betragen.

Vor der Tastatur besteht die Möglichkeit, die Hände auf einer 50 bis 100 mm tiefen Fläche bis zur Tischkante die Handballen abzulegen. Wirksamer sind spezielle Handballen-*Auflagen* (z.B. in die Tastatur integriert) oder noch besser Unterarmauflagen. Sie soll verhindern, daß während der schnellen und auf den engen Raum einer Tastatur beschränkten feinmotorischen Fingerarbeit das Gewicht der Arme von der Schulter-Nacken-Muskulatur getragen werden muß.

Arbeitstisch

Der *Arbeitstisch* ist mit einer Mindestbreite von 160 cm und Mindesttiefe von 80 cm so zu bemessen, daß eine ergonomische Zuordnung des Bildschirms, der Tastatur und der Maus zu den Sehentfernungen und Reichweiten des Beschäftigten sowie eine Positionierung des zu bearbeitenden Materials wie Akten oder Textvorlagen in einem nicht zu breiten Blickfeld möglich wird. Die Tiefe der Arbeitstische begrenzt zur Zeit häufig die Einstellbarkeit der notwendigen Sehentfernung, was mit der Einführung von LCD-Bildschirmen (sog. Flat-Screens) in Zukunft wieder auszugleichen sein wird. Breitere Arbeitstische bis 2 m Breite geben insbesondere bei Mischarbeiten genügend Raum, um zeitweilig auch ohne Benutzung des PC in ergonomisch günstiger Position am Schreibtisch arbeiten zu können.

Das Verhältnis zwischen Arbeitstisch und Arbeitsstuhl soll auf die Körpermaße der einzelnen Arbeitsperson eingestellt werden *(Abb. 61)*. Es kann in der Regel nicht von vornherein zwischen Arbeitsplätzen für Männer und Frauen unterschieden werden. Durch Verstellbarkeit von Arbeitstisch und Arbeitsstuhl sollen die erheblichen Unterschiede der Körpermaße wieder auszugleichen sein. Um wenigstens den Körpermaßen von 90% aller Männer und Frauen (Perzentilbereich p 5 bis p 95) gerecht zu werden, haben sich

- Tischhöhen zwischen 68 und 76 cm verstellbar,
- Beinraumhöhen von mindestens 65 cm und
- Beinraumtiefen von mindestens 60 cm

als notwendig erwiesen. Fußstützen gleichen die geringeren Beinlängen kleiner Menschen aus und verhindern einen venösen Rückstau auf der Unterschenkelrückseite, wenn diese auf der Vorderkante des Arbeitsstuhls zu fest aufliegen würde.

Arbeitsstuhl

Der *Arbeitsstuhl* soll zugleich eine aktive und eine passive Sitzpositionierung des Beschäftigten mit einer Aufrichtung der Lendenwirbelsäule aus der physiologischen Sitzkyphose unterstützen. Das vermindert den Bandscheibendruck im Sitzen und die kompensatorischen Kräfte für die Rückenstrecker werden gering gehalten. Dazu muß er sich den individuellen Körpermaßen in seinen entscheidenden Parametern anpassen lassen *(Abb. 62)*, d.h. er muß individuell durch den Benutzer eingestellt werden, um wechselnde günstige Sitzhaltungen zu erreichen.

Vom Aufrichtungswinkel des Rumpfes und von der Stellung des Beckens wird die biomechanische Belastung der Wirbelsäule, aber auch die Beanspruchung der statotonischen Rückenmuskulatur bestimmt. Aus biomechanischer und funktioneller Sicht wird zwischen drei Sitzhaltungen unterschieden *(Abb. 63)*:

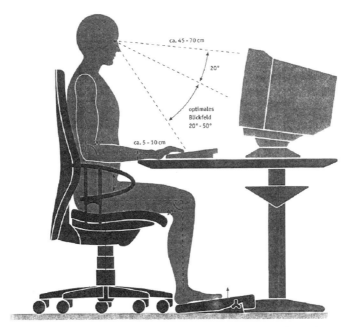

Abb. 61: Ergonomisch optimale Aufstellbedingungen des Arbeitsstuhls am Computers bei Bildschirmarbeitsplätzen (nach
SEDUS, Sedus Stoll Aktiengesellschaft, Brückenstraße 15,
79761 Waldshut).

- In einer *vorderen Sitzhaltung* wird der Oberkörper über das senkrechte Lot nach vorn gebeugt. Die vordere Sitzhaltung übt einen hohen Bandscheibendruck aus. Sie entlastet allerdings die Muskulatur, weil die betreffende Person entweder den Oberkörper auf einer
Unterlage (Arbeitstisch) abstützt oder nach vorn zusammengesunken in „ihren Bändern
hängt". Neben Büroarbeiten ist diese Sitzhaltung auch für produktive Tätigkeiten geeignet, bei denen mit geringem bis mäßigem Kraftaufwand Arbeiten mit hohen feinmotorischen Anforderungen auszuführen sind.
- In einer *mittleren Sitzhaltung* hält sich der Oberkörper unter Beibehaltung seiner natürlichen Wirbelsäulenschwingungen etwa senkrecht. Die mittlere Sitzhaltung führt zu einer
geringeren Bandscheibenbelastung. Sie erfordert dafür einen hohen Halteaufwand der statotonischen Muskulatur. Über begrenzte Zeiten kann deshalb das Sitzen auf einem Pezziball oder auf einem Kniestuhl einen Trainingsreiz auf die Rückenmuskulatur ausüben.
Nach längerer Zeit wirkt sie dagegen stärker ermüdend und sollte deshalb durch eine andere (möglichst hintere) Sitzhaltung abgelöst werden.
- In einer *hinteren Sitzhaltung* wird der Oberkörper auf einer Rückenlehne abgelegt. Die
hintere Sitzhaltung ist sowohl für die Belastung der Bandscheiben als auch für die statische
Beanspruchung der Rückenmuskulatur besonders günstig, da beide am geringsten beansprucht werden. Die biomechanisch geringe Druckbelastung konnte experimentell sowohl
an der geringeren Körperhöhenabnahme beim Sitzen im Vergleich verschiedener Sitzhaltungen (ALTHOFF und BRINCKMANN 1993) als auch in geringeren Drücken in der Bandscheibe von L5/S1 (WILKE et al.1998) nachgewiesen werden. Die ausgeprägte hintere Sitz-

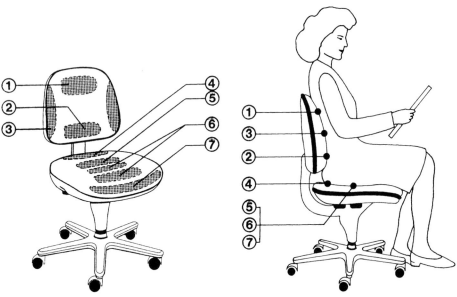

① Abstützfläche Brustwirbelbereich
② Abstützfläche Lendenwirbelsäule
③ seitliche Rückenabstützung
④ Abstützfläche Kreuzbein
⑤ Abstützfläche Sitzbeinhöcker
⑥ Abstützfläche Oberschenkel
⑦ Abstützfläche Sitzvorderkante

① oberer Bereich mittelhoher und
   hoher Rückenlehnen
② Lendenbausch
③ seitliche Wölbung der Rückenlehne
④ Beckenstütze
⑤
⑥ } Sitzfläche
⑦

Abb. 62: Gestaltungsmerkmale eines ergonomischen Arbeitsstuhls (KIRCHNER und KIRCH-
NER 1994)

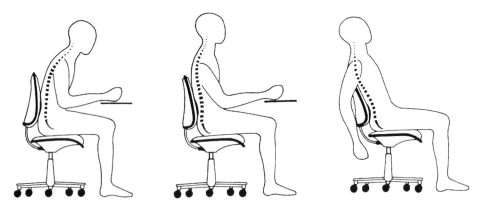

Abb. 63: Arbeitsstuhl und Wirbelsäulenhaltung bei vorderer, mittlerer und hinterer Sitzhaltung (FLORIAN et al.).

haltung mit einem empfohlenen Hüftwinkel um 135° (KRÄMER 1979) kann allerdings nur kurzzeitig am Schreibtischarbeitsplatz, regelmäßig dagegen am „Sitzarbeitsplatz" des Kraftfahrers im PKW eingenommen werden.

Da Sitzarbeit zugleich eine physiologisch besonders passive Haltung bedingt, verlangt sie nach regelmäßigen Unterbrechungen durch Aktivpausen. Ein Haltungswechsel durch Sitzen auf einem nicht unterstützten Hocker, Pezziball oder Kniestuhl kann auch dann nur als Kompromiß gegenüber einer Rückengymnastik dienen. Für vordere und mittlere Sitzpositionen konnte besonders dann eine stärkere Körperhöhenabnahme im Sitzen als Ausdruck erhöhter Bandscheibenbeanspruchung nachgewiesen werden, wenn sie ohne Unterstützung durch eine Rückenlehne erfolgte (z.B. Kniestuhl, Pezziball).

Eine günstigere Lösung stellt die zeitweilige Tätigkeit an einem Stehpult dar, an dem nicht in fixierter Position, sondern zumeist im Wechsel zwischen verschiedenen Haltungen mit Abstützung der Oberarme, mit wechselnder Beinbelastung und zeitweiligem Umhergehen gearbeitet werden kann.

Für den Büroarbeitsplatz bedeutet das:

- Der Beschäftigte soll *aktiv* seine Rückenmuskulatur in aufrechter Sitzhaltung anspannen können. Dabei wird durch einen Wechsel zwischen vorderer Sitzhaltung auf einer eher nach vorn geneigten Sitzfläche und mittlerer Sitzhaltung mit gerade bis leicht nach hinten geneigter Sitzfläche eine wechselnde Belastung der Rückenbeuger und Rückenstrecker erreicht.
- Der Beschäftigte soll *passiv* den Rücken bei mehrstündiger Bildschirmarbeit durch Zurücklehnen in die hintere Sitzhaltung erholen können. Der Hüftwinkel wird auf dem Büroarbeitsstuhl etwa zwischen 95 und 115° liegen. Diese Haltung muß wieder durch eine aktive Sitzhaltung abgelöst werden.

Durch dieses *dynamische Sitzen* wird wenigstens zeitweilig die Rückenmuskulatur aktiviert und der unphysiologischen Sitzarbeit entgegengewirkt. Das Ziel ist, dynamisch je nach Arbeitsaufgabe zu sitzen, dabei die Oberarme locker am Brustkorb herabhängen zu lassen und die Unterarme im Ellenbogengelenk rechtwinklig nach vorn zur Tastatur zu führen.

Arbeitsumgebung

Die räumlichen Verhältnisse am Arbeitsplatz sollen ein Mindestmaß der Bewegungsfreiheit zulassen. Dafür sind Gesamtbüroflächen von mindestens 8 m² je Arbeitsplatz (in Großraumbüros mindestens 12 m²), eine freie Bewegungsfläche von mindestens 1,5 m² und eine Mindesttiefe der Arbeitsfläche zwischen Rückwand, Schrank etc. und der Vorderkante des Arbeitstisches von 1 m erforderlich.

Störeinflüsse durch schlechte Beleuchtungsverhältnisse, Lärm oder Klima können die konzentrative Beanspruchung soweit erhöhen, daß durch psychisch vermittelte Phänomene wie Anspannung, Streß oder Ärger die Empfindlichkeit gegenüber körperlichen Fehlbelastungen erheblich ansteigt. Deshalb wird auf blendungsfreie, ausreichend helle und gleichmäßige Beleuchtung einschließlich der Vermeidung störender Reflexe von Lampen, Fenstern oder blanken Oberflächen besonderer Wert gelegt.

Der Lärmpegel bei konzentrierter geistiger Arbeit soll 55 dB(A) nicht überschreiten und das Raumklima im Optimalbereich (20 bis 26 °C, rel. Feuchte 40 bis 65%, Luftbewegung < 0,15 m/sec) liegen.

Zusammenwirken von Mensch und Arbeitsmittel

Die Akzeptanz von Empfehlungen zur Gestaltung eines Bildschirmarbeitsplatzes durch die Beschäftigten kann nicht von jeder einzelnen Person in gleichem Maße erwartet werden. Viele Arbeiten am Bildschirm unterliegen in einem solchen Maß der Führung durch PC-Programm und Arbeitsauftrag, daß sich die individuellen Gestaltungsmöglichkeiten auf die Aufstellung der Geräte am Arbeitsplatz, auf ein individuelles Pausenregime und auf die Ausnutzung von Varianten der Voreinstellung der Bildschirmorganisation des benutzten Programms begrenzen.

Gute Softwareergonomie

- mit sinnvoll nach der Bedeutung der Elemente strukturiertem Bildschirmaufbau,
- mit logischer Programmabfolge und
- mit einem Arbeitstempo, das vom Benutzer selbst zu beeinflussen ist,

vermindert die unvermeidlichen Beanspruchungsreaktionen der Bildschirmarbeit. Der Aufwand zur Bedienung eines Programms muß deshalb der Aufgabe angemessen sein, das Programm sollte sich weitgehend selbst beschreiben und im Falle fehlerhafter Eingaben sollte eine Anzeige wegen mangelhafter Plausibilität dieser Eingabe erfolgen und eine Korrektur leicht möglich sein (*Tabelle 28* / Beurteilungskriterien für Software nach ISO 9241.10).

Die Berücksichtigung softwareergonomischer Grundlagen der Arbeitsgestaltung hat zwar keinen erheblichen unmittelbaren Einfluß auf die biomechanisch-physiologische Belastung des Stütz- und Bewegungsapparates, jedoch auf die psychophysischen Wechselwirkungen zwischen Anspannung des vegetativen Nervensystems, psychischer Aktivierung und Schmerzsensibilität. Deshalb stellt eine Optimierung der Softwareergonomie nicht nur einen Faktor der Leistungs- und Qualitätssteigerung am Computerarbeitsplatz, sondern auch der Verminderung von Beschwerden und Arbeitsunfähigkeiten wegen Krankheiten des Stütz- und Bewegungsapparates dar.

Zusammenfassend ist festzustellen, daß durch die Tätigkeit an Bildschirmarbeitsplätzen nach allen vorliegenden Erkenntnissen der arbeitsmedizinischen Epidemiologie keine bleibenden strukturellen Schädigungen an Bandscheiben, Sehnen, Gelenken oder an der Muskulatur hervorgerufen werden. Das Gesundheitsrisiko besteht jedoch in fixierten Körperhaltungen und in monotonen Belastungen des Hand-Arm-Systems, die zu funktionellen Überlastungen statisch oder repetitiv beanspruchter Muskulatur führen können. Typisch dafür ist das sog. „RSI-Syndrom" der Unterarm-Muskulatur *(siehe Abschnitt „Belastungsbedingte Erkrankungen der Extremitäten")* geworden, obwohl die leichte Anschlagkraft moderner Computertastaturen nur noch etwa 5% derjenigen früherer mechanischer Schreibmaschinen entspricht. Die daraus resultierenden Schmerzen werden um so früher und stärker empfunden, je höher die psychonervalen Belastungen sind.

Die wichtigsten Regeln für die Gestaltung eines Bildschirmarbeitsplatzes, die auch mit dem Ziel der Prävention arbeitsbedingter Erkrankungen des Stütz- und Bewegungsapparates aufgestellt wurden, haben in der Bildschirmarbeitsverordnung ihren gesetzlichen Hintergrund gefunden. Der in der Anlage aufgenommene Beurteilungsbogen für Bildschirmarbeitsplätze durch Arbeitgeber oder Beschäftigte kann als Leitfaden zur Vermeidung der häufigsten Gestaltungsfehler am Bildschirmarbeitsplatz dienen.

Tabelle 28: Zusammenstellung der Beurteilungskriterien für Software (gekürzt nach ISO 9241.10).

Beurteilungskriterium	Ziel optimaler Gestaltung
Aufgabenangemessenheit	Unterstützt die Erledigung der Arbeitsaufgabe, ohne durch das Dialogsystem unnötig zu belasten
Selbstbeschreibungsfähigkeit	Das Dialogsystem soll dem Benutzer die Möglichkeit geben, an jedem Arbeitsschritt unmittelbar verständliche Informationen über das System zu erhalten
Steuerbarkeit	Geschwindigkeit, Auswahl und Reihenfolge der Arbeitsschritte sowie Art und Umfang der Ein- und Ausgabe können vom Benutzer bestimmt werden
Erwartungskonformität	Erwartungen des Benutzers hinsichtlich der Funktionsweise entsprechen den Erfahrungen mit dem Arbeitsablauf bzw. Informationen aus Schulungen etc.
Fehlertoleranz	Fehler können mit minimalem Korrekturaufwand behoben werden
Individualisierbarkeit	Der Benutzer kann das Programm an individuelle Bedürfnisse und Fähigkeiten anpassen
Lerneignung	Ein Dialog ist bis zu dem Maß zum Lernen geeignet, als er während der Lernphase Hilfe und Stimulation für den Benutzer bietet

Primäre Prävention durch Gesundheitsförderung

Als Voraussetzung für die Prävention arbeitsbedingter Erkrankungen ist die Entwicklung konzeptioneller Rahmenbedingungen der Prävention erforderlich. Durch die nachfolgende Darstellung des Rahmens für die betriebliche Gesundheitsförderung soll die Aufmerksamkeit auf diese Seite der Prävention gelenkt werden. Die notwendigen medizinischen Grundlagen und einzelne praktische Maßnahmen werden in anderen Abschnitten „Kriterien und Methoden zur Beurteilung der Belastung durch körperliche Arbeit", „Primäre Prävention durch Gestaltung der Arbeit" und „Trainingsgrundsätze zur Erhaltung und Förderung körperlicher Leistungsvoraussetzungen" ausführlich dargestellt.

Das Konzept der Gesundheitsförderung

Die Gesundheitsförderung ist ein wichtiger, gegenüber der medizinischen Früherkennung noch relativ neuer Teil der Prävention *(siehe auch Abschnitt „Präventionskonzepte")*. Ihr Ziel ist die Stärkung der biologischen und psychischen Voraussetzungen des Menschen für die Erhaltung der Gesundheit durch die gezielte Auseinandersetzung mit Belastungen und Lebensbedingungen (ANTONOVSKY 1979).

Das gilt sowohl für gesunde Menschen als auch für jene, die bereits durch Krankheiten vorgeschädigt sind. Letztere sollen durch Gesundheitsförderung ihre verbliebenen Reserven entwickeln, um sie zur Bewältigung ihrer Lebensanforderungen einsetzen können. Somit bleibt die Gesundheitsförderung nicht auf Gesunde begrenzt, sondern bezieht prämorbide Personen mit Frühsymptomen von Erkrankungen und Geschädigte bzw. Behinderte ein.

Durch Gesundheitsförderung soll ein Prozeß in Gang gesetzt werden, der allen Menschen ein höheres Maß an Selbstbestimmung über ihre Gesundheit ermöglichen und sie damit zur Stärkung ihrer Gesundheit befähigen soll (WHO 1986).

Die sog. „OTTAWA-Charta" für Gesundheitsförderung hat 1986 fünf wesentliche Handlungsbereiche definiert.

Handlungsbereiche der Gesundheitsförderung (OTTAWA-Charta 1986)

- Entwicklung einer gesundheitsförderlichen Gesamtpolitik, die Gesundheit zu einem Kriterium der Entscheidungen in allen Politikfeldern macht.
- Schaffung gesundheitsförderlicher Lebenswelten, in denen die gesundheitliche Entwicklung der Bevölkerung im Zusammenhang mit den sozialen und ökologischen Umweltbedingungen gesehen und im Interesse der Gesundheit auf sie gestaltend Einfluß genommen wird.
- Unterstützung gesundheitsbezogener Gemeinschaftsaktionen, indem soziale Netzwerke zur gegenseitigen Hilfe und Unterstützung aufgebaut werden.
- Neuorientierung der Gesundheitsdienste und anderer gesundheitsrelevanter Dienste in dem Sinn, daß sie ein wirksamer Teil der Strukturen für Gesundheitsförderung werden.
- Förderung der Entwicklung persönlicher Kompetenzen, indem Möglichkeiten der Gesundheitsbildung/Gesundheitserziehung über die gesamte Lebensspanne gemäß den Grundlagen der Gesundheitsförderung entwickelt und ausgebaut werden.

Die medizinische und die sozialwissenschaftliche Konzeption der Prävention und der Gesundheitsförderung stehen sich z.T. noch konträr gegenüber. So werden im Jahre 1998 die Studierenden des Public-Health-Studienganges in Deutschland seitens der Autoren eines Grundlagen-Lehrbuchs (SCHWARTZ 1998) mit keinem Wort auf die Tätigkeit von mehr als

12.000 Betriebsärzten und deren Aufgaben hingewiesen, obwohl hier der wichtigste medizinisch handelnde Kooperationspartner für die arbeitende Bevölkerung existiert, für dessen Handeln eine gesetzliche Grundlage mit weitem Aufgabenbereich existiert. Das Arbeitssicherheitsgesetz fordert im § 3 (→ Anhang) von den Betriebsärzten, den Ursachen arbeitsbedingter Erkrankungen nachzugehen, wobei sie sich nicht auf die überwiegende Verursachung durch die berufliche Arbeit im Sinn der juristischen Kausallehre für die Berufskrankheiten zu beschränken haben. Es wird noch eines längeren Weges bedürfen, bis die begonnene Annäherung beider Standpunkte im Sinne einer komplexen Sicht auf die Gesundheit und ihre Prävention vollzogen sein wird.

Die Gesundheitsförderung richtet sich ganz besonders an das Verhalten des einzelnen Menschen, Verantwortung für seine Gesundheit zu übernehmen und entsprechendes Handeln auszulösen. Sie geht von einem demokratischen Grundverständnis der Beteiligung sog. „Betroffener" an der Gestaltung ihrer Lebensumstände und Arbeitsbedingungen aus. Sie soll in diesem Sinn das Erkenntnispotential der Experten des Gesundheits- und Arbeitsschutzes um das subjektive Erleben von Belastungen und deren Folgen ergänzen. Die Erfahrung der Betroffenen kann das Expertenwissen allerdings nicht ersetzen. Damit werden die in verschiedenen Disziplinen gewachsenen Wege vorwiegend der Verhaltensprävention fortgesetzt und gemäß den zumeist als „ganzheitlich" bezeichneten Erfordernissen zu neuen und übergreifenden Programmen zusammengeführt.

Gesundheitsförderung ist zugleich

• eine gesellschaftliche Aufgabe für viele unterschiedliche Träger und
• ein Kriterium des persönlichen Lebensstils.

Die Quellen für ein modernes Konzept der Gesundheitsförderung können durch die drei unterschiedlichen Schwerpunkte und Wege (Paradigmen) der Prävention gekennzeichnet werden, die getragen werden durch

• die *klinische Medizin* mit ihren Strategien zur Früherkennung und -behandlung einzelner Krankheiten, wie sie z.B. in den Gesundheitsvorsorgeuntersuchungen der Hausärzte ihren Niederschlag finden,
• die *Präventivmedizin* mit ihren Hauptträgern aus der Arbeitsmedizin und der Umweltmedizin, die sich den Zusammenhängen zwischen Arbeits- und anderen Umweltbelastungen und den zumeist organismischen Erkrankungen einschließlich ihrer Verhütung zuwenden und dabei das multifaktorielle Verursachungsgeflecht einbeziehen,
• die *Sozialwissenschaften,* die den sozialen Rahmenbedingungen der Gesundheit, den subjektiv erlebten Belastungen und den individuellen Verhaltensweisen eine besondere Bedeutung zumessen. Sie stellen oft noch die Rolle der biomedizinischen Grundlagen der Prävention in Frage.

Vor dem Hintergrund des traditionellen Kausalitätsverständnisses der naturwissenschaftlich geprägten Medizin befindet sich die Gesundheitsförderung deshalb in einem komplizierten Spannungsfeld, das ihre Akzeptanz durch unterschiedliche gesellschaftliche Kräfte bestimmt:

• Der *klinisch-medizinische Standpunkt* will Krankheiten verhüten, indem ihre Ursachen exakt erkannt und gezielt beseitigt werden. Die Mehrheit der Krankheitsursachen sowie deren Zusammenhänge mit komplexen Lebensbedingungen lassen sich so aber nicht hinreichend erfassen. Alle verdienstvollen epidemiologischen Studien über moderne Volkskrankheiten können jeweils nur einen Teil der Einzelursachen – zumeist weniger als 50% der Krankheitsursachen – aufklären. Es bleibt ein erheblicher Rest unbekannter Ursachen, der sich jeder krankheitsspezifischen Beschreibung entzieht.

- Der *sozialwissenschaftliche Standpunkt* stellt die sozialen Ursachen für Krankheiten, d.h. krankheitsfördernde Lebensbedingungen und Verhaltensweisen in den Vordergrund. Er ist heute zugleich vom Zweifel an der Aufklärbarkeit der wichtigsten naturwissenschaftlichen Einzelursachen von Volkskrankheiten beeinflußt. Er weist den natürlichen Voraussetzungen der Gesundheit des Menschen mehr oder weniger den Charakter einer „blackbox" zu. Die Natur des Menschen weiß sich selbst zu helfen, wenn man ihr die notwendigen individuellen und sozialen Wirkungsbedingungen läßt. Die Vertreter des sozialwissenschaftlichen „Public-Health"-Ansatzes wenden sich deshalb oft einem medizinischen Pragmatismus zu.

Tatsächlich ist es wohl wichtig zu wissen, welche biologischen Hintergründe zur Entstehung ganz bestimmter Krankheiten beitragen, doch verlangt die Prävention auf Grund der relativen Unbestimmtheit des Entstehens einzelner Krankheiten auf Grund diagnostizierter Frühsymptome nicht unbedingt nach eingehender Diagnostik von speziellen Krankheitsformen.

Es ist eine aktuelle *Aufgabe der Präventivmedizin,* die natur- und sozialwissenschaftlichen Standpunkte zu einer neuen Qualität zusammenzuführen: Das *naturwissenschaftliche Kausalitätsverständnis* hilft, die biologischen Prozesse des menschlichen Lebens zur Grundlage der Krankheitsverhütung zu machen. Die *sozialwissenschaftliche Hervorhebung der psychischen und sozialen Prozesse* hilft, die komplexen bio-psycho-sozialen Wurzeln der menschlichen Gesundheit bzw. der Krankheiten in ihren Wechselwirkungen mit den Lebensbedingungen, der Lebensweise, den Motivationen und dem tatsächlichen Verhalten zu betrachten und Konzepte für die praktische Prävention zu entwickeln. Sie ist in diesem Sinn pragmatisch orientiert und will Krankheiten verhüten, ohne die lückenlose Aufklärung ihrer Ursachen abzuwarten.

Für die arbeitsbedingten Erkrankungen des Stütz- und Bewegungsapparates hat die Präventivmedizin eine besonders große Bedeutung.

- Mit medizinisch-biologischen Methoden können arbeitsbezogene Erkrankungen des Stütz- und Bewegungsapparates nur unvollkommen beschrieben werden. Der durch sie verursachte Leidensdruck und die Beeinträchtigungen im Leben hängen neben biologischen Ursachen erheblich von den psychischen und sozialen Lebensbedingungen des einzelnen Betroffenen, aber auch von psychosozialen Widerspiegelungen der allgemeinen Lebenslage einer Bevölkerung ab.
- Die Beseitigung ihrer Ursachen ist ein komplizierter Prozeß, der sich auf Belastungsoptimierung statt Belastungsvermeidung richten muß. Selbst aus einer rein biologischen Sicht bedeutet Belastungsoptimierung, sehr komplizierte biomechanische, muskelphysiologische, energetische und neurovegetative Prozesse miteinander in Übereinstimmung zu bringen. In diese Belastungsoptimierung sind darüber hinaus Prozesse der psychischen Auseinandersetzung des Menschen mit seiner privaten und seiner Arbeitsumwelt einzubeziehen.
- Der Anspruch, nicht nur eine akute Gefahr abzuwenden, sondern langfristig Vorsorge zu betreiben, stellt hohe Anforderungen an die Vernunft aller Beteiligten.
  - Von den Betroffenen wird u.a. erwartet, ihr Verhalten optimal einzurichten, um mit allen körperlichen Belastungen langfristig im Sinn der Erhaltung der Gesundheit und Leistungsfähigkeit umzugehen.
  - Von den Verantwortlichen, hier überwiegend von den Arbeitgebern, wird erwartet, im Interesse langfristiger Wirtschaftlichkeit und Humanität Prozesse einzuleiten, die der Unternehmenskultur dienen.

Verhaltensänderung durch Gesundheitsförderung

Änderungen des Verhaltens im Sinn der Erhaltung und Förderung von Gesundheit sind ein notwendiger Teil der übergreifenden Gesamtstrategie, die Arbeitsbelastungen und -bedingungen den menschlichen Leistungsvoraussetzungen anzupassen. Sie betreffen das Verhalten der Unternehmen (→ Abschnitt „Gesundheitsförderung im Betrieb") und das Verhalten des einzelnen Arbeitnehmers.

Für die Darstellung einer Prävention arbeitsbedingter Erkrankungen des Stütz- und Bewegungsapparates sollen zwei wesentliche Gesichtspunkte der Verhaltensänderung hervorgehoben werden – die Ausprägung der individuellen sicheren und gesundheitsförderlichen Arbeitstechnik und die Entwicklung des Gesundheitsverhaltens.

Sicherheitsbewußtsein und Arbeitstechnik als Teil des Verhaltens

Unter ergonomischen Gesichtspunkten ist die Entwicklung eines Sicherheitsbewußtseins und von optimalen Techniken der Ausführung bestimmter Arbeiten ein wesentlicher Bestandteil der Prävention. Als *Arbeitstechnik* bezeichnet man die individuelle Wahl motorischer Handlungsmuster und des Arbeitstempos, um die Arbeitsanforderungen mit den physiologischen Kosten in Übereinstimmung zu bringen und so die äußeren Anforderungen einer physischen Belastung zu bewältigen (KILBOM 1997). Zur Beurteilung einer Arbeitstechnik können

- biomechanische Parameter (aktive Muskelgruppen, Reproduzierbarkeit der Handlungsmuster, Muskelbalance etc.),
- physiologische Parameter (Energieverbrauch, Muskelermüdung im EEG),
- subjektive Parameter (empfundene Anstrengung, Ermüdung, Diskomfort, Schmerzen) herangezogen werden.

Eine *„gute Arbeitstechnik"*

- hat ein ausgeglichenes motorisches Handlungsmuster und Arbeitstempo,
- setzt keine extremen Arbeitshaltungen und keine schnellen Beschleunigungen oder Verzögerungen ein,
- ist zeitlich stabil reproduzierbar von einem Arbeitszyklus zum nächsten (KILBOM 1997).

Durch die Entwicklung einer „guten" Arbeitstechnik kann der physiologische Aufwand für die Bewältigung einer körperlich belastenden Arbeitsaufgabe vermindert werden, so daß der optimal für seine Tätigkeit trainierte Beschäftigte bei gleicher oder höherer Leistung gegenüber Berufsanfängern

- weniger ermüdet und später erschöpft ist, weil der Energieverbrauch für die gleiche mechanische Arbeitsleistung z.B. durch die optimale Nutzung von Beschleunigungen und Verzögerungen in der Bewegung geringer ist,
- eine geringere statische Muskelanspannung für „sichernde" Unterstützung im Handlungsvollzug wegen der geringeren Gegenspannung von Muskelantagonisten in der Bewegung oder für das Halten der Arme und Hände benötigt,
- eine geringere Schmerzsensibilität durch ermüdende Muskelarbeit hat und einer geringere Neigung zu schmerzhaften Muskelverspannungen verspürt,
- eine größere Sicherheit bei der präzisen und von Fehlhandlungen und Unfallrisiken freien Ausführung besitzt.

Die arbeitsmedizinisch-ergonomische Beratung kann deshalb empfohlen werden

- für die Berufsausbildung und Umschulung,
- für die berufsbezogene Rehabilitation im Team zwischen Physiotherapeuten, Sportpädagogen, Orthopäden, Psychologen und Arbeitsmedizinern und
- für das Sicherheitstraining bei Tätigkeiten mit hohem Unfallrisiko.

Sie setzt die Zusammenarbeit von erfahrenen Praktikern, welche die Ausführbarkeit von Empfehlungen in der Praxis beurteilen können, mit Fachkräften der Arbeitsmedizin und Ergonomie voraus.

Entwicklung des Gesundheitsverhaltens

Für nahezu alle Menschen ist die Veränderung einmal geprägter Verhaltensweisen ohne erlebtes Warnsignal einer Gefährdung der Gesundheit im weiteren Verlauf des Lebens schwer zu erreichen. Die Wahrscheinlichkeit, mit der empfohlene Gesundheitsverordnungen eingehalten werden, wurde von ROSENSTOCK (1974) mit dem „Health Belief Model" beschrieben. Die zentralen Annahmen dieses Modells sind (v. TROSCHKE 1993)

- die *wahrgenommene Gefährlichkeit* (Schwere und Betroffenheit):
  Je größer eine Person die Gefährlichkeit der zu verhindernden Krankheit insgesamt einschätzt, desto größer ist die Wahrscheinlichkeit, daß sie sich präventiv verhält;
- die *wahrgenommene Gefährdung* (Anfälligkeit):
  Zur Einschätzung der Gefährlichkeit muß die Einschätzung des persönlichen Risikos hinzukommen, d.h. inwieweit eine Person annimmt, dadurch selber gefährdet zu sein;
- der *wahrgenommene Nutzen des präventiven Verhaltens*:
  Je höher eine Person die Wirksamkeit einer bestimmten präventiven Maßnahme einschätzt, desto größer ist die Bereitschaft, an ihr teilzunehmen;
- die *wahrgenommenen Barrieren/Kosten,* die dem präventiven Verhalten entgegenstehen:
  Diese Barrieren können individueller Art sein (z.B. Gewohnheiten, Abhängigkeiten) oder sich aus den sozialen Lebensbedingungen ergeben (z.B. Arbeits-, Wohn-, Ernährungsbedingungen, Risiken des Arbeitsplatzverlustes bei Erkrankung).

Allerdings entscheiden sich Menschen in ihrem Verhalten nicht allein durch Vernunft aus den oben dargestellten Überlegungen heraus, sondern es spielen Motive und Empfindungen eine schwer kontrollierbare Rolle für das wirkliche Gesundheitsverhalten. Veränderungen des Verhaltens können somit nicht durch Gesundheitserziehung „gelehrt" werden, sondern sie erfordern ein Bild von der eigenen Person und ein Selbstkonzept des eigenen Handelns (SCHWARZER 1992). Dafür bestehen in allen Alters- und sozialen Gruppen besondere Bedingungen.

Gesundheitsförderung im Betrieb

Der rechtliche Rahmen

Die gesetzlichen Rahmenbedingungen der Prävention und der Gesundheitsförderung werden durch den EG-Vertrag (Artikel 118a) und die darauf aufbauenden EG-Richtlinien bestimmt. Die Richtlinie 89/391/EWG hat das Ziel, zur *Verbesserung der Sicherheit und des Gesundheitsschutzes der Arbeitnehmer am Arbeitsplatz* Maßnahmen festzulegen

- für die Verhütung berufsbedingter Gefahren,
- für die Sicherheit und den Gesundheitsschutz,
- für die Ausschaltung von Risiko- und Unfallfaktoren,
- für die Information, Anhörung und ausreichende Beteiligung der Arbeitnehmer und ihrer Vertreter.

Das *deutsche Arbeitsschutzgesetz vom 7. August 1996* schafft den notwendigen nationalen Rahmen für die Umsetzung der o.g. Ziele.

Der *Arbeitgeber* wird verpflichtet, die erforderlichen Maßnahmen des Arbeitsschutzes unter Berücksichtigung der Umstände zu treffen, die Sicherheit und Gesundheit der Beschäftigten bei der Arbeit beeinflussen (ArbSchG § 3). Gefordert wird die Beurteilung der Arbeitsbedingungen hinsichtlich möglicher Gefährdungen für Leben und Gesundheit durch eine sog. Gefährdungsanalyse.

Eine Gefährdung kann sich insbesondere ergeben durch

- die Gestaltung und die Einrichtung der Arbeitsstätte und des Arbeitsplatzes,
- physikalische, chemische und biologische Einwirkungen,
- die Gestaltung, die Auswahl und den Einsatz von Arbeitsmitteln, insbesondere von Arbeitsstoffen, Maschinen, Geräten und Anlagen sowie den Umgang damit,
- die Gestaltung von Arbeits- und Fertigungsverfahren, Arbeitsabläufen und Arbeitszeit und deren Zusammenwirken,
- unzureichende Qualifikation und Unterweisung der Beschäftigten.

Die *Arbeitnehmer* werden verpflichtet, nach ihren Möglichkeiten sowie gemäß der Unterweisung und Weisung des Arbeitgebers für ihre Sicherheit und Gesundheit Sorge zu tragen sowie dem Arbeitgeber von ihnen erkannte Gefahren unverzüglich zu melden und an der Umsetzung der Schutzmaßnahmen mitzuwirken. Somit werden auch von ihnen Kompetenzen erwartet, Gesundheitsgefahren und Wege ihrer Beseitigung zu kennen.

Mit der *Gefährdungsanalyse* ist ein Ansatz gegeben, der auch geeignet ist, Maßnahmen der betrieblichen Gesundheitsförderung auf erkannte Schwerpunkte auszurichten. Ihr Effekt wird u.a. davon abhängen, ob auch arbeitsmedizinische Informationen über langzeitig wirkende Einflüsse der Arbeit z.B. auf den Stütz- und Bewegungsapparat als Gefährdungen anerkannt werden, welche das Schicksal der Arbeitnehmer selbst, die Belastungen der Versicherungssysteme und die Folgen für die gesamte Volkswirtschaft beeinflussen. Methodische Anleitungen zur Gefährdungsanalyse sind in vielfältiger Form von den zuständigen Berufsgenossenschaften veröffentlicht worden. Eine branchenunabhängige Übersicht geben u.a. KIRCHBERG et al. (1997).

Die Rolle des Betriebes bei der Gesundheitsförderung

In zahlreichen *mittleren und großen Unternehmen* ist die betriebliche Gesundheitsförderung inzwischen ein Bestandteil des Arbeits- und Gesundheitsschutzes geworden. Damit soll ein Nutzen sowohl für die Gesunderhaltung der Mitarbeiter als auch für die Tätigkeit des Unternehmens selbst erreicht werden (BINDZIUS 1995) durch

- den Rückgang des Krankenstandes und der Fluktuation,
- eine Verbesserung der Produkt- und Dienstleistungsqualität,
- bessere innerbetriebliche Kooperation, Corporate Identity und Unternehmensimage.

Die betrieblichen Grundlagen für Gesundheitsförderung bilden

- eine Unternehmens-Philosophie, welche die Gesundheit ihrer Mitarbeiter einschließt,
- die Verknüpfung mit traditionellen Konzepten des betrieblichen Arbeitsschutzes,
- die Schaffung gesundheitsförderlicher Rahmenbedingungen im Unternehmen.

Gesundheitsförderung setzt neben dem Wirken der sog. *„Experten"*, d.h. insbesondere der Arbeitsmediziner, Arbeitswissenschaftler und Fachkräfte für Arbeitssicherheit das Lernen und das aktive Mitgestalten der Betroffenen – die sog. *Partizipation* – voraus. Das bedeutet, an der Qualifikation und Kompetenz sowie an handlungsorientierten Werten und Einstellungen der Betroffenen anzuknüpfen. Deshalb sind anforderungsgerechte Gesundheitsaspekte bereits in die berufliche Aus- und Weiterbildung einzubinden.

Dieses Konzept einer *Gesundheitsförderung durch Organisationsentwicklung* (GROSSMANN 1993) erfordert,

- Gesundheit in die Unternehmensziele einzubringen, weil sie deren Stabilität auf unterschiedliche Weise fördert und
- Gesundheit in den einzelnen Prozessen der Unternehmensentscheidungen ständig präsent zu haben.

Die *Kernelemente einer Gesundheitsphilosophie* können am Beispiel eines großen Unternehmens der Automobilindustrie dargestellt werden als

- freiwilliges Hinausgehen über Rechtsnormen, wenn das sachlich sinnvoll ist,
- weites Gesundheitsverständnis, das neben dem Freisein von Krankheit das Wohlbefinden und die Handlungskompetenz einschließt,
- Agieren statt Reagieren, um Veränderungsprozesse selbst mitzugestalten,
- Überprüfen der Aufgabenfelder des betrieblichen Gesundheitsschutzes, um sie den Erfordernissen anzupassen, die sich aus der realen Anforderungs- und Belastungsstruktur eines Unternehmens und der Gesundheitslage ihrer Beschäftigten ergeben,
- Bestandteil der Qualitätspolitik, um sowohl die Qualität der Arbeitsbedingungen zu erhöhen als auch die Produkt- und Prozeßqualität des Unternehmens sowie seiner Außenbeziehungen z.B. im Umweltschutz zu unterstützen,
- Beitrag zur Organisationsentwicklung des Unternehmens.

Der Schutz und die Förderung der Gesundheit der Mitarbeiter werden nicht nur als humanitäre und soziale Verpflichtung, sondern auch als ökonomische Notwendigkeit begriffen. Der betriebliche Gesundheitsschutz läßt sich bei seiner Arbeit von humanitären Überlegungen leiten, will aber zugleich auch einen Beitrag zur Verbesserung der Wirtschaftlichkeit leisten (MARSCHALL 1996). Arbeitskreise für Gesundheit, die überwiegend einem an den Arbeitsschutzausschuß angelehnten Grundmuster folgen *(Abb. 64)*, vereinigen die wichtigsten Akteure betrieblicher Gesundheitsförderung.

Aus der Sicht des medizinischen Arbeitsschutzes entspricht das einer Alltagserfahrung: Jedes betriebliche Unternehmen stellt eine eigene *Organisationseinheit* dar. Alle von außen an diese Organisationseinheit mit ihren auf Wirtschaftlichkeit ausgerichteten inneren Abläufen herangetragenen Präventionsabsichten haben nur dann dauerhaften Erfolg, wenn sie sich in das *Konzept des Unternehmens* einfügen lassen:

In *betrieblichen Arbeitsschutzmanagementsystemen* (Arbeitsschutzmanagementsysteme – Bek. des BMA 1999) machen sich betriebliche Führungskräfte zunehmend mit wichtigen Zusammenhängen zwischen Arbeit und Gesundheit in ihrem Unternehmen vertraut, beziehen die Mitarbeiter in ihre Überlegungen ein und schaffen sich unter der Einbeziehung der Be-

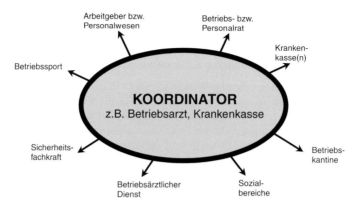

Abb. 64: Modell eines Arbeitskreises Gesundheit (HARTMANN 1995c).

triebsärzte und Fachkräfte für Arbeitssicherheit sowie von Unfallversicherungsträgern und Krankenkassen dafür notwendige Strukturen.

Die betrieblichen Prozesse, die sicherheits- und gesundheitsrelevant sind oder speziell zur Förderung der Sicherheit und des Gesundheitsschutzes initiiert sind, sollen ermittelt, analysiert und bei Bedarf mit dem Ziel einer konsequenten Prävention und weiterer Verbesserung modifiziert werden. Festlegungen zur Förderung von Sicherheit und Gesundheit sollen u.a. getroffen werden für

- die Ermittlung und Bewertung von Gefahren und Gefährdungen,
- Sicherheitsbegehungen, Sicherheitsunterweisungen und Kennzeichnungspflichten,
- den Schutz besonderer Personengruppen (werdende und stillende Mütter, Jugendliche, Leistungsgewandelte),
- die Erste Hilfe und die arbeitsmedizinische Vorsorge,
- die Einbindung der betrieblichen Gesundheitsförderung und für Aktionsprogramme.

Betriebliche Arbeitsschutz-Managementsysteme

- legen die betriebliche Arbeitsschutzstrategie fest,
- regeln den internen und externen Informationsfluß sowie die Zusammenarbeit,
- binden die Prozesse und Strukturen von Sicherheit und Gesundheitsschutz in die anderen betrieblichen Prozesse ein,
- ermitteln und bewerten die Ergebnisse von Sicherheit und Gesundheitsschutz und erarbeiten Maßnahmen zu ihrer Verbesserung.

Als wichtiges Ziel stellt sich die Verknüpfung der unterschiedlichen und zumeist bereits vorhandenen Strukturen für das Qualitätsmanagement sowie für den Arbeits- und Gesundheitsschutz mit den teilweise existierenden Aktivitäten zur Gesundheitsförderung dar, die in Dokumentationen beschrieben und nachprüfbar vereinbart sind.

Mit der zunehmenden Aufteilung von betrieblichen Leistungen auf unterschiedliche Unternehmen z.B. im Rahmen von Outsourcing und Spezialisierung sowie der Arbeit mit Subunternehmern und Zeitarbeitskräften gewinnt die Festlegung derartiger Spielregeln der Zusammenarbeit unterschiedlicher Unternehmen eine wachsende Rolle und stellt einen Beitrag zur Humanisierung der sich wandelnden Arbeitswelt dar.

In den *Klein- und Mittelbetrieben,* in denen die Arbeitsplätze für die Mehrheit der Beschäftigten in der gewerblichen Wirtschaft zu finden sind, bestehen innerhalb der einzelnen

Firma weniger günstige Voraussetzungen als in größeren Unternehmen. Die in großen bis mittleren Unternehmen gesetzlich geforderten Einrichtungen wie der Arbeitsschutzausschuß bei Unternehmen ab 20 Beschäftigte (ASiG 1974) sind in kleinen Handwerksbetrieben nicht vorhanden. Deshalb muß auch nach spezifischen Lösungen mit einer betriebsübergreifenden und branchenspezifischen Kompetenz gesucht werden. Statt eigener Spezialisten für den Arbeits- und Gesundheitsschutz wie Betriebsärzte und Sicherheitsfachkräfte, die ständig präsent sind, muß der Unternehmer selbst neben seiner Alltagsarbeit wichtige Aufgaben des Arbeits- und Gesundheitsschutzes wahrnehmen und wird dabei von externen Betriebsärzten, Fachkräften für Arbeitssicherheit, Organisationen des Handwerks (z.B. Innungen) und anderen Beratern unterstützt (HARTMANN 1995c). Ein wegen der besonderen organisatorischen und inhaltlichen Aufwendungen noch wenig erprobtes Beispiel sind überbetriebliche „Arbeitskreise Gesundheit" auf der Ebene handwerklicher Strukturen wie Handwerkskammern, Kreishandwerkerschaften oder Innungen *(Abb. 65)*.

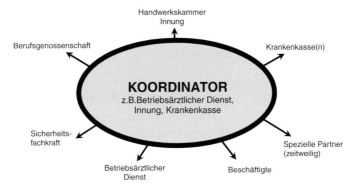

Abb. 65: Arbeitskreis Gesundheit für kleine Unternehmen (HARTMANN 1995c).

Betriebliche Gesundheitsförderung stellt keinen Sonderweg der Prävention dar, sondern sie bleibt eine Säule betrieblicher Prävention. Für ihre Akzeptanz unter den betroffenen Arbeitnehmern und Arbeitgebern ist wesentlich,

- daß ihre Maßnahmen mit den am Arbeitsplatz wirkenden und dort beeinflußbaren Risiken im Zusammenhang stehen und
- daß durch Evaluation ihrer Maßnahmen gezeigt werden kann, daß sie einen langfristigen Erfolg erwarten lassen (KUHN 1996a).

Betriebliche Gesundheitsförderung hat dann Chancen zur weiteren Entwicklung, wenn sie eine im Ansatz nicht zu enge „gefährdungsbezogene Prävention auf der Basis einer sorgfältigen betriebsspezifischen Situationsanalyse" ist. Dazu muß

- *Expertenwissen* in die praktische Arbeit einfließen, was eine hohe Fachkompetenz aller Beteiligten voraussetzt,
- die arbeitsmedizinische und sicherheitstechnische Kompetenz der dafür bestellten *Betriebsärzte* und *Fachkräfte für Arbeitssicherheit* eingeschlossen sein,
- eine solide *Informationsbasis über die Arbeitsbedingungen* und über die Erkrankungen im Sinn einer mehrfaktoriellen epidemiologischen Analyse bestehen,

- das methodische Vorgehen bei der *Belastungs- und Beanspruchungsanalyse* mit dem Ziel der Ableitung von gesundheitsfördernden Interventionsmaßnahmen weiterentwickelt werden (KOCHAN 1996).

Die arbeitsbedingten Erkrankungen des Stütz- und Bewegungsapparates gehören zu den Zielen betrieblicher Gesundheitsförderung, die sich besonderer Beliebtheit erfreuen. Der hohe Leidensdruck vieler Arbeitnehmer mit seinen Folgen für die Arbeitsfähigkeit, die offensichtlich erkennbaren äußeren Ursachen, die anscheinend sehr plausiblen Erklärungen von Über- und Fehlbelastungen im Arbeitsprozeß und die schnelle Wirksamkeit kurzfristiger konditionierender und körperlich entspannender Maßnahmen haben eine unübersehbare Vielfalt von Gesundheitsförderungs-Aktivitäten ausgelöst. Im Vordergrund stehen Rückenschulen, die häufig keinen direkten Bezug zur Arbeitsbelastung haben und deshalb nur einen zeitlich begrenzten und motiavtionsgestützten Effekt haben. Die Methoden und die langfristigen Erfolge dieser Gesundheitsförderung sind noch immer Gegenstand kritischer Betrachtungen, zu denen auch das vorliegende Buch beitragen soll.

Zu den Chancen betrieblicher Prävention und Gesundheitsförderung gehört es schließlich, die Barrieren innerhalb der Medizin, die eine Trennung in

- eine kurative stationäre und ambulante Medizin auf der Basis der Finanzierung durch Krankenkassen,
- einen staatlich getragenen Sektor des Öffentlichen Gesundheitsdienstes und
- einen von den Unternehmen finanzierten betrieblichen Gesundheitsschutz zur Folge haben,

durch die Zusammenarbeit im Sinn der komplexen und langfristigen Wirkungen von Prävention zu überwinden.

In großen Präventionsstudien auf dem Gebiet der Herz-Kreislauf-Erkrankungen gesammelte Erfahrungen z.B. in der Framingham-Studie seit 1949 (KANNEL et al. 1973) in den USA, der Deutschen Herz-Kreislauf-Präventionsstudie „DHP" (LAASER et al. 1995) oder der PROCAM-Studie (ASSMANN et al. 1993) bestätigen: nicht die isolierte Aufspaltung der Prävention in Einzelmaßnahmen und deren kurzfristige betriebswirtschaftliche Evaluierung kann die Zukunft der Präventivmedizin bestimmen. Die große Aufgabe, eine durch Medizinfortschritt, Lebensbedingungen und Lebensweise immer älter werdende Bevölkerung langfristig relativ gesund und dem Alter angemessen leistungsfähig zu erhalten, benötigt ein in sich schlüssiges Präventionskonzept. Es muß bereits in der vorgeburtlichen Phase beginnen, in Schule, Ausbildung und Elternhaus aktive und gesundheitsförderliche Lebenshaltungen prägen, in der beruflichen Tätigkeit alle Präventionspotentiale trainierender Belastungen und alle Chancen der Gesundheitsförderung und Krankheitsfrüherkennung nutzen und die Erkenntnisse des Hausarztes über sich häufende Erkrankungen oder Beschwerden in einen präventivmedizinischen Kontext mit den berufsspezifischen Belastungen und Lebensweisen zu stellen. Die Erreichbarkeit von Menschen in der Altersphase ihrer Berufstätigkeit, in welcher die Frühmanifestation vieler chronisch-degenerativer Erkrankungen – darunter ganz besonders des Stütz- und Bewegungsapparates – stattfindet und in der durch Frühdiagnostik dem Einzelnen Erkenntnisse über seine Gesundheit mitgeteilt werden, die ihn stärker als zuvor zu präventivem Handeln veranlassen, stellt einen Vorzug der betriebsärztlichen Prävention dar, für den der erforderliche Rahmen auch in Zukunft gesichert bleiben sollte (HARTMANN et al. 2000).

Erweiterter Präventionsauftrag der gesetzlichen Unfallversicherung

Ein besonderer Auftrag zur Prävention ergibt sich aus dem Sozialgesetzbuch VII der gesetzlichen Unfallversicherungen (§ 14), nicht nur Arbeitsunfälle und Berufskrankheiten, sondern auch *arbeitsbedingte Gesundheitsgefahren zu verhüten* (SGB VII). Eine Entschädigung der Folgen arbeitsbedingter Gesundheitsgefahren über Arbeitsunfälle und Berufskrankheiten hinaus ist dagegen vom Gesetz nicht vorgesehen und wegen der weiten Öffnung dieses Auftrages weder sinnvoll noch realistisch: Die Minderung der Konflikte zwischen Arbeit und Gesundheit bei Krankheiten, die in der gesamten Bevölkerung weit verbreitet sind, kann nicht durch eine massenhafte „Schadensregulierung", sondern nur durch die Eindämmung dieser Schäden selbst oder zumindest durch die Einschränkung des Konfliktpotentials für die Betroffenen bei der Ausübung ihrer beruflichen Tätigkeit geschehen.

Diesem Verständnis folgt auch die *Definition für arbeitsbedingte Gesundheitsgefahren* durch das deutsche Bundesarbeitsministerium (Bekanntmachung des BMA 1997):

Arbeitsbedingte Gesundheitsgefahren

Sie bestehen bei solchen Arbeitsbedingungen, durch die Gesundheitsstörungen oder Erkrankungen in ihrem Verlauf, der Schwere der Störung/Erkrankung, der Häufigkeit ihres Auftretens und der Dauer ungünstig beeinflußt werden. Damit entsteht eine vermehrte Inanspruchnahme ärztlich diagnostischer und therapeutischer Leistungen. Bei Erkrankungen mit ärztlich bescheinigter Arbeitsunfähigkeit ist zusätzlich Ausfall der Arbeitskraft und Inanspruchnahme der Lohnfortzahlung zu verzeichnen.

Die Schwerpunkte des berufsgenossenschaftlichen Präventionsauftrages werden von der Notwendigkeit bestimmt, insbesondere solche gesundheitlichen Risiken zu beseitigen oder zu vermindern, die Folgen für krankheitsbedingte Fehltage und Behandlungskosten, für Frühinvalidität und für Konflikte auf Grund der künftigen demographischen Bevölkerungsstruktur haben (BLOME 1998a): Sie helfen damit als Dienstleistungseinrichtungen der gewerblichen Wirtschaft den Unternehmen, indem sie Kenntnisse und Erfahrungen über gesundheitliche Risiken ganzer Branchen bündeln und kostengünstige Lösungen der Prävention auf den Feldern von Technik, Ergonomie, Organisation der Arbeit sowie medizinischer Individualprävention erproben, ohne einzelnen Unternehmen dieses Risiko allein zu überlassen. Durch

- die Analyse der *potentiellen Gefährdungen,*
- die *Messung der realen Risiken* vermuteter Gefahren mit Hilfe epidemiologischer Daten aus arbeitsmedizinischen und arbeitswissenschaftlichen Untersuchungen,
- die *Risikobewertung* gemäß der gesellschaftlichen und durch persönliche Betroffenheit und wirtschaftliche Machbarkeit bestimmten Risikoakzeptanz einschließlich unvermeidlicher Restrisiken *(Abb. 66).*

wird der Zugangsweg der gesetzlichen Unfallversicherung zur Verhütung arbeitsbedingter Gesundheitsgefahren beschrieben (COENEN 1997).

Auf Grund des hohen Potentials der Krankheiten des Stütz- und Bewegungsapparates für die direkten und indirekten betrieblichen Folgekosten (Lohnersatz, Störung des Arbeitsablaufs, Beiträge der Sozialversicherungen) besitzen sie einen besonderen Stellenwert bei der Verhütung langfristig entstehender und wirkender arbeitsbedingter Gesundheitsgefahren.

---

1. Gefährdungsermittlung

Möglichkeiten einer Schädigung oder Beeinträchtigung der Gesundheit aufdecken
- Sicherheitstechnische und arbeitsmedizinische Inspektion vorhandener Arbeitsplätze
- Dokumentenstudium für neue Arbeitsplätze

2. Gefahrenanalyse

Abgleich zwischen den Informationen über vermutete Gefährdungen und den real eingetretenen Gefährdungen an vorhandenen oder analogen Arbeitsplätzen aus arbeitsmedizinisch-epidemiologischen Daten nach
- Schwere Schädigungen oder Beeinträchtigungen der Gesundheit
- Wahrscheinlichkeit des Auftretens der auslösenden Belastungen
- Zeitverlauf der Schädigungen oder Beeinträchtigungen der Gesundheit
- Unfall
- Erkrankung – einmalig – chronisch – Latenzschaden (Krebs)

3. Risikobeurteilung

Bewertung der unter 1. und 2. zusammengetragenen Informationen im interdisziplinären und sozialen Konsens
- „Nicht akzeptables Risiko": Auf Grund der vorhandenen Gefahren werden Maßnahmen (der Prävention) ausgelöst
- „Akzeptables Risiko": Keine Prävention arbeitsbedingter Gesundheitsgefahren erforderlich

Abb. 66: Ablaufschema der Gefährdungsermittlung und Risikobewertung

Der Auftrag der Krankenkassen

Die Krankenkassen verstehen sich in Deutschland spätestens seit dem Gesundheitsreformgesetz von 1989 als wesentliche Träger der Gesundheitsförderung und haben sich als sog. „Gesundheitskassen" verstärkt dieser Aufgabe zugewandt. Sie besitzen einen Vorzug, der ihre Mitwirkung an der Gesundheitsförderung begründet: Die gesetzlichen Krankenkassen erfassen in der Regel alle Bevölkerungsschichten und sind mit der Gesamtheit der ärztlichen Behandlungsmaßnahmen und Arbeitsbefreiungen konfrontiert. Zugleich kann die Finanzierung individueller Maßnahmen der Gesundheitsförderung mit einem Solidarprinzip des Gesundheitsschutzes aller Versicherten verbunden werden.

Der Präventionsauftrag der Krankenkassen im § 20 des Sozialgesetzbuches „Gesetzliche Krankenversicherung" (SGB V 5), an der Erkennung von arbeitsbedingten Gesundheitsgefahren mitzuwirken, hilft bei der Zusammenhangsbetrachtung zwischen akuten und chronischen Krankheitszuständen. Durch die strikte Trennung zwischen der kassenärztlichen Versorgung zur Therapie von Erkrankungen und der präventivmedizinischen Betreuung von Beschäftigten durch Betriebsärzte bestehen Informationslücken über arbeitsbedingte Krankheitsursachen und -folgen, die durch die Aktivitäten der Krankenkassen auf dem Gebiet der betrieblichen Gesundheitsförderung teilweise ausgeglichen werden können. Eine stärker evidenzorientierte Mitwirkung der Krankenkassen, die ihre Maßnahmen der betrieblichen Gesundheitsförderung evaluieren und dabei die Kooperation mit dem innerbetrieblich – bei Klein- und Mittelbetrieben auch überbetrieblich – etablierten Betriebsärzten und Fachkräften für Arbeitssicherheit im Sinn der Arbeitsschutzmanagementsysteme suchen, kann die Chancen einer dauerhaft wirksamen Prävention verbessern. Deshalb ist mit der Novellierung des § 20 zum 1. Januar 2000 die Zusammenarbeit bei der betrieblichen Gesundheitsförderung ausdrücklich auf den betrieblichen Arbeits- und Gesundheitsschutz ergänzende Maßnahmen ausgerichtet worden. Dafür sowie für die Primärprävention für alle Mitglieder der Krankenkassen stehen nun wieder finanzielle Mittel zur Verfügung (im Jahr 2000 = 5,00 DM pro Mitglied).

Die Erfahrungen der Entwicklung betrieblicher Gesundheitsförderung zum Beispiel in Modellprojekten mit den gewerblichen Berufsgenossenschaften wie KOPAG (Kooperationsprogramm Arbeit und Gesundheit 1998) haben gezeigt, daß die Krankenkassen ebenso wie alle übrigen Partner die betriebliche Gesundheitsförderung effektiv und zielgerichtet nur im Verbund mit den Experten des Arbeits- und Gesundheitsschutzes leisten können. Ihre vorwiegend auf Erstdiagnosen „krankschreibender" Ärzte begründeten Informationen aus Sekundärdaten zur Gesundheit sind aus arbeitsmedizinischer Sicht unspezifisch und berücksichtigen nur einen Teil der möglichen Krankheitsursachen. Auch Befragungen über die gesundheitliche Befindlichkeit und über die als belastend empfundenen Arbeitsbedingungen stellen eine wichtige Komponente der Prävention dar. Ohne die Verknüpfung mit objektiven Gesundheitsinformationen und die fachgerechte Bewertung führen sie jedoch sowohl zur Überschätzung als auch zur Unterschätzung von Risiken mit z.T. erheblichen wirtschaftlichen Folgen. Ohne das Zusammenwirken mit den o.g. Experten ist nicht gesichert, daß die wirklich notwendigen Maßnahmen der Prävention zuerst in Angriff genommen werden.

Gesundheitsförderung in der Jugend

Prävention und Gesundheitsförderung sind auf die Zukunft des individuellen Lebens orientiert. Sie sollen die Chancen erhöhen, im späteren Leben keine Krankheiten zu erleiden. Jugendliche können sich deshalb noch nicht an erlebten, sondern erst an später zu erwartenden Krankheiten, darunter an Muskel-Skelett-Erkrankungen, aber auch Herz-Kreislauf-Erkrankungen, Stoffwechselkrankheiten und am Krebsrisiko orientieren. Krankheit und Tod sind für Jugendliche noch keine naheliegenden Themen, sondern ferne Probleme der Erwachsenen. Die Lebenserwartung ist im Verhältnis zum bisherigen Leben noch so groß, daß es nicht lohnenswert scheint, sich damit zu beschäftigen (v. TROSCHKE 1995).

Die biologische Entwicklung und Reifung ist zum Zeitpunkt der Berufsausbildung zwar fast beendet. Mit ihr sind aber weitere Lebenserfahrungen mit Folgen auch für ihre Gesundheit gesammelt worden, die den Hintergrund für alle charakteristischen Veränderungen der Gesundheit im Jugendalter bilden.

- Den Abschluß des Längenwachstums und die Geschlechtsreife haben sie als Lehrlinge bis auf Ausnahmen, als Studenten in jedem Fall erreicht.
- Die körperliche Belastbarkeit entspricht in vielen Parametern den Erwachsenen. Während der Berufsausbildung von Lehrlingen kann je nach Lebensalter das Breitenwachstum des Skeletts erst zum Abschluß kommen. Dieses bestimmt seine Robustizität und kann z.B. an der Breite von Epikondylen großer Extremitätenknochen oder von Wirbelkörpern beurteilt werden.

- Die Muskulatur insbesondere männlicher Jugendlicher entwickelt sich ggf. unter den neuen beruflichen Belastungen weiter, wenn dafür entsprechende Reize von der Arbeit ausgehen.

Die Entwicklungen der Gesundheit besitzen in der Regel keinen eigenständigen Wert für die Jugendlichen, sondern sind in einen Prozeß der Persönlichkeitsentwicklung eingebunden, der als *„Sozialisation"* (HURRELMANN 1988) bezeichnet wird. Die Sozialisation vom Kind zum Jugendlichen ist ein komplexer „Prozeß der Konstituierung der Persönlichkeit in wechselseitiger Abhängigkeit von und in kontinuierlicher Auseinandersetzung mit der gesellschaftlich vermittelten sozialen und materiell-dinglichen Umwelt einerseits und der biophysischen Struktur des Organismus andererseits". Zur Jugend gehören drei lebensprägende Prozesse der Sozialisation, die für die Entwicklung gesundheitsgerechter Verhaltensweisen von fundamentaler Bedeutung sein können (HURRELMANN 1988, HABERLANDT et al. 1995):

- Die *Berufsausbildung* zur berufsspezifischen Qualifizierung prägt persönliche und soziale Besonderheiten des künftigen Lebensweges und schafft die Voraussetzungen für den Übergang in das Berufsleben. Eine konkrete Ausbildung bestimmter Fähigkeiten und Fertigkeiten, die zur Ausübung unterschiedlicher Tätigkeiten eines Berufes für erforderlich gehalten werden, tritt an die Stelle der Schule mit abstrakten Lernprozessen.
- Die schrittweise *Lösung von der elterlichen Familie* erfordert es, selbständige Entscheidungen für alle Bereiche des Lebens zu treffen, darunter auch für den Umgang mit der eigenen Gesundheit.
- Im *Freizeitbereich* nimmt die Gruppe der Gleichaltrigen zumeist eine wichtige Rolle der sozialen Prägung ein.

Risikoverhalten kann bei typischen Problemen und Anforderungen in dieser Lebensphase als attraktiv gelten und Ausdruck der Auseinandersetzung mit diesen Problemen sein. Die Anerkennung durch die Gruppe der Gleichaltrigen spielt dabei ebenso eine Rolle wie die individuelle psychische Entspannungserwartung (ENGEL und HURRELMANN 1993). Das erschwert oft den Blick und das Engagement Älterer für die scheinbar unvernünftigen Verhaltensweisen im Jugendalter.

Die *Berufsausbildung* bildet einen besonders gut geeigneten Hintergrund für Maßnahmen der Gesundheitsförderung.

Die *Chancen eines Gesundheitsförderungsprogramms* für junge Auszubildende gründen sich darauf,

- das berufsbezogene Handeln erstmalig bewußt zu prägen,
- für die risikoärmere Bewältigung besonderer Belastungssituationen zu sensibilisieren und zu befähigen,
- zur Mitwirkung bei der Durchsetzung belastungs- und risikomindernder Arbeitsweisen anzuregen,
- an einem positiven Berufsimage auch bei unangenehmen oder nicht optimalen gesundheitlichen Belastungen zu arbeiten.

Das sollte geschehen, noch ehe Vorbilder älterer Arbeitskollegen oder Vorgesetzter mit tradierten Denk- und Verhaltensweisen den selbst geprägten Umgang mit der eigenen Gesundheit in den Hintergrund drängen. Einführungskurse für neue Auszubildende in großen Unternehmen, Aktionstage zu Verhaltensweisen gegen Alkohol, Rauchen, Drogen und AIDS oder Trainingskurse gegen hohe Belastungen in der künftigen Berufstätigkeit sind praktizierte Wege der betrieblichen Gesundheitsförderung für Auszubildende (DEMMER 1994, SPALLEK et al. 1992).

Die Ausbildung von Jugendlichen in Gruppenverbänden (Ausbildungsgruppen, Klassen) bietet der Gesundheitsförderung besondere Chancen. Positive Effekte für die gesundheitliche Entwicklung sind besonders dann zu erwarten, wenn es gelingt, eine positive Beziehung der Jugendlichen zu ihrem Beruf herzustellen (HURRELMANN 1988).

Zwei weitere Motive für die Entwicklung von Gesundheitsförderungsprogrammen für Auszubildende ergeben sich aus ihrer Alterssituation:

- Jugendliche erleben beim Wechsel von der Schule in die Berufsausbildung und noch einmal am Ende der Ausbildung z.T. drastische Veränderungen ihrer körperlichen und geistigen Anforderungen, ihres Lebensregimes und der Notwendigkeit, sich als Persönlichkeit durchzusetzen.
- Jugendliche haben jedoch noch wenig Erfahrungen beim Umgang mit Konflikten aus Krankheit und Arbeit, die sie erstmals während der Berufsausbildung kennenlernen können.

Beide Gründe erzeugen einen berufsbezogenen Bewältigungsdruck, der von ihnen durchaus als Streßkonstellation erlebt werden kann. Ihm kann sowohl mit einer Anpassung an die Verhältnisse als auch mit einer zwischenbetrieblichen Mobilität begegnet werden, um sich bessere Arbeitsbedingungen zu verschaffen.

Eine besondere Aufmerksamkeit verlangt die Beschäftigung mit den Perspektiven derjenigen Jugendlichen, die auf Grund von Erkrankungen Einschränkungen der Berufswahl aufweisen. In den Hinweisen zur Berufswahl bei Erkrankungen des Stütz- und Bewegungsapparates (Kapitel 10) wird näher auf die Belastbarkeit Jugendlicher mit Wirbelsäulenveränderungen, Veränderungen der Hüftgelenke, Beine, Füße, Veränderungen des Schultergürtels, der Arme und der Hände sowie mit Systemerkrankungen des Skeletts, rheumatische Erkrankungen, Rheumatoid-Arthritis und rheumatischem Fieber eingegangen.

Gesundheitsförderung im Alter

Für die Bevölkerung der Industriestaaten öffnet sich eine demographische Schere zwischen der jüngeren erwerbstätigen Bevölkerung und den alternden bzw. alten Menschen. Die alten Menschen sind einerseits gesünder als frühere Generationen bei gleichem Alter, aber chronische Krankheiten bestehen zugleich für eine längere Zeit bis zum Ende des Lebens. Soweit körperliche Arbeitsanforderungen eine wesentliche Bedeutung für die Erwerbsarbeit haben, kommt es mit zunehmendem Alter zu einem Konflikt zwischen den gleichbleibenden Arbeitsanforderungen und der sinkenden individuellen Arbeitskapazität, für die zu einem individuell unterschiedlichen Zeitpunkt keine Reserven mehr bestehen *(Abb. 67)*.

Parallel zueinander sind unterschiedliche Krankheiten insbesondere des Herz-Kreislauf-Systems, des Stoffwechsels und des Stütz- und Bewegungsapparates zu finden, d.h. es besteht eine sog. *„Multimorbidität"*. Für die Prävention entstehen daraus zwei Fragen:

- Wie können die Gesundheit der alternden Menschen und ihre Arbeitsanforderungen so in Übereinstimmung gebracht werden, daß eine volle Erwerbstätigkeit bis zur gesetzlichen Altersgrenze des Erwerbslebens aufrechterhalten bleibt?
- Wie können die durch Alterung und Verschleiß zunehmenden Erkrankungen soweit eingedämmt werden, daß bis in die Nähe der biologischen Altersgrenze ein sinnvolles Leben ohne erhebliche Einschränkungen der Alltagsaktivitäten und der Selbstversorgung sichergestellt werden kann?

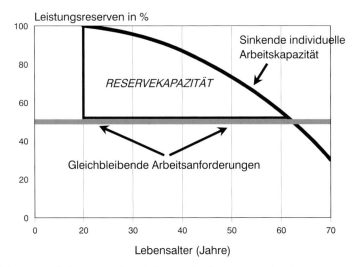

Abb. 67: Verhältnis zwischen Arbeitsanforderungen und Leistungsreserven in Abhängigkeit vom Lebensalter (nach ILMARINEN 1994).

Die biologischen Hintergründe für normale Veränderungen des Alterns sind im Hinblick auf die berufliche Leistungsfähigkeit insbesondere

- eine Abnahme der *Muskelmasse*, darunter besonders der schnellen Muskelfasern, die für Kraft und Schnelligkeit „zuständig" sind,
- eine Verminderung der *aeroben Kapazität* der Muskulatur,
- eine *Abnahme der Knochenmasse*,
- *Elastizitätsverluste* der Knorpel, Sehnen und Bänder,
- Einschränkungen der *respiratorischen Kapazität* insbesondere durch Veränderungen des knöchernen Thorax und durch Verminderung der Gewebselastizität der Lunge,
- Verminderungen der *Transportkapazität* des Herz-Kreislauf-Systems insbesondere bei sehr hohen körperlichen Belastungen,
- Verminderungen der *Kapazität des Nervensystems* durch verschiedene Alterungsprozesse, die u.a. die Reaktionsgeschwindigkeit, die Koordinationsfähigkeit und das Gleichgewichtsempfinden einschränken,
- die Abnahme der sensorischen Leistungen des *Seh- und Hörvermögens* (NYGARD et al. 1991, SHEPHARD 1993).

Längsschnittuntersuchungen in der arbeitenden Bevölkerung Finnlands weisen nach, daß die kardiopulmonale Leistungsfähigkeit von Männern und Frauen ab 45 Jahre innerhalb von wenigen Jahren um bis zu 25% abnehmen kann (ILMARINEN 1991). Auch die muskuloskeletale Leistungsfähigkeit zeigt eine vergleichbare Abnahme: andererseits kann insbesondere durch unterschiedliche physische Aktivität die Leistungsfähigkeit von 60jährigen Aktiven besser als die von 45jährigen Inaktiven sein (ILMARINEN 1997). Moderate aerobe Belastung (z.B. schon 30 bis 45 Minuten pro Tag mit verschärfter Atmung zügig gehen) ist ein wichtiger Faktor für die Erhaltung der Leistungsfähigkeit, die zugleich den Stütz- und Bewegungsapparat stabilisiert und trainiert, ohne ihn zu überlasten. Sie hat ein breites Wirkungsspektrum u.a. auf die Struktur und Festigkeit der Knochen zum Schutz gegen Altersosteoporose, auf die Erhaltung der körperlichen Beweglichkeit oder auf die neuromuskuläre Koordination und auf vegetative und zentralnervöse Regulationen.

Für den älteren Beschäftigten kann sich in der Berufstätigkeit ein Konflikt entwickeln, denn die natürliche Leistungsminderung physiologischer Funktionen mit dem Alter ist nicht mit einer entsprechenden Belastungsabnahme seiner Arbeitsanforderungen verbunden. Die kritischen Faktoren betreffen drei Risikobereiche *(Tab. 29)*.

Tabelle 29: Risikobereiche für ältere Arbeitnehmer (ILMARINEN 1994)

- Die körperlichen Anforderungen werden relativ zu hoch.

- Die Arbeitsumgebung ist zu anstrengend und zu gefährlich.

- Die Organisation der Arbeit enthält Zeitdruck und andere Streßbelastungen.

Gesundheitsförderung kann gerade im Hinblick auf die fortschreitenden degenerativen Erkrankungen des Stütz- und Bewegungsapparates einen wesentlichen Beitrag zur Lösung dieser Fragen und Konflikte leisten. Betriebliche Präventionsmaßnahmen aus den früheren Lebensjahren sollten insbesondere in das höhere Alter hineinwirken, um die Arbeitsfähigkeit zu erhalten und den Wert des Lebens nicht durch Krankheit einzuschränken. Bisher liegen dafür nur Beweise aus Teilbereichen vor, da lebenslange Programme der Gesundheitsförderung erst seit wenigen Jahren existieren und ihre Erfolge noch nicht gemessen werden können.

Durch Trainings- und Anpassungsprozesse kann der Alterung entgegengewirkt und damit das Auftreten chronisch-degenerativer Erkrankungen hinausgezögert werden. Der Ansatz besteht in primärer Prävention der Gesunden und in sekundärer Prävention der bereits von Störungen Betroffenen auf der Basis einer Früherkennung erster Symptome.

Chronische Erkrankungen können in ihrem Verlauf so beeinflußt werden, daß die Folgen geringer bleiben. Die Folgen der Multimorbidität müssen mit konditionierenden und mit therapeutischen Mitteln beherrscht werden. Der Ansatz dafür besteht in der Rehabilitation, die auch als „tertiäre Prävention" bezeichnet werden kann. Untersuchungen über die Wirksamkeit von Gesundheitsförderungsprogrammen an älteren Beschäftigten in Finnland zeigten, welche Veränderungen notwendig sind (ILMARINEN 1997).

Veränderungen der Anforderungen und Belastungen

Um Erkrankungen des Muskel-Skelett-Systems und deren Folgen für Arbeitsunfähigkeit zu vermindern, sollten die Arbeitsschwere, die Zwangshaltungen und repetitive Arbeit für ältere Arbeitnehmer eingeschränkt werden. Was von jungen Arbeitnehmern nur als Diskomfort empfunden wird, kann bei älteren bereits die Arbeitsfähigkeit einschränken.

Veränderungen der Organisation der Arbeit

Da sich die schnelle Umstellungsfähigkeit auf sich ändernde Arbeitsbelastungen verringert, spielen Möglichkeiten der freien Entscheidung über Details des Arbeitsablaufs eine wachsende Rolle. Das Zurückgreifen auf Erfahrungen sowie flexible Arbeitszeitlösungen hinsichtlich der Arbeitszeitverkürzung, flexibler Pausenlösungen, Teilzeitarbeit und Vermeidung von Schichtarbeit sind Möglichkeiten der Vermeidung von Überlastungen.

Anpassung an die individuellen Leistungsvoraussetzungen

Obwohl eine alters- und individualbezogene Leistungsvorgabe zweckmäßig wäre, dürfte diese Lösung besonders schwer zu erreichen sein. Angeregt durch RUTENFRANZ (1990) sind deshalb Überlegungen sinnvoll, die aerobe Beanspruchung altersbezogen so zu begrenzen, daß pro 8-Stunden-Schicht z.B. nicht mehr als 50% der individuellen maximalen aeroben Kapazität in Anspruch genommen werden.

Berufliche Arbeit könnte theoretisch trainierend auf die gesundheitlichen Voraussetzungen des arbeitenden Menschen wirken. Das scheint nach den Alltagserfahrungen für die geistige Leistungsfähigkeit zuzutreffen. Körperliche Arbeit ist auf Grund ihres Charakters der auf den Stütz- und Bewegungsapparat einwirkenden Belastungen nicht entscheidend in der Lage, den natürlichen Alterungsprozeß aufzuhalten. In vielen beruflichen Belastungssituationen werden degenerative strukturelle Umbauprozesse gefördert.

Ergonomische Veränderungen sind der Hauptweg zur Prävention muskuloskeletaler Erkrankungen im höheren Lebensalter.

Training zur Erhaltung und Festigung der physischen Fitneß obliegt letztlich der Initiative des Einzelnen, es sollte jedoch von den Unternehmen zur Erhaltung der Arbeitskraft insbesondere für Beschäftigte ab 45 Jahre unterstützt werden (ILMARINEN 1997).

Die Bereitschaft der älteren Arbeitnehmer, sich im Sinn der Prävention zu verhalten und an Aktivitäten zur Gesundheitsförderung teilzunehmen, hängt von ihrem Verständnis gegenüber der eigenen Gesundheit ab. Ergebnisse aus den USA belegen, daß gesündere Verhaltensweisen mit dem Alter zunehmen. Ältere Menschen neigen sowohl dazu, ihre Gesundheit zu überschätzen, um ihre frühere soziale Rolle für längere Zeit aufrechtzuerhalten, als auch zu unterschätzen und die verbleibenden Präventionspotentiale nicht auszuschöpfen.

Langfristige Gesundheitsvorteile werden häufig zugunsten der kurzfristigen Befriedigung vermeintlicher Bedürfnisse zurückgestellt, weil die Zukunftsperspektive in der Regel nur noch wenig mehr als 15 Jahre beträgt.

- *Identifizierbare Risikofaktoren* und festgestellte Symptome werden oft auf Grund des begrenzten Wissens nicht richtig bewertet. Präventions- und Interventionsprogramme werden trotz des Nachweises persönlicher Betroffenheit nur begrenzt angenommen.
- Lassen sich *Effekte von Gesundheitsförderungsprogrammen* nicht kurzfristig nachweisen, dann hat das Folgen sowohl für die Träger als auch für die Teilnehmer:
  - Aus wirtschaftlichen Gründen wird die Gesundheitsförderung abgelehnt, weil sich der Effekt erst spät einstellt und sich so nicht „rechnet".
  - Der Zeithorizont von wenigen Jahren läßt den Betroffenen die Gesundheitsförderung nicht mehr sinnvoll erscheinen.

Sekundäre Prävention durch die Früherkennung arbeitsbedingter Erkrankungen

Diagnostische Voraussetzungen der Früherkennung

Der Betriebsarzt steht bei allgemeinen Vorsorgeuntersuchungen häufig vor dem Problem, Beschäftigte arbeitsmedizinisch zu untersuchen, zu beurteilen und zu beraten, die körperlich schwere Arbeiten mit hohen Belastungen des Stütz- und Bewegungsapparates ausführen. Darüber hinaus kann es notwendig sein, zum Verdacht einer Berufskrankheit der Lenden- oder der Halswirbelsäule Stellung zu nehmen.

Die präventivmedizinische ärztliche Diagnostik und Beurteilung des Stütz- und Bewegungsapparates wird nur sehr eingeschränkt durch valide und reproduzierbare Funktionstests oder durch apparative Verfahren unterstützt. Einzelne Krankheitsbilder sind nicht eindeutig definiert und ihre Beschreibung unterliegt teilweise dem Belieben des untersuchenden Arztes. Für viele Krankheitsbilder existieren noch unvollkommene Kenntnisse über die komplizierten Verknüpfungen zwischen Belastungen, Alterung und genetischen Anlagen.

Für die Aufklärung arbeitsbedingter Erkrankungsprozesse im Rahmen der Individualbeurteilung empfiehlt HAGBERG (1995) deshalb die 10-Punkte-Strategie *(Tab. 30)* auf der nächsten Seite.

Der zu beobachtende Trend, durch extensive technische Diagnostik nach bestimmten Details und spezifischen Befunden zu suchen, über die eine multikausale Erkrankung doch auf eine einzelne wesentliche Ursache zurückgeführt werden kann, erweist sich als problematisch:

- Beim Betroffenen weckt er falsche Erwartungen der möglichen Aufklärung von äußeren und fremdverschuldeten Ursachen und der Beseitigung des Leidens.
- Die Kosten für eine breit angewandte Überdiagnostik werden in die Höhe getrieben.
- Nicht selten führt die extensive bildgebende Diagnostik zu unnötig hoher Strahlenbelastung.
- Es wird Zeit für Veränderungen von Belastung und Verhalten sowie für den Beginn einer Behandlung verschenkt.
- Akute Patienten mit linderungsfähigen Leiden werden zu chronischen Patienten, die ihre Erkrankungsfolgen nicht mehr bewältigen können.

Nach Erkenntnissen aus der Arbeitsunfähigkeitsstatistik der Krankenkassen und aus der orthopädischen Praxis kehren rehabilitierungsfähige Patienten nach überlanger Krankschreibung wesentlich häufiger nicht wieder in die ursprüngliche Tätigkeit und Belastungssituation zurück als vergleichbare Patienten mit kürzeren Zeiten der Arbeitsbefreiung (HILDEBRANDT et al. 1996).

Tabelle 30: Strategie zur Diagnostik arbeitsbedingter Erkrankungen des Stütz- und Bewegungsapparates (nach HAGBERG 1995).

10 Punkte für die Diagnostik arbeitsbedingter Erkrankungen des Stütz- und Bewegungsapparates:
1. Die Befunderhebung erfolgt nach einem fest definierten Beurteilungsschema. Es sind sowohl positive als auch negative Resultate zu dokumentieren.
2. Zuerst die selteneren systemischen Erkrankungen auszuschließen, bevor körperliche Belastungen als Ursache angenommen werden.
3. Medikamentöse Behandlungserfolge und -risiken in die Beurteilung einbeziehen.
4. Für die zusammenfassende Bewertung der Befunde hierarchische diagnostische Algorithmen vereinbaren bzw. benutzen.
5. Die angewandten klinischen Untersuchungsmethoden hinsichtlich Sensitivität und Spezifität prüfen.
6. Eine aussagefähige Expositionsanamnese erheben, die der Verursachung des vermuteten Krankheitsbildes gerecht wird.
7. Eindeutige Informationen über die Arbeitsbelastung nach Möglichkeit durch eine Besichtigung des Arbeitsplatzes beschaffen.
8. Bei der Zusammenhangsbeurteilung zwischen Belastung und Krankheitsbild soll der individuelle Arbeitsstil als Modifikationsfaktor der Belastungswirkung berücksichtigt werden.
9. Früherkennung vor der Manifestation einer schweren Erkrankung ist die Voraussetzung, um den Beschäftigten/Patienten aktiv zu erhalten.
10. Frühzeitiger Einsatz aktivierender Programme ist eine Bedingung, um den Patienten körperlich aktiv zu erhalten und erfolgreich rehabilitieren zu können.

Arbeitsmedizinisches Untersuchungsprogramm

Entgegen der Bedeutung von Befunden am Stütz- und Bewegungsapparat für die Arbeits- und Leistungsfähigkeit existieren bisher nur Vorschläge klinischer Untersuchungsprogramme für Vorsorgeuntersuchungen, die wissenschaftlich geprüft und hinsichtlich Sensitivität und Spezifität als hinreichend zuverlässig bewertet worden sind. Dagegen ist bisher kein arbeitsmedizinisches Programm für betriebsärztliche Vorsorgeuntersuchungen des Stütz- und Bewegungsapparates eingeführt worden, das den spezifischen Erfordernissen der Prävention und Früherkennung gerecht wird. Eine spezielle arbeitsmedizinische Vorsorge für den häufigsten Konflikt zwischen Arbeit und Gesundheit ist im Rahmen der „Berufsgenossenschaftlichen Grundsätze für die arbeitsmedizinische Vorsorge" nicht vorgesehen.

Es stehen unterschiedliche Anamnesen, klinische Untersuchungsmethoden aus der ambulanten Orthopädie und verschiedene Funktionsprüfungen der Muskulatur ohne bzw. mit speziellen Geräten sowie bildgebende Verfahren zur Verfügung (z.B. FRISCH 1993, SOYKA et al. 1996, KUHN et al. 1998). Die Zusammenführung ihrer Resultate zu Diagnosen bleibt eine „ärztliche Kunst" und unterliegt einer erheblichen Subjektivität der Beurteilung durch einzelne Ärzte.

Zur arbeitsmedizinischen Beurteilung von Beschäftigten mit einem erhöhten Risiko für arbeitsbedingte Erkrankungen des Stütz- und Bewegungsapparates wurde eine eigene Lösung *(Anlage 4)* gefunden, die sich an den Erfahrungen unterschiedlicher Untersuchungsprogramme und an den Möglichkeiten der arbeitsmedizinischen Vorsorgeuntersuchungen orientiert (HARTMANN und HARTMANN 1994).

Anamnese

Mit der Anamnese soll einerseits nach Beschwerden gefahndet und ihr Charakter geklärt werden. Andererseits soll die Beziehung von Symptomen zur Arbeitsbelastung beurteilt werden. Zur Erhebung einer aussagefähigen Anamnese stehen einige Vorschläge bereit, unter denen sich das sog. „Nordic Questionnaire" (KUORINKA et al. 1987) international weitgehend durchgesetzt hat. Es geht davon aus,

- zwischen akuten Beschwerden innerhalb der letzten sieben Tage und chronischen Beschwerden mit noch vorhandener klinischer Relevanz innerhalb der letzten 12 Monate zu unterscheiden,
- die Regionen des Körpers einschließlich der großen Gelenke nach diesen Beschwerdenepisoden einzeln zu analysieren.

Für den praktischen Einsatz bei arbeitsmedizinischen Vorsorgeuntersuchungen erscheint es allerdings sehr zeitaufwendig. Bei epidemiologischen Vorhaben stellt es dagegen eine wichtige Basis für international vergleichbare Resultate dar.

Schmerzanamnese

Rücken- und Gelenkschmerzen können sehr verschiedene Ursachen haben. Bevor man sich auf die Diagnostik belastungsabhängiger Störungen oder Schäden konzentriert, sind zunächst akute und chronische entzündliche oder rheumatische Erkrankungen sowie Schmerzen auf Grund anderer Organerkrankungen mit Ausstrahlung in den Stütz- und Bewegungsapparat auszuschließen. Sie müssen deshalb ganz besonders im Hinblick auf arbeitsmedizinisch relevante Zusammenhänge zu Arbeitsbelastungen und Arbeitsbedingungen geprüft werden. Neben Über- und Fehlbelastungen bzw. einseitigen Belastungen durch berufliche Arbeit können sie durch Fehlbelastungen in der Freizeit, durch individuell bedingte vorzeitige degenerative Veränderungen der Wirbelsäule und Gelenke, durch Trainingsmangel und Belastungsinsuffizienz der Muskulatur oder durch psychosomatische Störungen hervorgerufen werden.

Durch die Schmerzanamnese sollen die *Lokalisation*, das zeitliche Auftreten im *Zusammenhang mit der Arbeitsbelastung* sowie ihre vorwiegend *organismische* oder vorwiegend *psychosomatische Verursachung* festgestellt werden. Weiterhin sollen das Ausmaß – noch funktionell und reparabel oder bereits eine Folge morphologischer Schädigung von Strukturen –, die unmittelbaren schmerzauslösenden Belastungssituationen und Körperhaltungen sowie die Folgen für die Bewältigung beruflicher Anforderungen geklärt werden. Verkürzt bedeutet das:

> **W**as schmerzt **w**ann **w**ie?
> **W**odurch werden Schmerzen ausgelöst?
> **W**omit ist ihr Auftreten verknüpft?

Wesentliche Fragen der Anamnese von Rückenschmerzen, die auf eine Verursachung durch körperliche Belastungen hinweisen, betreffen folgende Sachverhalte (JUNGHANNS 1979, RIIHIMÄKI 1989, KRÄMER 1994):

Lokalisierbarkeit

Durch körperliche Über- oder Fehlbelastungen verursachte Schmerzen lassen sich einigermaßen genau in bestimmte besonders belastete Bereiche der Wirbelsäule bzw. des Rückens lokalisieren. Das gelingt bei psychosomatischen Schmerzen kaum.

Bohrender oder stechender Schmerz

Die Qualität belastungsbedingter Schmerzen wird als „in der Tiefe bohrend" (Lumbago) oder stechend und einer Linie z.B. in die Beine ausstrahlend (Ischialgie) oder in die Oberarme bzw. in den Hinterkopf folgend beschrieben. Verteilen sie sich dagegen eher diffus, so sind sie kaum organisch verursacht.

Bewegungsabhängigkeit

Schmerzen als Folge von Überlastungsinsuffizienzen der Muskulatur oder von Schädigungen der Bandscheiben lassen sich durch bestimmte Bewegungen auslösen. Bei einer ausgeprägten Insuffizienz der Lumbalmuskulatur wird das Aufrichten aus der Rumpfvorbeuge als kaum möglich bzw. nur mit Abstützung der Arme an den Oberschenkeln durchführbar geschildert. Dagegen besteht bei psychosomatischen Beschwerden weitgehende Unabhängigkeit von ganz bestimmten Bewegungen oder Haltungen.

Schmerzlinderung in belastungsfreien Zeiten

Treten die Schmerzen in Abhängigkeit von Zeiten hoher Arbeitsbelastung auf und tritt am Wochenende oder im Urlaub wieder Linderung ein, so ist das typisch für noch reversible belastungsbedingte Schmerzen.

Emotionale Auslöser für psychosomatische Schmerzen

Psychosomatisch verursachte Schmerzen bestehen typisch gemeinsam oder im Wechsel mit Schmerzen an anderen Organen (Kopfschmerzen, Angina pectoris, Magen-Darm-Beschwerden, Gallenbeschwerden u.a.). Streß, Ärger und Angst erzeugen vielfältige, sich zeitweilig bevorzugt in bestimmte Regionen des Körpers projizierende Beschwerden und sind besonders häufig mit einer generellen Herabsetzung der Schmerzschwelle verknüpft. Deshalb ist es auch von Interesse, ob die Schmerzen nach hohen psychischen Belastungen im beruflichen oder privaten Bereich auftreten. Allerdings können auch bei Nervenirritationen im Bereich der Wirbelsäule die Schmerzen in andere Organe einstrahlen.

Belastungsintoleranz im Jugendalter

Als Hinweis auf die Verursachung durch anlagebedingte oder frühzeitig erworbene Erkrankungen des Stütz- und Bewegungsapparates kann gewertet werden, wenn die Schmerzen bereits in jüngeren Jahren oder nach relativ kurzer beruflicher Belastungsdauer angegeben werden. Schmerzen innerhalb der ersten Berufsjahre sind entweder Ausdruck einer Vorschädigung durch bestimmte Erkrankungen oder einer relativen Insuffizienz der belasteten Muskulatur bei schweren oder einseitigen körperlichen Arbeiten. Sie können auch die Folge von psychischen Bewältigungskonflikten im gewählten Beruf sein.

Behandlungsnotwendigkeit

Wesentlich ist es schließlich, sich über die klinische Relevanz der Befunde zu informieren. Schwierigkeiten bereitet dem Arbeitsmediziner die Tatsache, daß arbeitsmedizinische Vorsorgeuntersuchungen nur einmalig oder im Abstand mehrerer Jahre zueinander durchgeführt werden. Darum ist es z.B. wichtig zu wissen, ob

- während der letzten Monate wegen Rückenschmerzen ein Arzt (Allgemeinmediziner, Orthopäde, Internist) aufgesucht wurde oder wegen Rückenschmerzen physiotherapeutische Behandlungen bzw. Krankschreibungen erfolgten und
- während der letzten Jahre wegen Rückenschmerzen klinische Behandlungen oder Kuren erforderlich waren.

Anamnese der Arbeitsbelastungen

Durch die Arbeitsanamnese sollen die oftmals nicht durch Gefährdungsanalysen erfaßten körperlichen Arbeitsbelastungen subjektiv beschrieben werden sowie die aus der Befundlage resultierenden Folgen für die weitere berufliche Einsetzbarkeit in der bisherigen Tätigkeit abgeschätzt werden:

Belastungsanamnese

Notwendig ist die genaue Beschreibung der gegenwärtig ausgeübten Tätigkeit und der Arbeitsaufgaben. Es kommt darauf an,

- die *Höhe und die Form der Lasten* zu erfragen, die gehoben und getragen werden müssen,
- die *Arbeitshaltungen* zu erfassen, in denen längere Zeit oder wiederholt als besonders belastend empfundene Tätigkeiten auszuführen sind,
- die häufig oder regelmäßig wiederholte d.h. *repetitive Ausführung von Tätigkeiten* der Hände und Arme mit größerer Kraftanstrengung

zu erfassen. Lediglich eine Berufsbezeichnung zu erfragen, wäre in jedem Fall unzureichend, da Berufe in der Regel körperlich sehr unterschiedlich belastende Tätigkeiten einschließen *(siehe auch → Abschnitt „Belastungen des Muskel-Skelett-Systems").*

Lebensdosis belastender Tätigkeiten

Die Angabe der Zeiten für die wichtigsten im Leben ausgeübten körperlich belastenden Tätigkeiten in Jahren und ggf. die Zusammenfassung zu einer Gesamtbelastungsdauer auch bei dazwischen liegenden Pausen gering belastender Tätigkeiten gibt ein Bild der Belastungsdosis. Sie ist für die Entstehung chronisch-degenerativer Schädigungen von Bedeutung, jedoch nicht für zeitweilige Überforderungen der Muskulatur. Dosismaße der körperlichen Belastung sind bisher noch nicht hinreichend durch wirkungsbezogene Richt- oder Grenzwerte zu bewerten.

Berufskrankheiten-Verdacht

Sollen über die allgemeine arbeitsmedizinische Vorsorge hinaus Anhaltspunkte für den Verdacht einer Berufskrankheit Nr. 2108 „Bandscheibenbedingte Erkrankungen der Lendenwirbelsäule durch langjähriges Heben und Tragen schwerer Lasten ..." geprüft werden, dann interessiert die Frage nach rezidivierenden und therapieresistenten Rückenbeschwerden und nach der Belastung. Es wird ermittelt,

- ob wenigstens 10 Jahre lang regelmäßig (mindestens 15% der Arbeitszeit) Gewichte von mehr als 25 kg (Männer) bzw. 15 kg (Frauen) gehoben oder getragen wurden bzw.
- ob durch Rumpfvorbeugungen um 90° und mehr auch mit geringeren Lasten eine hohe Bandscheibenbelastung der LWS aufgetreten ist,
- wie hoch die schwersten täglich (auch nur vereinzelt) zu hebenden Gewichte sind oder waren,
- ob über lange Zeit des Tages körperlich gleichförmige und einseitig belastende Tätigkeiten ausgeübt wurden oder
- ob die Tätigkeit in einer Dauerzwangshaltung mit Beugung des Oberkörpers ausgeübt wurde, aus der keine Möglichkeit zur entlastenden Aufrichtung bestand.

Wenn es die Arbeitssituation des Betriebsarztes erlaubt, dann sollte die Gelegenheit genutzt werden, den zu beurteilenden Arbeitnehmer bei der Ausübung seiner am stärksten belastenden Tätigkeiten unmittelbar am Arbeitsplatz zu beobachten. Die Art und Weise der Ausführung gibt Hinweise auf die Besonderheiten der Belastung, aber auch auf individuelle Defizite.

Einzelheiten zum Zusammenhang zwischen der Höhe der Last, der Art und Weise ihrer Manipulation und den Auswirkungen auf die Bandscheiben sind dem *Abschnitt „Kriterien und Methoden zur Beurteilung der Belastung durch körperliche Arbeit"* zu entnehmen.

Klinische Untersuchung der Wirbelsäule

Der Ablauf und die Dokumentation der klinischen Untersuchung sind im Anhang 4 dargestellt (ANDERSSON 1991, DEBRUNNER 1985, FRISCH 1993, HOPPENFELD 1985, JUNGHANNS 1987, KRÄMER 1994, SOYKA et al. 1995, WIEBEN 1991). Grundlegende Voraussetzung der klinischen Untersuchung ist die Beurteilung des nur mit kurzer Hose bekleideten Beschäftigten in seiner Konstitution und seiner spontanen Beweglichkeit.

Grundstellung

Der zu untersuchende Beschäftigte bzw. Patient nimmt für die sachgerechte Beurteilung eine Grundstellung des Körpers ein *(Abb. 68)*:

- aufrechte Haltung in mittlerer muskulärer Anspannung,
- Füße im Fersenbereich geschlossen und nach vorn leicht offen,
- Kopfhaltung mit Blickrichtung horizontal geradeaus, so daß der Oberrand des Ohransatzes und der Unterrand der Augenhöhle etwa eine Horizontale bilden.

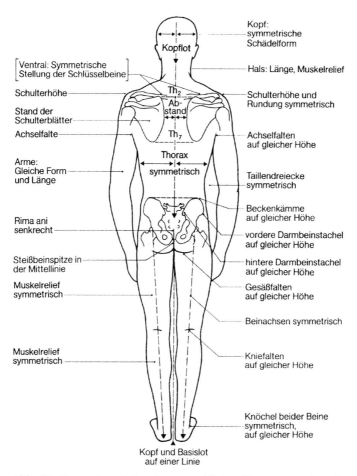

Kopf:
symmetrische
Schädelform

Ventral: Symmetrische
Stellung der Schlüsselbeine

Kopflot

Hals: Länge, Muskelrelief

Schulterhöhe

Th₂

Schulterhöhe und
Rundung symmetrisch

Stand der
Schulterblätter

Ab-
stand

Achselfalte

Th₇

Achselfalten
auf gleicher Höhe

Thorax
symmetrisch

Arme:
Gleiche Form
und Länge

Taillendreiecke
symmetrisch

Beckenkämme
auf gleicher Höhe

Rima ani
senkrecht

vordere Darmbeinstachel
auf gleicher Höhe

Steißbeinspitze in
der Mittellinie

hintere Darmbeinstachel
auf gleicher Höhe

Muskelrelief
symmetrisch

Gesäßfalten
auf gleicher Höhe

Beinachsen symmetrisch

Muskelrelief
symmetrisch

Kniefalten
auf gleicher Höhe

Knöchel beider Beine
symmetrisch,
auf gleicher Höhe

Kopf und Basislot
auf einer Linie

Abb. 68: Gesamtinspektion des menschlichen Körpers von dorsal
(FRISCH 1993).

Konstitutionsbeurteilung

Für eine Konstitutionsbeurteilung gibt es sowohl wissenschaftlich fundierte anthropometrische Methoden als auch die ärztliche Alltagserfahrung, aber kaum in die Praxis eingeführte Verfahren, die eine überzeugende Beziehung zur Belastbarkeit des Organismus haben. Zu beachten ist, daß bei der Inspektion einer Person mit athletischem Konstitutionstyp die kräftig entwickelte Muskulatur den Eindruck großer Robustizität des Skeletts erzeugen kann, auch wenn letzteres darunter nur sehr grazil angelegt ist.

Allgemeine Beweglichkeit

Die allgemeine spontane Beweglichkeit während des Auskleidens und während des Ausziehens von Strümpfen und Schuhen zu beobachten, gibt erste Rückschlüsse auf die Erheblichkeit vermuteter funktioneller Folgen von geklagten Beschwerden.

Form der Wirbelsäule

Der Beurteilung der Wirbelsäulenform wird wohl auch aus medizinhistorischen Gründen noch immer eine große Bedeutung beigemessen. Allerdings sind funktionell erhebliche Formabweichungen der Wirbelsäule heute selten geworden. Normvarianten finden sich dagegen häufiger.

- Die *sagittalen Krümmungen der Wirbelsäule* – die Halslordose, die Brustkyphose und die Lendenlordose – sind in der Seitenansicht des Untersuchten zu beurteilen *(Abb. 69)*. Arbeitsmedizinisch relevant sind in erster Linie
  - Hyperlordosierungen der LWS mit Beckenkippung nach vorn,
  - extreme Steilstellungen der LWS evtl. bis zur angedeuteten Kyphosierung sowie
  - entsprechende Veränderungen auch an der HWS.

  Zugleich ist auf „Knicke" im harmonischen Verlauf der Kyphose- und Lordoseschwingungen zu achten, die z.B. Ausdruck eines Keilwirbels oder einer Spondylolyse sein können.

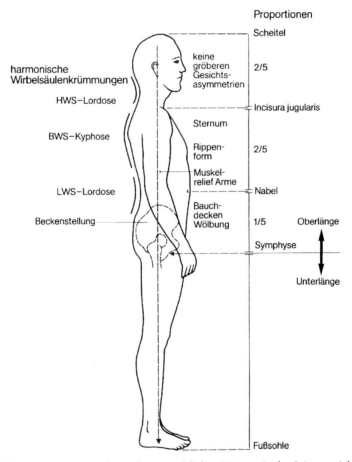

Abb. 69: Gesamtinspektion des menschlichen Körpers in der Seitenansicht (FRISCH 1993).

- Seitliche Abweichungen ohne bzw. mit Verdrehungen des physiologisch annähernd geraden Verlaufs der Wirbelsäule können zuerst aus der Rückenansicht im aufrechten Stehen danach in maximaler Vorbeugung sowie darauf folgend beim langsamen Wiederaufrichten beurteilt werden. Hier werden
    - im Stehen wesentliche über die spontane Variabilität hinausgehende seitliche Abweichungen der WS als *Skoliosen* erkennbar und
    - in der Vorbeugung *Torsionen* durch die Fahndung nach einem Lendenwulst oder einem Rippenbuckel auf der Gegenseite der Konvexität der Skoliose erkannt.

Formabweichungen der Wirbelsäule stellen erst in erheblicher Ausprägung belastbarkeitsmindernde Befunde dar. Sie werden gelegentlich bei Jugendlichen als Folge von Wachstumsstörungen der Wirbelsäule festgestellt und sind dispositionelle Risiken für körperlich schwere Arbeit. Nach dem Abschluß des Längen- und Breitenwachstums können Ausheilungen ohne oder mit einem Defekt bestehen. Geringfügige Befunde sind unter der inzwischen entwickelten Muskulatur oft nicht mehr festzustellen (HARTMANN und HARTMANN 1985).

Orientierende Maße der Beweglichkeit

Von größerer Bedeutung sind Einschränkungen der Bewegungsfunktionen der Wirbelsäule und der benachbarten großen Gelenke der Extremitäten – der Schulter- und Hüftgelenke.

Eine schnelle Orientierung über relevante Befunde am Schultergelenk geben die Aufforderungen,

- beide Hände hinter dem Nacken („*Nackengriff*") sowie
- über der Lendenwirbelsäule wie beim Knoten einer Schürze („*Schürzengriff*") zu verschränken.

Die Vorbeugung des Rumpfes sowie die Fähigkeit des Aufrichtens informieren über die Beweglichkeit des gesamten Systems zwischen Skelett und Muskulatur in diesem Bereich: Der Untersuchte wird aufgefordert, sich zunächst so tief wie möglich nach vorn zu beugen. Nicht die Tiefe der Beugung mit dem erreichten *Finger-Boden-Abstand*, sondern vielmehr die Fähigkeit, sich zügig, ohne Schmerzen und ohne Abstützung an seinen Oberschenkeln oder einem benachbarten Gegenstand (Stuhl, Tisch) wieder aufzurichten, gibt Auskunft über die Funktion und Beweglichkeit der Lendenwirbelsäule.

- Eine *Hypermobilität* der Lendenwirbelsäule als Folge lumbaler Instabilität bei anlagebedingten, alterungs- oder schädigungsbedingten Veränderungen der Bandscheiben ist der Ausdruck einer „lumbalen Insuffizienz". Sie entsteht durch Lockerungen in der Verbindung benachbarter Wirbel durch geschädigte, oft bereits abgeflachte Bandscheiben, die durch die paravertebrale Muskulatur nur unzureichend kompensiert werden kann. Der Untersuchte ist in der Lage, sich bei Vorbeugung weit über die Fingerspitzen hinaus ggf. mit der ganzen Handfläche auf den Boden zu stützen. Der hypermobile Patient ist jedoch u.U. erst mit erheblicher evtl. von Schmerzen begleiteter Anstrengung und durch Abstützen an den Beinen in der Lage, sich wieder aufzurichten.
- Eine *Hypomobilität* mit einem Finger-Boden-Abstand von mehr als 20 cm zwischen den Fingerspitzen und dem Fußboden kann durch Schädigungen der Wirbelsäule mit schmerzhafter Muskelverkürzung oder durch Fixierungen in den Bewegungssegmenten verursacht sein. Sie kann aber auch allein das Ergebnis von Verkürzungen der Wirbelsäulen-Streckermuskulatur (M. erector spinae, M. latissimus dorsi, M. quadratus lumborum) sein, ohne daß die LWS selbst beeinträchtigt ist.

Bewegungseinschränkungen einzelner Wirbelkörper untereinander werden ermittelt:

- für die LWS mit dem *SCHOBERschen Zeichen*: Verlängerung einer im Stehen vom Dornfortsatz S1 10 cm aufwärts abgemessenen Strecke normal um mindestens 3 bis 5 cm bei maximaler Vorbeugung und
- für die BWS mit dem *OTTschen Zeichen*: Verlängerung einer im Stehen vom Dornfortsatz C7 30 cm abwärts abgemessenen Strecke normal um mindestens 2 bis 3 cm bei maximaler Vorbeugung. Einschränkungen der Beweglichkeit unter 2 bis 3 cm sprechen für Verfestigungen der Wirbelkörper untereinander, wie sie bei degenerativen Veränderungen der Wirbel und der Bandscheiben entstehen. Sie begründen allein noch keine wesentliche Funktionseinschränkung, da sie im Alter im Sinne einer Defektheilung die früher durch Bewegungen provozierten Schmerzen im Rücken verhindern können.

Neutral-Null-Methode zur Beurteilung von Bewegungsfunktionen

Differenzierte Einschätzungen der Beweglichkeit der LWS und BWS in der Sagittalebene, zu den Seiten sowie in der Rotation nach der Neutral-Null-Methode erfolgen im Stand bei Fixierung des Beckens durch den Untersucher oder in aufrechter Sitzhaltung, um Mitbewegungen des Rumpfes über die Hüftgelenke und die Beine auszuschalten. Es erfolgen:

- die *Vor- und Rückneigung* der BWS und LWS insgesamt mit herabhängenden Armen,
- die *Seitenneigung* sowie die *Rotation* nach beiden Seiten mit im Nacken gefalteten Händen bei horizontal erhobenen Ellenbogen.

Der aktiven Bewegung durch den Untersuchten selbst folgt eine passive Bewegung durch den Untersucher gegen den federnden Widerstand. Die Maße des „normalen" Bewegungsumfangs sind der *Tabelle 31* sowie dem Untersuchungsbogen in der Anlage zu entnehmen.

Tabelle 31: Maße der Beweglichkeitsprüfung der Wirbelsäule.

Allgemeine Beweglichkeit	OTTsches Zeichen ab C7 abwärts	30 cm + x normal: x > 2 cm
	SCHOBERsches Zeichen ab L5 aufwärts	10 cm + x normal: x > 4 cm
	Finger-Boden-Abstand	< 20 cm
Beweglichkeit der HWS	Vorneigung / Rückneigung	45° / 0° / 45°
	Seitenneigung	45° / 0° / 45°
	Rotation links / rechts	80° / 0° / 80°
Beweglichkeit der BWS und LWS	Vorneigung / Rückneigung	50° / 0° / 20°
	Seitenneigung	30° / 0° / 30°
	Rotation links / rechts	30° / 0° / 30°

Muskelstatus

Die Beurteilung des Muskelstatus richtet sich zunächst auf die Beurteilung des Muskelkorsetts der Wirbelsäule und der Extremitäten mit ihren Gelenken.

Schmerzlose oder schmerzhafte paravertebrale Muskelverspannungen können der Ausdruck relativer Überbelastung der Muskulatur sein. Die palpatorische Untersuchung der Lenden- und Brustwirbelsäule erfolgt in der Bauchlage bei entspannter Rückenmuskulatur. Bei schwerwiegenden Befunden wird eine fachärztliche Untersuchung zur Differentialdiagnostik unumgänglich sein. Vergleichbare Veränderungen im Bereich der Halswirbelsäule und des Schultergürtels treten besonders als Folgen dauerhaft fixierter Armhaltungen (Handschweißer, Sekretärinnen, langzeitige Arbeiten am PC) oder des Lastentransports auf der Schulter auf. Schmerzhafte Verspannungen der Nacken- und Schultermuskulatur stehen zugleich in besonders engen Wechselbeziehungen mit hohen psychonervalen Belastungen.

Muskelfunktionstests

Es existieren umfangreiche Methodenvorschläge für Muskelfunktionstests (ANDERSSON 1991, BUCKUP 1995, FRISCH 1993, JANDA 1986, LASER 1996, WIEBEN und FAHLBERG 1991), die ausführlich bei diesen Autoren nachzulesen sind und deren Ausübung durch einen Trainingskurs erfahrener Manualtherapeuten unterstützt werden sollte.

Im Vordergrund steht die Erkennung muskulärer Dysbalancen. Sie sind der Ausdruck eines gestörten Spannungsverhältnisses zwischen den Agonisten und ihren Antagonisten in einer funktionell zusammengehörenden Muskelschleife. Orientierend für die arbeitsmedizinische Untersuchung ist die Beurteilung von zwei besonders zur Verkürzung neigenden Muskelgruppen im Bereich der Lendenwirbelsäule – des M. iliopsoas und der ischiocruralen Muskulatur – von Interesse *(Abb. 70)*. Beide tragen zur Hyperlordose der LWS und damit zur schmerzhaften Minderung ihrer Belastbarkeit bei.

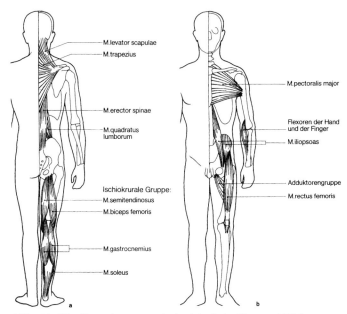

Abb. 70: Häufig verkürzte tonische Muskeln (JANDA 1986).

- Die *Verkürzung des M. iliopsoas* kann am Probanden in Rückenlage erkannt werden: Wird das Bein der nicht zu prüfenden Seite im Knie angewinkelt auf die Unterlage gestellt, so legt sich die Lendenwirbelsäule entspannt auf dieser Unterlage ab. Ein verkürzter M. iliopsoas verhindert jedoch, das zu prüfende Bein im Hüftgelenk vollkommen gestreckt auf der Unterlage abzulegen. Es bleibt *eine Restbeugung in der Hüfte.*
- *Verkürzungen der ischiokruralen Muskulatur* werden orientierend im Zusammenhang mit der Kraft der Strecker der Lendenwirbelsäule geprüft: Der Proband liegt mit dem Bauch auf der Untersuchungsliege. Dabei setzt er die Beine in der Hüfte etwa rechtwinklig gebeugt über das Ende der Untersuchungsliege auf die Erde. Die Fähigkeit, jedes Bein einzeln bis in die Horizontale anzuheben, ohne dabei das Becken mit anzuheben (ggf. durch Gegendruck des Untersuchers auf das Gesäß verhindern!), kennzeichnet die intakte Funktion der o.g. Muskelgruppen (Frisch 1991, Janda 1986, Wieben und Fahlberg 1991). *Ein Abheben der Hüfte von der Liege* spricht für eine Verkürzung.

Prüfung von Nervenirritationen

Der Nachweis neurologischer Beeinträchtigungen des Rückenmarks und der Nervenwurzeln durch Bandscheibenprotrusionen und irritierende Osteophyten (Ischialgie) hat eine erhebliche Bedeutung für die funktionelle und prognostische Bewertung von Wirbelsäulenerkrankungen.

Für die allgemeinärztliche und arbeitsmedizinische Beurteilung wird man sich dabei in der Regel auf das *positive Lasègue-Zeichen* beschränken müssen, das korrekt in folgender Weise untersucht wird: Auslösen eines Dehnungsschmerzes im Rücken bzw. Oberschenkel durch Streckung des Kniegelenks bei gebeugtem Oberschenkel sowie zusätzlicher Dorsalflexion des Fußes. Damit werden die Nervenwurzeln der am häufigsten betroffenen Segmente L4 bis S1 erfaßt.

Zusätzlich ist die segmentale Prüfung von

- *peripheren Schmerzsensibilitäten* oder Hypästhesien im Dermatom des jeweiligen Segments
- *motorischen Störungen,* Tonusabschwächungen oder einseitigen Umfangsminderungen der Kennmuskeln (M. quadriceps für L3 und L4, M. extensor hallucis longus für L5, M. triceps surae für S1)
- *Reflexabschwächungen* des Patellarsehnenreflexes (L3 und L4) oder des Achillessehnenreflexes (S1) erforderlich (Krämer 1994; *Abb. 71 / Tab. 32*).

Allerdings wird auch bei Beschäftigten mit Rückenschmerzen die Prävalenz entsprechender segmentaler neurologischer Störungen gering ausfallen, so daß sie mit Ausnahme der Sensibilitätsstörungen nicht als zuverlässige sekundär-präventive Frühsymptome zu betrachten sind.

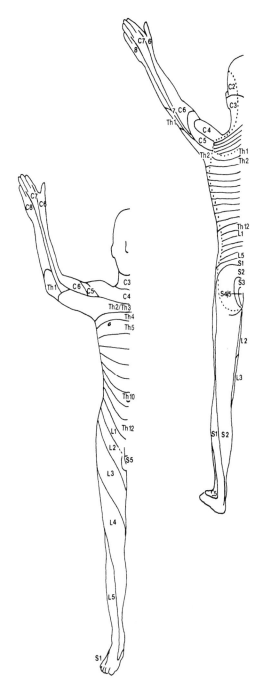

Abb. 71: Radikuläre Innervation an der Vorder- und Rückseite des Körpers (KRÄMER 1994).

Tabelle 32: Leitsymptome bei lumbalen Wurzelsyndromen (KRÄMER 1994)

Segment	Peripheres Schmerz- und Hyp- ästhesiefeld	Motorische Störungen (Kenn- muskel)	Reflex- abschwächung	Nervendeh- nungskenn- zeichen
L1 / 2	Leisten- gegend			Femoralisdeh- nungsschmerz
L3	Vorderaußen- seite Ober- schenkel	Quadriceps fem.	Patellarsehnen- reflex	Femoralisdeh- nungsschmerz
L4	Vorderaußen- seite Ober- schenkel, Innenseite Unterschen- kel und Fuß	Quadriceps fem.	Patellarsehnen- reflex	positives Lasègue-Zeichen
L5	Außenseite Unterschen- kel, medialer Fußrücken, Großzehe	Extensor hallucis longus		positives Lasègue-Zeichen
S1	Hinterseite Unterschen- kel, Ferse, Fuß- außenrand, 3.–5.-Zehe	Triceps surae. Glutäen	Achilles- sehnenreflex	positives Lasègue-Zeichen

Bildgebende Verfahren

Eine „Röntgenreihenuntersuchung" der Wirbelsäule von Beschäftigten mit schweren körperlichen Arbeiten kann es aus Gründen des Strahlenschutzes nicht geben. Einige Veränderungen an der Wirbelsäule, darunter auch relevante Schädigungen der Bandscheiben, können jedoch nicht ohne bildgebende diagnostische Verfahren beurteilt werden. Beim begründeten Verdacht einer bandscheibenbedingten Erkrankung der Wirbelsäule oder erheblichen klinischen Befunden kann deshalb nicht auf Röntgenaufnahmen verzichtet werden.

Die Anwendung computergestützter Verfahren (CT, MRT) sollte immer erst nach Röntgenübersichtsaufnahmen erfolgen und auf erfahrene Ärzte beschränkt bleiben. Mitunter werden mit ihrer Hilfe bei schmerzfreien Gesunden Bandscheibenveränderungen aufgedeckt werden, die ohne funktionelle Bedeutung bleiben und fehlinterpretiert werden können!

Sollte eine Röntgenuntersuchung auf Grund erheblicher anamnestischer oder klinischer Befunde für erforderlich gehalten werden, so ist auf folgendes zu achten:

- Es sind in jedem Fall Aufnahmen im *Stehen in zwei Ebenen* anzufertigen.
- Röntgenologisch *sichtbare degenerative Veränderungen* sind überwiegend als „Denkmale" abgelaufener Erkrankungen oder degenerativer Prozesse zu betrachten und können nicht zwingend mit den Beschwerden oder Funktionsstörungen korreliert werden (HÄUBLEIN 1979). Es werden in der Regel Verdichtungen und schattengebende Verkalkungen an Knochenstrukturen, Gelenkkapseln und einstrahlenden Bändern sichtbar. Sie sind eine Folge chronischer Entzündungs- und Umbauprozesse, die oft bereits abgeschlossen sind. Im Bewegungssegment zweier benachbarter Wirbel ist zu achten auf
  - *Osteochondrosen*, d.h. Verdichtungen der Wirbelkörperabschlußplatten mit der Folge weiterer Behinderung der Ernährung der blutgefäßlosen Bandscheiben durch Diffusion (ca. 70% der Ernährung erfolgt auf diesem Wege) (JUNGHANNS 1979),
  - *Chondrosen*, d.h. Verdichtungen der Bandscheiben, die Ausdruck struktureller Störungen sind und zumeist zu Höhenminderungen oder zu Lockerungen evtl. mit geringen Verlagerungen der Wirbel gegeneinander nach dorsal oder ventral führen,
  - *Spondylosen*, d.h. Verknöcherungen der Ansätze des vorderen oder hinteren Längsbandes an Wirbelkörpern und Bandscheiben, die durch Reizungen nach erhöhter Beweglichkeit von Wirbeln gegeneinander auf Grund von Bandscheibenlockerungen hervorgerufen wurden,
  - *Spondylarthrosen*, d.h. degenerative Veränderungen der kleinen Wirbelgelenke auf Grund der abnormen Beweglichkeit der Wirbel untereinander und ggf. sogar der Annäherung zueinander.

Für die Funktion und den ggf. vorhandenen Schädigungsgrad ist die Beurteilung der Höhe der Zwischenwirbelräume bedeutsamer als die Feststellung ventraler oder dorsaler Randzacken an den Wirbelkörpern. Biomechanisch ist auch von Interesse, daß grazile schmale Wirbelkörper bei normaler Spongiosadichte weniger belastbar sind als breite, da sich u.a. der Belastungsdruck auf eine geringere Wirbelkörperquerschnittsfläche verteilt (BRINCKMANN 1998). Diese Sachverhalte sind allerdings noch nicht für quantitative Bewertungsmaßstäbe in der individuellen Begutachtung verwertbar.

Zur Erkennung von morphologischen Schäden der Bandscheiben erweist sich die Magnetresonanztomographie (MRT) inzwischen als sensibler als die Röntgenübersichtsaufnahme (HARTWIG et al. 1998). Sie kann auch solche Veränderungen anzeigen, die noch nicht in der Röntgenaufnahme erkennbar sind und sie stellt Veränderungen an neuralen Strukturen besser dar. Zugleich ist sie frei von der Belastung durch ionisierende Strahlen. Allerdings wächst damit auch die Zahl symptomfreier Zufallsbefunde. Für die Frühdiagnostik isolierter Veränderungen der vertebralen Endplatten scheint das kostenträchtige MRT wegen seiner geringen Sensitivität nicht geeignet zu sein (BRAITHWAITE et al. 1998).

Schließlich können Abweichungen von der normalen Anzahl der Lendenwirbel im Sinn der Lumbalisation (6 LWK) zu erhöhter und ggf. schmerzhafter Beweglichkeit sowie der Sakralisation (nur 4 LWK) zu verringerter Beweglichkeit führen. Sie stellen vermutlich auch Prädispositionen für vorzeitige degenerative Veränderungen dar.

Klinische Untersuchung der Gelenke

Die klinische Untersuchung der Gelenke kann nicht getrennt von der Untersuchung der Wirbelsäule betrachtet werden. Das gilt insbesondere für die Suche nach muskulären Störungen oder nach den muskulären Auswirkungen von Störungen des Skelett- und Bandapparates z.B. zum Ausgleich statischer Fehlbelastungen oder schmerzhafter Beeinträchtigungen. Somit bilden sich *funktionelle Einheiten*

- des *Schultergürtels* mit den Schultergelenken, den Ellenbogengelenken, den Handgelenken und den Fingergelenken sowie mit der Hals- und oberen Brustwirbelsäule,
- des *Beckens* mit den Hüftgelenken, den Kniegelenken, den Sprunggelenken und den Fußgelenken sowie mit der Lendenwirbelsäule und dem Kreuzbein.

Durch die Inspektion der Körperhaltung und der Funktionsweise der Extremitäten sowie durch die Untersuchung der Gelenkbeweglichkeit und der Muskelfunktionen wird die klinische Untersuchung *(→ Abschnitt „Bildgebende Verfahren")* der zumeist von den Auswirkungen arbeitsbedingter Fehlbelastungen betroffenen Wirbelsäule ergänzt. Die umfangreichen Methodenbeschreibungen für die Beurteilung des Stütz- und Bewegungsapparates stehen auch bei der Untersuchung von Funktionen und Erkrankungen der Gelenke zur Verfügung (DEBRUNNER 1985, FRISCH 1993, HOPPENFELD 1985, SOYKA et al. 1995).

Inspektion und Palpation

Die Inspektion vermittelt durch die Beobachtung allgemeiner Körperformen, des Konstitutionstyps und der Grobmotorik einen ersten Eindruck über das Zusammenspiel der motorischen Funktionen und evtl. Deformitäten der oberen und unteren Extremitäten. Wesentliche Eindrücke können von der Beobachtung des Gangbildes beim Betreten des Untersuchungszimmers sowie von der Bewegung beim Ablegen der Kleidung gewonnen werden. Alle Symmetriestörungen in der Haltung und Bewegung können Hinweise auf Störungen oder Schädigungen darstellen.

Palpatorisch können die Konsistenz des Gewebes, insbesondere der Muskulatur und vorhandene Muskelhärten, aber auch Druckpunkte an den Ansätzen der Sehnen sowie an den Gelenkspalten beurteilt werden.

Aktive Beweglichkeit

Die Prüfung des aktiv vom Untersuchten auszuführenden Bewegungsumfanges an einzelnen Gelenken gibt eine Orientierung, inwieweit mit Bewegungseinschränkungen zu rechnen ist. Als Vergleichsdaten der normalen Beweglichkeit stehen die Werte der „Neutral-Null-Methode" (DEBRUNNER 1971) zur Verfügung *(Tab. 33 und Anlage)*. Werden die zu erwartenden Bewegungsumfänge schmerzfrei erreicht, dann besteht zunächst kein Verdacht einer Störung und die Untersuchung ist beendet. Einschränkungen der aktiven Beweglichkeit können dagegen vielfältige Ursachen haben, darunter spielt auch die Fähigkeit des Untersuchten zur Mitwirkung bei dieser Untersuchung eine erhebliche Rolle.

Passive Beweglichkeit

Die Prüfung der passiven Beweglichkeit erfolgt durch eine maßvolle, aber konsequente Führung der Bewegungsfunktion durch den Untersucher. Dabei ist das „Endgefühl" (FRITSCH 1993), d.h. der vom Untersucher festgestellte Zustand am Ende eines Bewegungsumfanges, von Bedeutung. Dieses Endgefühl kann

- *weichelastisch* sein, weil Muskeln die Bewegung aufhalten (z.B. Verkürzungen),
- *festelastisch* sind, weil Bänder oder eine geschrumpfte Gelenkkapsel die Funktionen hemmen,
- *hartelastisch* sein, weil Knochenstrukturen die Beweglichkeit blockieren. Soweit Einklemmungen eines Meniskus oder einer Gelenkmaus (abgelöster freier Gelenkkörper) vorliegen, erzeugen sie ein federndes Endgefühl.

Tabelle 33: Schema der Bewegungsprüfung in den Gelenken nach der Neutral-Null-Methode.

SCHULTERGELENK	Seitwärtsheben (Adduktion / Abduktion)	20°–40° / **0** / 90° / 160°–180°
	Vorwärtsheben (Elevation) / Rückwärtsheben	150°–170° / 90° / **0°** / 40°
	Innen-/Außenrotation bei angelegtem Ellenbogen	95° / **0°** / 40°–60°
	Rotation bei abduziertem Arm	70° / **0°** / 70°
ELLENBOGENGELENK	Streckung / Beugung	10° / **0°** / 90° / 150°
	Innendrehung (Pronation) / Außendrehung (Supination)	80°–90° / **0°** / 80°–90°
HANDGELENK	Beugung (Palmarflexion) / Streckung (Dorsalextension)	60°–90° / **0°** / 60°–80°
	Radialabduktion / Ulnarabduktion	25°–30° / **0°** / 30°–40°
HÜFTGELENK	Beugung / Streckung	130–140° / **0°** / 0°
	Seitwärtsheben (Adduktion / Abduktion)	20°–30° / **0°** / 30°–45°
	Innenrotation / Außenrotation bei gebeugter Hüfte	30°–45° / **0°** / 40°–50°
	Innenrotation / Außenrotation bei gestreckter Hüfte in Bauchlage	40°–50° / **0°** / 30°–40°
KNIEGELENK	Streckung / Beugung	5°–10° / **0°** / 130°–140°
OBERES SPRUNGGELENK	Streckung (Dorsalextension)/ Beugung (Palmarflexion) im Stehen	30° / **0°** / 50°
	Streckung (Dorsalextension)/ Beugung (Palmarflexion) bei gebeugtem Kniegelenk	20°–30° / **0°** / 40°–50°
UNTERES SPRUNGGELENK	Innendrehung (Pronation = Eversion) / Außendrehung (Supination = Inversion)	60° / **0°** / 30°

Bei passiven Bewegungen kann auch ein Dehnungsschmerz von geschädigten Sehnen, Muskeln oder Nerven auftreten. Typisch für diese Schmerzauslösung ist das positive Lasègue-Zeichen bei Irritationen des N. ischiadicus.

Als Faustregeln können gelten:

- Bestehen die Schmerzen und die Bewegungseinschränkungen in *der gleichen Bewegungsrichtung*, dann ist mit einer Ursache im Gelenk zu rechnen.
- Werden die Schmerzen einerseits und die Bewegungseinschränkungen andererseits in einander *entgegengesetzten Bewegungsrichtungen* gefunden, dann ist mit einer *muskulären Ursache* zu rechnen: Die Muskelkontraktion ist stärker schmerzhaft als die passive Muskeldehnung.
- Sind an einem Gelenk mit mehreren physiologischen Bewegungsrichtungen nicht alle Richtungen von der Einschränkung betroffen, so spricht das für eine *Schrumpfung der Gelenkkapsel.*

Anspannung gegen Widerstand

Sie wird in einer isometrischen Muskelanspannung, d.h. durch eine Muskelkontraktion gegen einen Widerstand ohne eine Gelenkbewegung geprüft.

Wird eine schmerzhafte aktive oder passive Bewegungseinschränkung gefunden, dann kann eine Schädigung im Bereich einer Sehne, der Sehneninsertion oder des Muskels vorliegen, wenn die Anspannung gegen einen Widerstand schmerzhaft ist.

Muskelfunktionsuntersuchungen

Durch Prüfungen der Funktionen einzelner Muskeln sollen die zunächst in ihrem Zusammenhang festgestellten Funktionsminderungen auf Grund von Bewegungseinschränkungen näher lokalisiert werden. Darüber hinaus sollen durch manualtherapeutische Untersuchungstechniken auch solche potentiellen Störungen festgestellt werden, die zur Zeit noch ohne Beschwerden sind.

Für diese Untersuchungen ist ein ausgeprägtes funktionelles Verständnis einzelner Abschnitte des Stütz- und Bewegungsapparates erforderlich, das über den Rahmen des präventiv tätigen Arbeitsmediziners hinausgehen dürfte und speziell erlernt werden muß. Das gilt insbesondere, weil auch die sich daraus ergebenden individualmedizinischen Konsequenzen einer differenzierten Physiotherapie hier nicht erbracht werden können. Im übrigen wird hier auf die oben zitierten Untersuchungsmethodiken sowie die Speziallliteratur verwiesen. Im Rahmen des Erwerbs manualtherapeutischer Zusatzbezeichnungen werden diese Techniken vermittelt.

Zusammenfassende klinische Beurteilung

Eine zusammenfassende klinische Beurteilung der Resultate von Anamnese, klinischer Untersuchung der Wirbelsäule und Gelenke und ggf. der Röntgenuntersuchung wird immer einen sehr hohen Abstraktionsgrad erreichen und kann lediglich für die Einschätzung der Belastbarkeit des Arbeitenden oder zur Feststellung einer Erwerbsminderung sinnvoll sein.

Die Konsequenzen aus den Befunden für die weitere berufliche Tätigkeit richten sich sowohl nach arbeitsmedizinischen als auch nach sozialmedizinischen Kriterien. Die weitere Beschäftigung eines Arbeitnehmers mittleren Alters mit erheblichen Beschwerden und funktionellen Einschränkungen der Belastbarkeit an der Wirbelsäule wird immer dann ausgeschlossen werden müssen, wenn in absehbarer Zeit mit einer Zunahme der Krankheitsfolgen zu rechnen ist und eine Aufgabe der schädigenden Tätigkeit zwingend wird. Eine Verschleppung des Arbeitsplatzwechsels bzw. der Umschulung für eine andere Tätigkeit wird die Chancen auf dem Arbeitsmarkt für viele eher verschlechtern. Dennoch ist keine Übereilung geboten und dem Beschäftigten Gelegenheit zu geben, selbst in einer gewissen Zeit zu der Einsicht bzw. dem Wunsch nach Wechsel der Tätigkeit zu kommen, da von Krankheiten des Stütz- und Bewegungsapparates wohl erhebliche Minderungen der Lebensqualität, jedoch keine lebensbedrohlichen Zustände ausgehen.

Aus diesem Grunde ist es bei vielen älteren Beschäftigten nicht erforderlich, gegen ihren Willen auf eine Aufgabe der belastenden Tätigkeit zu drängen und damit die sozialen Folgen für einen nicht mehr disponiblen Beschäftigten ohne erheblichen Gewinn für seine weitere Gesundheitsentwicklung zu verschärfen.

Treten dagegen nach wenigen Berufsjahren bereits erhebliche Beschwerden auf, dann sollte ein Tätigkeitswechsel bald angeraten werden, weil es sich hier offensichtlich um konstitutionelle Einschränkungen der Belastbarkeit handelt, die früher oder später zum Wechsel der Tätigkeit führen werden. Der Betriebsarzt sollte bei der Beratung für die künftige Tätigkeit mitwirken.

Für einige Erkrankungen bzw. Erkrankungsfolgen des Stütz- und Bewegungsapparates, die bereits im Jugendalter am Beginn des Berufslebens vorhanden sind, können trotz des Mangels an überzeugenden epidemiologischen Langzeitstudien über mindestens zwei Jahrzehnte beruflicher Belastung einige Empfehlungen gegeben werden:

- Liegen keine sehr schwerwiegenden Erkrankungen mit bleibenden biomechanisch wirksamen Deformitäten vor, dann kann in der Regel erst nach vollständigem Abschluß aller Wachstumsprozesse (auch des Breitenwachstums!) um das 21. Lebensjahr bei Männern sowie um das 18. Lebensjahr bei Frauen eine prognostisch vertretbare Aussage über dauernde Belastungsminderungen getroffen werden.
- *Skoliosen* sind in der Regel nur dann von Bedeutung für die fernere berufliche Belastbarkeit, wenn der COBB-Winkel (seitlicher Öffnungswinkel der Wirbelsäulenverbiegung) größer als 20° ist. Die seltener betroffene LWS ist dabei stärker gefährdet als die häufiger betroffene BWS. Torsionen stellen aus biomechanischer Sicht ein zusätzliches Risiko dar.
- Die *juvenile Osteochondrose* (Morbus Scheuermann) ist nach Abschluß des Wachstums zumeist nur dann von Bedeutung, wenn sie 3 oder mehr benachbarte Bewegungssegmente betroffen hat und mit erheblichen Defekten (Keilwirbel, Kyphosierung der LWS) ausheilt.

Resultate von Früherkennungsmaßnahmen der allgemeinen arbeitsmedizinischen Vorsorge

Statistisch tragfähige Resultate arbeitsmedizinischer Vorsorgeuntersuchungen mit eingehender Beurteilung des Stütz- und Bewegungsapparates an Beschäftigten gleicher Berufe oder Tätigkeiten sind nur dort zu finden, wo entsprechende Vorsorgemaßnahmen eingeführt worden sind. Da Über- und Fehlbelastungen des Stütz- und Bewegungsapparates bisher zu keiner speziellen arbeitsmedizinischen Vorsorge mit belastungsorientierter Auswahl, Diagnostik und betriebsärztlicher Beurteilung (z.B. Berufsgenossenschaftlicher Grundsatz der arbeitsmedizinischen Vorsorge) geführt haben, liegen solche Resultate nur aus allgemeinen Vorsorgeuntersuchungen vor. Sie setzen eine umfassende klinische Beurteilung des Körpers mit einem diagnostischen Standard voraus, die etwa dem oben dargestellten Programm entspricht.

Nachfolgend werden beispielhaft Resultate aus Vorsorgeuntersuchungen an 6494 Bauarbeitern dargestellt, die in der Betreuung durch den Arbeitsmedizinischen Dienst der Berufsgenossenschaften der Bauwirtschaft regelmäßig das Angebot zur allgemeinen arbeitsmedizinischen Vorsorgeuntersuchung nach einem in Deutschland einheitlichen Methodeninventar erhalten.

Belastungsangaben nach Berufen

Eine allgemeine Frage nach körperlichen Belastungen in der ärztlichen Anamnese hat einen orientierenden Wert für die Beurteilung schädigender Belastungen des Stütz- und Bewegungsapparates. Sie kann die Besichtigung des Arbeitsplatzes, die Beobachtung der Belastungs- und Bewegungsabläufe und eine ergonomische Beurteilung nicht ersetzen. Jeder Beschäftigte hat

- persönliche Belastungserfahrungen in den Berufsfeldern seines Lebens gemacht,
- auch andere Ansprüche an den Komfort seines Arbeitsplatzes und
- hat schließlich andere Möglichkeiten, ihre Veränderung zu beeinflussen.

Aus diesen Gründen fallen die Angaben über das Heben und Tragen von Lasten, z.T. auch über die Tätigkeit in Zwangshaltungen in den Berufen der Bauwirtschaft sehr ähnlich aus, obwohl deutliche Unterschiede der Belastungsstrukturen bestehen *(Abb. 72)*.

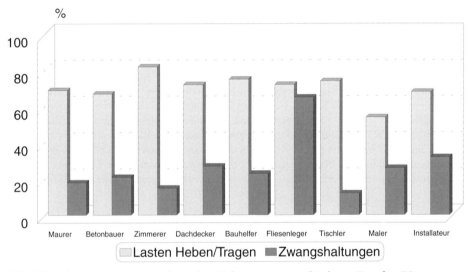

Abb. 72: Arbeitsanamnese zur physischen Belastung in verschiedenen Berufen (HARTMANN 1994).

Die Berufsbeispiele zeigen für *schwere Lasten*:

- Zimmerer geben an, am häufigsten (82%) schwere Lasten zu heben und zu tragen. Tatsächlich nimmt diese Belastung nur einen kleinen Arbeitszeitanteil ein, doch sind die zu hebenden Einzellasten besonders hoch.
- Maurer und Installateure geben etwa gleich häufig (69 bzw. 68%) schwere Lasten an. Während Maurer gewöhnlich durch eine repetitive Arbeit mit dem Heben kleiner Lasten

meistens unter 10 kg bis zu 1000 × Arbeitsschicht belastet sind, müssen Installateure im Innenausbau und bei Reparaturen schwere Werkzeuge und Materialien nur für kurze Zeiten tragen, bis sie zu deren Einbau übergehen.

Zwangshaltungen können eindeutiger beurteilt werden, was u.a. mit deren großem Einfluß auf die Entstehung belastungsbedingter Rückenschmerzen zu erklären ist. Tatsächlich haben Fliesenleger, aber auch Installateure die häufigsten Zwangshaltungen im Knien, Hocken und Bücken.

Angaben über Beschwerden

Die Beschäftigten werden u.a. danach gefragt, ob sie unter (Herz-Kreislauf-Beschwerden) Kopfschmerzen, Rückenschmerzen oder Gelenkbeschwerden leiden. Es geben an, gelegentlich oder häufiger zu leiden *(Abb. 73)*

- unter Kopfschmerzen 9,5% der Männer, aber 22,5% der Frauen,
- unter Rückenschmerzen 35,1% der Männer, aber 48,6% der Frauen,
- unter Gelenkbeschwerden 23,0% der Männer und 22,7% der Frauen.

Es stehen sich fast ausschließlich im Baugewerbe handwerklich tätige Männer und in den Büros der Baubetriebe tätige Frauen gegenüber. Das erklärt, warum die allgemein höhere Schmerzsensibilität der Frauen bei Kopfschmerzen und Rückenschmerzen auftritt, jedoch nicht bei den Gelenkbeschwerden. Die Beschwerdenhäufigkeit steigt im Verlauf des Lebensalters um ein mehrfaches des Ausgangswertes Jugendlicher an.

Zwischen einzelnen Berufen sind deutliche Unterschiede der Häufigkeiten für Rückenschmerzen und Gelenkbeschwerden zu finden *(Abb. 74, 75)*. Fliesenleger (49,9%) und Rohrleitungsinstallateure (46,5%) stehen bei Rückenschmerzen weit vor den typischen Bauberufen der Maurer (35,6%) und Betonbauer (43,1%). Damit bestätigt sich, daß Zwangshaltungen einen größeren Einfluß auf die Entstehung von Rückenschmerzen haben als die zu transportierenden Lasten.

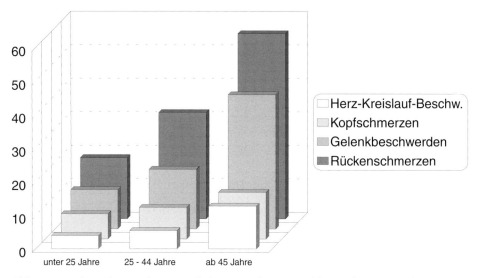

Abb. 73: Beschwerdenangaben männlicher Bauarbeiter in Abhängigkeit vom Lebensalter (HARTMANN 1994).

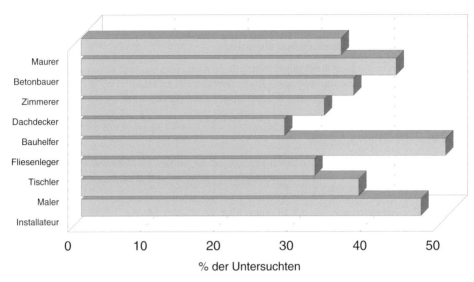

Abb. 74: Anamnese der Rückenschmerzen bei Beschäftigten verschiedener handwerklicher Berufe der Bauwirtschaft (HARTMANN 1994).

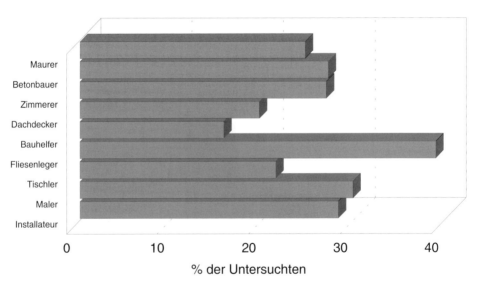

Abb. 75: Anamnese der Gelenkbeschwerden bei Beschäftigten verschiedener handwerklicher Berufe der Bauwirtschaft (HARTMANN 1994).

Gelenkbeschwerden hängen noch stärker von den Zwangshaltungen ab, wie sich wiederum bei den Fliesenlegern (39%) zeigt. Am Beispiel der Maler (30%) wird der Einfluß von Hand-Arm-Arbeit mit hoher Anspannung und in Zwangshaltungen z.B. durch den Farbauftrag mit Pinsel, Rolle oder Sprühgerät ersichtlich.

Beziehungen zwischen Rückenschmerzen und Kopfschmerzen

Eine derartige zunächst ungewöhnlich erscheinende Beziehung kann orientierend psychovegetative Einflüsse auf die Häufigkeit von Rückenschmerzen anzeigen. Vegetative Spannungskopfschmerzen sind die häufigste Ursache für Kopfschmerzen schon im frühen Alter. Sie treten bei beiden Geschlechtern gleich häufig auf *(Abb. 17)*.

Die Disposition für Kopfschmerzen senkt auch die Schwelle für Schmerzen anderer Lokalisationen, so auch für Rückenschmerzen. Darum haben in allen Altersgruppen und beiden Geschlechtern Personen mit Kopfschmerzen mehr als doppelt so häufig Rückenschmerzen wie solche ohne Kopfschmerzen.

Klinische Befunde: Bewegungseinschränkungen

Einschränkungen der Beweglichkeit der Wirbelsäule werden von Betriebsärzten zwischen 3 und 7% aller untersuchten Arbeitnehmer festgestellt. Diese Prävalenz ist ohne die Berücksichtigung von Schmerzen nicht auf bestimmte berufliche Belastungskonstellationen zurückzuführen. Das kann u.a. damit erklärt werden, daß die wichtigsten Ursachen für Bewegungseinschränkungen einerseits schmerzhafte Folgen zeitweiliger Über- und Fehlbelastungen, andererseits weitgehend schmerzfreie alterungsbedingte strukturelle Veränderungen der Lenden- und Halswirbelsäule sind.

Klinische Befunde: Palpationsbefunde

Die Palpation von muskulärem Hartspann ist das mit einfachen klinischen Methoden des Betriebsarztes am häufigsten festgestellte Symptom absoluter oder relativer Überforderung von Rückenmuskulatur *(Abb. 76)*. Es wird besonders häufig bei den Berufen gefunden, die unter Zwangshaltungen arbeiten – bei den Rohrleitungsinstallateuren (8,6%) und den Fliesenlegern (7,6%). Während sich bei den im Knien, Hocken und Bücken arbeitenden Fliesenlegern die Befunde fast ausschließlich auf die Lendenwirbelsäule (4,9%) beschränken, werden sie bei Rohrleitungsinstallateuren noch häufiger im Bereich der Halswirbelsäule (5,1%) festgestellt. Das kann auf die Überkopfarbeit zurückgeführt werden, wie sie auch für die Maler (3,2%) typisch ist.

Insgesamt bleibt die klinische Diagnostik von Befunden an der Wirbelsäule bei Betriebsärzten, die dafür nicht hinreichend vorbereitet sind, deutlich hinter den Erwartungen zurück, wie sie aus speziellen Studien abgeleitet werden können.

Gesundheitliche Bedenken bei Rückenschmerzen

Bedenken gegen die Fortsetzung einer Tätigkeit aus gesundheitlichen Gründen sind nicht allein ein Ausdruck des Gesundheitszustandes selbst, sondern wesentlich auch der Art und des Ausmaßes der einwirkenden Belastungen. Sie dürfen keinen Selektionsmechanismus älterer und in ihrer körperlichen Belastbarkeit sowie Leistungsfähigkeit verminderter Arbeitnehmer auslösen. Sie haben besonders dann deletäre Folgen für die soziale Situation der Betroffenen, wenn sie gegen die Fortsetzung einer langjährig ausgeübten Tätigkeit ausgesprochen werden müssen. Darum entfallen von allen männlichen Beschäftigten *(Abb. 77)*

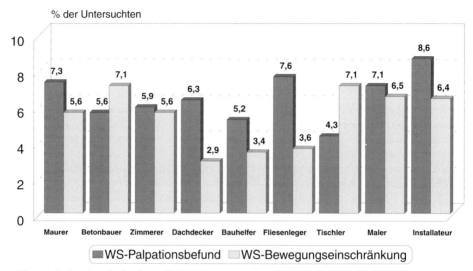

Abb. 76: Palpationsbefunde und Bewegungseinschränkungen bei Beschäftigten verschiedener handwerklicher Berufe der Bauwirtschaft (HARTMANN 1994).

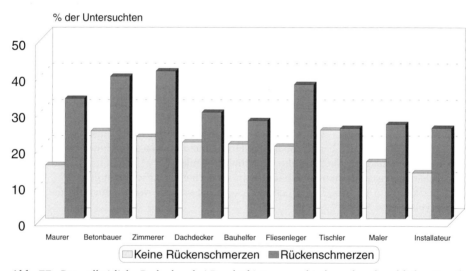

Abb. 77: Gesundheitliche Bedenken bei Beschäftigten verschiedener handwerklicher Berufe der Bauwirtschaft (HARTMANN 1994).

- auf 11,4% „keine Bedenken unter bestimmten Voraussetzungen". Das kann die Vorstellung beim Orthopäden zur weiteren Behandlung, die Aufnahme einer Rückenschule oder eines eigenen Trainingsprogramms, die Veränderung der Arbeitsweise u.a. sein.
- auf 0,3% „befristete gesundheitliche Bedenken" bis zu einer vorzeitigen Wiedervorstellung z.B. nach dem Abklingen eines akuten Krankheitszustandes, mit dem sich der Betroffene dennoch als arbeitsfähig beim Betriebsarzt vorgestellt hatte,
- auf 0,3% „dauernde gesundheitliche Bedenken", die tatsächlich zur Aufgabe der schädigenden Tätigkeit gezwungen haben. Das kann u.a. im Zusammenhang mit einer Berufskrankheit geschehen, die diese Aufgabe der Tätigkeit zur Bedingung macht, wenn der erforderliche Schweregrad vorliegt.

Die Betriebsärzte entschließen sich unter diesen Rahmenbedingungen kaum allein auf Grund von Schmerzen am Rücken oder an den Gelenken dazu, die weitere Ausübung der Tätigkeit von bestimmten Bedingungen abhängig zu machen. Finden sie dagegen manifeste klinische Zeichen wie die o.a. Palpationsbefunde, dann beziehen sie diese häufiger in ihre Bedenken gegen die Fortsetzung der Tätigkeit ein.

Training zur Erhaltung und Förderung der körperlichen Leistungsvoraussetzungen

Allgemeine Grundsätze

Körperliches Training soll durch dosierte Belastungen an den Strukturen des Stütz- und Bewegungsapparates zu Beanspruchungswirkungen führen, die auf Dauer bei erneuten Belastungen geringere Beanspruchungen zur Folge haben *(siehe auch Abschnitt „Wirkungen körperlicher Arbeit auf die Gesundheit")*.

Neben den unmittelbaren *Beanspruchungswirkungen* körperlicher Arbeit (Herzklopfen, Atembeschleunigung, Ermüdung, Erschöpfung, Schmerzen) kommt es zu langfristigen *Beanspruchungsfolgen*. Vergangene Belastungen hinterlassen ihre Spuren im Körper, indem sie

* die Funktionen der Regulation optimieren (z.B. geringerer Herzfrequenzanstieg bei gleicher Belastung),
* die Strukturen verstärken (z.B. Zunahme der Muskelmasse) oder
* den Handlungsablauf durch Erfahrungen und Erkenntnisse so optimieren, daß die Belastung mit geringerer Beanspruchung bewältigt werden kann (z.B. geschicktere Ausführung motorischer Handlungen).

Die Beanspruchungen durch gleichartige körperliche Arbeitsbelastungen fallen bei verschiedenen Arbeitnehmern unterschiedlich aus, denn sie hängen von den individuellen Leistungsvoraussetzungen ab. Die Beanspruchung wird bestimmt durch

* Geschlecht und Alter,
* körperliche Konstitution,
* Anpassung an Belastungen (Trainiertheit),
* subjektive Belastungserfahrungen,
* die Motivation zur Bewältigung einer Belastung sowie
* Begrenzungen der Leistungsfähigkeit durch Erkrankungen.

Die Belastung des Individuums kann durch gezieltes Training den Besonderheiten der Leistungsanforderungen des Berufes bzw. der Tätigkeit angepaßt werden. Mit berufsorientierten Trainingsprozessen verbinden sich noch keine berufsbezogenen Ausleseprogramme, die Personen mit durchschnittlichen Leistungsvoraussetzungen den Zugang zu einem breiten Berufsspektrum am Arbeitsmarkt erschweren würden.

Das Training zur Erhaltung und Förderung der körperlichen Leistungsvoraussetzungen unterscheidet sich in der Zielrichtung sowie der Art und der Höhe der Belastungen erheblich vom Training im Leistungsport. Training kann sich

* an *Gesunde* zur Erhaltung oder Verbesserung ihrer Leistungsfähigkeit richten (Organisierter Breitensport oder eigene Freizeitbetätigung). Krankenkassen, Betriebe und kommunale Netzwerke bieten darüber hinaus spezielle Programme der Gesundheitsförderung für die Allgemeinheit oder bestimmte Beschäftigtengruppen;
* an *Erkrankte* oder durch Krankheit bedrohte zur Erhaltung und Wiederherstellung der Leistungs- und Arbeitsfähigkeit richten (Rehabilitationsprogramme und Therapiesport zur Wiederherstellung nach Krankheit sowie zur Leistungsverbesserung bei chronischen Krankheiten).

Allgemeine Grundsätze der Sportmedizin für einen individuell angepaßten Umgang mit sportlicher Belastung enthalten z.B. die *„10 goldenen Regeln für gesundes Sporttreiben"* *(Anhang 3)*. Im weiteren sollen vorrangig Kriterien eines Trainings für die Erhaltung und Verbesserung der Leistungsvoraussetzungen Gesunder ohne oder mit gerade beginnenden Beschwerden im Vordergrund stehen, um ihre Gesundheit gegenüber beruflichen und außerberuflichen Belastungen stabiler zu machen.

Grundsätzlich hat jedes Training spezifische Wirkungen und „Nebenwirkungen", so daß von einem Trainingsprogramm nicht nur das angezielte Organ und die gewünschte Fähigkeit erreicht wird, sondern zugleich auch komplexe Wirkungen auf andere Organsysteme und Fähigkeiten einschließlich psychophysischer und psychischer Effekte ausgehen. Im Hinblick auf die Wirkungen von körperlichen Belastungen und die Prävention von arbeitsbezogenen Erkrankungen kann zwischen zwei Grundrichtungen des Präventions-Trainings unterschieden werden:

- Ein *dynamisch orientiertes Bewegungstraining* beansprucht das Atmungssystem, das Herz-Kreislauf-System und den Stoffwechsel. Da die natürlichen Reserven des Atmungssystems sehr hoch sind, ist es bei Gesunden praktisch nicht am Trainingsprozeß beteiligt. Die Muskulatur ist in dieses Training mit ihren aeroben Leistungsvoraussetzungen einbezogen.
- Ein auf *Kraft, muskuläre Anspannung und Entspannung* orientiertes Training wirkt vorwiegend auf die anaeroben Prozesse der Muskulatur und auf die Belastbarkeit der Knochen, Gelenke, Bänder und Sehnen. Es wirkt darüber hinaus auf das Kreislaufsystem und führt zum Blutdruckanstieg.

Diesen Wirkungen folgend können drei größere Wirkungskomplexe des körperlichen Trainings zur Erhaltung, Wiederherstellung und Förderung der Gesundheit unterschieden werden. Sie haben beide Auswirkungen auf die Entstehung und Vermeidung von Beschwerden am Stütz- und Bewegungsapparat, indem sie

- die *allgemeinen konditionellen Voraussetzungen* des arbeitenden Menschen in harmonischer Weise erhalten und verbessern,
- die *Muskulatur kräftigen* und dabei das Gleichgewicht wichtiger Gegenspieler im Sinn der muskulären Balance sichern,
- die *Bewältigungsfähigkeit* der Folgen von Fehlbelastungen z.B. durch Verminderung der Schmerzsensibilität und streßbedingter körperlicher Anspannungen oder durch den bewußten Umgang mit unvermeidlichen Mißempfindungen und Beschwerden steigern.

Das Training wird schließlich bewußt oder spontan von Überlegungen zur psychischen Bewältigung der geforderten Trainingsbelastung begleitet. So ist u.a. zu erklären, warum das gesundheitlich als besonders effizient bewertete Ausdauertraining, das als eine Komponente in keinem Trainingsprogramm fehlen sollte, bei einem großen Teil der Trainierenden nicht besonders beliebt ist: Anstrengungen durch Dauerbelastungen werden gerade von Unerfahrenen zunächst nicht als angenehm empfunden.

Grundsätzlich kann jede gelegentliche Freizeitbelastung ebenso wie die durch Arbeit entstehende Belastung zum Training führen. Arbeitende haben aus diesem Grunde gegenüber nicht Arbeitenden einen Trainingsvorsprung in jenen körperlichen Regionen und Funktionen, die von den Belastungen der Arbeit erreicht werden.

Durch Freizeitsport wird einem generellen Belastungsmangel in vielen Tätigkeiten oder der Einseitigkeit beruflicher Belastungen entgegengewirkt. Die *Sportarten* haben eine unterschiedliche Wirkung auf den Organismus, darunter besonders auf den Stütz- und Bewegungsapparat. Die von NENTWIG et al. (1993) vorgeschlagene Gliederung der Sportarten in wirbelsäulenfreundliche Sportarten, bedingt wirbelsäulenfreundliche Sportarten und wirbelsäulenunfreundliche Sportarten *(Tab. 34)* versucht diesen Wirkungen gerecht zu werden. Dabei ist zu beachten, daß unter den bedingt wirbelsäulenfreundlichen Sportarten überwiegend solche vertreten sind, die mit hohem Erlebniswert als Mannschaftsspiele in Gruppen ausgeführt werden. Sie haben damit eine höhere allgemeine Akzeptanz als die eher allein auszuführenden Sportarten wie Laufen, Wandern und Radfahren.

Tabelle 34: Sportarten in ihrer Beziehung zur Belastung bzw. Schädigung der Wirbelsäule (nach NENTWIG et al. 1993)

Wirbelsäulenfreund-liche Sportarten	Bedingt wirbelsäulen-freundliche Sportarten	Wirbelsäulenunfreund-liche Sportarten
Tanzen	Fußball	Kampfsport
Wandern	Prellball	Golf
Laufen	Völkerball	Skiabfahrtslauf
Radfahren	Handball	Snowboard
Schwimmen	Volleyball	Segeln
Musikgymnastik	Basketball	Rudern
Skilanglauf	Turnen	Kanu
Reiten	Tischtennis	Kanadier
Mini-Trampolin	Aerobic	Windsurfen
	Bergwandern	Wasserski
	Bodybuilding	Turmspringen
	Springreiten	Feld- und Eishockey
	Military	Squash
		Badminton
		Trampolin
		Motocross
		Automobilrennen
		Mountainbike

Dynamisches Training von Herz, Kreislauf und Stoffwechsel

Die grundlegenden Wirkungsmechanismen eines dynamischen Trainings von Herz, Kreislauf und Stoffwechsel sind bereits bei den konditionellen Fähigkeiten, darunter insbesondere bei der Ausdauer- und der Kraftleistungsfähigkeit dargestellt worden (*siehe Abschnitt „Physiologische Grundlagen für körperliches Training zur Bewältigung körperlicher Belastungen"*). Man kann in der zivilisatorisch veränderten Umwelt bei vielen Menschen, darunter auch bei solchen mit kräftefordernder körperlicher Schwerarbeit von einem Defizit körperlicher Ausdauerleistungsfähigkeit ausgehen, wenn man dieses an dem Optimum von Gesundheit, Leistungsfähigkeit, Krankheitsprävention und Lebenserwartung mißt. Personen von unterschiedlichem Alter sowie Beruf und verschiedener Konstitution benötigen unterschiedliche Trainingsprogramme, um gemäß ihren individuellen Leistungsanforderungen und -voraussetzungen adäquate Reize zu setzen. Dies setzt eine *Eingangsdiagnostik* voraus.

Der Charakter und die Wirksamkeit eines Trainingsprogramms werden durch die Belastungshäufigkeit, die Belastungsdauer, die Intensität und die Form der einwirkenden Belastungen bestimmt. Auf ihrer Basis sollte ein persönlicher Trainingsplan zusammengestellt werden. Es ist davon auszugehen, daß

- kurze hochintensive Belastungen vorwiegend zum Training der anaeroben Leistungsvoraussetzungen,
- langzeitige und geringer intensive Belastungen zum Training der aeroben Leistungsvoraussetzungen führen.

Für den *Breitensport* der Allgemeinbevölkerung wird vorrangig ein Training der allgemeinen aeroben Ausdauer angestrebt, gefolgt von der Kraft, der muskulären Ausdauer und der Beweglichkeit. Koordinative Fähigkeiten entstehen zum Teil bereits als „Nebeneffekt" von spielerischen Bewegungsprogrammen.

Für das *berufsorientierte Training* bestimmter Berufs- und Tätigkeitsgruppen können sich die Anteile zwischen den einzelnen zu trainierenden Belastungsformen unterscheiden. Das setzt im Idealfall eine ergonomische Bewertung der einwirkenden Belastungen am Arbeitsplatz und eine komplexe Leistungsdiagnostik von Ausdauer, Kraft, Muskelkraftausdauer und Beweglichkeit der einzelnen Beschäftigten voraus. Diese wird man jedoch nur bedingt erwarten können, da eine nach Belastungsformen differenzierte ergonomische Arbeitsanalyse bisher nicht existiert.

Zur Anpassung von Berufsanfängern an ihre künftig geforderte berufsspezifische Leistungsfähigkeit kann es darüber hinaus sinnvoll sein, auch dem Beruf entsprechende Fähigkeiten zu trainieren und so das Erreichen hoher Leistungen zu erleichtern.

Für ein einfaches und berufsübergreifendes Konditionierungsprogramm geben HOLLMANN und HETTINGER (1990) folgende Minimalkriterien an:

- Es muß sich um *dynamische Beanspruchungen großer Muskelgruppen* handeln (Laufen, Skiwandern, Radfahren, Schwimmen, Bergwandern, Rudern).
- Die *Belastungsdauer* sollte kontinuierlich *mindestens 10 Minuten* betragen bei täglichem Training. Ein gesundheitliches Optimum scheint in einer Größenordnung von 30 – 40 Minuten zu liegen, wobei offenbar drei- bis viermal wöchentlich genügend ist.
- Die *Belastungsintensität* sollte *individuell mindestens 50 %, besser 70 % der maximalen Kreislaufleistungsfähigkeit* betragen. Belastungen von 50 % entsprechen bei gesunden männlichen und weiblichen Personen unterhalb des 50. Lebensjahres einer Pulsfrequenz von ca. 130/min, 70 % einer solchen von ca. 150/min.

- Jenseits des 50. Lebensjahres sollte für organisch gesunde Personen die „Pulsfrequenzregel" gelten: *180 minus Lebensjahre = Pulsfrequenz im Training.*

Struktur einer Trainingseinheit

Jedes Trainingsprogramm sollte aus einer Aktivierungsphase, einer Phase hoher Belastung und einer harmonisch beweglichen Ausklangsphase bestehen. Ein allgemeines Trainingsprogramm kann in Anlehnung an ROST (1995) wie in *Tabelle 35* aufgebaut werden:

Tabelle 35: Aufbau eines allgemeinen Trainingsprogramms (nach ROST 1995)

Aufwärmung	15% der Zeit	*AUFWÄRMPHASE*
Koordination	7% der Zeit	*BELASTUNGSPHASE*
Muskeldehnung	10% der Zeit	
Krafttraining	3% der Zeit	
Ausdauer	15% der Zeit	
Aktive Erholung	30% der Zeit	
Spiel	12% der Zeit	*LOCKERUNGSPHASE*
Lockern und Dehnen	8% der Zeit	

Belastungshäufigkeit

- In einer *Adaptationsphase* sollten Menschen, die körperlich vorher nicht aktiv waren, zu Beginn für ein bis zwei Wochen nur *ein- bis dreimal pro Woche* Sport treiben, um ihrem Körper Zeit zur Trainingsanpassung zu lassen. In dieser Phase sollten zwischen den Tagen der Belastung belastungsfreie Tage liegen, um evtl. noch auftretende Überlastungserscheinungen bis zur nächsten Trainingseinheit abzubauen.
- Für eine angestrebte Leistungssteigerung wird nach der ersten Anpassung eine *Aufbauphase* mit einer Häufigkeit von *drei- bis fünfmal pro Woche* benötigt. Diese Phase muß mehrere Monate beibehalten werden, um einen nachhaltigen strukturellen Trainingseffekt in der Muskulatur und der neuromuskulären Steuerung zu erzielen.
- In der *Stabilisationsphase* kann als Erhaltungstraining die Trainingshäufigkeit nach einigen Monaten auf *mindestens zweimal pro Woche* zurückgenommen werden.

Belastungsdauer

Eine Trainingseinheit zur Verbesserung der Herz-Kreislauf-Leistungsfähigkeit, also der aeroben Ausdauer, sollte in der Adaptationsphase 20 bis 30 Minuten dauern. Sie kann in der Aufbauphase schrittweise bis auf 40 bis 60 Minuten gesteigert werden.

In der *Aufwärmphase* von 5 bis 10 Minuten bzw. *ca. 15%* der gesamten Trainingseinheit sollen der Stoffwechsel und der Kreislauf aktiviert werden, um den Körper leistungsbereit zu machen.

Die *Belastungsphase* zur Verbesserung der Leistungsqualitäten soll je nach Stand des Trainingsprogramms etwa 15 bis 40 Minuten bzw. *ca. 65%* der Trainingszeit umfassen.

In einer abschließenden *Lockerungsphase* von 10 bis 15 Minuten bzw. *ca. 20%* der Trainingszeit soll eine Abkühlung und Rückführung des aktivierten Kreislaufs und zugleich eine Lockerung der Beweglichkeit erreicht werden.

Belastungsintensität

Die Belastungsintensität muß sich am individuellen und aktuell erreichten Stand der Leistungsfähigkeit und bezogen auf einzelne Belastungsformen orientieren. Das gilt prinzipiell, weil durch das Training eine zeitweilige und mäßige Überforderung der Leistungsvoraussetzungen als Trainingsreiz angestrebt wird. Dieser darf jedoch nicht so erheblich überschritten werden, daß erhebliche Destabilisierungen des Zusammenwirkens mehrerer Organsysteme oder -funktionen auftreten oder erhebliche strukturelle Zerstörungen die Folge sind. Auf das Problem der Testung vor einem Trainingsprogramm war in diesem Sinn bereits oben eingegangen worden.

Als Richtwert der Belastungsintensität wird der Grad der Ausschöpfung der maximalen aeroben Kapazität, d.h. des %-Anteils des maximal von der Person erreichbaren Sauerstoffverbrauchs unter einer Belastung in ml/min zu Grunde gelegt. Sie sollte betragen

- in der Aufwärmphase und in der Lockerungsphase   30–50% $VO_{2max,}$
- in der Belastungsphase bei Untrainierten   50–70% $VO_{2max,}$
- in der Belastungsphase bei Trainierten   60–80% $VO_{2max.}$

Diese Werte für den Breitensport können von Leistungssportlern überschritten werden.

Belastungsform

Die zu wählenden Belastungsformen hängen am stärksten von den bereits beruflich dominierenden Belastungen ab. Sie sollen die gegenüber einem gesundheitlichen Optimum erkennbaren Defizite des Einzelnen kompensieren. Zugleich ist zu berücksichtigen, daß die Akzeptanz von Präventionsprogrammen und die Bereitschaft zu ihrer freiwilligen Fortführung in eigener Regie des Beschäftigten bestimmt wird

- von seinem Interesse an bestimmten Belastungsformen und
- vom erlebten Schwierigkeitsgrad der Belastung gerade nach körperlicher Arbeit im Berufsalltag und
- von der Freude an spielerischer Betätigung oder persönlicher Herausforderung.

Tabelle 36: Beispiel für eine Belastungssteigerung in einem aeroben Trainingsprogramm (nach SKINNER 1989).

	0. Woche	2. Woche	4. Woche	6. Woche	8. Woche	10. Woche	12. Woche	14. Woche	16. Woche
Trainingshäufigkeit / Woche	2	3	3	3	3	4	4	4	4
Trainingsdauer in Minuten									
– Aufwärmphase	5	5	6	6	7	7	7	8	8
– Belastung	10	10	15	15	20	20	25	25	30
– Lockerungsphase	5	5	5	6	6	7	7	7	7
Intensität (% VO_{2max})	50	55	60	60	65	65	70	70	75

Konditionierungsprogramme sind deshalb an eine Arbeitsanalyse und an die Mitwirkung der Beschäftigten gekoppelt. Für die aerobe Belastung ist das erreichte Gesamtniveau des Energieverbrauchs von größerer Bedeutung als die Zeit, in der diese Belastung vollzogen wurde. Als Beispiel für eine Belastungssteigerung in einem aeroben Trainingsprogramm kann die *Tabelle 36* angesehen werden (Skinner 1989).

Training der muskulären Balance – Rückentraining im Rahmen des Verhaltenstrainings

Rückentraining zur primären Prävention

Das Rückentraining ist ein Konditionierungsprogramm, das sich an gesunde Personen richtet, um vorwiegend auf die Rückenmuskulatur und die mit ihr funktionell verbundene Muskulatur von Schultergürtel, Becken und Oberschenkel einzuwirken. Der Begriff des Rückentrainings ist bisher nicht eigenständig gegenüber der Rückenschule abgegrenzt worden:

- Im Vordergrund eines *Rückentrainings* steht die Stärkung und Harmonisierung der vorhandenen Leistungsvoraussetzungen von Gesunden und Beeinträchtigten durch Adaptation an bestimmte Übungsbelastungen, die der besseren Bewältigung von Berufs- und Alltagsbelastungen dienen soll.
- Im Vordergrund der *Rückenschule* steht das Umgehen mit vorhandenen Schmerzen, Störungen oder Schädigungen am Stütz- und Bewegungsapparat durch die Kompensation von Defiziten und teilweise möglichem Aufbau fehlender oder ersatzweise einsetzbarer Leistungsvoraussetzungen. Belastungen und Bewegungsabläufe müssen an die vorhandene individuelle Störung angepaßt werden.

Durch die *Kräftigung, Mobilisation* und *Dehnung* der Muskulatur sollen beim Rückentraining die Voraussetzungen zur Bewältigung gegenwärtiger oder bevorstehender Belastungen von Personen ohne Leidensdruck verbessert werden. Da das Auftreten von belastungsabhängigen Beschwerden nicht generell durch Training vermeidbar ist, sollen darüber hinaus auch Techniken vermittelt werden, um bei auftretenden Beschwerden durch körperliche und psychische Entspannungsübungen Selbsthilfe leisten zu können.

Damit soll das Rückentraining einen Weg der primären und sekundären Prävention eröffnen, um die Entstehung von Rückenbeschwerden und von Schädigungen der Wirbelsäule bei Gesunden und in Beziehung zu ihren persönlichen konstitutionellen Voraussetzungen, zu ihrer Lebenssituation und zu ihren typischen Arbeitsbelastungen zu verhindern oder zu verzögern. Programme des primär-präventiven Rückentrainings können sowohl in der Allgemeinbevölkerung – hier insbesondere bei jungen Menschen – als auch im Rahmen betrieblicher Tätigkeiten durchgeführt werden.

Rückentraining in Schulen

Der Beginn eines allgemeinen konditionierenden Rückentrainings sollte bereits in den Kindergarten und in die Schule verlagert werden: Der Besuch der Schule stellt aus arbeitsmedizinischer und arbeitspsychologischer Sicht eine der Arbeit vergleichbare erste fremdbestimmte Belastungsphase des Lebens dar, die individuell unterschiedlich zu bewältigen ist. Das Heranführen an erwachsenentypische Verhaltensweisen führt dazu, daß zusammen mit der Entwicklung einer geistigen und psychischen Disziplin auch eine gewisse „Bewegungsdisziplin" entwickelt wird. Es kommt dabei

- zur Einschränkung des natürlichen Bewegungsdranges im Kindesalter,
- zur Ausprägung passiver körperlicher Verhaltensweisen.

Der Drang zur Bewegung im Kindesalter hat eine wichtige natürliche Funktion zur Entwicklung der Motorik und der Belastbarkeit des Stütz- und Bewegungsapparates.

Durch die Schaffung von Rahmenbedingungen z.B. durch ein Programm „Gesunde Schule" (GÖPEL 1993) werden auch Grundlagen für ein Rückentraining in der Schule gelegt. Schwerpunkte eines derartigen Programms sollten sein (CZOLBE und NENTWIG 1993, KOINZER und JÜNGST 1995)

- die Nutzung des Biologieunterrichts zum Kennenlernen der Funktionen, der Belastbarkeit und der Sensibilitäten des Stütz- und Bewegungsapparates,
- das richtige Sitzen in der Schule – dynamisches Sitzen auf Sitzmöbeln, die dem körperlichen Entwicklungsstand angepaßt sind,
- richtiges Heben und Tragen schwerer und einseitig zu haltender Lasten in aufrechter Haltung sowie beim Aufnehmen vom Boden,
- die Vervollkommnung von Bewegungseigenschaften und -fertigkeiten sowie sportlicher Fähigkeiten und Verhaltensweisen im Schulsport,
- die Motivation und Förderung sportlicher Freizeitbetätigungen.

Mit der Beibehaltung und Entwicklung des Sportunterrichts in den allgemeinbildenden Schulen werden wichtige Grundlagen für eine lebenslange positive Einstellung zu körperlicher Aktivität und Fitneß gelegt, die ein persönliches Bedürfnis wird und deren Einschränkung als Mangel an Lebensqualität empfunden wird.

Die logische Fortsetzung als berufsorientierter Sportunterricht in den berufsbildenden Schulen durch die Verknüpfung mit berufsspezifischen körperlichen Anforderungen besitzt eine wichtige Brückenfunktion für die Aufrechterhaltung lebensbegleitender körperlicher Aktivität. Wegen der wesentlichen Veränderungen der Lebenssituation beim Übergang in die Berufstätigkeit ist dieser Zeitpunkt entscheidend für die Prägung der künftigen Lebensgewohnheiten. Dafür bedarf es allerdings der Anreicherung des Berufsschul-Sportunterrichts mit Elementen der berufsbezogenen Belastungsbewältigung (HARTMANN et al. 1991).

Berufsbezogene Rückentrainingskurse

Berufsbezogene Rückentrainingskurse sind bisher überwiegend im Rahmen der Berufsausbildung oder in der Vorbereitung von Personal für belastende Tätigkeiten durchgeführt worden. Den Start haben dafür in der Vergangenheit sowohl Betriebe selbst und ihre Krankenkassen als auch Betriebsärzte im Verbund mit den übrigen Partnern für den Gesundheitsschutz gegeben. Erfolgt die konzeptionelle Gestaltung und Organisation von Rückentrainingsprogrammen unter der Beteiligung von Betriebsärzten, die mit den Belastungen der Arbeitnehmer vertraut sind, kann es gelingen,

- das Rückentraining durch Analysen der Arbeitsplätze an den Arbeitsbelastungen und -bedingungen von Berufen und Tätigkeiten zu orientieren,
- die Beschwerden insbesondere älterer Beschäftigter als Hinweise auf die tatsächliche berufliche Beanspruchung einzubeziehen, aber auch
- die wirksamsten organisatorischen Rahmenbedingungen für die Einführung und regelmäßige Praktizierung der Programme zu gewährleisten.

Die wichtigsten Voraussetzungen für den langfristigen Erfolg primär-präventiver Rückenschulen stellen

- die *Trainingseffekte für die Kraftausdauer* und die Aufrechterhaltung der Balance zwischen den Muskelgruppen sowie
- die Orientierung auf *beruflich besonders hoch belastete Muskelgruppen* einerseits und gering belastete Muskelgruppen andererseits und
- die *Verknüpfung* entsprechender Programme mit den Anforderungen aus *der Praxis des auszuübenden Berufs* bzw. der Tätigkeit dar.

Für eine meßbare Verbesserung von Ausdauer, Kraft und Beweglichkeit genügt selbst bei ca. 40jährigen Untrainierten ein isokinetisches Trainingsprogramm von 4×10 Minuten Dauer pro Woche (LAGERSTRÖM et al. 1985).

Die Ziele eines berufsbezogenen primär-präventiven Rückentrainings können in den in folgenden Schwerpunkten zusammengefaßt werden *(Tab. 37)*.

Tabelle 37: Acht Regeln für die Durchführung von berufsbezogenen Rückentrainingsprogrammen für Beschäftigte ohne klinische Erkrankung.

	Maßnahme	Ziel
1	Beanspruchungsanalyse der typischen Berufstätigkeiten	Beanspruchungsschwerpunkte und -defizite des Stütz- und Bewegungsapparates erkennen
2	Berufsspezifische Schwerpunkte für die Programmstruktur des Rückentrainings formulieren	Aufbau der berufsspezifischen Programmstruktur
3	Kräftigung der nicht beanspruchten Muskelgruppen	Erhöhung der Kraftausdauer steht im Vordergrund
4	Dehnung der beanspruchten Muskelgruppen	Schmerzhafte Muskelverkürzungen verhindern, größere Beweglichkeit erhalten
5	Entspannungsübungen zum Ausgleich für beanspruchte Muskelgruppen	Allgemeine muskuläre und psychische Ermüdung abbauen
6	Allgemeine Grundlagenausdauer in das Training einbeziehen	Verbesserung der Toleranz gegenüber allen Formen körperlicher Belastung
7	Alle wichtigen Übungen mit berufsnahen Beispielen verbinden	Identifikation schaffen
8	Berufstechniken besonders üben	Beispielhaft ergonomisch bewertete Arbeitstechniken erlernen

Die Fülle berufsbezogener Programme ist kaum noch zu übersehen, wie eine unvollständige Auflistung von 72 Programmen allein aus Deutschland im Jahr 1995 (PRIOR und RENNER) zeigte. Sie richten sich überwiegend an junge Arbeitnehmer und lassen sich von den im Betrieb bzw. im Beruf erkannten besonderen Belastungskonstellationen und Beschwerdensituationen leiten. Drei Programme sollen hier beispielhaft vorgestellt werden, weil sie die Spannweite unterschiedlicher Konzeptionen charakterisieren:

Das Hebe- und Tragetraining bei Ladearbeitern auf dem Flughafen

Dieses Programm dient der Prävention von Rückenbeschwerden und -erkrankungen von Flugzeugabfertigern des Flughafens von Frankfurt am Main (PRESSEL et al. 1991). Der Anlaß für die Entwicklung dieses Programms war die um 50% erhöhte Häufigkeit von Erkrankungen des Stütz- und Bewegungsapparates der ca. 4000 Flugzeugabfertiger. Ihre Arbeit wird durch ständiges Bewegen von Fluggastgepäck mit 20 bis 30 kg und Frachtstücken von oft mehr als 100 kg Gewicht bestimmt, die sie in Hallen oder in Frachträumen der Flugzeuge von nur 55 cm Höhe per Hand transportieren müssen. Die Tätigkeit verläuft unter Zeitdruck im Gruppenakkord mit vom Arbeitsanfall fremdbestimmten Pausen. Zwei Programmkomponenten stehen im Vordergrund:

- Die Teilnehmer des Programms erhalten eine Einführung in Anatomie und Funktion des Stütz- und Bewegungsapparates, insbesondere der Wirbelsäule durch einen Betriebsarzt. Daran schließt sich das Referat eines Psychologen über schädliche oder zu bevorzugende Bewegungsabläufe an.
- Die praktischen Übungen übernimmt ein Übungsleiter (Diplomsportlehrer) in einem mit entsprechenden Gepäck- und Frachtstücken (Gewichte, verschiedene Koffer, Kisten, Fässer usw.) ausgestatteten Trainingsraum. 15 Teilnehmer können in einem Trainingsraum jede Bewegung im Zusammenhang sowie in ihren wichtigsten Bewegungsphasen selbst erleben und Fehler durch gegenseitige Beobachtung korrigieren. Um einen Trainingseffekt zu erreichen, werden die Übungen nicht nur wiederholt, sondern auch berufsbegleitend z.B. durch Vorgesetzte während der normalen Arbeit angewandt.

Als wichtige Begleitumstände werden von den Autoren die Einbeziehung der Vorgesetzten sowie die Einbettung in ein reichhaltiges Betriebssportprogramm betrachtet.

Das Kraft- und Flexibilitätstraining für den Rückenbereich im Bergbau

Ein Kraft- und Flexibilitätstraining für den Rückenbereich mit Auszubildenden des Bergbaus zur Prävention von Wirbelsäulenschäden und Rückenverletzungen (TIDOW et al. 1997) erschließt die Möglichkeiten eines sehr intensiven Trainings zum Aufbau der Leistungsvoraussetzungen für die Bewältigung beruflicher Anforderungen. Bei der Installation des Programms gingen die Autoren davon aus, daß trotz des technologischen Fortschritts im Bergbau keine Verringerung, sondern lediglich eine Veränderung der körperlichen Arbeit mit eher kurzzeitig azyklischen Belastungen und hoher statischer Haltearbeit eingetreten ist.

Das Ziel war die Durchführung und medizinische Evaluation eines Trainingsprogramms zur Prävention von Wirbelsäulenschäden. Das Kraft- und Flexibilitätstraining beinhaltete spezifische und geräteunterstützte Muskelbeanspruchungen zur Verbesserung der Maximalkraftleistungen insbesondere der Rumpfmuskulatur. Das Training wurde mit 70 Auszubildenden von Bergwerken dreimal wöchentlich jeweils eine Stunde lang über einen Zeitraum von drei Monaten durchgeführt.

Zur Prüfung der Ergebnisse wurden für die Merkmale „Muskelkraft", „Bewegungsverhalten" und „Haltungsbewußtsein" spezielle Testverfahren angewendet:

- Die *Muskelkraft* wurde isometrisch an Kraftmaschinen gemessen und zusätzlich der Muskelquerschnitt mittels Magnetresonanztomographie (MRT) gemessen.
- Für die Prüfung des *Bewegungsverhaltens* wurden ausgewählte Situationen der manuellen Lastenhandhabung mittels Videoaufzeichnung gespeichert und anschließend in Einzelsituationen zerlegt. Diese wurden codiert in das Biomechanik-Simulationsmodell des „DORTMUNDER" (Institut für Arbeitsphysiologie Dortmund) zur Berechnung der Winkelgeschwindigkeiten und -beschleunigungen eingegeben.
- Das *Haltungsbewußtsein* sollte durch Vergleiche der dokumentierten Körperhaltungen mit Hilfe der MOIRE-Topographie – einer optischen Darstellung der Rückenstruktur durch sich überlagernde Lichtgitternetze – eingeschätzt werden.

Das Krafttrainingsprogramm von insgesamt 30 Einheiten führte in der Versuchsgruppe im Vergleich mit einer gleichartigen Kontrollgruppe zu hochsignifikanten Steigerungen der isometrischen und dynamischen Muskelkraft. Davon waren die Rumpfbeuger am stärksten (+ 48 %), die Rumpfstrecker und Rotatoren weniger (+ 25 bis + 28 %) und die Extremitätenmuskulatur am wenigsten betroffen (+ 11 bis + 17 %). Dieser Kraftzuwachs konnte morphologisch durch Messungen des Muskelquerschnitts bestätigt werden: Der Kraftgewinn resultierte sowohl aus einer verbesserten intramuskulären neuronalen Aktivierung als auch aus einer Zunahme aktiver Muskelmasse. Eine Kontrolle 6 Monate nach Beendigung des Trainingsprogramms ergab eine Konservierung der Trainingsergebnisse, wobei die Muskelgruppen mit den stärksten Steigerungen der Leistungen durch das Training auch größere Verluste zeigten.

Die Bewegungsmuster unterschieden sich wesentlich zwischen einzelnen Personen: Auf Grund ihrer individuellen Strategie des Lastenhebens konnten Personen unterschieden werden, die bevorzugt als *Beinheber*, als *Rumpfheber* (ca. 50 % der Untersuchten) oder als *kombinierte Heber* arbeiten. Die Rumpfheber hatten nach biomechanischer Beurteilung das größte Bandscheibenrisiko.

Als gesichert sahen es die Autoren an, daß auf dauerhafte Trainingsmaßnahmen nach Beginn der Berufstätigkeit nicht verzichtet werden kann, weil die Arbeit selbst nicht den entsprechenden Trainingseffekt aufweist und weil einmalige Aktionen trotz meßbaren Erfolges bereits nach einigen Monaten wieder an Wirkung verlieren.

Das bauspezifische Rückentraining für Auszubildende

Für Auszubildende in typischen Berufen der Bauwirtschaft wurde ein überbetriebliches Programm entwickelt (HARTMANN et al. 1996), das ausgehend

- vom Vorsatz der Vermittlung ergonomischer Grundkenntnisse in den sehr wechselnd belasteten Handwerksberufen,
- vom notwendigen Wissen um die Funktionen des Stütz- und Bewegungsapparates als eine Voraussetzung für eigenes Handeln und
- von den Erfahrungen konventioneller Rückenschulen

Lehrlinge auf ihre belastende Tätigkeit als Maurer, Betonbauer, Zimmerer, Dachdecker, Tiefbauer u.a. Berufe vorbereiten soll. Die Programmstruktur paßt sich an die bereits dargestellte Logik an, indem sie drei Bestandteile umfaßt:

- *Das Informations- und Motivationsgespräch eines Betriebsarztes* umfaßt eine Unterrichtsstunde in der Gewerbeschule oder im Ausbildungszentrum: Es dient der Vermittlung der medizinischen Grundlagen und der ergonomischen Konsequenzen für die Bewältigung des zu erlernenden Berufes. Es besteht aus den Schwerpunkten „Gesundheit und Arbeit",

„Funktionen und Belastbarkeit der Wirbelsäule" und „Motivation zu gesundheitsgerechtem Verhalten".

- *Das berufsspezifische ergonomische Training* soll die sinnvolle Ausführung beruflicher Grundfertigkeiten vermitteln, die mit einem hohen Belastungsrisiko verbunden sind. Es orientiert sich an jeweils berufsspezifischen Beispielen besonders häufig auftretender Belastungen durch das Heben und Tragen von Lasten, durch Arbeiten in Zwangshaltungen und in risikobehafteten Arbeitshaltungen (z.B. Arbeiten unter Absturzgefährdung) sowie durch monotone Bewegungsabläufe repetitiver körperlicher Belastung. Im bauspezifischen Rückentraining mußten Auszubildende erreicht werden, die später vorwiegend in Klein- und Mittelbetrieben auf sich allein gestellt arbeiten werden und mit ihren neuen Verhaltensweisen zunächst wenig Unterstützung durch Kollegen und Vorgesetzte erwarten können.

  Die Belastungen können je nach Art der Baustelle, verwendetem Material und Arbeitsweise selbst in gleichen Berufen so unterschiedlich sein, daß sie nicht innerhalb kurzer Zeit umfassend in einem Übungsprogramm zu berücksichtigen sind. Sie üben ihren Beruf unter witterungs- und jahreszeitabhängig sehr wechselnden örtlichen und zeitlichen Rahmenbedingungen aus, unter denen insbesondere im Sommer selbst an Wochenenden wenig Zeit zur sportlichen Freizeitaktivität bleibt. Die ergonomischen Grundlagen des Programms müssen überwiegend dem Erfahrungswissen der Praktiker entnommen und durch arbeitswissenschaftliche, biomechanische und arbeitsmedizinische Plausibilitätsbetrachtungen überprüft werden. Ergonomisch geprüfte Empfehlungen stehen nur in wenigen Fällen zur Verfügung.

  Das berufsspezifische ergonomische Programm wird von speziell geschulten und eingewiesenen Meistern der Ausbildungszentren selbst durchgeführt, da nur sie für die Auszubildenden glaubwürdige Inhalte vermitteln können. Ergonomisches Gedankengut soll die gesamte Berufsausbildung durchziehen. Als besondere Zeiteinheit soll es aber auch in der Berufsausbildung bestehen, um die Bedeutung der präventiven Aufgabenstellung hervorzuheben *(Einzelheiten im Anhang 1)*.

- *Funktionell-sportliche Übungen* zur Vermittlung von Bewegungserfahrungen und eines Grundprogramms präventiver Übungen für den Stütz- und Bewegungsapparat. Aus den Programmen der etablierten Rückenschulen wird eine Auswahl geeigneter Übungen angeboten, die sich besonders auf die Bewältigung von Belastungen der Lendenwirbelsäule durch Heben und Tragen schwerer Lasten sowie durch Dauerzwangshaltungen richtet. Dieses Programm dauert im optimalen Fall zehn Stunden und wird entweder von Krankengymnasten vermittelt oder es wird in den Sportunterricht der Berufsschulen einbezogen.

Das Programm sollte geeignet sein, nach vielen Jahren bei auftretenden Beschwerden rechtzeitig und selbständig mit Präventionsmaßnahmen zu beginnen. Zugleich wird demonstriert, daß ein Teil der Übungen durchaus innerhalb von Kurzpausen auf der Baustelle mit improvisierten Übungsgeräten oder ganz ohne solche durchführbar ist.

Kritische Wertung der Übungsprogramme

Als Fazit für die Erfolgserwartungen bei berufsbezogenen Rückentrainingskursen ergibt sich: Muskuläres Training und die Entwicklung und Erhaltung einer guten Grundlagenausdauer sind die wichtigsten Voraussetzungen, ohne die ein Programm keine langfristigen Erfolge hat. Der anhaltende Erfolg jedes Trainings kann nur durch zeitaufwendiges ständiges Fortsetzen der Belastung mindestens auf einem erreichten Niveau gesichert werden. An keinem anderen physiologischen Prozeß wird die Stabilität gesundheitlicher Voraussetzungen durch die Aufrechterhaltung dynamischer Wechselwirkungen zwischen Belastung und Organfunktion so deutlich erlebt wie am Aufbau und Verfall von körperlichen Leistungsvoraussetzungen durch Training oder Inaktivität.

Somit ist es nicht vorstellbar, daß es innerhalb der Arbeitszeit und zu Lasten des Betriebes allein gelingen kann, die notwendigen Trainingsprozesse auf Dauer durchzuführen. Die *Mitverantwortung des einzelnen Arbeitnehmers* für seine Gesundheit und Leistungsfähigkeit erfordert auch sein *Mitwirken auf eigenen Entschluß* und unter Beteiligung an den erforderlichen Aufwendungen.

Betriebliche Programme der Gesundheitsförderung können diese Anstrengungen erleichtern, indem sie Angebote zum Kennenlernen der notwendigen Übungen machen und die Ausübung im Verband von Arbeitskollegen z.B. im Zusammenhang mit Betriebssportprogrammen ermöglichen. Eine besondere Chance zur Motivationsentwicklung ergibt sich aus dem *Willen jüngerer Beschäftigter*, die Arbeitsanforderungen ihres neuen evtl. gerade zu erlernenden Berufes mit guten Ergebnissen und guter Entlohnung zu erfüllen, ohne die Gesundheit dabei übermäßig zu gefährden. So ist ein Erfolg primärer Prävention zu erwarten, wenn die Organisation im Betrieb unter Beteiligung der Führungskräfte und unter Mitwirkung eines in der Ergonomie erfahrenen Betriebsarztes erfolgt.

Die Evaluation von berufsbezogenen Rückentrainingskursen kann noch keine kurzfristigen Trainingserfolge mit physiologischen Methoden nachweisen. Vielmehr geht es darum zu prüfen, ob eine *dauerhafte Motivation und Bereitschaft* zur Beschäftigung mit den erforderlichen Trainingsaufwendungen erreicht worden ist. Langfristig interessiert, ob es unter Berücksichtigung aller weiteren Arbeitsbelastungen und Lebensbedingungen gelungen ist, das Auftreten von arbeitsbedingten Erkrankungen des Stütz- und Bewegungsapparates zu verhindern, hinauszuzögern oder besser erträglich zu machen.

Rückenschulen in der sekundären Prävention

- Die Rückenschule ist nach KRÄMER (1993) eine Einrichtung der vorbeugenden Gesundheitspflege zur Prävention und Rehabilitation von Wirbelsäulenschäden. Zielgruppe für die Rückenschule sind im Rahmen der sekundären Prävention Personen, die einen oder mehrere Risikofaktoren *(Tab. 38)* aufweisen und häufig unter Kreuzschmerzen, Ischias und Hexenschuß leiden. Im Unterschied zum primär-präventiven Rückentraining sind

- der über viele Jahre entwickelte persönliche Arbeitsstil sowie
- die notwendige Kompensation nicht mehr ausgleichbarer Defizite der Belastbarkeit und Leistungsfähigkeit im Programm einer Rückenschule zu beachten.

Allgemeine Rückenschulen

Rückenschulen haben vor dem Hintergrund steigender Anteile der Bevölkerung, die unter Rückenschmerzen leiden, eine fast rasante Ausbreitung erfahren. Sie gelten als scheinbar universell wirksames Mittel gegen jede Art von Rückenschmerzen. Ihre Entstehung in der heutigen Form wird auf erste Aktivitäten in Schweden zurückgeführt und sie hat in anderen Ländern ihre Fortsetzung gefunden:

- Am Danderyd-Krankenhaus bei Stockholm wurde 1969 die *Svenska Ryggskola* eingerichtet. Zu ihren Zielen gehörte bereits neben der Rückenfürsorge die ergonomische Beratung. Nach der erfolgreichen Evaluation dieser Einrichtung (BERGQUIST-ULLMANN 1977) kam es zu einer schnellen Ausbreitung insbesondere in Schweden und in Nordamerika.

Tabelle 38: Risikofaktoren für bandscheibenbedingte Erkrankungen (KRÄMER 1993).

1. Anlage	• Gehäuftes Auftreten von Bandscheibenschäden in der Familie • Wirbelsäulenverkrümmungen • Niedrige Schmerzschwelle • Neigung zu muskulären Verspannungen und psychischen Fehlhaltungen
2. Äußere Umstände	• Bandscheibenbelastende Tätigkeiten im Beruf und in der Freizeit • Haltungskonstanz • Fehlende körperliche Betätigung
3. Lebensalter	• Zwischen 30 und 60 Jahren, vor allem um die 40

- Die Gründung der *Californian Back School* in San Francisco 1976 durch WHITE und MATTMILLER war der Beginn der Rückenschulen in den USA. Auf ihrer Grundlage differenzierte WHITE (1983) Rückenschule erstmalig in einzelne Anwendungsbereiche:
  - basic back school,
  - hospital back school,
  - back school in the home environment,
  - back school in the work environment,
  - athletic back school.
- In Canada wurde erstmalig 1977 eine Rückenschule in Toronto eingerichtet. Sie war der Grundstein für die *Canadian Back Education Units*, die von HALL und ICETON (1983) evaluiert worden war.
- Die erste institutionelle Aktivität in Deutschland war 1984 die *Bochumer Rückenschule* (NENTWIG und KRÄMER 1990).

Alle Rückenschulen gründeten sich zunächst auf Curricula für vier Stunden. Ihr Erfolg wird an der Verminderung von Beschwerden und der verbesserten Bewältigung von Alltagsanforderungen auf Grund von Veränderungen der Körperhaltungen und des Bewegungsverhaltens bewertet.

Die wichtigsten Ziele der Rückenschulen haben BANZER und GRIGEREIT 1994 zusammengefaßt *(Tab. 39)*. Die Rückenschulen sind aus der Therapie von Rückenerkrankungen hervorgegangen und werden deshalb bereits länger praktiziert als präventive Rückentrainingsprogramme. Die Programme der Rückenschulen stimmen in vielen Elementen mit dem Rückentraining überein. Sie heben aber den korrigierenden Charakter zur Kompensation von Leistungsdefiziten hervor und wollen die Motivation zum Umgang mit den Beschwerden des Betroffenen möglichst im Verbund mit Gleichgesinnten (z.B. Selbsthilfegruppen) stärken, statt das Leiden nur zu erdulden. Aus trainingswissenschaftlicher Sicht sind sie eher eine Verhaltensschulung als ein Training der physiologischen und biochemischen Funktionen bzw. ein Zuwachs an Struktur (Muskulatur, Knochen u.a.). Folgende Ziele werden unterschieden:

Im Vordergrund allgemeiner Rückenschulen, die sich an Berufstätige ebenso wie an nicht Berufstätige richten, steht die Vermittlung weniger allgemein verwendbarer Leitsätze, die von den Betroffenen selbst auf Besonderheiten ihrer Lebenssituation übertragen werden müssen. Für die allgemeine Rückenschule hat KRÄMER (1993) die Konsequenzen des Verhaltens in zehn Regeln zusammengefaßt *(Tab. 40)*.

Tabelle 39: Ziele der Rückenschulen (Banzer und Grigereit 1994).

PHYSIOLOGISCHE ZIELE	Verbesserung der Beweglichkeit
	Verbesserung der Kraft
	Abbau von muskulären Dysbalancen
	Koordinationsschulung
	Verbesserung der Körperwahrnehmung
	Abbau von Bewegungsmangelkrankheiten
KOGNITIVE ZIELE	Vermittlung von anatomischen und physiologischen Grundlagen der Wirbelsäule
	Aufklärung über Krankheitsbilder
	Verbessern von Arbeitstechniken (Bücken, Heben, Tragen usw.)
	Erkennen und Verändern von Alltagsbelastungen (Sitzen, Stehen, Gehen)
SOZIALE ZIELE	Kommunikation über Rückenprobleme
	Freude und Spaß an der Bewegung
	Abbau von Aggression und Ärger
	Anregung zur Ausübung von rückenfreundlichen Sportarten

Tabelle 40: 10 Regeln der Rückenschule (Krämer 1990).

Die 10 Regeln der Rückenschule

1. Du sollst dich bewegen
2. Halte den Rücken gerade
3. Gehe beim Bücken in die Hocke
4. Hebe keine schweren Gegenstände
5. Verteile Lasten und halte sie dicht am Körper
6. Halte beim Sitzen den Rücken gerade und stütze den Oberkörper ab
7. Stehe nicht mit geraden Beinen
8. Ziehe beim Liegen die Beine an
9. Treibe Sport, am besten Schwimmen, Laufen oder Radfahren
10. Trainiere täglich Deine Wirbelsäulenmuskeln

Berufsbezogene Rückenschulen

Nicht alle Ratschläge des Orthopäden für die Allgemeinbevölkerung können in den beruflichen Alltag übertragen werden. In vielen Berufen und Tätigkeiten kann das Heben und Tragen von Lasten oder die Einnahme von Zwangshaltungen nicht vermieden werden. Die positiven Effekte mechanischer Erleichterungen der Arbeit werden oft durch Intensivierung und Arbeitsverdichtung wieder aufgefangen. Darum werden alle berufsbezogenen Rückenschulen durch ergonomische Arbeitsbelastungs-Komponenten ergänzt.

Die Teilnahme an einer berufsbezogenen Rückenschule kann für viele unter Rückenschmerzen leidende Arbeitnehmer eine wichtige Chance sein, den Arbeitsplatz nach Möglichkeit bis zur gesetzlichen Altersrente zu behalten und sozial gesichert zu bleiben.

An den Anfang einer berufsbezogenen Rückenschule gehören zwei Maßnahmen, die ihren Erfolg durch die Bestimmung der Zielrichtung der Übungen gewährleisten sollen:

- Durch eine *arbeitsmedizinisch-ergonomische Analyse der beruflichen Tätigkeiten* sind die Belastungsschwerpunkte zu ermitteln, denen die Mitwirkenden ausgesetzt sind und für deren Bewältigung sie befähigt werden sollen.
  Diese Analyse sollte aus der Kombination von Beobachtungen durch ergonomisch ausgebildetes Personal und von Befragungen der Betroffenen bestehen. In diese Analyse sind einzubeziehen
  - besonders schwere oder besonders häufig zu hebende und zu tragende Gewichte,
  - einseitige Körperhaltungen über lange Dauer des Arbeitstages oder sehr belastende Haltungen (Hocken, Bücken, Liegen, Überkopfarbeit) über kürzere Zeit,
  - repetitive Tätigkeitsabläufe mit Überforderungen der Muskulatur des Hand-Arm-Systems.
  Die Befragung von Rückenschulteilnehmern, welche Arbeiten ihnen besonders schwer fielen und deren Ausführung deshalb nach den allgemeinen Regeln der Rückenschule (z.B. 10 Regeln von KRÄMER s.o.) verändert werden müßten, können nur als pragmatischer Ersatz einer ergonomischen Analyse dienen. Nicht immer sind Betroffene in einem Rückenschulkurs sofort in der Lage, die entscheidenden Belastungselemente ihrer Arbeit zu erkennen und zu benennen. Nicht immer kann der Rückenschullehrer ohne Kenntnis der Tätigkeit sinnvolle und in der Praxis nutzbare Empfehlungen zum Verhalten geben.
- Durch eine *eingehende medizinische und funktionelle Diagnostik* des Stütz- und Bewegungsapparates sind die individuellen Defizite zu erkennen, die individuell besonders trainiert werden müssen. Obwohl bestimmte Defizitmuster (z.B. regelmäßige Verkürzung der Hüftbeuger mit Hyperlordose der Lendenwirbelsäule) im Vordergrund stehen, verlangt eine effiziente Rückenschule auch das Eingehen auf persönliche Besonderheiten. Durch Rückenschulen können individuelle Haltungs- und Bewegungsmuster und entsprechende Stereotypien, die lebenslang eingeschliffen sind, nicht mehr grundlegend verändert werden. Die Kunst des Rückenschullehrers besteht also darin, die vorhandenen Voraussetzungen so zu modifizieren, daß sie den persönlichen Stil motorischer Handlungen zur Grundlage nimmt und nicht gegen ihn arbeitet.

Grundschema von Übungsprogrammen der Rückenschule

Übungsprogramme der Rückenschule folgen einem Ablaufschema, das Übereinstimmungen mit dem sportlichen Training aufweist. Folgende wesentliche Schritte eines Übungsprogramms werden unterschieden, die sich etwa in einer Empfehlung von REINHARDT (1989) in der *Tabelle 41* wiederfinden lassen.

Tabelle 41: Aufbau der Rückenschul-Kursstunden (nach REINHARDT 1989)

1. Eingangsgespräch (ca. 5 Minuten) – Austausch mit Teilnehmern (Erwartungen, Klärung von Fragen ...) – Besprechung des jeweiligen Stundenthemas (zum Beispiel: „Aufbau und Funktion der Bandscheibe", „Belastungsphänomene bei unterschiedlichen Bewegungsabläufen)"
2. Aufwärmphase (ca. 10 Minuten) – Individuell dosierbare Formen des Gehens, Federns, Laufens – Spielerische Aufwärmgymnastik mit Musik (u.a. mit Handgeräten wie Seil, Stab, Ball, Reifen) – Gruppendynamische Spiele zum gegenseitigen Kennenlernen
3. Rückenschule (ca. 15 Minuten) – Gezielte Haltungs- und Koordinationsschulung – Richtiges Sitzen (Hinsetzen, Aufstehen), Stehen, Gehen (Gangbild), Liegen (Hinlegen, Aufstehen) – Einüben und Verbessern der Bück-Hebe-Trage-Techniken – Bewußtes und korrektes Verhalten im „Bewegungssektor" – Übertragen des Rückenschulthemas auf unterschiedliche Situationen im Alltag, Beruf, Freizeit, Sport (ADL = activities of daily living)
4. Spezielle Funktionsgymnastik (ca. 40 Minuten) – Einüben neuer Übungen sowie Wiederholen und Intensivieren bekannter Übungen – Beweglichkeits- und Mobilisierungsübungen – Dehnungsübungen für verspannte Muskelgruppen Übungstypen: – Einzelübungen mit und ohne Gerät – Übungen mit Partnerhilfe – Partnerübungen mit und ohne Gerät Ausführungen – im Stehen – im Sitzen – in Rücken-, Bauch- und Seitenlage (Matten) – in Bankstellung und Fersensitz (Matten)
5. Ausklang, psychophysische Regulation (ca. 15 Minuten) – Spielformen zum Festigen und Automatisieren der erlernten Techniken – Konzentrative Körperwahrnehmungsübungen (allein / Partner / Gruppe) – Massagetechniken (Abrollen mit Massage-Igeln, Selbst- und Partnermassage) – Entspannungstechniken (z.B. autogenes Training, Entspannung nach Jacobson), Entspannung mit Meditationsmusik (Reise durch den Körper, Visualisierungen, Imaginationsübungen etc.) – Streß- und Schmerzbewältigungsstrategien
6. Abschlußgespräch und Hausaufgaben (ca. 5 Minuten) – Besprechen der Kursstunden und individueller Probleme – Verteilen ausführlicher Übungsanleitungen und Skripten zum behandelten Thema – Individuelle Übungsauswahl für das Heimprogramm unter verhaltensmedizinischen Gesichtspunkten und Trainingsaspekten – Ankündigung des nächsten Stundenthemas

Aufwärmen

An den Beginn des Programms wird das Aufwärmen über etwa zehn Minuten gesetzt, ohne das die Muskulatur nicht belastet werden darf. Nur eine neurovegetativ aktivierte und gut durchblutete Muskulatur kann von den positiven Effekten der Rückenschule erreicht werden. Es eignen sich dynamische Ganzkörperbelastungen durch Laufübungen z.B. mit Musikbegleitung und durch Kreisen mit den Armen.

Atemübungen

Verschiedene Übungen, die das Atmen bewußt machen, besitzen eine zusätzliche aktivierende Funktion. Neuromuskuläre Verbindungen im Körper haben einen besonderen Einfluß auf die allgemeine physische Aktivierung, wenn diese mit einer bewußten Atmung verknüpft ist. Die Beschleunigung der Atmung steht auch im Alltag am Beginn jeder größeren körperlichen Aktivität.

Mobilisationsübungen

Die Aufwärmübungen sind zugleich der Beginn der muskulären Mobilisation. Ziel der Mobilisation ist Aktivierung aller an der Körperhaltung und an den wichtigsten Bewegungen beteiligten Muskelgruppen, um statische Anspannungen zu überwinden und sie für dehnende und trainierende Einflüsse bereit zu machen.

Dehnung

In einzelnen Körperregionen (Schultergürtel, Hüfte, Rückenmuskulatur, Oberschenkel) sind verkürzte Muskelgruppen durch Dehnung zu aktivieren. Verkürzungen sind physiologische Reaktionen tonischer Muskeln auf unzureichende Inanspruchnahme, die mit Abschwächungen der Muskelkraft und -ausdauer ihrer phasischen Antagonisten kombiniert sein können. Die auch außerhalb von Übungsprogrammen im Alltag nach längerer körperlicher Inaktivität anzuwendenden Dehnungsübungen sind sehr behutsam auszuführen:

- Die beübte Körperregion ist langsam über *20 Sekunden* zu dehnen, bis eine milde Spannung verspürt wird. Keinesfalls soll durch Nachfedern eine drastische ruckartige Spannungserhöhung in den Muskelfasern entstehen, die zu Mikrorissen führen kann.
- Ein erreichter Spannungszustand sollte etwa *10 Sekunden beibehalten* werden, bis das Dehnungsgefühl nachläßt.
- Nun kann innerhalb von etwa *20 Sekunden die Dehnung weiter gesteigert* werden, bis ein erneutes Spannungsgefühl auftritt.

Kräftigung

Die Erhöhung der *Maximalkraft* und der *Kraftausdauer* der Muskeln ist die Basis für die verbesserte Bewältigung körperlicher Anforderungen. Durch eine Reihe unterschiedlicher Übungen sollen selektiv bestimmte Muskelgruppen, insbesondere

- die Rückenmuskulatur im Bereich der Lenden und Hüften,
- die Rückenmuskulatur im Bereich des Schultergürtels und der Oberarme,
- die Muskulatur der Bauchwand,
- die Muskulatur der oberen und der unteren Halswirbelsäule,
- die Gesäß- und Oberschenkelmuskulatur

gekräftigt werden. Beispiele finden sich im Anhang 1. Jede Kräftigungsübung wird von einer weiteren Mobilisation der trainierten Muskelgruppe und häufig auch von Dehnung der antagonistisch verbundenen Muskelgruppen begleitet.

Körperwahrnehmung und Haltungsschulung

Die Entwicklung eines *Körperbewußtseins* dient der Wahrnehmung von muskulären Spannungszuständen des eigenen Körpers bei Ruhe und Belastung. Sie wird möglich durch die Aufnahme und Verschaltung von Informationen aus der Peripherie des Stütz- und Bewegungsapparates *(→ Abschnitt „Grundlagen psycho-physischer Wechselwirkungen bei muskulärer Arbeit")*. Die „Meßfühler" in der Muskulatur, in den Sehnen und Bändern sowie in den Gelenkkapseln geben Informationen über die innere körperliche Balance.

Es ist ein weiteres Ziel der Rückenschulen, die *Haltung des Körpers* – insbesondere des Rückens – durch das Körperbewußtsein so zu verändern, daß extreme Belastungen der Haltungsmuskulatur des Rückens und der Bandscheiben vermindert werden. Inwieweit es tatsächlich ohne ständige Schmerzsignale gelingt, die lebenslang verinnerlichte Körperhaltung durch eine Schulung umzuprogrammieren, ist nicht hinreichend bewiesen. Für riskante Situationen ist sie dagegen erfolgreich zur Vermeidung plötzlicher schmerzhafter Ereignisse im Sinne eines Lumbago bzw. einer Ischialgie.

Erlernen des rückengerechten Tagesablaufs

Da der Tagesablauf durch vielfältige Belastungen – unvermeidliche Wechsel zwischen Inaktivität und plötzlichen unvermuteten Belastungsspitzen – gekennzeichnet ist, soll jedes Rückentraining wie auch jedes allgemeine und berufsbezogene Rückenschulprogramm grundlegende Kenntnisse und Verhaltensweisen vermitteln, um die Haltungsschulung fortzusetzen und diese Einflüsse zu kompensieren. Im Mittelpunkt stehen

- das entspannte Liegen im Bett auf einer straffen Matratze als Bedingung für einen erholsamen Schlaf mit Entspannung der Rückenmuskulatur,
- das rückengerechte dynamische Sitzen zu Hause im Sessel, am Arbeitsplatz des Schreibtischs oder auf einem Arbeitsgerät,
- die entspannte Einstellung des Autositzes für ein langzeitig ermüdungsarmes Autofahren und ohne erhebliche Kompression der Bandscheiben,
- das Aufheben der Lasten vom Boden aus der Hocke, sofern nicht durch sehr häufige Wiederholungen ein erhöhtes Gesundheitsrisiko für die Kniegelenke entsteht.

Berufstraining

Dem Berufstraining kommt in körperlich durch Arbeitsschwere oder Körperhaltungen belastenden Berufen eine besondere Bedeutung zu. Das betrifft insbesondere jene Berufe, in denen allgemeine Hinweise wie solche zum Wechsel zwischen Stehen und Sitzen, wo immer das möglich ist, nicht genügen. Gerade Handwerks- und Dienstleistungsberufe benötigen angepaßte Übungen des Berufstrainings, um

- entweder bisher ausgeübte Arbeitstechniken auf entlastende Varianten umzustellen
- oder wegen vorhandener Beschwerden bzw. Einschränkungen kompensatorische Arbeitstechniken zu erlernen, um die weitere Berufstätigkeit sicherzustellen.

Beispiele für Übungen zum Berufstraining finden sich in den Programmen einiger Rehabilitationszentren bei Maßnahmen zur Verhütung des Auftretens drohender Berufskrankheiten der Hals- und der Lendenwirbelsäule.

Freizeittraining

Auch für Arbeitnehmer mit beginnenden Störungen oder mit bestehenden Schädigungen des Stütz- und Bewegungsapparates ist ein regelmäßiges Freizeittraining unumgänglich, um die unter Anleitung erlernten Verhaltensweisen und die evtl. entwickelten Leistungsvoraussetzungen zu erhalten und weiter zu verbessern.

Regelmäßiger Freizeitsport ist die Maßnahme für die Stabilisierung der Gesundheit. Die für Personen mit Erkrankungen der Wirbelsäule zu empfehlenden Sportarten müssen die Ausdauerleistungsfähigkeit der tonischen Muskulatur des Rückens und benachbarter Muskelgruppen sowie die allgemeine Ausdauerleistungsfähigkeit bevorzugt fördern, keine erheblichen Zusatzbelastungen der Bandscheiben durch extreme Haltungen mit hohen biomechanischen Lastmomenten auslösen und Spitzenbelastungen z.B. durch explosiven Krafteinsatz oder durch hohe Unfallrisiken vermeiden. Empfehlungen sind dazu in einer Tabelle zusammengestellt *(Tab. 34)*.

Für ein funktionelles muskuläres Aufbautraining auch im Rahmen von Rückenschulen existieren die in *Tabelle 42* zusammengefaßten vier grundsätzlichen Überlegungen (EINSINGBACH 1988 – zit. bei SPRING et al. 1997):

Tabelle 42: Grundsätze für ein muskuläres Aufbautraining in der Rückenschule (nach EINSINGBACH 1988 SPRING et al. 1997)

1. FUNKTIONALITÄT – Die Übungsauswahl orientiert sich am alltäglichen Leben. – Es sollen nicht nur lokal betroffene Muskelgruppen, sondern ganze Muskelketten beansprucht werden. – Es werden wenige Übungen vermittelt, die vom Betroffenen selbst umzusetzen sind.
2. KOMPLEXITÄT – Alle konditionellen Faktoren werden berücksichtigt, d.h. Ausdauer, Kraft, Schnelligkeit, Beweglichkeit und Koordination. – Es werden statische und dynamische Trainingskomponenten genutzt.
3. OBJEKTIVIERBARKEIT der EFFIZIENZ – Ein vorwiegend rehabilitativ genutztes muskuläres Aufbautraining muß objektivierbare und reproduzierbare Reizeffekte erzeugen.
4. MOTIVATION und INSTRUKTION für das HEIMTRAINING – Der Betroffene soll ein gezieltes individuelles Trainingsprogramm erlernen, das er zu Hause selbständig durchführen kann.

Kritische Wertung der Ergebnisse von Rückenschulen

Über den Wert der Rückenschulen für die Prävention von Erkrankungen des Stütz- und Bewegungsapparates besteht keine einheitliche Auffassung unter Ärzten und Gesundheitsförderern nichtärztlicher Herkunft: Unterschiedliche Wirkungsrichtungen, Intensitäten und Dauer einzelner Programmangebote, das hohe subjektive Engagement mancher Betroffener und die unterschiedlich zu bewertenden Effekte subjektiver Befragungen hinsichtlich der ursachenorientierten Gestaltung von Programmen schaffen eine sehr differenzierte Situation mit ganz unterschiedlichen Resultaten der Rückenschulen und der Rückentrainingsprogramme. Insbesondere ist noch immer ein Mangel beim objektiven Nachweis der Verbesserung von Leistungsvoraussetzungen festzustellen.

Zur Rehabilitation nach lumbalen Bandscheibenoperationen ist der Erfolg der Rückenschule in prospektiven Längsschnittuntersuchungen hinreichend belegt (WITTENBERG und SCHYMIK 1993). Sie sind jedoch hinsichtlich des dauerhaften Erfolges bei der Verhinderung von Rückenschmerzen umstritten. Für viele Programme fehlen noch immer Langzeitevaluationen (KROEMER 1992). Bei stationär behandlungsbedürftigen Patienten fanden FROST et al. (1995), daß sich in einem 4-Wochen-Interventions-Programm mit anschließender ambulanter Rückenschule die Ausprägung der Schmerzen sowie das Wohlbefinden verbesserten. Umstritten bleibt hier wie bei anderen Autoren, ob Rückenschulen

- vorwiegend eine Umstellung der persönlichen Einstellung zum Schmerz und eine Umstellung des Verhaltens bei Rückenschmerzen bewirken oder
- ob sie tatsächlich ein nachhaltiges Trainingsprogramm sind (SCHLAPPACH 1994, HALL und HADLER 1995).

Ein Projekt zur komplexen Wiederherstellung der Funktionskapazität auf der körperlichen, psychischen und sozialen Ebene („functional restoration") von HILDEBRANDT et al. (1996) zeigte, daß es bei Schmerzpatienten wesentlich vom subjektiven Erleben einer Funktionsbeeinträchtigung abhängt, ob sie erfolgreich zu rehabilitieren sind. Patienten mit einer Arbeitsunfähigkeit länger als sechs Wochen haben deutlich geringere Chancen, wieder erfolgreich an den alten Arbeitsplatz zurückzukehren. Die objektiven Befunde hinsichtlich verbesserter Beweglichkeit, Kraft, Kraftausdauer und Herz-Kreislauf-Ausdauer hatten darauf einen relativ geringen Einfluß. BENDIX et al. (1998) fanden in einer Längsschnittstudie in Dänemark positive Effekte noch nach fünf Jahren bis auf das Auftreten von Schmerzen, die ins Bein ausstrahlen, den Medikamentengebrauch und eigene sportliche Aktivität zur Erhaltung des funktionellen Zustandes.

Nach der Auswertung von 30 Studien über die Rehabilitation von Patienten mit tiefsitzenden Rückenschmerzen (REVEL 1995) zeigte sich, daß die Mehrheit der in Rückenschulen angewendeten Programme nur kurzfristige funktionelle Verbesserungen der Beweglichkeit der Wirbelsäule erbrachten, wenn sie nicht zugleich eine Veränderung der sozialen und der Arbeitsbedingungen einschlossen. Eine vergleichende Studie zum Einfluß von 2tägiger Bettruhe, einem Übungsprogramm mit einmaliger Einweisung durch einen Physiotherapeuten und dem Unterlassen jeder Intervention bei Patienten mit akuten LWS-Schmerzen zeigte, daß alle Interventionen gemessen an den Tagen bis zur Wiederherstellung und an den Aufwendungen weniger effektiv waren als die Instruktion, einfach das mögliche an körperlicher Aktivität trotz bestehender Schmerzen fortzusetzen (MALMIVAARA et al. 1995).

Eine kritische Studie über 380 Publikationen zu den Erfolgen von Interventionsmaßnahmen bei Rückenschmerzpatienten zur beruflichen Wiedereingliederung zeigt auch für Rückenschulen und Verhaltenstherapie nur geringe Erfolge (v.d. WEIDE et al. 1997). Bei akuten Rückenschmerzen stellt eine kurzzeitige Bettruhe, die Manualtherapie und die Gabe von Antidepressiva nach Auswertung der Literatur die sicherste Lösung dar. Insgesamt sind die Erfolge aller Interventionsmaßnahmen wenig überzeugend und positive Ergebnisse stammen häufig aus Studien unzureichender Qualität.

Evaluationen betrieblicher Rückenschulen müssen sich zunächst auf die erreichte Akzeptanz und Zufriedenheit der Teilnehmer als erste Stufe für eine gewünschte lebensbegleitende Fortführung in vorwiegend eigener Initiative beschränken (WINKLER et al. 1996). Schnellere Erfolge können betriebliche Rückenschulen hinsichtlich der Senkung des Krankenstandes wegen Rückenschmerzen versprechen, wenn sie von den Beschäftigten als Zuwendung der Betriebsführung zu ihren Problemen erkannt wird.

Eine umfangreiche Studie zur Evaluation einer Rückenschule aus den USA, die 2534 Beschäftigte der Post einschloß, zeigte keine Langzeiteffekte hinsichtlich des Auftretens von Rückenerkrankungen, ihrer Dauer und Behandlungskosten (DALTROY et al. 1996). Nur die Kenntnisse über das sichere Verhalten hatten sich verbessert. Eine Studie an Büroangestellten wies gleichfalls deren verbessertes Verhalten nach. Mehr als 90% einer Übungsgruppe hatten ihr Verhalten in Alltag, Beruf und Freizeit verbessert, 77% ihre Tragetechnik verändert, 17% führten regelmäßig gymnastische Übungen durch (WERNER et al. 1997).

Betriebliche Evaluationen unter Einschluß anonymisierter Befragungen über die Erfolge von betrieblichen Rückenschulprogrammen im Rahmen von Gesundheitszirkeln erbringen widersprüchliche Ergebnisse (PLUTO et al. 1997). Während sich die Beschwerden bei mehr als der Hälfte der Mitwirkenden verminderten und etwa 80% der Teilnehmer ihr Verhalten am Arbeitsplatz nach den Empfehlungen der Rückenschule eingerichtet haben, wurden die Gruppeneffekte der Gesundheitszirkel sehr differenziert beurteilt. Sie lösten auch Unruhe und Ärger im Betrieb aus, was wohl nicht immer im Sinn der Verbesserung beruflicher Belastungsbewältigung war.

Aus einer systematischen Übersicht über alle zwischen 1966 und 1996 in MEDLINE sowie zwischen 1988 und 1996 in EMBASE referierten Publikationen zur Prävention von Rückenschmerzen in der Industrie (VAN POPPEL et al. 1997) waren nur 11 Arbeiten zu entnehmen, die ein hohes methodisches Niveau hatten und deshalb zur Auswertung herangezogen werden konnten. Sie zeigten, daß Unterricht oder das Tragen von Rückenstützgurten allein ohne Effekt auf die Ausprägung von Rückenschmerzen blieb. Nur das regelmäßige Training mehrmals pro Woche über 12 bis 18 Monate brachte in drei Studien deutliche Minderungen der Schmerzepisoden bzw. -häufigkeiten.

Obwohl alle Vorbehalte die Euphorie zu den Rückenschulen hinsichtlich ihres langfristigen Erfolges dämpfen, bleiben Rückenschulen ein wichtiges Hilfsmittel zur Verbesserung der Bewältigung von Belastungen der Arbeit und des Alltages bei Rückenbeschwerden. Allerdings ist zu beachten, daß die multidimensionale Rückenschmerzproblematik nicht allein mit einem Verhaltenstraining anzugehen ist, sondern in ein Gesamtkonzept der Gestaltung der körperlichen Belastungen am Arbeitsplatz einzubeziehen ist.

Mehrdimensionale physiologische Evakuierungen, wie sie für das Rückentraining der Auszubildenden im Bergbau in einem Forschungsprogramm vorgenommen wurden und vergleichbare Untersuchungen mit Hilfe von EMG-mappings zur Darstellung der regional veränderten Aktivität und Belastbarkeit der Rückenmuskulatur (SCHOLLE et al. 1996) bilden Ausnahmen, die nicht auf eine regelmäßige Kursbegleitung übertragbar sind.

Für subakute und chronische Rückenschmerzpatienten ist dagegen ein aufwendiges systematisches Trainingsprogramm erforderlich, wie es DENNER (1997) vorschlägt: In einem standardisierten Aufbauprogramm von 24 Trainingseinheiten von durchschnittlich 60 Minuten Dauer innerhalb von 12 bis 14 Wochen werden 42% der Teilnehmer, darunter 62% der subakuten und 26% der chronischen Schmerzpatienten schmerzfrei. Dazu sind fünf spezielle Analyse- und Testapparate (DAVID 110 bis 150) zur Dosierung und zur Messung der Kräfte für die lumbalen bzw. thorakalen Extensoren, Flexoren, Lateralflexoren und Rotatoren sowie der zervikalen Extensoren, Flexoren und Lateralflexoren entwickelt worden. Zur Frühdiagnostik von Wirbelsäulenerkrankungen ist dieses Verfahren bereits in einem Forschungsvorhaben eingesetzt worden (BKK 1998). Es bedarf jedoch weitreichender Wirtschaftlichkeitsbetrachtungen, um den effektiven Einsatz derartiger trainingswissenschaftlich gut fundierter Präventionsangebote zur Verhütung und frühzeitigen Vermeidung von Chronifizierungsprozessen nachzuweisen. So bleibt abzuwarten, ob es möglich sein wird, bei der großen Verbreitung des Symptoms „Rückenschmerzen" kostenträchtige Angebote der Prävention einzuführen.

Training zum Schutz der Gelenke – Knieschule und Schulterschule

Etwa ein Viertel aller Beschwerden und Erkrankungen am Stütz- und Bewegungsapparat betrifft die großen Gelenke, unter ihnen insbesondere die Kniegelenke und die Schultergelenke. Aus diesem Grunde haben sich teilweise losgelöst von den Rückenschulen spezielle Programme der Knie- und der Schulterschule entwickelt.

Besonders sensibel sind die Menisken der Kniegelenke, die einer biomechanisch nur schwer berechenbaren, insgesamt jedoch extrem hohen Druckbelastung bei plötzlichen Tritten oder Stößen (Fußball) oder bei dauerhafter maximaler Kniebeugung (Bergleute, Fliesen- und Bodenbelagsleger) unterliegen. Die klassischen Empfehlungen der Rückenschule, Lasten nur aus der Hocke zu heben, setzen je nach Anweisung eine Ausgangsstellung mit maximaler Beugung der Kniegelenke von ca. 135° bis ca. 160° voraus. Diese Extremstellungen

- belasten die Strukturen des Kniegelenks in besonderer Weise und
- schaffen ungünstige kinematische Verhältnisse der Kraftentfaltung für die Muskelgruppen, die am Wiederaufrichten des Körpers zum Anheben der Last beteiligt sind.

Die komplizierte Architektur der Kniegelenke, an der beteiligt sind

- die Gelenkflächen von Femur und Tibia mit großen Knorpelflächen,
- die medialen und lateralen Menisken, die sich zwischen die Gelenkflächen bei der Beugung einpassen und einer Druckbelastung ausgesetzt sind,
- die Kreuzbänder im Innern der Kniegelenke zur Stabilisierung bei begrenzten Rotationsbewegungen,
- die Kollateralbänder zur seitlichen Stabilisierung und
- die das Kniegelenk überschreitenden Muskeln, darunter insbesondere der M. quadriceps femoris und die in seine Bandverbindung zur Tibia eingefügte Patella

schaffen eine für hohe Belastungen stabile, zugleich aber auch sensible Situation. So muß z.B. bei langzeitigen oder häufigen Beugungen im Kniegelenk von extremen Druckbelastungen der Menisken ausgegangen werden (SAHLSTRÖM et al. 1996). Ihre Wirkung reicht z.B. beim Fliesenleger aus, um das Risiko eines degenerativen Meniskusschadens gegenüber der Normalbevölkerung zu verdoppeln und so in bestimmten Fällen zur Berufskrankheit Nr. 2102 „Meniskusschäden nach mehrjährigen andauernden oder häufig wiederkehrenden, die Kniegelenke überdurchschnittlich belastenden Tätigkeiten" zu führen (PRESSEL 1988, 1991).

KUMAR und GARAND (1992) zeigen weiterhin, daß *die maximale muskuläre Kraftentfaltung zum Heben einer Last aus der Hocke* bei 90° sowie 135° Beugung im Kniegelenk gegenüber der Kraftentfaltung bei Vorbeugung im Rücken im Hüftgelenk um 60° bzw. 90° erheblich ungünstiger ist. So erreichten männliche Probanden bei körpernaher isometrischer Kontraktion mit einer Entfernung der Last vom Körper in der halben maximalen Reichweite der Arme z.B.

- bei 90° Kniebeugung und 60° Hüftbeugung aus der Hocke nur eine Zugkraft nach oben (Hubkraft) von 303 N, aus dem Bücken mit 60° aber eine Zugkraft von 517 N,
- bei 135° Kniebeugung und 60° Hüftbeugung aus der Hocke eine Zugkraft nach oben (Hubkraft) von 320 N, aus dem Bücken mit 90° aber 560 N.

Das Heben aus der Vorbeugung (= Bücken) erweist sich damit (trotz biomechanischer Nachteile bei seltener und hoher Belastung) aus muskelphysiologischer Sicht als effizienter als das Heben aus der Hocke.

Eine relative Trennung der Programme zwischen Rücken- und Knieschule muß deshalb erfolgen, wenn durch die üblichen Empfehlungen für rückenschonendes Verhalten eine höhere Kniebelastung auftreten kann. Das trifft zum Beispiel für Tätigkeiten zu, bei denen häufig relativ geringe Gewichte von wenigen Kilogramm aus den Knien statt durch Bücken gehoben werden sollen wie z.B. beim Mauern in tieferen Steinlagen. In diesem Fall muß eine Risikoabwägung erfolgen, so daß wechselndes Verhalten mit Bevorzugung des Bückens gegenüber der Hocke als Hebetechnik zu empfehlen ist *(Abb. 78)*.

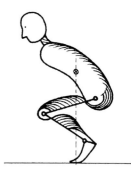

Abb. 78: Hebelarme und belastete Muskelgruppen beim Aufstehen aus der Hocke (DEBRUNNER 1988).

Für rehabilitative Zwecke haben ähnlich wie bei der Rückenschule WINDEMUTH und ULLRICH (1993) Empfehlungen der „Knieschule" *(Tab. 43)* und der „Schulterschule" *(Tab. 44)* erarbeitet und evaluiert. Sie zeigen, daß kurzfristig am Ende der akuten Therapie noch keine besseren Effekte als bei normaler krankengymnastischer Mobilisation, mittelfristig nach Wochen und Monaten jedoch bessere Resultate durch diese Übungsprogramme erreicht werden.

Tabelle 43: Acht Regeln der Knieschule (ULLRICH 1991).

1. Bewege die Knie
2. Stelle beim Bergabgehen die Füße nach außen
3. Richte Deinen Arbeitsplatz rücken- und kniefreundlich ein
4. Gestalte Deinen Alltag kniefreundlich
5. Benutze beim Sport sinnvolle Hilfsmittel
6. Halte die Knie warm
7. Vermeide Übergewicht
8. Trainiere täglich Deine Beinmuskulatur

Tabelle 44: Vier Regeln der Schulterschule (ULLRICH 1991).

1. Vermeide Überkopfbewegungen im Alltag und Sport
2. Vermeide ruckartige Bewegungen der Schulter
3. Schone Deinen Nacken
4. Trainiere täglich Deine Schultermuskulatur

Für die Prävention von Kniegelenkserkrankungen gilt eindeutig, was für Rücken-erkrankungen hypothetisch behauptet, aber kaum bewiesen ist: Die Kniegelenke werden durch Übergewicht mit seiner ständigen Belastung tatsächlich verstärkt mechanisch geschä-digt, so daß die Gewichtsreduzierung neben den anderen Empfehlungen eine wirksame Prä-ventionsmaßnahme darstellt.

Vergleichbare Regeln sind auch für die Hand-Arm-Arbeit einschließlich der besonders be-lastenden Überkopfarbeit vieler Handwerksberufe zusammenzustellen, die als „Schulter-schule" bezeichnet werden *(Tab. 40)*.

Ruckartige Bewegungen und extreme Beugewinkel können alle größeren Gelenke durch die mechanischen Belastungen der Gelenkknorpel und der Sehnenansätze schädigen.

Schließlich sind auch alle großen Gelenke durch eine gut trainierte, kräftige, unter den An-tagonisten balancierte und gut tonisierte Muskulatur bei gleichen Belastungen erheblich bes-ser geschützt.

Hebetechniken für unterschiedliche Lasten – eine zusammen-fassende Wertung für Rückentraining und Rückenschulen

Gegenwärtige Empfehlungen für Hebetechniken in den Rückenschulen sind von den Kennt-nissen der Pathologie bandscheibenbedingter Erkrankungen geprägt: „Wesentliche Regeln und Übungen der Rückenschule sind darauf ausgerichtet, das zentrale, durch Degeneration gelockerte Bandscheibengewebe an Ort und Stelle zu halten. Bei axialer Wirbelsäulenbela-stung mit erhöhtem intradiskalem Druck, etwa beim Bücken, Heben und Tragen, sollte die Krafteinleitung in das lumbale Bewegungssegment zentral und nicht im vorderen Anteil der Bandscheibe erfolgen" (KRÄMER 1994).

Diese Überlegungen gehen wesentlich auf MÜNCHINGER (1961) zurück, der die intradis-kale Druckbelastung bei verschiedenen Hebetechniken zeigte *(Abb. 79)*. Die unterschiedliche Druckverteilung innerhalb einzelner Bandscheiben durch die Biegung der senkrechten Ach-sen zwischen zwei benachbarten Wirbelkörpern um maximal etwa 15° (PEARCY et al. 1984, MILLER et al. 1992) ist für MÜNCHINGER die Ursache des erhöhten Bandscheibenrisikos beim Heben von Lasten.

Andererseits gab es frühzeitig die Erkenntnis, daß vielmehr das Zusammenwirken von Lasten und Hebelwirkungen des Oberkörpers oberhalb der LWS die Höhe der Bandschei-benbelastung bestimmt (KUCERA und CHARVAT 1962, zit. nach JUNGHANNS 1979). Die Be-deutung der biomechanischen Verhältnisse des gesamten Körpers für die Bandscheibenbela-stung konnte zunächst berechnet und schließlich durch die intradiskalen Druckmessungen von NACHEMSON (1976) bewiesen werden. Damit stehen sich bis heute zwei verschiedene Begründungen für das „bandscheibenschonende Heben" von Lasten gegenüber *(siehe auch → Abschnitt „Schädigungen der Wirbelsäule, die Bandscheiben")*:

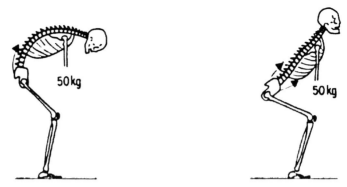

Abb. 79: Heben mit geradem Rücken (nach MÜNCHINGER aus JUNGHANNS 1979).

- Die *Verbiegung einzelner Bewegungssegmente* unter Last führt zu *Druckverschiebungen* innerhalb der Bandscheiben, die ihren Nucleus pulposus nach hinten gleiten läßt. Das soll Mikrotraumen der Faserstrukturen begünstigen, zu radiären Einrissen des Faserrings führen und somit Bandscheibenvorfälle hervorrufen.
- Die *biomechanische Belastung der gesamten Wirbelsäule* steigt beim Heben in dem Maß an, wie sich eine Last von der Wirbelsäule entfernt. Es wirkt das *Hebelgesetz* zwischen Lendenwirbelsäule, Oberkörper, Schultergürtel, Armen und Händen. Ein hohes Lastmoment führt im Verlauf der Zeit zur Stoffwechselschädigung der Bandscheiben und zusätzlicher mikrotraumatischer Schädigung der Wirbelkörpergrund- und -deckplatten.

Für eine Entscheidung über die empfohlene Hebetechnik sind folgende Überlegungen von Bedeutung:

Eine zulässige Belastungsgrenze der Bandscheiben der LWS, bei deren Überschreitung das Risiko chronisch-degenerativer Schäden erheblich ansteigt, konnte bisher wissenschaftlich nicht eindeutig bestimmt werden. Empfohlene Richt- und Grenzwerte sind ein Ergebnis von wissenschaftlichen Teilerkenntnissen und Hypothesen sowie von sozialpolitischen Entscheidungen über das zu akzeptierende Risiko für die Arbeitnehmer. Vorschläge für zulässige Belastungen beim regelmäßigen Heben von Lasten, die unter den o.a. Vorbehalten anzuwenden sind, existieren unter anderem

- auf der Basis der Druckfestigkeit der Wirbelkörper (JÄGER et. al. 1991), die alters- und geschlechtsbezogen maximale lumbale Kompressionsbelastungen zwischen 6000 N (Männer 20–30 Jahre) und 1800 N (Männer und Frauen > 60 Jahre) zulassen;
- nach einer Verknüpfung biomechanischer, physiologischer und subjektiver Kriterien (WATERS et. al. 1991) in den Grenzlasten nach NIOSH, die eine maximale Druckkraft von 3400 N für beide Geschlechter an der Bandscheibe L5/S1, d.h. ein haltungsabhängiges Maximalgewicht bis zu 23 kg zulassen;
- von MITAL et. al. (1993), die nach der Verknüpfung eines psychophysikalischen, biomechanischen, epidemiologischen und physiologischen Kriteriums eine maximale Druckkraft von 3930 N für Männer und 2689 N für Frauen an der Lendenwirbelsäule zulassen.

Hebetechnik für Lasten über 15 kg

Ein Vergleich der Kompressionskräfte an der Lendenwirbelsäule, wie sie in typischen Arbeitssituationen des Maurers anzutreffen sind, mit den oben genannten Kriterien macht deutlich, daß bereits regelmäßig zu hebende Lasten von mehr als 15 kg diese heute akzeptierten Grenzwertempfehlungen überschreiten. Das kann an folgenden Beispielen belegt werden:

- Bei einer Arbeitshöhe von 35 cm über dem Boden überschreitet nach der Berechnung mit der NIOSH-Formel (1991) ein beidhändig symmetrisch aus 60°-Vorbeugung des Rumpfes gehobenes Gewicht von 15 kg bei einem horizontalen Abstand der Last von nur 30 cm den NIOSH-Richtwert von 3400 N und erreicht bei einem Lastabstand von 45 cm 4000 N.
- Für die Lastenmanipulation zwischen einer Höhe von 30 cm und 45 cm über dem Boden und einem horizontalen Abstand der Last von 35 cm empfiehlt NIOSH bei 400 Hebevorgängen innerhalb von 8 Arbeitsstunden maximal 11,04 kg.
- MITAL (1993) empfiehlt für beidhändiges symmetrisches Heben einer Last vom Boden durchschnittlich 1 × / Minute über 8 Stunden eine Grenzlast von 15 kg für 90% bzw. von 27 kg für 50% der männlichen Industriearbeiter.
- Bereits aus den zweidimensionalen biomechanischen Bewertungskurven des „DORT-MUNDER" (JÄGER und LUTTMANN 1994) kann bei relativ körpernaher beidhändig symmetrischer Lastenmanipulation von 20 kg eine Druckkraft bei L5/S1 zwischen 3500 und 4000 N abgelesen werden.

Daraus folgt: Die Manipulation von Lasten oberhalb von 15 kg überschreitet bei ungünstigen Arbeitshaltungen mit Rumpfbeugungen von 60 ° bis 90 ° alle bekannten wissenschaftlichen Empfehlungen für die zulässige Druckbelastung der lumbalen Bandscheiben. Deshalb sollten Gewichte von mehr als 15 kg bis zu 25 kg über längere Zeit nur unter optimalen körpernahen Hebebedingungen und in optimaler Arbeitshöhe zwischen Hüft- und Brustniveau ohne erhebliche Vorneigung der Wirbelsäule gehoben und getragen werden.

Hebetechnik für Lasten zwischen 10 und 15 kg

Beim fortdauernden Manipulieren von Lasten zwischen 10 und 15 kg, z.B. beim Vermauern von Zweihandsteinen mit diesem Verarbeitungsgewicht können im Einzelfall die Richtwerte für die zulässige Belastung der Lendenwirbelsäule überschritten werden. Die Ursachen bestehen in Beschleunigungen des Oberkörpers und des Hand-Arm-Systems

- durch die schnelle Aufnahme des Materials bei hohem Arbeitstempo oder
- durch die ungünstige Bewegungskoordination wegen mangelnder Berufserfahrung, ungenügender muskulärer Leistungsfähigkeit oder individualtypischer Bewegungsmuster.

Für die gesundheitsgerechte Manipulation mittlerer Gewichte ist entscheidend

- die Strategie und Trainiertheit des Ausführenden, wobei erfahrene Maurer in der Regel eher optimiert und deshalb mit geringerem Risiko arbeiten sowie
- die Dynamik des Hebens der Lasten, weil plötzliches ruckartiges Anheben einer Last eine z.T. sehr erhebliche Zusatzbelastung auslösen kann.

Daraus folgt: Das regelmäßige Manipulieren von Lasten zwischen 10 und 15 kg bei repetitiven Handarbeiten dürfte auch für Männer den oberen Bereich der Tolerierbarkeit erreichen.

Hebetechnik für Lasten unter 10 kg

Anders als bei den bisher dargestellten Lasten ist das LWS-Risiko beim Umgang mit Lasten unterhalb von 10 kg (z.B. höchstens 7,5 kg bei der Verarbeitung von Einhandsteinen) einzuschätzen. Hier ist nicht mit einer Überschreitung der Grenzwertempfehlungen für die Bandscheibenbelastung zu rechnen. Nach den Feldstudien von FLEISCHER et. al. (1997) werden bei der Verwendung von Einhandsteinen auf Großbaustellen

- mehr als 70% aller Steine aus Boden- oder Kniehöhe aufgenommen und
- mehr als 40% aller Steine in Boden- oder Kniehöhe abgesetzt.

Damit verbringen Maurer je nach Einsatzgebiet durchschnittlich ca. 20–30% der Arbeitszeit in einer Rumpfbeugung zwischen 30° und 90°. Für sie stehen präventive Maßnahmen zur Verminderung der Zwangshaltung „dauernde Rumpfbeugung" gegenüber einer Empfehlung zu rückenschonender Lastenmanipulation im Vordergrund.

Begrenzungen der Belastungen für die Kniegelenke

Die klassischen Empfehlungen der Rückenschule, Lasten nur aus der Hocke zu heben, setzen je nach Anweisung eine Ausgangsstellung mit maximaler Beugung der Kniegelenke von ca. 135° bis ca. 160° voraus. Diese Extremstellungen belasten die Strukturen des Kniegelenks in besonderer Weise und schaffen ungünstige kinematische Verhältnisse der Kraftentfaltung für die Muskelgruppen beim Wiederaufrichten des Körpers.

Die komplizierte Architektur der Kniegelenke schafft eine für hohe Belastungen stabile, zugleich aber auch sensible Situation. So muß bei langzeitigen oder häufigen Beugungen im Kniegelenk von extremen Druckbelastungen der Menisken ausgegangen werden (SAHL-STRÖM et al. 1996). Ihre Wirkung reicht aus, um das Risiko eines degenerativen Meniskusschadens gegenüber der Normalbevölkerung zu verdoppeln und so in bestimmten Fällen zur Berufskrankheit Nr. 2102 „Meniskusschäden nach mehrjährigen andauernden oder häufig wiederkehrenden, die Kniegelenke überdurchschnittlich belastenden Tätigkeiten" zu führen (PRESSEL 1991).

Energetische Belastung durch den Wechsel zwischen Hocke und aufrechter Haltung

Der Energieaufwand zum Heben von Lasten resultiert zum geringeren Teil aus der mechanischen Energie, die für das Bewegen der Last selbst erforderlich ist, aber zum größeren Teil aus der Energie für die Eigenbewegung der Körpermasse der arbeitenden Person selbst.

Beim *Heben aus der Vorbeugung* erfolgt eine Drehbewegung der Körperteilmassen von 45° bis 60° um das Hüftgelenk sowie von etwa 30° bis 45° durch die Gesamtheit der Bewegungssegmente in der Lendenwirbelsäule (LÜSSENHOP et al. 1995; DENNER 1997). Die Teilmassen des Körpers beim Aufrichten aus einer 90°-Vorbeugung in die Senkrechte werden bei einer Körperhöhe der arbeitenden Person von 176 cm mit den größten Massenanteilen des Rumpfes (ca. 37% des Körpergewichts – PHEASANT 1986) um etwa 30 bis 40 cm gehoben, dagegen machen Teilmassen von Extremitäten (ca. 10%), Hals und Kopf (ca. 8%) eine Hebebewegung um ca. 70 bis 80 cm durch.

Beim *Heben aus der Hocke* mit maximaler Kniegelenksbeugung ist die gesamte Körpermasse oberhalb des Sprunggelenks zu heben. Die Drehpunkte befinden sich im Sprunggelenk, im Kniegelenk und im Hüftgelenk. Näherungsweise kann aus den Körpermaßen eines „mittleren" Mannes von 176 cm Körperhöhe abgeschätzt werden, daß die gesamte Körperteilmasse oberhalb des Hüftgelenks um ca. 70 cm gehoben werden muß. Diese schließt mehr als 60% der gesamten Körpermasse ein.

Aus diesen Abschätzungen erklärt sich, weshalb beide Hebetechniken grundlegend verschiedene Anforderungen an den arbeitenden Menschen stellen. Seltenes Heben aus der Hocke bei sonst leichter körperlicher Arbeit ist eher als gesundheitsförderliche Aktivierung zu betrachten, fortgesetztes Heben aus der Hocke kann dagegen zu vorzeitiger körperlicher Ermüdung und Leistungsminderung im Verlauf des Arbeitstages führen.

Somit kann es keine generell „richtige" Empfehlung für das Lastenheben bei präventiven oder rehabilitativen Rückenschulen geben. Die Häufigkeit der Lastenmanipulation und die Merkmale ihrer Handhabbarkeit (Lastenhandhabungs-Verordnung 1997) bestimmten die konkreten Empfehlungen zum Heben einer Last. Wichtige Merkmale sind neben dem Gewicht und der Häufigkeit der Manipulation

- die Form und Größe der Last,
- die Lage der Zugriffsstellen,
- die Schwerpunktlage und
- die Möglichkeit einer unvorhergesehenen Bewegung.

Beispielhaft soll deshalb auf experimentell ermittelte Komfortwinkel der Gelenke beim Heben einer Last aus der Vorbeugung verwiesen werden (BABIRAT et al. 1998). Sie empfehlen für eine „große Rumpfbewegung" beim Heben einer schweren Last einen

- Rumpfneigungswinkel   30°
- Rumpf-Oberschenkel-Winkel 60°
- Kniewinkel   17°
- Fußgelenkwinkel   70°
- Oberschenkelöffnungswinkel 70°.

Arbeitsmedizinische Empfehlungen zum Heben von Lasten unterschiedlicher Höhe

Empfehlungen zum Heben von Lasten unterschiedlicher Höhe sollen sich (insbesondere für Maurer) – auf folgende Kriterien *(Tab. 45)* stützen:

- *Begrenzung der Bandscheibenbelastung bei L5/S1*
  Biomechanische Erkenntnisse über die Druckkräfte an den Bandscheiben der LWS sind in Abhängigkeit von der Höhe der Last, vom eigenen Körpergewicht, von der Entfernung der Last zum Körperschwerpunkt (Rumpfvorneigung und Armhaltung) und von der Zeitdauer für das Heben und Halten der Last zu berücksichtigen. Als internationale Konvention für den zulässigen Bandscheibendruck bei L5/S1 gilt noch immer eine Druckkraft von 3,4 kN nach NIOSH.
- *Begrenzung der Belastung der Kniegelenke*
  Für die Kniegelenke sind bisher keine Grenzwerte der Druckbelastung oder der Belastungshäufigkeit ermittelt worden. Je nach der Höhe der Gesamtbelastung kann aber bereits ab 2 Hüben/Minute über die gesamte Arbeitsschicht eine repetitive Belastung und gesundheitliche Schädigung vermutet werden.
- *Minderung von Beschwerden im Muskel-Skelett-System*
  Angestrebt wird eine generelle Reduzierung der Beschwerden insbesondere im Bereich von Lendenwirbelsäule und Kniegelenken, aber auch an Schulter und Nacken, Ellenbogen- und Handgelenken. Biomechanische Belastungen und Beschwerden sind nicht sehr eng miteinander verknüpft, da Zwangshaltungen und die Überforderung lokaler Muskeln bei der Arbeit die Hauptverursacher von Beschwerden sind.

- *Einschränkung des energetischen Aufwandes der Arbeit*
  Für Arbeiten, die heute noch in der Nähe der energetischen Dauerleistungsgrenze auszuführen sind, gewinnt die Herz-Kreislauf-Belastung wegen der Leistungsbegrenzung und
  vorzeitigen Ermüdung der Arbeitnehmer eine besondere Bedeutung. Für die Hebetechnik
  können keine Empfehlungen vermittelt werden, die vorzeitige Ermüdung begünstigen und
  deshalb eine Verminderung der Arbeitsleistung zur Folge haben.
- *Subjektive Akzeptanz von Empfehlungen*
  Nicht nur erlebte Belastungen und Beschwerden, sondern auch die Akzeptanz veränderter
  Arbeitsweisen zwingt zur Vermittlung plausibler und subjektiv akzeptierter Arbeitstechniken. Im Einzelfall ist zwischen dem Erfahrungswissen der betroffenen Arbeitnehmer
  und konservativer Bindung an Traditionen zu unterscheiden, die einer subjektiven Akzeptanz wissenschaftlich als sinnvoll bewerteter Arbeitsweisen entgegenstehen kann.

Tabelle 45: Empfehlung für das fortgesetzte Heben von Lasten durch Rückengesunde zum
Beispiel beim Mauerwerksbau (HARTMANN 1998).

Arbeitsmedizinische Empfehlungen

1. Lasten von mehr als 15 kg werden grundsätzlich körpernah aus mäßiger Hocke
   gehoben. Maximalbeugungen der Kniegelenke durch Heben aus dem Fersensitz
   sind zu vermeiden.

2. Lasten zwischen 10 und 15 kg werden in Abhängigkeit von der körperlichen Konstitution, von der Form der Last und der Häufigkeit dieser Aufgabe nach Möglichkeit
   im zeitlichen Wechsel entweder aus der Vorbeugung oder aus der Hocke gehoben.
   Die individuelle Wahl des Arbeitnehmers hängt von seiner Kräfteentwicklung in der
   Rücken- und Oberschenkelmuskulatur ab.

3. Lasten von weniger als 10 kg sollten bei fortgesetzter Manipulation beidhändig aus
   der Vorbeugung gehoben werden.

4. Lasten unter 7,5 kg können bei Erfordernis einhändig aus der Vorbeugung gehoben werden.

Entspannungsverfahren zur sekundären Prävention von Erkrankungen des Stütz- und Bewegungsapparates

In der Darstellung der neurophysiologischen Verknüpfungen zwischen der Muskulatur und
den peripheren Rezeptoren, dem Rückenmark und den Strukturen des Gehirns im *Abschnitt
„Körperliche Arbeit und psychophysischer Streß"* wurde gezeigt, daß insbesondere unbewußte und unterbewußte Einflüsse der psychischen Aktivität des Menschen eng mit Prozessen der Muskelaktivität, der Schmerzempfindung und der Schmerzbewertung sowie mit der
vegetativen Aktivierung und Hemmung bei Überforderungen durch physische und psychische Belastungen verknüpft sind. Aus diesem Grunde ist bereits sehr frühzeitig ein breites
medizinisches Erfahrungswissen über die psychischen Beeinflussungsmöglichkeiten von
Schmerzen und Muskelschwäche nach Belastungen entstanden, das heute in die *Entspannungsverfahren* Eingang gefunden hat (SCHNEIDER-WOHLFAHRT und WACK 1994).

Entspannungsverfahren

Methoden der Körpererfahrung, die „auf intensive und verfeinerte Körperwahrnehmung, auf bewußteres Körpererleben, auf Aktivierung von Körperbewußtsein und die Entwicklung und Steigerung von körperlichem und seelischem Wohlbefinden" abzielen.

Sie wollen den Menschen durch Bewegungen, Berührungen und Worte Möglichkeiten eröffnen, mit sich selbst zu „experimentieren" und sich selbst „neu zu erfahren", zu orientieren und wieder neu zu empfinden. Dieser hohe Anspruch soll durch eine vegetative Umstimmung des Gesamtorganismus erreicht werden, bei der die Atemfunktion eine wichtige Rolle spielt, da sie einen besonders starken bewußten Einfluß auf die Formatio reticularis des Mittel- und Zwischenhirns ausüben kann. Dadurch kommt es zu zwei Hauptwirkungen:

- Der Muskeltonus im ganzen Körper nimmt ab.
- Vegetativ gesteuerte Organfunktionen und deren biologische Rhythmen können sich durch die Verstärkung des Vaguseinflusses gegenüber dem Sympathicus harmonischer entfalten.

Besonders häufig werden die Verfahren „Funktionelle Entspannung", das „Autogenes Training" und „Progressive Muskelentspannung" nach JACOBSON angewandt.

Auch in der Physiotherapie von Erkrankungen des Rückens werden zahlreiche funktionelle Therapieverfahren angewandt, die in einem indirekten oder direkten Zusammenhang mit neurophysiologischen Regulationen zwischen Muskelspannung und Schmerzphänomenen stehen (Manualtherapeutische Konzepte von CYRIAX, KALTENBORN und EVJENTH oder MAITLAND, BRÜGGER-Konzept, Funktionelle Bewegungslehre [FBL] nach KLEIN-VOGEL-BACH; Propriozeptive neuromuskuläre Faszilitation [PNF] von KABATH und KNOTT, VOJTA-Therapie). Einzelheiten sind der speziellen Literatur zu entnehmen (z.B. HAARER-BECKER und SCHOBER 1998).

Funktionelle Entspannung

Die Funktionelle Entspannung versucht, als eine Art „feinspürige Methode" vom Atemrhythmus ausgehend mit vergleichsweise leisen Abläufen im Körper neuropsychische Blockaden spürbar zu machen (MÜLLER-BRAUNSCHWEIG 1996). Der Ansatzpunkt der funktionellen Wahrnehmung ist die (Wieder-)Entdeckung der körperlichen Eigenwahrnehmung, der sog. Proprioception (= Tiefenwahrnehmung) durch den Patienten. Da es um Wahrnehmung und Bewegen im Feld der Schwerkraft geht, richtet sich die funktionelle Entspannung auf folgende Bereiche:

- Bezug zum Boden bzw. zur Unterlage als äußeren Halt,
- Bezug zum knöchernen Skelett als inneren Halt,
- Innenräume des Körpers,
- Haut als äußere Grenze.

Das zentrale Ziel der funktionellen Entspannung richtet sich sowohl auf die körperliche Eigenwahrnehmung als auch auf das Finden des Eigenrhythmus des Übenden. Die körperliche Eigenwahrnehmung ist eher eine mechanistische Übersetzung von Schwerkraftempfindungen in eine Körpergrundstruktur von „innen" und „außen". Dagegen stützt sich die Suche nach dem Eigenrhythmus auf interne Rhythmen der vegetativen Steuerung der Organfunktionen aus dem Thalamus des Zwischenhirns. Dieser hat seinen bekanntesten Ausdruck im 24-Stunden-Biorhythmus gefunden, aber auch andere Zeitkonstanten der Regulation für Atmung, Kreislauf u.a. im Sekunden- und Minutenbereich sind darin eingeschlossen. Insbesondere im Atemrhythmus kann dieser Rhythmus erlebt und bewußt akzeptiert werden (FUCHS 1964). Der Erstbeschreiber der funktionellen Entspannung VICTOR VON WEIZSÄCKER (1947) fordert ein „dialogisches Prinzip" *(Tab. 46)*, das aus 3 Spielregeln abgeleitet ist (zit. nach v. ARNIM und STRUCK 1996).

Tabelle 46: „Dialogisches Prinzip" der funktionellen Entspannung nach v. WEIZSÄCKER (1947).

---

1. „Alles Wahrnehmen und Bewegen im Ausatmen beginnen".

2. „Alles Wahrnehmen und Bewegen wiederholen, aber nicht oft (nur 2–3 mal)".

3. „Nach dem Wahrnehmen und Bewegen nichts mehr tun, nachspüren".

Im Zentrum der funktionellen Entspannung steht das sog. „Loslassen", d.h. eine begrenzte, an die Dauer der Phase eines Atemrhythmus gekoppelte Entspannung. Die Anregung der Propriozeption wird darüber hinaus durch kleine Bewegungsreize im Rahmen des Loslassens bestimmt.

Ein gymnastisches Üben mit Aktivierungsprozessen wird dagegen nicht gewünscht. Statt dessen soll sich der Übende durch ein „Nachspüren" an das von ihm im Körper Entdeckte erinnern, so daß vegetative Reaktionen wie das Lockern verspannter Muskelpartien folgen kann. Im Sinne der Salutogenese von ANTONOVSKY (1989) soll ein Kohärenzgefühl im Körper entstehen, das die Überzeugung hervorruft, alle Ereignisse und Beziehungen seien „für das Individuum verstehbar, handhabbar und sinnerfüllt" (v. ARNIM und STRUCK 1996). Entsprechende Übungen werden durch erfahrene Psychotherapeuten zusammengestellt .

Autogenes Training

Das autogene Training stellt eine systematische Selbstentspannungsmethode dar, die auf der Autohypnose basiert. Sie kann z.B. in der Schule, im Betrieb, in Sport – einschließlich des Leistungssports – eingesetzt werden, um hier das Gleichmaß zwischen Spannung und Entspannung zu wahren und damit den gesundheitlichen Störungen, die aus anhaltenden Überspannungen und Streß herrühren, vorbeugend zu begegnen (LOHMANN 1996).

Die konzentrative Selbstentspannung des autogenen Trainings hat den Sinn, mit genau vorgeschriebenen Übungen sich immer mehr innerlich zu lösen und zu versenken und so eine von innen kommende Umschaltung des Organismus zu erreichen (SCHULTZ 1991). Zu den erreichbaren Zielen des autogenen Trainings gehören (LOHMANN 1996)

- *Selbstentspannung*, insbesondere der willkürlichen Körpermuskulatur und der Blutgefäße, hier vor allem der oberflächlichen Hautgefäße.
- *Selbstruhigstellung* mit Entängstigung durch „Resonanzdämpfung des Affektes", von daher auch Schlafförderung.
- *Erholung* mit Leistungssteigerung.
- *Selbstregulierung* sonst „unwillkürlicher" Körperfunktionen (z.B. Herz-Kreislauf-, Atmungs-, Verdauungssystem).
- *Schmerzlinderung* bzw. *-abstellung*.
- *Selbstkritik* und Selbstkontrolle durch Innenschau in der Versenkung.

- *Selbstbestimmung* durch in die Versenkung eingebaute formelhafte Vorsätze, die wie posthypnotische Suggestionen automatisch wirken.

Bestimmte passive Körperhaltungen wie die Liegehaltung in horizontaler Rückenlage, die Droschkenkutscherhaltung oder die passive Sitzhaltung begünstigen das autogene Training. Die Übungszeiten sollten insbesondere am Anfang nur zwischen 3 und 10 Minuten liegen. Jede Übung erfordert eine Zurücknahme am Ende, das gilt insbesondere für die Muskelentspannung.

Das autogene Training hat einen sechsstufigen Aufbau *(Tab. 47)*, der im Abstand mehrerer Tage bis zwei Wochen zwischen den einzelnen Übungen erlernt werden sollte, um mit jeder Übung eigene Erfahrungen zu sammeln und zu festigen.

Tabelle 47: Sechs Stufen des autogenen Trainings.

---

6 STUFEN DES AUTOGENEN TRAININGS

1. *Schwereübung:* Sie dient der Muskelentspannung und beginnt am dominanten Arm, um in weiteren Sitzungen über alle Gliedmaßen und großen Muskelgruppen des Körpers im Sinn einer Generalisierung ausgebreitet zu werden. Die Grundformel lautet: *„Der rechte Arm ist ganz schwer."*

2. *Wärmeübung:* Hier beziehen sich die Formeln der Suggestion auf die Vorstellung von Wärme zur Entspannung der oberflächlichen Hautgefäße mit dem zugehörigen Wohlgefühl. Die Grundformel lautet hier: *„Der rechte Arm ist ganz warm."* Der Satz kann verbunden werden mit dem Satz *„Ich bin ganz ruhig."*

3. *Herz-Übung:* Im gleichen Sinn wird der Satz verwendet: *„Mein Herz schlägt ruhig und gleichmäßig."*

4. *Atem-Übung:* Sie betrifft einen Funktionsbereich, die sowohl der willkürlichen Einflußnahme als auch der autonomen Regulation unterliegt. Es wird die Formel verwendet: *„Es atmet mich."*

5. *Sonnengeflechts-Übung:* Sie wendet sich der Bauchregion zu und folgt der Formel: *„Das Sonnengeflecht ist strömend warm."*

6. *Kühle-Stirn-Übung:* Als letzte Übung der Grundstufe des autogenen Trainings kann sie nur von wenigen Teilnehmern bewußt gespürt werden. Ihre Formel lautet: *„Die Stirn ist angenehm kühl."*

Progressive Muskelentspannung nach Jacobson

Die Begründung der progressiven Muskelentspannung geht auf den amerikanischen Physiologen Jacobson zurück. Sein Ziel ist die *Reduktion* muskulärer *Spannung bei gleichzeitiger Wahrnehmung der Muskelspannung* („cultivation of the muscle-sense" – Jacobson 1938). Es handelt sich um eine Selbstentspannungstechnik auf der Grundlage psychophysiologischer Muskelarbeit, jedoch ohne systematische Erzielung eines Ruhe- bzw. Versenkungsstandes durch Konzentrationseffekte.

Der Ansatz von JACOBSON beruht auf den Erkenntnissen, daß einerseits bei vielen körperlichen Erkrankungen ein spezifisches muskuläres Spannungsmuster besteht, andererseits bewirkt eine muskuläre Entspannung eine Verminderung des viszeralen und zentralnervösen Spannungsgrades. Eine besondere Effizienz soll die Methode der progressiven Muskelentspannung bei Spannungskopfschmerzen aufweisen (HAMM 1993).

Abweichend von der ursprünglichen Empfehlung durch JACOBSON, daß einer Anspannung von 1 bis 2 Minuten eine Entspannung von 3 bis 4 Minuten folgen soll, empfehlen BERNSTEIN und BORKOVEC (1973) nur 5 bis 7 Sekunden dauernde möglichst maximale Anspannungen, denen 45 bis 60 Sekunden der Entspannung folgen sollen. Eine Vermittlung in sechs Sitzungen von 45 Minuten Dauer sollte begleitet werden von täglich ein bis zwei eigenen Übungen. Es werden sechs Übungsbereiche für die Anspannung und Entspannung unterschieden *(Tab. 48)*.

Tabelle 48: Übungsbereiche der progressiven Muskelentspannung nach JACOBSON

Übungsbereiche

- Muskeln von Händen und Armen
- Gesichtsmuskulatur
- Schulter- und Nackenmuskulatur
- Rückenmuskeln
- Bauchmuskulatur
- Beinmuskulatur und Füße

Der Abschluß der Entspannung besteht in einer sog „Rücknahme", indem durch Fäusteballen, Räkeln, Beugen der Arme etc. eine erneute Aktivierung eingeleitet wird.

Die progressive Muskelentspannung ist insgesamt kein für Muskel-Skelett-Erkrankungen spezifisches Verfahren. Es soll in erster Linie durch eine erhöhte Körperwahrnehmung und durch ein bewußteres Erleben des Alltags psychomotorische Spannungszustände verhüten oder abbauen und stellt somit auch eine wichtige Begleitkomponente der psychischen Verminderung organismischer Schmerzzustände dar.

Stützgurte und Bandagen zur Beschwerdenprävention

Stützgurte und Bandagen

Stützgurte und Bandagen als mechanisch den Körper unterstützende Einrichtungen sind ursprünglich ein Entwicklungsergebnis der Orthopädietechnik. Sie wurden zuerst für die Versorgung von statischen Körperschwächen z.B. infolge von Muskelerkrankungen, angeborenen Mißbildungen oder erheblichen Fehlformen eingesetzt. Diese sog. „Orthesen" stellen äußere Stützapparate dar, die als Schienen parallel zur Wirbelsäule oder zu einem langen Röhrenknochen sowie als gelenküberschreitende Apparate für die oberen und unteren Extremitäten gestaltet sind. Aus diesen Therapiestützen für Erkrankte haben sich im Verlauf der letzten Jahre Stützen entwickelt, die den überwiegend Gesunden bei der Ausführung besonders belastender Tätigkeiten dienen sollen. Sie werden eingesetzt

* bei Gesunden zur Vorbeugung von Überlastungserscheinungen,
* bei Beschäftigten mit leichten Beschwerden, um die Arbeit nicht wegen drohender stärkerer Schmerzen unterbrechen zu müssen.

Nach dem prophylaktischen Einsatzgebiet können unterschieden werden

* Rumpf- und Rückenstützgurte für Gesunde und Schmerzpatienten,
* Kniegelenkbandagen zum Einsatz bei Bandschwäche des Kniegelenks, bei Tendomyopathien und Ansatzligamentosen,
* Sprunggelenkbandagen zum Einsatz bei Bänderschwächen, Reizzuständen, Kapselzerrungen und postoperativen Symptomen.

Fast ausschließlich therapeutisch eingesetzt werden

* Schulterbandagen zur frühfunktionellen Behandlung von Beschwerden,
* Ellenbogenbandagen zur Kompression bei Epicondylopathien und anderen Reizzuständen.

Sowohl die therapeutischen als auch die prophylaktischen Orthesen sind passive Stützen des Bewegungsapparates, die vor Überlastungen schützen, zugleich aber den Trainingsreiz auf benachbarte Muskeln und andere Strukturen vermindern können. Werden Orthesen lange Zeit und in allen belastenden Situationen getragen, so werden wichtige Anpassungsreize unterdrückt. Das kann eine Abschwächung der aktiven Funktionen und eine Verstärkung der Symptome zur Folge haben.

Das therapeutische Rückenstützkorsett (= „lumbale Flexionsorthese") ist ein indikationsgerecht nach ärztlicher Verordnung einzusetzendes Heilmittel, das für begrenzte Zeiten zur Unterstützung der aktiven und medikamentösen Therapie eingesetzt wird. Zur Prävention von Rückenerkrankungen ist es nicht vorgesehen und geeignet. Das therapeutische Korsett ist ähnlich wie der Gips zur Korrektur von Fehlformen (z.B. Torsionsskoliosen der BWS, Kyphosen oder Hyperlordosen der LWS) nach einem 3-Punkte-Prinzip konstruiert *(Abb. 80)*. So übt es einen Druck auf die zu korrigierende Deformität und einen Gegendruck an zwei Punkten oberhalb bzw. unterhalb der Deformität aus. Seine Stützwirkung auf den knöchernen Apparat überwiegt (YÜCEL et al. 1984). Durch das therapeutische Korsett soll erreicht werden (KRÄMER 1994):

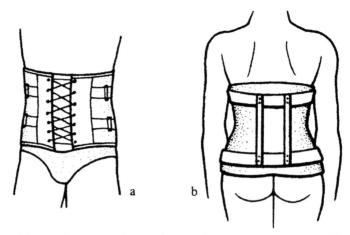

Abb. 80: Therapeutisches Rückenstützkorsett (DEBRUNNER 1988).

- eine Druckentlastung der Bandscheiben,
- eine Abflachung der Lendenlordose,
- die Ausschaltung beschwerdenauslösender Bewegungen und
- die Unterstützung der Rumpfmuskeln.

Im Vordergrund steht die dynamische Entlordosierung der LWS, die wie eine Stufenlagerung wirkt. Es kommt zur deutlichen Erweiterung der Zwischenwirbellöcher und zur Abflachung ggf. vorhandener dorsaler Vorwölbungen des Anulus fibrosus der Bandscheiben. Die durch degenerative Bandscheibenabflachung teleskopartig ineinander geschobenen Facettengelenke der Wirbel werden wieder in ihre Funktionsmittelstellung gebracht und die überdehnten schmerzsensiblen Wirbelgelenkskapseln dadurch entspannt.

Präventive Rückenstützgurte

Rückenstützgurte sind im letzten Jahrzehnt besonders in Nordamerika in den Vordergrund der Prävention getreten. Ihre subjektiv angenehme Wirkung während der Belastung und bei der Verminderung arbeitsbedingter Rückenbeschwerden brachten ihnen inzwischen auch in Europa eine wachsende Akzeptanz.

Die Wirkung des präventiven Rückenstützgurtes *(Abb. 81)* unterscheidet sich vom therapeutischen Korsett: Der präventive Rückenstützgurt ist ein weichelastisches Mieder, das ohne eine Abstützung an den Knochenpunkten des Beckens oder des Thorax um den Bauch gelegt wird. Es übt keinen gezielten Druck und Gegendruck auf einen bestimmten Abschnitt der Lendenwirbelsäule aus. Seine wichtigste Aufgabe soll die Weichteilunterstützung der Bauchwand sein, um den Druck im Bauchraum zu erhöhen. Damit es bei wechselnden Arbeitsbelastungen ständig parat ist, wird es vor Arbeitsbeginn entspannt umgelegt und mit „Hosenträgern" über die Schultern in der Höhe fixiert. Für den Moment der hohen Belastung sorgen zusätzliche Laschen dafür, den Gürtel großflächig mittels Klettverschluß anzuspannen und bei Bedarf sofort wieder zu lösen.

Über die Vielfalt erwarteter Wirkungen des lumbalen Rückenstützgurtes existieren einzelne experimentelle und epidemiologische Befunde, aber auch noch spekulative Vermutungen

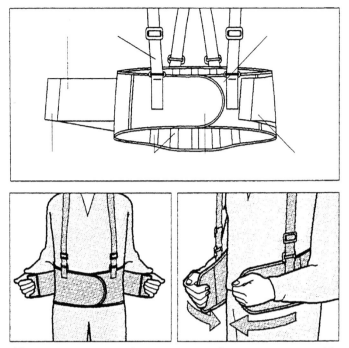

Abb. 81: Präventiver Rückenstützgurt (nach Mikros, Ing. Harald
Warncke GmbH, Saseler Bogen 2, 22393 Hamburg).

(Lantz und Schultz 1986, McGill 1993, Lüssenhop et al. 1995, Lüssenhop et al. 1996, Kössler 1996, Kraus et al. 1996). In den USA, wo die Anwendung von Rückenstützgurten sich besonders frühzeitig und weit verbreitet hat, hat das NIOSH (Sweeney et al. 1994) eine umfangreiche Recherche und darauf basierende Stellungnahme zu ihrer Anwendung erarbeitet.

Hauptwirkungen des Rückenstützgurtes

- *Mechanische Effekte durch die Erhöhung des Drucks im Bauchraum*
  Es wird erwartet, daß der Rückenstützgurt die Anspannung der Bauchwandmuskulatur beim Heben von Lasten unterstützt, so daß es zu einem höheren Druck innerhalb des Bauchraumes kommt. Sowohl von Gewichthebern mit spezifischem Gürtel (Lander et al. 1990) als auch im Vergleich mit präventiven Rückenstützgurten (McGill et al. 1993) sind Anstiege des Drucks im Bauchraum um 10 bis 20% beim Heben gleicher Lasten nachgewiesen worden. Im Vergleich zwischen dem Druck im Bauchraum und dem äußeren Druck zwischen Stützgurt und Bauchwand fanden Udo und Yoshinaga (1997), daß erst bei Lasten von 20 kg und mehr ein Druckanstieg unter dem Stützgurt zu messen ist. Er ist bei Vorbeugungen von mindestens 30° stärker ausgeprägt, weil erst dann eine wesentliche Beteiligung der Lendenwirbelsäule erfolgt, während geringere Vorbeugungen fast ausschließlich aus den Hüftgelenken kommen. Bei geringeren Lasten werden die Druckanstiege zunächst nur auf eine weitere Anspannung des Zwerchfells unter dem Gurt zurückgeführt.

Aus Untersuchungen von ANDERSSON et al. (1977) sowie von NACHEMSON (1986) ist bekannt, daß sich der Druck im Bauchraum (sog. intraabdomineller Druck) und der Druck in den Bandscheiben der LWS (sog. intradiskaler Druck) unter Lasten und bei Änderung der Körperhaltung sowie beim Einsatz der Bauchpresse durch Ausatmen proportional zueinander verhalten. Der vergleichende Einsatz von drei therapeutischen Korsetts (NACHEMSON et al. 1983) zeigte nicht bei allen Orthesetypen eine gleichermaßen starke Entlastung des intradiskalen Drucks. Eine Untersuchung des intradiskalen Drucks beim Einsatz von präventiven Rückenstützgurten existiert aus ethischen Gründen nicht. Somit ist heute noch nicht sicher geklärt, ob bei einer Belastung z.B. durch Hebearbeiten tatsächlich die Bandscheiben entlastet werden, weil ein Teil der zu hebenden Lasten auf die tragende Körpermasse unter Einschluß des Bauchraumes verteilt werden kann.

- *Mechanische Einschränkungen der Bewegungen*
Einschränkungen der Bewegungen können als prophylaktisch wirksam betrachtet werden, wenn sie dazu beitragen,
  – extreme Beugungen und Verdrehungen der Wirbelsäule zu vermeiden oder
  – die Bewegungsgeschwindigkeit beim Heben von Lasten und damit die Beschleunigungsspitzen beim Aufnehmen von Lasten verringern.
Messungen über Bewegungseinschränkungen sind nur aus Laboruntersuchungen, jedoch noch nicht von der Tätigkeit am Arbeitsplatz bekannt geworden. Sie zeigen, daß die Mobilität der Wirbelsäule besonders in der LWS-Flexion und in der Torsion eingeschränkt wird (LAVENDER et al. 1994, LÜSSENHOP et al. 1995). Die Einschränkung der Vorbeugung wird von den Betroffenen nur wenig wahrgenommen, da sie zum größten Teil (ca. 50 bis 55°) aus der Beugung im Hüftgelenk und nur zu etwa 35° aus der LWS-Beugung hervorgeht.
Durch die verminderte Torsion entfällt ein Teil des mechanischen Zuges an den Fasern des Anulus fibrosus der Bandscheiben, der als besonders riskant betrachtet wird. JONAI et al. (1997) wiesen bei der Simulation einer Packertätigkeit mit acht Beschäftigten nach, daß insbesondere die Winkelgeschwindigkeiten von Beugung und Torsion, jedoch nicht bei der Seitenneigung durch einen Rückenstützgurt vermindert werden.
LÜSSENHOP et al. (1996) haben einen optimierten Stützgurt unter verschiedenen Haltungen im Biomechaniklabor getestet. Für die Einschränkung der Bewegungen war es von Bedeutung,
  – den Stützgurt ventral breit genug zu gestalten,
  – durch ein zusätzliches Inlay das Zusammenrollen des Gurtes bei Vorbeugung zu verhindern sowie
  – starre unelastische Hosenträger zur Fixierung über der Schulter einzusetzen und sie so in der richtigen Höhe am Körper zu halten.

- *Beeinflussung der Muskulatur*
Die Muskulatur der Bauchwand und des Rückens wird entgegen den Befürchtungen beim therapeutischen Rückenkorsett durch einen lumbalen Rückenstützgurt nicht nachteilig beeinflußt. Strittig ist dagegen, ob es sogar zur Zunahme der muskulären Leistungsfähigkeit kommt (WALSH und SCHWARTZ 1990) oder ob alle derartigen Effekte ausbleiben. Bei Bauarbeitern haben HOLMSTRÖM und MORITZ (1992) durch zwei Verlaufskontrollen über zwei Monate bei gesunden Personen mit einem Gewichthebergürtel sowie bei Personen mit Rückenschmerzen mit einem präventiven Rückenstützgurt Verbesserungen der muskulären Kraft und Kraftausdauer für die Flexoren und Extensoren des Rückens nachgewiesen.

Mehrere andere Studien konnten dagegen durch die Messung der elektrischen Muskelaktivität (EMG) gleichsinnige positive Effekte für die Muskulatur nicht nachweisen (McGILL et al. 1990, CIRIELLO und SNOOK 1995).

- *Wärmeeffekt an der Muskulatur*
  Unter dem Rückenstützgurt, der einen erheblichen Teil der Körperoberfläche umschließt, kann die Körperwärme nicht entweichen. Das ist unter gemäßigten klimatischen Bedingungen für die Beschäftigten überwiegend ein Vorteil, da somit die Muskulatur der Rückenstrecker gut durchwärmt und weniger schmerzsensibel bleibt (LÜSSENHOP et al. 1997). Besonders günstig ist dieser Effekt für Beschäftigte mit Tätigkeiten im Freien wie in der Bauwirtschaft oder in unzureichend klimatisierten Lagerhallen.
  Wärmeleibbinden ohne stützende Funktion, jedoch mit den ähnlichen positiven Auswirkungen auf die Beschwerden der Lumbalmuskulatur stellen in diesem Sinn eine Lösung dar. Versuche im Rahmen der Gesundheitsförderung durch Krankenkassen haben die hohe Akzeptanz allein wegen der verminderten Schmerzempfindlichkeit einer hinreichend durchwärmten Muskulatur bei Maurern und Zimmerern gezeigt. Die erwartete Verminderung der Arbeitsunfähigkeit wegen tiefsitzender Rückenschmerzen blieb dagegen aus (OSTERHOLZ und KARMAUS 1993).

- *Psychische Effekte*
  Es besteht die Sorge, daß durch das Tragen von Rückenstützgurten ein Schutzgefühl gegen Überlastungen auftritt, das zur Selbstüberschätzung einer dazugewonnenen Belastbarkeit führen kann.
  Dafür gibt es jedoch bisher keine praktischen Hinweise. Auch der Vergleich der subjektiven Akzeptanz zumutbarer Gewichte mit und ohne Gurtunterstützung bringt keine derartigen Ergebnisse. Während bei einer Untersuchung an Probanden die maximale akzeptable Hebeleistung ohne bzw. mit Gurt mit 34,4 kgm/min bzw. mit 38,8 bis 40,9 kgm/min angegeben wird (McCOY et al. 1988), fanden andere Autoren bei Betrachtung des über acht Stunden zu handhabenden Gewichts mit 18,9+/−5,5 kg (LAVENDER und KEBYERI 1995) bzw. des Belastungsempfindens mit der Borg-Skala keine derartigen Unterschiede (CIRIELLO und SNOOK 1995).

- *Globale Verbesserung der Arbeitsfähigkeit*
  Globale Effekte der Verbesserung der Arbeitsfähigkeit müßten sich in einer Verminderung der Beschwerden und in einer Verminderung der Arbeitsunfähigkeiten wegen Rückenschmerzen nachweisen lassen.
  Eine Reduktion von Rückenbeschwerden bei Personen, die bereits darunter leiden, kann in der überwiegenden Zahl von Studien beobachtet werden (UDO et al. 1992, KRAUS et al. 1996). Die umfangreichste Untersuchung beobachtete 36.000 Personen aus 77 Niederlassungen eines Baustoffhändlers in den USA über 6 Jahre parallel zur schrittweise fast vollständigen Einführung eines Rückenstützgurtes. Sie registrierte einen Rückgang der akuten Beschwerden bei Personen mit Rückenstützgurt gegenüber solchen ohne Gurt bezogen auf 1000 Arbeitsstunden (sog. Präventivfraktion) um 36% bei Männern und um 24% bei Frauen.
  Die stärksten Effekte werden bei Personen mit geringer körperlicher Belastung aus dem Angestelltenbereich gefunden. Die Veränderungen werden zeitlich begleitet von der schrittweise zunehmenden Einführung des Stützgurtes sowie von ergonomischen Maßnahmen zur Reduzierung der Belastungen, so daß ein psychischer Effekt der Zuwendung des Managements zu den Problemen der Mitarbeiter (sog. „hawthorne-effect") nicht ausgeschlossen werden kann.

Untersuchungen bei 209 Mitarbeitern eines Flughafens im Bereich der Flugzeugabfertigung und der Luftfracht (GABER et al. 1997) bestätigen diese Ergebnisse mit Einschränkungen, da in einer Behandlungsgruppe bereits seit längerer Zeit Schmerzen bestehen, in der schmerzfreien Kontrollgruppe dagegen in einer kurzen Beobachtungszeit keine neuen Beschwerden auftraten.

Neben diesen Effekten, die zur Leistungssteigerung, zur Beschwerdenminderung und nach Möglichkeit zur Verhinderung von Schäden an den Bandscheiben der belasteten Lendenwirbelsäule beitragen sollen, werden Bedenken wegen einer erhöhten Herz-Kreislauf-Belastung vorgebracht. Durch die intraabdominelle Drucksteigerung verringert sich das Schlagvolumen des Herzens wie bei einem Preßversuch (VALSALVA) bei gleichbleibender Herzschlagfrequenz. Es entsteht ein venöser Rückstau mit Anstieg des Blutdrucks in den Venen. Zugleich werden durch den Preßdruck die Druckrezeptoren des Gefäßsystems betroffen und eine Tendenz zur Steigerung des systolischen Blutdrucks kann vermutet werden. Eine Förderung der arteriellen Hypertonie ist allerdings bisher nicht nachgewiesen worden.

Mit dem Tragen von Rückenstützgurten wird weiterhin die Befürchtung verbunden, daß eine individuelle Präventivmaßnahme zur Passivunterstützung des Körpers an die Stelle der menschengerechten Gestaltung des Belastungsniveaus bei Arbeit tritt. Durch das gelegentliche Tragen des Rückenstützgurtes bei besonders hohen Belastungen wird das Problem der übermäßigen physischen Belastung aber nicht verdrängt, sondern bleibt im Bewußtsein der Beschäftigten.

Empfehlungen zum sinnvollen Einsatz des präventiven Rückenstützgurtes

- Die Einführung in einem Unternehmen soll immer von einer detaillierten Analyse der körperlichen Arbeitsbelastungen unter Beteiligung des Betriebsarztes und der Fachkraft für Arbeitssicherheit begleitet werden. Dabei werden die Situationen und Teiltätigkeiten erkannt, bei denen der Rückenstützgurt besonders sinnvoll sein wird. Zugleich werden Anstöße zur Veränderung der Arbeitsbelastungen gegeben, deren Möglichkeiten vor der Einführung der verhaltenspräventiven Maßnahme des Tragens eines Rückenstützgurtes steht.
- Der Einsatz von Rückenstützgurten sollte auf die zeitweilige Unterstützung des Hebens und Tragens besonders schwerer Lasten beschränkt bleiben, wie das z.B. für den Materialtransport auf Baustellen zutrifft. Bei regelmäßig im Verlauf der Arbeitsschicht wiederkehrenden hohen Belastungen sollte der Rückenstützgurt in den Zwischenzeiten entspannt getragen werden.
- Für das Heben und Tragen schwerer Lasten ab ca. 15 kg (Männer) oder 10 kg (Frauen) sollte zuvor eine Einweisung durch einen erfahrenen Betriebsarzt erfolgen, der die konkreten Arbeitsabläufe kennt und die möglichen Kollisionen mit zeitweiligen Zwangshaltungen u.ä. vermeiden hilft.
- Arbeiten mit der schnellen Wiederholung des Hebens kleiner Lasten insbesondere durch Bücken des Körpers sind für die Unterstützung mit einem Rückenstützgurt weniger geeignet. Die zügige Ausführung der Tätigkeit wird behindert und der subjektive, ggf. auch der energetische Aufwand zur Bewältigung der Arbeit erhöht.
- Bei Arbeiten in Zwangshaltungen sollte auf den Einsatz des Rückenstützgurtes verzichtet werden, da die dauernde Kompression des Bauchraumes die Akzeptanz des Rückenstützgurtes stört. Bei zwischenzeitlichen Materialtransporten (z.B. Installateur in der Reparatur- und Sanierungstätigkeit) sollte der Rückenstützgurt vollständig ab- und wieder angelegt werden.

- Der Einsatz von Rückenstützgurten sollte freiwillig und nicht verpflichtend für eine Gruppe von Beschäftigten sein. Er bedarf einer Gewöhnungsphase und sollte mit einer Instruktions- und Übungsphase unter Mitwirkung des Betriebsarztes verbunden werden. Hier wird vermittelt, wann der Gurt angespannt und in entlastenden Phasen wieder entspannt werden sollte, welche Größe des Gurtes (in der Regel drei unterschiedliche Größen verfügbar) zur Person paßt, wie straff der Träger eingestellt werden soll u.a.

Bei der Beschaffung geeigneter Rückenstützgurte sollte darauf geachtet werden, daß sie aus einem möglichst langlebigen und gut hautverträglichen Material bestehen, das z.B. frei von Lösemittelresten und Formaldehyd ist. Die Beschlagteile sollten nicht rostend sein, da sie zwar über der Arbeitskleidung, aber doch unter Schweißentwicklung getragen werden. Wichtig ist auch ein Auslösemechanismus für die Hosenträger des Rückenstützgurtes, um ein Hängenbleiben an vorspringenden Teilen u.ä. und damit eine zusätzlichen Unfallgefährdung zu vermeiden.

Und da der Wert aller Dinge, an deren Kosten man selbst beteiligt wird, zumeist höher eingeschätzt wird als derjenige von Dingen, die man kostenlos erhält und jederzeit ersetzen kann, ist auch ein bescheidener Anteil der Arbeitnehmer an der Finanzierung des Rückenstützgurtes eher eine Empfehlung für seine Anwendung als eine hinderliche Maßnahme. Wenn der Arbeitgeber die überwiegenden Kosten für die Rückenstützgurte seiner Beschäftigten übernimmt, so ist es auch naheliegend, sein Firmenlogo sichtbar darzustellen, um so die Identifizierung der Beschäftigten mit ihrem Unternehmen auf der Basis einer Aktivität zum Gesundheitsschutz am Arbeitsplatz zu unterstützen.

Gelenksorthesen

Bandagen der Gelenke werden im Sport auch präventiv zur Vermeidung von Schädigungen bei extremen Belastungen z.B. der Gewichtheber eingesetzt. In der Arbeitswelt bleiben sie bisher auf sekundär-präventive und therapeutische Anwendungen z.B. wegen posttraumatischer Gelenkschmerzen, Arthralgien, Tendomyopathien und Epicondylitiden beschränkt.

Für eine stützende Funktion an den Gelenken ist die Konstruktion der Gelenksorthesen von Bedeutung: Elastische oder schlauchförmig gestrickte Bandagen üben auf die gesamte umschlossene Region einen gleichmäßigen Druck aus. Damit neigen sie eher zur Reizung der Knochenvorsprünge z.B. an den Epikondylen und an der Patella, wogegen Weichteilbereiche eher zu gering unterstützt werden. Spezielle Konstruktionen mit Profileinlagen und Aussparungen über Knochendruckpunkten können diese Druckverteilung optimieren. Die Orthopädietechnik bietet derart gestaltete Produkte an.

Beim präventiven Tragen von Rückenstützgurten und Gelenksorthesen ist schließlich nicht zu unterschätzen, daß sie eine psychologische Wirkung ausüben. Das Wissen, ein zu Schmerzen neigendes Gelenk gestützt zu haben, gibt dem Betroffenen das Gefühl eines gewissen Haltes. In vielen Fällen hindern auch Gelenkbandagen die Gelenkbeweglichkeit, so daß das Gelenk beim Tragen der Bandage mehr geschont wird und weniger zu Schmerzen neigt.

Prävention von Berufskrankheiten

Grundlagen

Berufskrankheiten stellen nur eine Teilmenge unter den arbeitsbedingten Erkrankungen dar. Sie werden nach Kriterien des Unfallversicherungsrechts abgegrenzt, das eine Haftungsablösung des Arbeitgebers für mit überwiegender Wahrscheinlichkeit durch die von ihm zu verantwortenden Arbeitsbelastungen oder -bedingungen verursacht worden ist. In Deutschland formuliert das Sozialgesetzbuch VII „Gesetzliche Unfallversicherung (SGB VII – § 9):

„Berufskrankheiten sind Krankheiten, die die Bundesregierung durch Rechtsverordnung mit Zustimmung des Bundesrates als Berufskrankheiten bezeichnet und die Versicherte infolge einer den Versicherungsschutz ... begründenden Tätigkeit erleiden."

Die Bundesregierung wird ermächtigt, in der Rechtsverordnung solche Krankheiten als Berufskrankheiten zu bezeichnen (SGB VII § 9),

- die nach den Erkenntnissen der medizinischen Wissenschaft durch besondere Einwirkungen verursacht sind,
- denen bestimmte Personengruppen durch ihre versicherte Tätigkeit in erheblich höherem Grade als die übrige Bevölkerung ausgesetzt sind.

Es können Einschränkungen der Anerkennung von Berufskrankheiten in der Weise erlassen werden,

- daß sie nur durch Tätigkeiten in bestimmten Gefährdungsbereichen verursacht worden sind oder
- wenn sie zur Unterlassung aller Tätigkeiten geführt haben, die für die Entstehung, die Verschlimmerung oder das Wiederaufleben der Krankheit ursächlich waren oder sein können.

Um das Haftungsprinzip der gesetzlichen Unfallversicherung gegenüber den Leistungspflichten der gesetzlichen Krankenversicherung bei Erkrankungen abzugrenzen, die nicht überwiegend durch die berufliche Tätigkeit verursacht worden sind, gilt in der deutsche Rechtsprechung bisher das Prinzip des *„Verdoppelungsrisikos"*. Dieses sollte durch mehrere voneinander unabhängige epidemiologische Studien nachgewiesen sein. Durch relative Risikomaße (= „RR") wird in der Epidemiologie geprüft, ob eine beruflich in erheblich höherem Grade als die übrige Bevölkerung belastete gegenüber einer nicht erhöht belasteten Gruppe ein Mindestrisiko erreicht. Hier liegen eine Reihe von Schwierigkeiten, die u.a. begründet sind in

- der hinreichenden Größe besonders belasteter Beschäftigtengruppen, die für eine epidemiologische Studie geeignet sind,
- der medizinischen Diagnostik, die valide und reliable diagnostische Ergebnisse liefert,
- der Existenz von (mehreren) methodisch zuverlässigen epidemiologischen Studien,
- der Wahl der Kontrollgruppen in diesen Studien, auf die sich die Berechnung der erhöhten Risiken bezieht.

In die deutsche Liste der Berufskrankheiten sind unter diesen Voraussetzungen 11 Erkrankungen durch mechanische Einwirkungen aufgenommen worden (Anlage), unter denen hinsichtlich der Meldungen des Verdachts und der Anerkennungen im Vordergrund stehen:

- *Bandscheibenbedingte Erkrankungen der Lendenwirbelsäule* durch langjähriges Heben und Tragen schwerer Lasten oder durch langjährige Tätigkeiten in extremer Rumpfbeugehaltung, die zur Unterlassung aller Tätigkeiten gezwungen haben, die für die Entstehung, die Verschlimmerung oder das Wiederaufleben der Krankheit ursächlich waren oder sein können (BeK 2108),

- *Meniskusschäden* nach mehrjährigen andauernden oder wiederkehrenden, die Kniegelenke überdurchschnittlich belastenden Tätigkeiten (BK 2102) und
- *Erkrankungen durch Erschütterung bei Arbeit mit Druckluftwerkzeugen* oder gleichartig wirkenden Werkzeugen oder Maschinen (BeK 2103).

Diese drei Berufskrankheiten machten im Jahre 1997 insgesamt 79% aller Verdachtsmeldungen und 63% aller Anerkennungen von Berufskrankheiten durch mechanische Einwirkungen aus *(Tab. 49)*. Auf weitere Schwerpunkte des Konflikts zwischen dem Gesundheitszustand von Arbeitnehmern und ihren Arbeitsbelastungen weisen häufige Verdachtsmeldungen wegen

- bandscheibenbedingter Erkrankungen der Halswirbelsäule durch langjähriges Tragen schwerer Lasten auf der Schulter, die zur Unterlassung aller Tätigkeiten gezwungen haben, die für die Entstehung, die Verschlimmerung oder das Wiederaufleben der Krankheit ursächlich waren oder sein können (BeK 2109) und
- Erkrankungen der Sehnenscheiden oder des Sehnengleitgewebes sowie der Sehnen- oder Muskelansätze, die für die Entstehung, die Verschlimmerung oder das Wiederaufleben der Krankheit ursächlich waren oder sein können (BeK 2101) hin.

Der Aufnahme der bandscheibenbedingten Erkrankungen der Wirbelsäule in die Liste der Berufskrankheiten ist eine langjährige Diskussion um die Verursachung von Bandscheibenschäden durch körperliche Belastungen bei der Arbeit vorausgegangen (BAADER 1950, VALENTIN 1997).

Für eine mechanische Verursachung in dem für eine Berufskrankheit erforderlichen Umfang können u.a. die Studien von HULT (1954a) bei 1200 Industrie- und Forstarbeitern, von SCHRÖTER und SCHLOMKA (1954) bei Lastenträgern, von LAWRENCE (1955) bei Kohlenbergarbeitern sowie von RIIHIMÄKI et al. (1987) bei Betonbauern (Eisenflechtern) im Vergleich zu Hausmalern herangezogen werden. Sie finden für besonders hoch belastete Beschäftigtengruppen ein mindestens doppeltes Risiko für stark ausgeprägte morphologische Schädigungen im Bereich der (zumeist oberen) Lendenwirbelsäule, die im Zusammenhang mit klinischen Symptomen stehen. Nachweise erhöhter Risiken der Bandscheibendegeneration von Bauarbeitern unterschiedlicher Berufe werden in Abhängigkeit von der beruflichen Belastung u.a. gefunden von LAWRENCE (1969) für hochgradige Bandscheibendegeneration bei Bauarbeitern zwischen 35 und 55 Jahren mit einem RR von 2,11, von HOFMANN (1995) in einer Fallkontrollstudie für Klinikaufnahmen wegen Ischialgie nach langjähriger Tätigkeit mit einer OR von 2,40 und von RIIHIMÄKI (1985/1989/1990), die bei Eisenflechtern im Vergleich mit Hausmalern für ischialgiforme Erkrankungen der LWS ein RR von 2,20, für Bandscheibenerniedrigungen der LWS ein RR von 1,80 ermittelte. Für diese Eisenflechter liegt eine Belastungsanalyse vor, die durch Beobachtungen nach dem Multimomentverfahren (WICKSTRÖM et al. 1985) durchgeführt wurde.

Daten aus umfangreichen Vorsorgeuntersuchungen an Bauarbeitern von HÄUBLEIN et al. (1975) zeigten, daß bei körperlicher Schwerarbeit im Vergleich zu Arbeitern ohne körperliche Schwerarbeit

- die Befunde an der Wirbelsäule in etwa gleichem Maß von der Schwerarbeit und vom Lebensalter abhängen,
- die Befunde an den Gelenken überwiegend von der Schwerarbeit abhängig sind,

- die ebenfalls für die körperliche Leistungsfähigkeit erheblichen Befunde am Herz-Kreislauf-System überwiegend in Abhängigkeit vom Lebensalter ansteigen.

Sie werden durch Fallkontrollstudien für die Aufnahme in das Krankenhaus wegen stationärer Behandlung einer Ischiaserkrankung bei röntgenologisch bzw. mittels MRT gesichertem Bandscheibenvorfall durch HELIÖVAARA (1987) und HOFMANN et al. (1995) bestätigt.

BRINCKMANN et al. (1998) konnten mit Hilfe einer Präzisionsmessung der Bandscheiben- und Wirbelkörperhöhe an Röntgenaufnahmen der LWS von verschiedenen Beschäftigtengruppen nachweisen, daß Schwerarbeiter im Bergbau (Kalibergbau ehem. DDR, Kohlebergbau in Großbritannien) sowie in einer Brikettfabrik signifikante und über alle Segmente zwischen D12/L1 bis L5/S1 annähernd gleichmäßige Höhenminderungen der Bandscheiben gegenüber einem unbelasteten Vergleichskollektiv haben. Sie bieten die morphologische Basis für die Entstehung eines subjektiven Beschwerdekomplexes mit verminderter Belastbarkeit und damit für das klinische Bild der Berufskrankheit. Kompressionsbedingte Verminderungen der Höhe von Wirbelkörpern, wie sie aus den Untersuchungen zur Druckfestigkeit zu erwarten gewesen wären, treten dagegen nicht auf.

Von einigen Autoren (z.B. WEBER 1997) wurde bestritten, daß die Stärke des Einflusses der Arbeitsbelastungen hinreichend sei, um einen rechtlich wesentlichen beruflichen Einfluß für den Versicherungsfall eines belastungsbedingten Bandscheibenschadens im Sondersystem „Berufskrankheit" des Sozialversicherungssystems zu akzeptieren. Das wurde damit begründet, daß

- es sich bei den bandscheibenbedingten Erkrankungen um einen normalen Alterungsprozeß handele und ein berufstypisches Schadensbild nicht abzugrenzen sei,
- eine Volkskrankheit mit dem Befall der Mehrheit der Bevölkerung statistisch gar keine Verdoppelung mehr zulasse,
- viele Studien nicht zwischen Schmerzen und morphologischen Schäden des Bewegungssegments trennen,
- erhebliche individuelle Unterschiede der Schmerzempfindlichkeit bei gleichem morphologischem Schädigungsgrad bestehen und somit eine psychosomatische bzw. psychosoziale Verursachung im Vordergrund stehe,
- die Vorverlegung der Schmerzen bei beruflich belasteten Beschäftigtengruppen (sog. „Linksverschiebung") gegenüber normal belasteten Personen sich bereits um das 60. Lebensjahr wieder aufhebe.

Durch ein Urteil des Bundessozialgerichts vom 23.03.1999 zur Rechtswirksamkeit der Aufnahme der Berufskrankheit Nr. 2108 in die Liste der Berufskrankheiten (Urteil des 2. Senats des BSG ... vom 23.03.1999) wird dagegen klargestellt, dass die Bundesregierung als Verordnungsgeber berechtigt war, die BK 2108 in die Liste der Berufskrankheiten aufzunehmen. Wesentliche Gründe dafür sind:

- In umfangreichen epidemiologischen Studien aus dem In- und Ausland für verschiedenste Berufsgruppen wurde ein Zusammenhang zwischen Heben und Tragen schwerer Lasten und degenerativen Wirbelsäulenerkrankungen abgeleitet.
- Mit wissenschaftlichen Methoden und Überlegungen muß zu begründen sein, daß bestimmte Einwirkungen die generelle Eignung besitzen, eine bestimmte Krankheit zu verursachen. Auf dieser Grundlage steht dem Verordnungsgeber grundsätzlich das Recht zu, sich neuester oder einem kleineren Teil wissenschaftlicher Untersuchungen anzuschließen, auch wenn sich die überwiegende Zahl der Fachwissenschaftler noch nicht von ihrer Richtigkeit hat überzeugen können.

- Aus dem Gesetz ergibt sich nicht, daß eine erheblich höhere Gefährdung bezogen auf das allgemeine Auftreten der Krankheit erst dann vorliegt, wenn sich das Erkrankungsrisiko innerhalb der exponierten Berufsgruppe im Vergleich zur übrigen Bevölkerung mehr als verdoppelt habe.
- Jede Entscheidung über die Aufnahme einer Krankheit in die BK-Liste enthält immer auch eine sozialpolitische Komponente. Allerdings wäre eine ausschließlich politisch motivierte Übernahme der BK Nr. 70 der BK-Liste der ehemaligen DDR nicht vom Beurteilungsspielraum des Verordnungsgebers gedeckt. Tatsächlich ist die Diskussion über schädigende Einwirkungen beruflicher Tätigkeiten und die Verursachung entsprechender Erkrankungen bereits seit über 40 Jahren bekannt.
- Im Rahmen der sozialpolitischen Regelungen war auch zu berücksichtigen, daß bereits in anderen Industrieländern vergleichbare Entschädigungsregelungen bestehen, nach denen degenerative Wirbelsäulenerkrankungen durch schweres Heben oder Tragen als BK anerkannt werden können, auch wenn dies nicht auf der Grundlage einer „Listenkrankheit" geschieht.

Tatsächlich hat sich Frankreich im Jahr 1999 dazu entschlossen,

- Ischias durch Bandscheibenvorfall an den Wirbeln L4/5 oder L3/4 mit eingehender Schädigung der Nervenwurzeln derselben Topographie sowie
- Wurzelneuralgien im Oberschenkel durch Bandscheibenvorfall an L2/3 oder L3/4 oder L4/5 mit einhergehender Schädigung der Nervenwurzeln derselben Topographie

nach 6 Monaten bei mindestens 5jähriger Exposition für bestimmte Berufsgruppen mit regelmäßigem Heben oder Tragen von schweren Lasten in die Liste der Berufskrankheiten aufzunehmen (Dekret Nr. 99-95 vom 15.02.1999).

Begutachtungen von Verdachtsfällen von Berufskrankheiten werden in der Regel bei Personen durchgeführt, welche die Voraussetzungen der „haftungsbegründenden Kausalität" erfüllen, also eine erhebliche körperliche Belastung im Berufsleben hatten. Sie sind für epidemiologische Studien ungeeignet und führen quasi zu „Fall-Fall-Studien" (BOLM-AUDORFF 1998), weil ihnen der Bezug zu einer unbelasteten Kontrollgruppe fehlen muß. Dennoch gelingt es auch hier noch unter bestimmten Einschränkungen nachzuweisen, daß die höher belasteten Personen eine frühere und stärkere Beeinträchtigung der Bandscheiben aufweisen. Eingehende Untersuchungen dieser Begutachtungsfälle zeigen in der Tendenz übereinstimmend (HARTWIG et al. 1998, MORGENTHALER und WEBER 1997, GROSSER et al. 1998), daß Beschäftigten mit hohen körperlichen Belastungen bei der Arbeit

- in der Diagnostik bildgebender Verfahren gehäuft stärker ausgeprägte Bandscheibenschäden aufweisen,
- diese Bandscheibenschäden beginnend zwischen den unteren Segmenten L3/4 bis L5/S1 mit weiterer Belastungsdauer eine aufsteigende Tendenz haben und häufiger mehrere Segmente der LWS betreffen.

Monosegmentale Schädigungen sind häufiger als mehrsegmentale, betreffen in hohem Maß gering Belastete und treten deshalb bei hoch Belasteten nicht mehr erheblich häufiger auf. Sie betreffen überwiegend die biomechanisch in starke Scherkräfte eingebundene Bandscheibe L5/S1 (HARTWIG et al. 1997).

Die Einwirkungen hoher physischer Belastungen und darunter insbesondere von kurzzeitigen traumatischen Extrembelastungen auf die Bandscheiben der LWS werden schließlich durch neuere epidemiologische Studien an zufällig ausgewählten Arbeitnehmern mit bildgebenden Untersuchungsverfahren (RIIHIMÄKI 1989, LUOMA et al. 1998, BRINCKMANN et al. 1998) erhärtet. Bisher wissen wir aus MRT-Studien (BATTIE et al. 1995) u.a.:

- Die allgemeine Arbeitsschwere und das häufige Drehen und Beugen am Arbeitstag haben den größten Einfluß auf die Höhenminderung der Bandscheiben.
- Sitzarbeit wirkt sich eher positiv auf alle betrachteten Bandscheibenveränderungen aus.
- Die oberen Segmente von Th12 bis L4 sind von belastungsbedingten Veränderungen stärker betroffen als die tieferen Segmente von L4 bis S1.
- Der durch Zwillingsvergleiche gemessene genetische Einfluß auf die Entstehung degenerativer Prozesse ist sehr hoch.

Für das Verständnis durch medizinische Laien erschwerend wirkt sich allerdings aus, daß viele der im Schrifttum reichlich vorhandenen Publikationen zur Problematik des Rückenschmerzes in hoch belasteten Berufen nicht geeignet sind, auch eine Schädigung von Bandscheiben und damit den morphologisch unumkehrbaren Krankheitsprozeß nachzuweisen. Nicht befriedigend geklärt ist auch, ob wirklich eine Defektheilung im höheren Alter beruflich hoch belastete und dadurch an den Bandscheiben geschädigte Personen schmerzfrei macht. Gerade hier findet eine erhebliche gesundheitliche Selektion von Beschäftigten in körperlich hoch belastenden Tätigkeiten zu Gunsten der Gesunden statt *(Abb. 82)*. Die eigenen Ergebnisse über die älteren arbeitsfähigen Bauarbeiter jenseits des 50. Lebensjahres (HARTMANN 1998) scheinen der Aufhebung der Linksverschiebung unter der beruflichen Belastung mit zunehmendem Lebensalter zu widersprechen.

Unsicher bleibt bei allen Studien noch immer die Angabe von exakten Maßen, wie hoch die Belastung tatsächlich hinsichtlich des Lastdrucks auf die lumbalen Bandscheiben, die Dauer der Einzelbelastungen sowie die Häufigkeit ihrer Wiederholungen pro Arbeitsschicht, die Jahre der verursachenden Tätigkeit und die Häufigkeit des Vorkommens von besonderen Ereignissen mit mikrotraumatischen Folgen für die Bandscheiben und/oder die Grund- und Deckplatten der Wirbelkörper sein müssen, um einen chronisch-degenerativen Prozeß der Bandscheibenschädigung gemäß den Erfordernissen einer Berufskrankheit erheblich zu beschleunigen und zu verstärken. Das Mainz-Dortmunder Dosismodell MDD (JÄGER et al. 1999) stellt insofern einen ersten Schritt dar. Es sind weitere intensive Untersuchungen mit

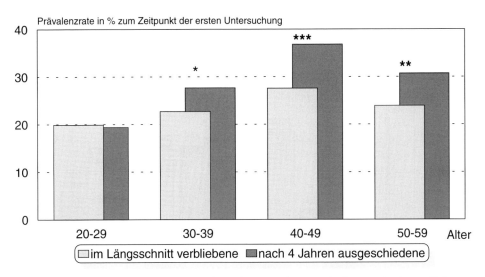

Abb. 82: Unterschiede von Rückenbeschwerden zwischen Beschäftigten, die körperlich schwerere Arbeiten ausüben bzw. verlassen haben (nach DE ZWART 1997).

geeigneten Methoden aus epidemiologischer und arbeitswissenschaftlicher Sicht erforderlich (HARTMANN 1999).

Unbestritten ist aber auch, daß die genetischen Voraussetzungen an der Bandscheibe wie bei allen anderen Dosis-Wirkungs-Zusammenhängen klassischer Berufskrankheiten (z.B. Silikose, Lärmschwerhörigkeit) erheblich mitbestimmen, ob und wann eine Schädigung auftritt. Überzeugende Beweise dafür liefern Zwillingsvergleiche, bei denen trotz unterschiedlicher körperlicher Belastung ähnliche Ausprägungen von Bandscheibenschäden entstehen (VIDEMAN et al. 1997). Auch die individuelle körperliche Konstitution wie die Größe der Strukturen entscheiden, auf welchen Bandscheibenflächen biomechanisch gleiche Druckkräfte unterschiedliche Drücke hervorrufen und somit unterschiedliche Risiken zur Folge haben.

Wegen der vorliegenden Erkenntnisse werden die dispositionellen Voraussetzungen als überwiegende Ursachen der Bandscheibenschädigung betrachtet und die Anerkennung von Berufskrankheiten muß in mehr als 90% der Fälle abgelehnt werden *(Tab. 49)*. Die Anerkennungen der BK 2108 „Bandscheibenbedingte Erkrankungen der Lendenwirbelsäule ..." durch die gesetzlichen Unfallversicherungen vollziehen sich auch in dem Umfang, wie es bisher gelungen ist, durch exakte Ermittlung der körperlichen Arbeitsbelastungen zu einer der Berufskrankheit angemessenen Entscheidungsgrundlage zu kommen *(Abb. 83)*.

Eine spezielle Rolle spielen schließlich die Erkrankungen der Sehnenscheiden oder des Sehnengleitgewebes sowie der Sehnen- oder Muskelansätze (BK 2101), die eine hohe Anzahl von Verdachtsmeldungen jährlich aufweisen, aber nur eine geringe Anerkennungsrate (1998 = 1,8%) haben. Für sie gelten vor dem Hintergrund ihrer allgemeinen Verbreitung in der Bevölkerung enge Grenzen der Anerkennung als Berufskrankheit. So zählen zu ihnen die Krankheitsbilder (GIESEN und SCHÄCKE 1998)

- Paratenonitis crepitans, die bevorzugt an den Strecksehnen der Finger und des Daumens auftritt,
- Periostosen (Epicondylitis und Styloiditis) an lateralem Ellenbogen- und Handgelenk,
- Tendovaginitis stenosans vorwiegend des Daumenfaches.

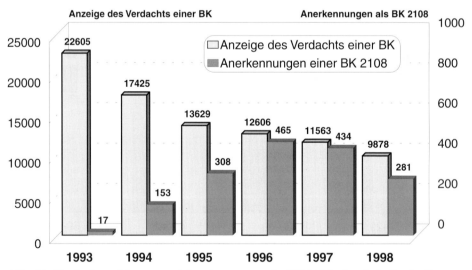

Abb. 83: Verdachtsmeldungen und Anerkennungen der BK 2108 „Bandscheibenbedingte Erkrankungen der Lendenwirbelsäule ..." im Bereich des HVBG 1993 bis 1998.

Tabelle 49: Statistik der Berufskrankheiten durch mechanische Einwirkungen 1998 (Geschäfts- und Rechnungsergebnisse der gewerblichen Berufsgenossenschaften 1998, St. Augustin 1998, HVBG).

Berufskrankheit	Meldungen des Verdachts	Anerkannte Berufskrankheiten
2101 Sehnenscheidenerkrankungen	1173	21
2102 Meniskusschäden	2225	404
2103 Erschütterungen mit Druckluftwerkzeugen	712	180
2104 Vibrationsbedingte Durchblutungsstörungen	117	10
2105 Schleimbeutelerkrankungen durch ständigen Druck	703	254
2106 Drucklähmungen der Nerven	91	12
2107 Abrißbrüche der Wirbelfortsätze	17	2
2108 Bandscheibenbedingte Erkrankungen der LWS durch Heben und Tragen	9878	281
2109 Bandscheibenbedingte Erkrankungen der HWS durch Tragen schwerer Lasten auf der Schulter	1337	10
2110 Bandscheibenbedingte Erkrankungen der LWS durch Ganzkörperschwingungen	703	7
2111 Zahnabrasionen durch Quarz	22	7
Alle BK durch mechanische Einwirkungen	16978	1188
Alle Berufskrankheiten	74470	18614

Es werden rechtlich repetitive feinmotorische Handtätigkeiten mit hoher Bewegungsfrequenz (ca. 10.000/Stunde = ca. 3 ×/Sekunde) bzw. in unphysiologischer Haltung sowie mit wiederholter grober Kraftanwendung bei hoher Auslenkung des Handgelenks, aber auch forcierte Dorsalextensionen der Hand z.B. beim langwährenden Hämmern und repetitive Pro- und Supinationsbewegungen wie beim Betätigen eines Schraubendrehers als verursachend anerkannt (BARROT 1999).

Prävention von bandscheibenbedingten Erkrankungen der Wirbelsäule

Die Unfallversicherungsträger haben bei allen Berufskrankheiten die Pflicht, mit allen geeigneten Mitteln der Gefahr der Entstehung oder des Wiederauflebens einer Berufskrankheit entgegenzuwirken, wenn diese konkrete Gefahr im Einzelfall nachzuweisen ist (§ 3 BeKV). Diese Prävention schließt die Beseitigung der schädigenden Einwirkung, technische und organisatorische Maßnahmen, persönliche Schutzmaßnahmen, medizinische Maßnahmen der Wiederherstellung oder der Konditionierung, Umschulungen einschließlich zeitlich befristeter finanzieller Übergangsleistungen für entgangene Einkünfte gegenüber der ursprünglichen Tätigkeit ein. Um diese besonders umfangreichen Präventionsaufwendungen zu begründen, muß z.B. durch die medizinische Begutachtung eine konkrete Gefahr des Entstehens dieser Erkrankung im Einzelfall bewiesen werden, die sich eindeutig aus den Erscheinungsbildern der Volkskrankheiten heraushebt (BLOME 1998b). Da es am Stütz- und Bewegungsapparat nur begrenzte Möglichkeiten der Reaktion auf Über- und Fehlbelastungen gibt, ist die Suche nach einem berufstypischen Schadensbild im Vorfeld einer ausgeprägten Berufskrankheit schwierig. Deshalb gelten

- die Behandlungsnotwendigkeit sowie
- die Bedingung, daß die Schwere der Krankheitssymptome in absehbarer Zeit „zur Unterlassung aller Tätigkeiten (zwingen wird), die für die Entstehung, die Veschlimmerung oder das Wiederaufleben der Krankheit ursächlich waren oder sein können,"

als allgemeine Eingangsvoraussetzungen für die Prävention von mechanisch verursachten Berufskrankheiten gemäß § 3 der Berufskrankheiten-Verordnung.

Die Abgrenzung einer beginnenden – also noch nicht durch ein eindeutiges Schadensbild der BK 2108 unfallversicherungsrechtlich zu charakterisierenden – Bandscheibenschädigung vom komplexen Bild der Volkskrankheit „Rückenschmerzen" ist bei zeitgleich nachzuweisenden Veränderungen an den lumbalen Bandscheiben schwierig. Insofern sollten alle Kostenträger, d.h. die Rentenversicherung und die Krankenversicherung als Kostenträger ein Interesse an der Verhütung ausgeprägter Krankheitsbilder haben.

Im Vordergrund steht die Vermeidung der Chronifizierung schwerer Krankheitsformen, die bereits nach wenigen Wochen und Monaten der Arbeitsunfähigkeit kaum noch für die Arbeitsfähigkeit zurückzugewinnen sind. In diesem Fall kann zum Beispiel ein mindestens 3-wöchiges Trainingsprogramm einschließlich der 100%-Lohnersatzleistungen die dauerhaften finanziellen Verluste der Betroffenen und der Kostenträger weit überwiegen. Ein derartiges Programm soll miteinander verbinden

- die *Vermittlung von Grundkenntnissen* (etwa 10–15% der Zeit) über die Wirkung körperlicher Belastungen auf den eigenen Körper des Betroffenen sowie die *Entwicklung der Motivation* zur bewußten Mitwirkung am Kursprogramm und dessen eigenständiger Fortführung,
- eine allgemeine *Verbesserung der Grundlagenausdauer und der Kraftausdauer* (etwa 25–30% der Zeit) durch ein Trainingsprogramm, das auf vorhandenen Leistungsreserven aufbaut und diese individuell trainiert,
- das Erlernen von *Übungen zur Mobilisation, Stabilisation und Koordination* (etwa 15–20% der Zeit) der Muskulatur zum weiteren Üben in der Freizeit,
- eine spezifische Stärkung der beruflich besonders geforderten Muskulatur und ihrer Antagonisten (etwa 10–15% der Zeit) zur *Überwindung von Dysbalancen*,

- ein *psychisches Motivations- und Schmerzbewältigungstraining* (etwa 10% der Zeit), um mit vermindert fortbestehenden Beschwerden eine bessere Arbeitsfähigkeit zu erreichen,
- ein *berufsspezifisches Training* (etwa 15–20% der Zeit) zur ergonomischen Ausführung unvermeidlicher Belastungen mit vermindertem Schmerz- und Schädigungsrisiko.

Die Ausfüllung des berufsspezifischen Trainings kann auf Grund der Vielfalt belastender Tätigkeiten und wegen der starken individuellen Züge bei der Ausführung von Tätigkeiten einige Probleme bereiten. Im einfachsten Fall läßt sich der Therapeut die als besonders belastend empfundenen Tätigkeiten vom Betroffenen schildern und demonstrieren. Er versucht dann, nach allgemeinen ergonomischen Handlungsprinzipien Vorschläge für die verbesserte Ausführung der Tätigkeiten zu machen. Seltener zu realisieren, jedoch günstiger ist die Entwicklung eines Trainingsprogramms nach Besichtigung des Arbeitsplatzes und Ermittlung seiner speziellen Belastungen gemäß den Prinzipien bei sekundär-präventiven Rückenschulen (→ *Abschnitt „Berufsbezogene Rückenschulen"*).

Der Betriebsarzt sollte als fachlicher Berater und Vermittler zwischen Beschäftigtem, Betrieb und behandelndem Arzt in dieses Verfahren eingeschaltet werden, da er

- die Belastungsstruktur zumeist besser kennt und darüber hinaus
- mögliche Veränderungen am Arbeitsplatz prüfen kann.

Prävention von Erkrankungen der Kniegelenke

Als verursachend für die Berufskrankheit „*Meniskusschäden* nach mehrjährigen andauernden oder wiederkehrenden, die Kniegelenke überdurchschnittlich belastenden Tätigkeiten" *(BK 2102)* gelten

- *Dauerzwangshaltungen,* insbesondere bei Belastungen durch Hocken oder Knien bei gleichzeitiger Kraftaufwendung, die bevorzugt bei Parkettlegern, Teppich- und Fliesenlegern, Gärtnern, Bergleuten, Dachdeckern, Ofenmaurern auftreten sollen sowie
- *häufig wiederkehrende erhebliche Bewegungsbeanspruchungen,* insbesondere durch Laufen oder Springen mit häufigen Knick-, Scher- oder Drehbewegungen auf grob unebener Unterlage, wie sie für Rangierarbeiter im Gleisbett oder für Fußballspieler zutreffen können.

Weiterhin kann es sich auch um reflektorisch unkoordinierte Bewegungsabläufe z.B. bei Feldballspielern, Sportlehrern oder Skilehrern handeln. Die belastende Tätigkeit muß mindestens 2 Jahre durchgeführt worden sein.

Als Krankheitsbild der Berufskrankheit gilt nur die sog. „primäre Meniskopathie", d.h. die durch besondere berufliche Umstände verursachten Aufbrauch- und Degenerationserscheinungen mit einer Einbuße an Elastizität und Gleitfähigkeit des gesamten Meniskussystems, die zu einer erhöhten Rißbereitschaft führen.

Eine davon abzutrennende sekundäre Meniskopathie soll dagegen auf anlagebedingte oder posttraumatische Minderwertigkeiten des Gelenkknorpels zurückzuführen sein. Der Meniskusschaden ist dann die Folge von Stufenbildungen, Achsenfehlstellungen im Gelenk oder posttraumatischer Instabilität nach Kapsel-Band-Verletzungen.

Die Präventionsmöglichkeiten der Meniskopathie beschränken sich weitgehend auf die Vermeidung ihrer Ursachen. Durch arbeitsgestalterische Eingriffe oder durch den Einsatz von Arbeitshilfen sollten Dauerzwangshaltungen im Hocken und Knien stark eingeschränkt werden. Das kann z.B. geschehen durch

- die Verlagerung von Vorbereitungsarbeiten aus der Bodenhöhe in eine normale Sitz- oder Stehhöhe, wie am Schneidetisch des Fliesenlegers,
- die Verwendung ergonomischer Trage- und Versetzhilfen z.B. für Fußbodenplatten, indem diese durch den stehenden Arbeiter mit einem Gerät angesaugt oder scherenförmig gegriffen werden,
- die Verwendung von niedrigen Sitzhockern, die wie beim Melkschemel angeschnallt mitgetragen werden (ADELMANN et al. 1994).

Durch Knie- und Sitzhilfen kann die maximale Beugung im belasteten Knie begrenzt und damit vor einer Extremstellung bewahrt werden, während sich das Gesäß darauf abstützt. So wird zugleich eine weite Vorbeugung und damit eine körperferne Lastwirkung auf die Lendenwirbelsäule vermieden.

Eine weitere Bedeutung für Berufe mit häufigen Druckbelastungen im Knien hat die Berufskrankheit „*Chronische Erkrankungen der Schleimbeutel* durch ständigen Druck" *(BeK 2105)*. In den von dauerndem Druck betroffenen Schleimbeuteln kommt es zunächst zu einer Reizung und zur Entwicklung eines serösen Exsudats, das später fibrinös (flockig-getrübt) umgewandelt werden kann. Nach längerer Zeit kann sich ein Schleimbeutelhygrom bilden, das sich im Laufe der Zeit zu reiskornähnlichen Körperchen wandeln und evtl. Kalk einlagern kann. Unter einer schwieligen Haut können Spannungsgefühl und Bewegungsbehinderungen bestehen. Es können sich Sekundärinfektionen entwickeln.

Die wichtigste Präventionsmaßnahme gegen diese Berufskrankheit ist neben der o.a. generellen Vermeidung von Dauerzwangshaltungen im Hocken und Knien die Verwendung von geeignetem Knieschutz. Bei Arbeiten im beiderseitigen Knien und in aufrechter Haltung setzt sich nahezu das gesamte Körpergewicht als Druckbelastung auf die Kniescheiben fort (WALLENQUIST 1987). Ein Knieschutz, der auch von langzeitig im Knien Arbeitenden (Fußbodenleger, Fliesenleger) akzeptiert wird, muß so beschaffen sein, daß er den Druck auf eine hinreichend große Fläche verteilt und damit den Druckreiz und -schmerz nimmt, zugleich die Beweglichkeit wenig einschränkt und ausreichend lange verwendbar bleibt. Dafür stehen zur Verfügung

- *Knieschützer* zum Umbinden mit breiten dehnbaren Gummi- oder Textilbändern für Tätigkeiten mit langzeitigem Knien. Sie dürfen nicht in die Weichteile des Ober- und Unterschenkels einschneiden und so den venösen Blutrückstrom unter der Haut behindern.
- *Knieschutzpolster*, welche in die dafür vorbereitete Arbeitshose eingelegt werden können, so lange eine Arbeit im Knien ausgeübt werden soll;
- *Knieschutzmatten*, die auch für gelegentliche Arbeiten auf den Boden gelegt werden können.

Die Tragegewohnheiten der betroffenen Berufe weisen darauf hin, daß trotz vielfältiger Bemühungen der „ideale Knieschutz" nur schwer zu finden ist. Insbesondere ist eine Anpassung des Knieschutzes an die individuelle Form der Kniegelenkskonturen mit Kniescheibe, Schienbeinoberkante und Schleimbeuteln erforderlich.

Hinweise zur Berufswahl bei Erkrankungen des Stütz- und Bewegungsapparates

Angeborene oder im Verlauf der Kindheit erworbene Veränderungen an der Wirbelsäule, an den Armen oder an den Beinen verursachen im Kindes- und Jugendalter nicht immer Beschwerden. Einige dieser Veränderungen können lange Zeit unbemerkt bleiben, und mitunter werden Beschwerden und Leistungsminderungen erst im Erwachsenenalter spürbar. Deshalb ist es um so notwendiger, bei einer einmal festgestellten Veränderung oder Erkrankung konsequent alle erforderlichen Behandlungsmaßnahmen wahrzunehmen. Außerdem kann Beschwerden, Leistungsminderungen oder verminderter Belastbarkeit von Gelenken, Knorpel- und Knochenstrukturen wirksam entgegengewirkt werden, wenn zugehörige oder benachbarte Muskelgruppen gezielt trainiert werden.

Bei betriebsärztlichen Erstbeurteilungen von jugendlichen Berufsbewerbern oder bei schulärztlichen Abschlußuntersuchungen werden die Jugendlichen oft in einer Phase gesehen, in der sie einen Wachstumsschub des Skeletts ohne die Ausstattung mit der notwendigen Muskulatur erlebt haben. In dieser Phase können viele Auffälligkeiten, insbesondere Haltungsschwächen und geringe Formabweichungen der Wirbelsäule oder Achsenfehlstellungen der Extremitäten gesehen werden, die nach wenigen Jahren muskulär vollkommen ausgeglichen sind. Sie dürfen deshalb nicht auf Grund einmaliger Befunde zu schwerwiegenden Einschränkungen der Berufs- und Lebensperspektive veranlassen.

Bei der späteren Berufsausübung schränken vor allem schwerwiegende Störungen bzw. die Kombination von verschiedenen Veränderungen die körperliche Belastbarkeit ein. Bei geringfügigen Erkrankungen kann dagegen nahezu jeder Beruf gewählt werden.

Wirbelsäulenveränderungen

Für die Berufswahl können von Bedeutung sein:

- ausgeprägte *Formfehler* der Wirbelsäule mit Einschränkungen der Belastbarkeit,
  - Skoliosen (ausgeprägte seitliche Verbiegungen > 20E mit Torsionen),
  - verstärkte physiologische Krümmungen (BWS-Kyphosen, LWS-Lordosen) mit Bewegungseinschränkungen bzw. Fixierungen,
  - Steilstellungen der Brust- und Lendenwirbelsäule bzw. lumbodorsale Kyphosen,
- *Juvenile Osteochondrose* (z.B. Morbus Scheuermann mit schwerwiegenden Wachstumsstörungen bzw. mit mindestens drei betroffenen Wirbelkörpern im Bereich der Lendenwirbelsäule),
- *Spondylolisthesen* (Wirbelgleiten),
- angeborene Wirbelveränderungen (z.B. ausgeprägte Spalt-, Block- oder Keilwirbel),
- erworbene schwerwiegende Wirbelveränderungen mit bleibenden Schädigungen (z.B. entzündliche Veränderungen wie Spondylitis, Veränderungen nach Unfällen).

Es sollte bei ausgeprägten Veränderungen der Wirbelsäule ein Beruf ergriffen werden, in dem Tätigkeiten in wechselnden Körperhaltungen ausgeübt werden können d.h. möglichst im Wechsel von Sitzen, Gehen, Stehen. Leichte körperliche Arbeit kräftigt die Muskulatur und trägt damit zur Steigerung der Leistungsfähigkeit und des Wohlbefindens bei.

Abzuraten ist von Berufen, deren vorwiegende Tätigkeiten

- regelmäßig und fortdauernd ausgesprochene Schwerarbeit, d.h. fortwährendes Heben und Tragen erfordern,
- andauernd einseitig belastende Körperhaltungen notwendig machen, z.B. Überkopfarbeit, ständig gebeugter Rücken, Haltearbeit, monotone Sitzhaltungen,
- ausschließlich im Stehen ausgeübt werden oder
- anhaltende Ganzkörpervibrationen bedingen.

Veränderungen der Hüftgelenke, Beine, Füße

Für die Berufswahl können von Bedeutung sein:

- angeborene *Hüftgelenksluxationen* in allen Schweregraden (Dysplasie, Subluxation, Luxation),
- *Coxitis* mit gestörter Heilung
- *Epiphyseolysis capitis femoris*
- extreme *X- oder O-Beine*
- häufige *Patellaluxationen*
- *Knochen- und Knorpeluntergang* im Wachstumsalter (z.B. Morbus Perthes, Chondropathia patellae, Osteochondrosis dissecans im Kniegelenk, Morbus Schlatter, Morbus Köhler I und II mit bleibenden Schädigungen)
- ausgeprägte *Fußfehlformen* (z.B. Klumpfüße, Knick-Platt-Füße)
- andere angeborene oder erworbene erhebliche Knochen- und Gelenkveränderungen (auch nach Unfällen) sowie Muskel-, Sehnen- und Bändererkrankungen mit verminderter Belastbarkeit.

Es sollte ein Beruf ergriffen werden, der überwiegend im Sitzen ausgeübt werden kann. Abzuraten ist von Berufen, deren vorwiegende Tätigkeiten

- mit Schwerarbeit verbunden sind,
- einseitige Belastungen der Beine bedingen (z.B. Hocken, Knien) oder
- ständiges Stehen oder Laufen erfordern.

Veränderungen des Schultergürtels, der Arme und der Hände

Für die Berufswahl können von Bedeutung sein:

- häufige habituelle *Luxationen* des Schultergelenks,
- *Knochen- und Knorpeluntergang* im Wachstumsalter (z.B. Morbus Panner, Osteochondrosis dissecans am Ellenbogengelenk mit bleibender Schädigung),
- andere angeborene oder erworbene erhebliche Knochen- und Gelenkveränderungen (auch nach Unfällen) sowie Muskel-, Sehnen- und Bändererkrankungen mit verminderter Belastbarkeit.

Abzuraten ist von Berufen, die verbunden sind mit

- Schwerarbeit,
- ständig notwendigem Gebrauch beider Arme bzw. Hände bei hohem Kraftaufwand,
- einförmigen Belastungen der Arme bzw. Hände,
- stoßartigen Belastungen, wie Arbeiten mit Preßluftwerkzeugen (Teilkörpervibration).

Systemerkrankungen des Skeletts

Es handelt sich um konstitutionelle Erkrankungen mit unbekannter oder mit bekannter Pathogenese, z.B.:

- Osteochondrodysplasie,
- Dysostosen,
- idiopathische Osteolysen,
- primäre Wachstumsstörungen.

Da diese verschiedenen Erkrankungen ganz unterschiedliche Funktionsstörungen zur Folge haben, sind Berufsempfehlungen nur individuell möglich. Im Einzelfall sollte der Arbeitsmediziner beraten.

Rheumatische Erkrankungen

Es gibt verschiedene Krankheitsbilder, die als rheumatische Erkrankungen bezeichnet werden. Manche Krankheiten treten bevorzugt an den großen Gelenken auf (Knie-, Handgelenke), andere vor allem an den kleinen Gelenken (Fingergelenke). Einige Krankheitsformen bestehen nur zeitweilig, andere dagegen verursachen schwerwiegende Gelenkschäden. Man unterscheidet unter dem Aspekt der Berufswahleinschränkung im Jugendalter:

- *Rheumatoid-Arthritis* (Chronische Gelenkentzündung des Kindes- und Jugendalters),
- *Rheumatisches Fieber* (Akutes Gelenkrheuma).

Rheumatoid-Arthritis

Von Bedeutung für die Berufswahl ist in hohem Maße, welche Gelenke betroffen sind. In Einzelfällen ist auch mit einer Augenbeteiligung zu rechnen, wodurch sich weitere Einschränkungen bei der Berufswahl ergeben können.

Es sollte vor allem bei chronischen Gelenkentzündungen ein Beruf ergriffen werden, bei dem

- die Tätigkeit in normalem Raumklima ausgeübt werden kann.
  Abzuraten ist von Berufen, deren Tätigkeiten mit folgenden Belastungen verbunden sind:
- ungünstige Witterungsbedingungen (Nässe, Kälte),
- Hitzearbeit,
- Schwerarbeit,
- Tätigkeiten in Zwangshaltungen betroffener und benachbarter Gelenke,
- Vibrationseinwirkungen,
- hohe Anforderungen an die Beweglichkeit der Gelenke,
- rasche Bewegungsabläufe,
- große Kraftaufwendungen der erkrankten Gelenke,
- hohe Anforderungen an das Sehvermögen.

Rheumatisches Fieber

Erkrankungen treten meist nach Anginen oder Scharlach auf, wobei während der Gelenkerscheinungen auch Hautausschlag oder sogar Herzbeteiligungen möglich sind. Wenn ein

Herzfehler entsteht, kann lebenslang die körperliche Leistungsfähigkeit eingeschränkt sein. Gelenk- und Hauterscheinungen bilden sich dagegen unter der Therapie zurück. Die Neigung zu Rezidiven muß bedacht werden.

Je nach Ausprägung der Erkrankung sind die unter *Abschnitt „Grundlagen der arbeitsphysiologischen Belastungsbeurteilung"* genannten Hinweise zur Berufswahl zu beachten, wobei sich Einschränkungen bei der Berufswahl insbesondere bei einer Herzschädigung ergeben. Meistens sind die beruflichen Einsatzmöglichkeiten größer als bei chronischer Gelenkentzündung.

Zusammenfassung und Schlußfolgerungen für die Prävention arbeitsbedingter Gesundheitsgefahren

- Die Bewegung ist eine Grundbedingung menschlichen Lebens, ohne die ein harmonischer Zustand physischer und psychischer Gesundheit nicht möglich ist. Veränderungen der Lebensweise und der drastische Abbau körperlicher Arbeit in unserem Jahrhundert haben in vielen Wirtschaftszweigen die ursprüngliche Lebensweise erheblich verändert. Die Folgen werden in einem paradoxen Phänomen sichtbar: Obwohl sich die Menschen unserer Gegenwart weniger als alle früheren Generationen hohen körperlichen Belastungen aussetzen müssen, leiden sie so häufig und so stark wie niemals zuvor unter Schmerzen infolge von Funktionsstörungen des Stütz- und Bewegungsapparates.

- Schmerzen sind ein Volksleiden geworden, das in seiner Komplexität von Ursachen der weiteren Aufklärung bedarf. Rückenschmerzen sind häufig eine Folge zu hoher körperlicher Belastungen. Sie sind jedoch viel häufiger eine Folge zu geringer Belastungen, mangelnden Trainings und psychischer Konfliktkonstellationen. Es überwiegen funktionelle Schmerzen, die nicht durch Schädigungen des Stütz- und Bewegungsapparates zu erklären sind. Das gilt auch dann, wenn in Röntgenaufnahmen, in der Computertomographie oder in der Kernspintomographie strukturelle Veränderungen gefunden werden. Nur unter bestimmten Bedingungen lösen diese Veränderungen Reizungen der Nerven, der Schmerzsensoren in Gelenkkapseln oder Bändern bzw. der kompensatorisch überforderten Muskulatur aus, welche die Schmerzen erklären können.

- Erkrankungen des Stütz- und Bewegungsapparates schränken die Arbeitsfähigkeit und Belastbarkeit der Beschäftigten erheblich ein. Die Minderungen der Belastbarkeit und Leistungsfähigkeit werden zuerst und besonders deutlich bei der beruflichen Arbeit erlebt. Sie verursachen erhebliche volkswirtschaftliche Belastungen durch Kosten für Arbeitsausfall, Behandlung und Frühberentung. In der erwerbsfähigen Bevölkerung stellen sie die Krankheitsgruppe mit den höchsten direkten und indirekten Kosten dar. Das Interesse von Beschäftigten und Unternehmen an der Minderung dieser Risiken und Kosten steht bei der Prävention arbeitsbedingter Erkrankungen des Stütz- und Bewegungsapparates im Vordergrund.

- Die Arbeit ist einer der wichtigsten präventiven Faktoren im menschlichen Dasein. Sie fördert die physische und psychische Gesundheit und die Belastbarkeit. Dennoch kann sie nachteilig für die Gesundheit wirken. Das liegt überwiegend in der Einseitigkeit vieler körperlicher Belastungen, in der häufigen Wiederholung der Ausführung bzw. in der besonderen Höhe der Lasten begründet. Es liegen gesicherte wissenschaftliche Erkenntnisse darüber vor, daß berufliche körperliche Belastungen die Entstehung und Entwicklung degenerativer Erkrankungen des Stütz- und Bewegungsapparates unterstützen und fördern. Strittig ist in vielen Fällen die Stärke der beruflichen Belastungen im Verhältnis zu den außerberuflichen Belastungen und zur genetischen Disposition. Belastungen durch körperliche Arbeit können allerdings wegen der besonderen Belastungsarten und -stärken und der Tatsache, daß wir ca. 10% unserer Lebenszeit an einem Arbeitsplatz verbringen, die wichtigsten einer Fülle von Faktoren darstellen.

- In der heutigen Arbeitswelt hat sich eine starke Differenzierung der physischen Arbeitsbelastungen in unterschiedlichen Berufen vollzogen. Ein kleinerer Anteil der Beschäftigten insbesondere in einigen Fertigungsprozessen der Industrie, im Bergbau, in der Bauwirtschaft und bei einigen Dienstleistungsaufgaben hat noch immer erhebliche Körperkräfte zur Bewältigung von Arbeit aufzuwenden. Andere Beschäftigte z.B. im Gesundheitswesen haben nur gelegentlich hohe Kraftaufwendungen zu bewältigen, die aber dann objektiv und subjektiv besonders belastend wirken. Zwangshaltungen als die physiologisch wegen der scheinbar geringen Arbeitsbelastung noch immer unterschätzte physische Anforderung müssen von einem nicht unerheblichen Anteil der heutigen Arbeitnehmer bewältigt werden. Zwischen den physischen Belastungen in der Arbeit und der Freizeit besteht für sie kein erheblicher Unterschied mehr. Für die beruflich sehr verschieden belasteten Gruppen werden verschieden konfigurierte Präventionsprogramme benötigt.

- Die Verfahren der Belastungsbeurteilung müssen den biomechanischen, physiologischen und psychischen Auswirkungen auf die Gesundheit und Befindlichkeit gerecht werden. Nach gegenwärtigen wissenschaftlichen Kriterien gehören zu einem optimalen Analysedesign
  - dreidimensionale biomechanische Analysen der Wirkung von Belastungen auf den arbeitenden Menschen, die auch die dynamischen Auswirkungen von Beschleunigungen und Verzögerungen in der Bewegung berücksichtigen,
  - physiologische Untersuchungen der Gesamtbeanspruchung des Organismus, die eine Ausschöpfung der Leistungsreserven von Kreislauf und Stoffwechsel, die Beanspruchung lokaler Muskelgruppen durch Hand-Arm-Arbeiten bzw. die vegetative Aktivierung durch die Arbeit messen,
  - psychophysische und psychische Analysen der subjektiven Beanspruchung und des Beanspruchungserlebens.

Befragungen nach den subjektiven Wirkungen der Belastung sind zur Erklärung der Beschwerden und des Verhaltens der betroffenen Beschäftigten wichtig. Allein können sie aber die wirklichen Ursachen von Fehlbelastungen nicht befriedigend darstellen, da mit dem Laienwissen der Beschäftigten auch belastungsfremde Einflüsse in die Interpretation der Ursachen einfließen.

- Die Schädigung von Bandscheiben durch körperliche Belastungen kann als wissenschaftlich gesichert gelten. Dieser degenerative Prozeß steht in Konkurrenz zu altersbedingten Veränderungen und zu individueller anlagebedingter Empfindlichkeit. Bandscheibenbedingte Erkrankungen der Wirbelsäule durch Arbeitsbelastungen können durch ihre bevorzugte Lokalisation im biomechanisch besonders belasteten Bereich sowie ihr durchschnittlich früheres Auftreten von altersbedingten bandscheibenbedingten Erkrankungen unterschieden werden. Es fehlen jedoch zuverlässige Maße zur Quantifizierung dieses Erkrankungsrisikos unter Beachtung
  - der Höhe von Lasten und
  - ihrer haltungsabhängigen biomechanischen Bandscheibenbelastung,
  - der Dauer einzelner und häufig wiederholter Belastungen sowie
  - zwischen den Belastungsphasen liegender Entlastungszeiten und anderer Einflußfaktoren.

Die Reduzierung von Wirbelsäulenerkrankungen auf biomechanische Modellbetrachtungen stellt eine Vereinfachung der Problematik des Bandscheibenschadens dar, die der Dynamik der schädigenden und der wiederherstellenden biologischen Prozesse im Gewebe der Bandscheiben und benachbarter Strukturen des Bewegungssegments und dem Zusammenwirken des gesamten neuromuskulären Systems nicht vollkommen gerecht wird.

- Eine Anerkennung und Entschädigung von bandscheibenbedingten Erkrankungen der Lenden- oder der Halswirbelsäule als Berufskrankheiten kann als Folge besonders hoher und ausdauernder Belastungen der Bandscheiben in Frage kommen. Zur Abgrenzung gegenüber der altersbedingten Volkskrankheit wird bei ihnen eine wesentliche Verursachung durch die berufliche Arbeit angenommen. Schwierigkeiten bereitet die wissenschaftliche Begründung der Schwellenwerte für eine hinreichende berufsbedingte Belastung nach Stärke und Dauer. Problematisch ist weiterhin die Erkennung einer drohenden bandscheibenbedingten Berufskrankheit, was zur Minimierung der Aufwendungen für Präventionsmaßnahmen nach der Berufskrankheiten-Verordnung (§ 3) führt.

- In den Frühstadien von Erkrankungen gehört der aktive Umgang des Betroffenen mit den ersten zumeist noch gut lokalisierbaren Beschwerden zu den wichtigsten Voraussetzungen für die Bewältigung der Folgen. Zur Überwindung akuter Krankheitsphasen kann eine Therapie mit krankengymnastischen Behandlungen und anderen passiven Methoden den Einstieg in die eigene Verhaltensänderung erleichtern. Längere Krankschreibungen ab ca. sechs Wochen mit ausgedehnten passiven Behandlungsmaßnahmen festigen eher das Krankheitsempfinden, führen zu allgemeinen Schmerzsyndromen, die den lokalen Bezug zu Strukturen des Stütz- und Bewegungsapparates verlieren und verringern die Aussicht auf Erfolg der Behandlung und langfristiger sekundärer Prävention.

- Präventionsmaßnahmen am Arbeitsplatz gegen Erkrankungen des Stütz- und Bewegungsapparates müssen bei der Veränderung der Arbeitsbelastungen und der Arbeitsorganisation beginnen. Mit dieser Verhältnisprävention sind häufig hohe Kosten verbunden, die betriebswirtschaftlich wegen der noch höheren Folgekosten dieser Erkrankungen zu rechtfertigen sind. Diese Begründung der Kosten setzt allerdings die Vorhersage eines Erfolges voraus, der nur durch die detaillierte Kenntnis der Arbeitsbelastungen möglich ist. In der Ergonomie der körperlichen Belastungen erfahrene Arbeitswissenschaftler und Arbeitsmediziner müssen deshalb bereits bei der Analyse der Arbeitsbelastungen zusammenwirken. Sie haben sowohl die unmittelbaren biomechanischen und physiologischen Belastungen als auch deren Beziehungen zu den technisch bzw. technologisch begründeten Anforderungen zu anderen Einwirkungen, zu den organisatorischen Bedingungen der Arbeit und zu den zwischenmenschlichen Beziehungen zu berücksichtigen.

- Verhaltensänderungen spielen in einer umfassenden Prävention eine sekundäre Rolle gegenüber der ergonomischen Gestaltung der Verhältnisse bei der Arbeit. Dennoch kommt den Verhaltensänderungen ein wichtiger Platz im Präventionskonzept zu, weil
  - aus wirtschaftlichen Gründen nicht alle Arbeitsanforderungen optimal gestaltet werden können oder die Durchsetzung nicht kurzfristig zu erreichen ist,
  - die Möglichkeiten des Arbeitgebers zur Beeinflussung der Arbeitsbedingungen oft begrenzt sind, wenn er Technologien, Maschinen, Materialien u.ä. selbst nur aus einem gegebenen Angebot auswählen kann, unter dem sich keine optimalen Lösungen finden lassen,
  - das Verhalten in der Freizeit gerade bei gering belastenden Arbeiten einen hohen Stellenwert für eine optimale Lebensbelastung bekommt, ohne deren Einbeziehung keine Prävention arbeitsbedingter Erkrankungen des Stütz- und Bewegungsapparates mehr möglich ist.

- Gesundheitsförderung ist ein Teil einer übergreifenden Gesamtstrategie der Prävention, um durch Änderungen des individuellen Verhaltens zur Erhaltung und Förderung der physischen und psychischen Leistungsvoraussetzungen und Bewältigungsmöglichkeiten beizutragen. Sie ergänzt die Verhältnisprävention, deren Ziel die Anpassung der Arbeitsbelastungen und -bedingungen an die menschlichen Leistungsvoraussetzungen ist. Sie schließt nicht nur die Rückenschule und das Rückentraining ein, sondern sie richtet sich auch auf allgemeine Grundsätze einer gesunden Lebensweise hinsichtlich der ausdauerbetonten körperlichen Freizeitaktivität, der physiologischen Ernährung und Meidung von Alkohol und anderer Suchtmittel, der psychischen Entspannung und der Fähigkeit zur Bewältigung von Konflikten.

Gesundheitsförderung kann die Beseitigung von erheblichen Über- und Fehlbelastungen des Stütz- und Bewegungspparates am Arbeitsplatz nicht ersetzen.

- Für die Gesundheitsförderung von Beschäftigten gibt es drei Zeitpunkte, um einen Erfolg in größerem Umfang zu erreichen.
  - Die primäre Prägung künftiger Arbeitnehmer am Beginn des Berufslebens ist ein wichtiges Element der primären Prävention bei Auszubildenden oder jungen Facharbeitern. Sie muß ohne gesundheitlichen Leidensdruck erreicht werden und setzt die Entwicklung von Kenntnissen und Überzeugungen voraus.
  - Die Vermeidung unmittelbar drohender und die Bewältigung erster bereits erlebter Leistungseinschränkungen im Sinn der sekundären Prävention richtet sich an Beschäftigte im mittleren Alter jenseits des 35. bis 40. Lebensjahres. Sie stützt sich überwiegend auf einen beginnenden persönlichen Leidensdruck oder auf erlebte Bedrohungen durch Erkrankungen bei Kollegen ähnlichen Alters.
  - Gesundheitsförderungsangebote an ältere Arbeitnehmer können das Verständnis für Belastungswirkungen und das Bewältigungsverhalten bei hohen körperlichen Belastungen und deren Folgen besonders positiv beeinflussen. Ältere Arbeitnehmer werden motiviert und befähigt, bei begrenztem Gesundheitsrisiko weitere berufliche Belastungen zu ertragen.
- Die sportmedizinische Trainingslehre hat wesentliche Erkenntnisse für die erfolgreiche Entwicklung der Leistungsvoraussetzungen gesammelt, die der Prävention arbeitsbedingter Gesundheitsgefahren am Stütz- und Bewegungsapparat zu Grunde gelegt werden können. Rückenschulprogramme sollten sowohl im Hinblick auf den unmittelbaren Erfolg am Stütz- und Bewegungsapparat als auch im Hinblick auf die Schaffung langfristig wirksamer stabilisierender Voraussetzungen der Gesundheit evaluiert werden.
- Das körperliche Training für die Prävention von Erkrankungen des Stütz- und Bewegungsapparates darf nicht auf die Kräftigung jener Muskelgruppen beschränkt werden, die unmittelbar von den dominierenden Arbeitsbelastungen betroffen sind.
  - Grundlegende Wirkungen auf die Verhütung arbeitsbedingter Erkrankungen des Stütz- und Bewegungsapparates gehen von der Entwicklung der körperlichen Ausdauer durch Training des kardiopulmonalen Systems und des Muskel-Skelett-Systems aus.
  - Die Kräftigung der Muskulatur durch ein Kraftausdauertraining unter Einbeziehung aller wesentlichen antagonistisch zueinander wirkenden Muskelgruppen schafft eine Balance des muskulären Apparates und einen Schutz der Knochen-, Knorpel- und Bandstrukturen des Stütz- und Bewegungs-Systems gegen Über- und Fehlbelastungen.
  - Körperliches Training vermindert durch komplizierte Wechselwirkungen zwischen der Muskulatur, den motorischen Zentren des Rückenmarks und des Gehirns und der psychischen und vegetativen Regulation der Organfunktionen die Toleranz gegenüber Belastungen.
  - Durch psychischen Streß wird dieses Zusammenwirken gestört und die Schmerzempfindlichkeit in Folge von Über- und Fehlbelastungen sowie von Schädigungen am Stütz- und Bewegungsapparat gesteigert.
- Die Früherkennung arbeitsbedingter Erkrankungen am Stütz- und Bewegungsapparat ist nicht befriedigend.
  - Der Hausarzt wird mit den akuten Erkrankungen konfrontiert, die Folgen von Über- oder Fehlbelastungen sein können. Die realen Arbeitsbelastungen kennt er in der Regel nicht und er kann deshalb die Einsetzbarkeit nach Arbeitsunfähigkeitsphasen seines Patienten nicht sicher einschätzen.

- Der Betriebsarzt sieht den Beschäftigten zumeist nur an einem „Stichtag" und erlebt seine chronischen Beschwerden. Über die ggf. wiederholt auftretenden akuten Erkrankungen oder Verschlimmerungen erhält er dagegen keine sicheren Informationen.
- Eine betriebsärztliche „Auslese" geeigneter Arbeitnehmer für Berufe und Tätigkeiten mit erhöhtem Belastungsrisiko für den Stütz- und Bewegungsapparat ist kein geeignetes Mittel der Prävention.
Der Ausschluß jugendlicher Berufsbewerber von körperlich belastenden Tätigkeiten muß mit großer Umsicht des betreuenden Arztes geschehen. Einerseits ist es weder für die physische Gesundheit noch für die Sozialisation des Jugendlichen von Vorteil, jeden noch so aussichtslosen Versuch zu wagen, um trotz großer Risiken für den Stütz- und Bewegungsapparat einen besonders belastenden Beruf zu erlernen. Andererseits sind die Befunde bei jugendlichen Schulabgängern und Berufsbewerbern überwiegend gering ausgeprägt. Sie können durch die weitere körperliche Entwicklung soweit kompensiert werden, daß für die Mehrheit der Betroffenen keine Gefährdung ihrer gesundheitlichen Prognose besteht.
- Für die meisten der „modernen" Berufe in Büros und Verwaltungen oder bei der Herstellung von Produkten z.B. der Elektronik steht eher die körperliche Unterforderung und der Zwang zum Bewegungsmangel bei der beruflichen Arbeit im Vordergrund. Dieser muß wiederum durch Freizeitaktivitäten ausgeglichen werden, wenn die Entwicklung der Technologie und die praktische Arbeitsgestaltung an der Natur des Menschen vorbeigehen. Das betrifft auch solche Menschen, die auf Grund unterdurchschnittlicher intellektueller Leistungsvoraussetzungen eher auf den Einsatz ihrer Körperkräfte bei der Erwerbstätigkeit angewiesen sind.
- Für ein so komplexes Erscheinungsbild und System der Verursachungen, wie sie bei den Erkrankungen des Stütz- und Bewegungsapparates angetroffen werden, sind alle Maßnahmen als vernünftig und zulässig zu betrachten, die den Leidensdruck der Betroffenen jetzt oder in der Zukunft vermindern können und die sie nicht daran hindern, wirksamere und an den Ursachen der Belastung und Schädigung ansetzende Maßnahmen einzuleiten.
In diesem Sinn können auch eher passive Maßnahmen wie der Einsatz von Rückenstützgurten als nützliche präventive Maßnahme bei Erkrankungen des Stütz- und Bewegungsapparates betrachtet werden.

Literatur

ADLER R: Schmerz. In: Hrsg.: Th v Uexküll. Psychosomatische Medizin. S. 262 – 276 München. Urban & Schwarzenberg (1996).

ALTHOFF I, BRINCKMANN P, FROBIN W, SANDOVER J, BURTON K: Die Bestimmung der Belastung der Wirbelsäule mit Hilfe einer Präzisionsmessung der Körpergröße. Schriftenreihe der Bundesanstalt für Arbeitsschutz Fb 683. Bremerhaven. Wirtschaftsverlag (1993).

ANDERSSON GBJ: Evaluation of Muscle Functions. In: The Adult Spine: Principles and Practice. S. 241 – 274. New York. Raven Press (1991).

ANDERSSON GBJ: Sensitivity, Specifity, and Predictive Value – A General Issue in the Screening for Disease and in the Interpretation of Diagnostic Studies in Spinal Disorders. In: The Adult Spine: Principles and Practice. S. 277 – 287. New York. Raven Press (1991).

ANDERSSON GBJ: The epidemiology of spinal disorders. In: Frymoyer JW et al. The Adult Spine, principles and practice. 107 – 146. New York. Raven Press (1991).

ANDREESEN R, SCHRAMM W: Meniskusschäden als Berufskrankheit. Münch Med Wschr 117: 973 – 977 (1975).

ANDREWS DM, NORMAN RW, WELLS RP, NEUMANN P: Comparison of self-report and observer methods for repetitive posture and load assessment. Occupational Ergonomics 1, 211 – 222 (1998).

ANTONOVSKY A: Health, stress and coping. London. Jossey Bass (1979).

APEL J, WITAK G: Wirbelsäulenbefunde bei 12 bis 14jährigen Turnerinnen bei mehrjährigem Training. Med u Sport 117 – 123 (1977).

Arbeitsschutzgesetz – Gesetz zur Umsetzung der EG-Rahmenrichtlinie Arbeitsschutz und weiterer Arbeitsschutz-Richtlinien – vom 7. August 1996. BGBl I, S. 1246.

Arbeitsschutzmanagementsysteme – Eckpunkte des BMA, der obersten Arbeitsschutzbehörden der Länder, der Träger der gesetzlichen Unfallversicherung und der Sozialpartner zur Entwicklung und Bewertung von Konzepten für Arbeitsschutzmanagementsysteme. Bekanntmachung des BMA vom 1. Februar 1999. Bundesarbeitsblatt 2/1999 43 – 46.

ARBOUW: Arbouw Foundation Guidelines on Physical Workload for the Construction Industry. Amsterdam (1997).

ARNDT V, BRENNER H, DANIEL U, FLIEDNER TM, FRAISSE E, ROTHENBACHE D, SCHUBERTH S, ZSCHENDERLEIN B: Risikogruppe Ältere Arbeitnehmer in der Bauwirtschaft. Stufe III: Retrospektive Kohortenstudie. Schriftenreihe Arbeitssicherheit und Arbeitsmedizin in der Bauwirtschaft 10.2. Frankfurt am Main. Bau-Berufsgenossenschaften (1995).

ARNOLD M: Prävention zwischen Anspruch und Wirklichkeit. Arbeitsmed Sozialmed Umweltmed 30: 222 – 228 (1995).

ARRIAZA BT: Spondylosis in prehistoric huma remains from Guam and ist possible etiology. Am J Phys Anthropol 104: 393 – 397 (1997).

ASMUSSEN E, HEBOLL-NIELSEN K: Isometric muscle strength in relation to age in men and women. Ergonomics 5: 167 – 169 (1962).

ASSMANN G, CARMENA R, CULLEN P, FRUCHART JC, LEWIS B, MANCINI M, OLSSON A, PAOLETTI R, POMETTA D, TIKKANEN M: Coronary Heart Disease: reducing the Risk – The scientific background for primary and secundary prevention of coronary heart disease – A worldwide review. Nutrition Metabolism and Ciardiovascular Dieseases 8: 205 – 271 (1998).

ASSMANN G, SCHULTE H: Results and conclusions of the Prospective Cardiovascular Münster (PROCAM) Study. In: Assmann G ed. Lipid Metabolism Disorders and Coronary Heart Disease. 2nd ed, München. MMV Medizin-Verlag (1993).

ASTRAND A: Physical demands in worklife. Scand J Work Environ Health 14 [Suppl 1]: 10 – 13 (1988).

AYOUB MM: Modeling in manual material handling. In: The Ergonomics of Manual Material Handling. 11 – 18. London. Taylor & Francis (1993).

BAADER EW: Sehnenscheidenentzündungen, Meniskus- und Bandscheibenschäden als Berufskrankheiten. Neue Med Welt 40: 1297 – 1301 (1950).

BABIRAT D, KÜCHMEISTER G, NAGEL K: Körpermaße des Menschen – Komfortbereich der Gelenkwinkel der Körpergelenke. Schriftenreihe der Bundesanstalt für Arbeitsschutz und Arbeitsmedizin Fb 818. Bremerhaven. Wirtschaftsverlag (1998).

BADTKE G: Lehrbuch der Sportmedizin. Heidelberg. Barth (1995).

BALTES MM, ZANK S: Gesundheit und Alter. In: Schwarzer R (Hrsg.) Gesundheitspsychologie. S. 199 – 214. Göttingen. Hogrefe (1990).

Bandscheibenbedingte Erkrankungen der Lendenwirbelsäule durch langjähriges Heben oder Tragen schwerer Lasten oder durch langjährige Tätigkeit in extremer Rumpfbeugehaltung, die zur Unterlassung aller Tätigkeiten gezwungen haben, die für die Entstehung, die Verschlimmerung oder das Wiederaufleben der Krankheit ursächlich waren oder sein können – Merkblatt für die ärztliche Untersuchung zu Nr. 2108. BArbBl 3/1993, S. 50.

Bandscheibenbedingte Erkrankungen der Lendenwirbelsäule nach BK-Nr. 2108 bleiben anerkannt – Zum Urteil des Bundessozialgerichts vom 23. März 1999. Beilage zu Arbeitsmed Sozialmed Umweltmed 34 (1999) 7.

BANZER W, GRIGEREIT A: Präventive Rückenschule – Rückenfitness – Rückentraining. Arbeitsmed Sozialmed Umweltmed 29: 222–226 (1994).

BARROT R: Arbeitstechnische Voraussetzungen für die Entstehung einer BK 2101. ErgoMed 23: 26 – 30 (1999).

BASSETT ACL: Electromechanical factors regulating bone architecture. In: Calcified Tissue 1965 Proc. 3rd Europ Symp. Calcif. Tiss. Ed by H FLUSCH, HJJ BLACKWOOD, M OWEN. S. 78 – 87. Berlin. Springer (1966).

BATTIE MC, VIDEMAN T, GIBBONS LE, FISHER LD, MANNINEN H, GILL K: Determinants of lumbar disc degeneration. A study relating lifetime exposure and magnetic resonance imaging findings in identical twins. Spine 20: 2601 – 2612 (1995).

Bekanntmachung über die Förderung von Modellvorhaben zur Bekämpfung arbeitsbedingter Erkrankungen vom 20. November 1997. Bundesarbeitsblatt 1/1998: 29.

BEMBEN MG, MASSEY BH, MISNER JE, BOILEAU JE: Iosmetric muscle force production as a function of age in healthy 20 to 74-year old men. Med Sci Sports Exerc 23: 1302 – 1310 (1991).

BENDIX AF, BENDIX T, HAESTRUP C, BUSCH E: A prospective randomized 5-year follow-up study of functional restoration in chronic low back pain patients. European Spine Journal 7: 111 – 119 (1998).

BERGQUIST-ULLMANN M: Acute low back pain in industry: a controlled prospective study with special reference to therapy and vocational factors. Acta Orthop Scand 170 [Suppl]: 1 – 117 (1977).

BERNARD BP: Musculosceletal disorders and workplace factors – a critical review of epidemiologic evidence for work-related musculosceletal disorders of the neck, upper extremity, and low back. Second Printing. Cincinnati. U.S. Department of Health and Human Services – National Institute for Occupational Safety and Health (1997).

BERNSTEIN DA, BORKOVEC TD: Entspannungs-Training. In: Handbuch der progressiven Muskelentspannung. München. Pfeiffer (1973).

BERTHOLD F: Die Änderung der Körperhöhe von Sportlern im Tagesverlauf als Indikator für die Be- und Entlastung der Wirbelsäule. Med Sport 26: 78 – 82 (1986).

Berufskrankheiten-Verordnung (BKV) vom 31. Oktober 1997. BGBl I, Nr. 73, 2623 – 2626.

BIERING-SOERENSEN F: Physical measurement as risk indicators for low back trouble over a one-year period. Spine 9: 106 – 119 (1984).

BIGOS SJ, BATTIE MC, SPENGLER DM; FISHER LD, FORDYCE WE, HANSSON TH, NACHEMSON AL, WORTLEY MD: A prospective study of work perceptions and psychosocial factors affecting the report of back pain injury. Spine 16: 1 – 6 (1991).

Bildschirmarbeitsverordnung (VO zur Umsetzung von EG-Einzelrichtlinien zur EG-Rahmenrichtlinie Arbeitsschutz 1996)

BINDZIUS F: Was bringt Gesundheitsförderung für Unternehmen? – Zur Frage der Effektivität und Effizienz betrieblicher Gesundheitsförderung. In: Produktivitätsfaktor Gesundheit – mehr Wirtschaftlichkeit und Gesundheit bei der Arbeit. BGZ-Report 4/95. S. 59 – 65. St. Augustin. Hauptverband der gewerblichen Berufsgenossenschaften (1995).

BKK- Bundesverband (1998): Erkennen und Verhüten arbeitsbedingter Gesundheitsgefahren – Ergebnisse aus dem Koperationsprogramm „Arbeit und Gesundheit" (KOPAG). Essen. Bundesverband der Betriebskrankenkassen.

BLOME O: Arbeitsbedingte Erkrankungen – § 3 BKV. ErgoMed 22: 276 – 282 (1998).

BLOME O: Arbeitsbedingte Erkrankungen – arbeitsbedingte Gesundheitsgefahren – ein Spannungsfeld für die Unfallversicherung? ErgoMed 22: 168 – 175 (1998).

BOLM-AUDORFF U: Zur Diskussion um die bandscheibenbedingten Berusfkrankheiten. Zbl Arbeitsmed 48: 318 – 329 (1998).

BONGERS PM: Assessment of physical load and musculosceletal disorders in the Dutch longitudinal study. In: Problems and Progress in Assessing Physical Load and Musculosceletal Disorders. Tagungsbericht der Bundesanstalt für Arbeitsmedizin 10. S. 13 – 20. Berlin. Bundesanstalt für Arbeitsmedizin (1996).

BONGERS PM, HOUTMAN ILD: Psychosocial aspects of musculosceletal disorders. In: PREMUS 95 – Book of Abstracts of Second Intenational Scientific Conference on Prevention of Work-related Musculoskeletal Disorders. S. 25 – 29. Montreal (1995).

BONGWALD O, LUTTMANN A, LAURIG W: Leitfaden für die Beurteilung von Hebe- und Tragetätigkeiten. St. Augustin. Hauptverband der gewerblichen Berufsgenossenschaften (1995).

BOTSFORD DJ, ESSES SI, OGILVIE-HARRIES DJ: In vivo diurnal variation in intervertebral disc volume and morphology. Spine 19: 935 – 940 (1994).

BOUCSEIN W: Arbeitspsychologische Beanspruchungsforschung heute – eine Herausforderung an die Psychophysiologie. Psychologische Rundschau 42: 129 – 144 (1991).

BRAITHWAITE I, WHITE J, SAIFUDDIN A, RENTON P, TAYLOR BA: Vertebral end-plate (Modoc) changes on lumbar spine MRO: correlationwith pain reproduction at lumbar discography. 363 – 368 (1998).

BRETTSCHNEIDER WD, BRANDL-BREDENBECK HP: Sportkultur und jugendliches Selbstkonzept. München. Juventa (1997).

BRINCKMANN P, BIGGEMANN M, HILWEG D: Prediction of the compressive strength of human lumbar vertebrae. Spine 14: 606 – 610 (1989).

BRINCKMANN P, FROBIN W, BIGGEMANN M, TILLOTSON M, BURTON K: Quantification of overload injuries to thoracolumbar vertebrae and discs in persons exposed to heavy physical exertions or vibration at the workplace. Clinical Biomechanics. 13 Suppl 2. 1 – 36 (1998).

BROBERG KB: Slow deformation of intervertebral discs. J Biomech 26: 501 – 512 (1993).

BROWN T, HANSEN RJ, YORRA AJ: Some mechanical tests on the lumbar spine with particular reference to the intervertebral discs. J bone Jt Surg 39A: 1135 – 1164 (1957).

BUCKUP K: Klinische Tests an Knochen, Gelenken und Muskeln. Stuttgart. Thieme (1995).

Bundesanstalt für Arbeitsschutz und Arbeitsmedizin: Von früh bis spät Stehen – Frauen in Stehberufen. Reihe Gesundheitsschutz 1. Dortmund (1997).

BYSTRÖM S; FRANSSON-HALL C, KILBOM A: A model for acceptability of intermittent exercise. In: Second International Scientific Conference on Prevention of Workrelated Musculosceletal Disorders PREMUS 95. S 381 – 383. Book of Abstracts. Montreal (1995).

CAFFIER G, HEINECKE D, HINTERTHAN R: Surface EMG and load level during long-lastin static contractions of low intensity. Intern J In Ergonomics 12: 77 – 83 (1993).

CHAE EH, PLATEN P, ANTZ R: Knochendichte bei Leistungssportler/innen aus verschiedenen Sportarten im Vergleich zu Sportstudent/innen und untrainierten Kontrollpersonen. In: LIESEN H u.a.: Regulations- und Repairmechanismen. 33. Deutscher Sportärztekongreß Paderborn. Köln. Deutscher Ärzteverlag (1994).

CHAFFIN DB, ANDERSSON GBJ: Occupational biomechanics. New York. John Wiley & Sons Inc. (1991).

CHIANG H, KO Y, CHEN S, YU H, WU T, CHANG P: Prevalence of shoulder and upper limb disorders among workers in the fish-processing industry. Scand J Work Environ Health 19: 126 – 131 (1993).

CIRIELLO VM, SNOOK SH: The effect of back belts on lumbar muscle fatigue. Spine 20: 1271 – 1278 (1995).

COENEN W: Verhütung arbeitsbedingter Gesundheitsgefahren – eine neue Dimension des Arbeitsschutzes? Die BG 1997 / 5, S. 222 – 231 (1997).

COHRS HU, HARTMANN B: Baugeräteführer – Risikogruppe. Schriftenreihe Arbeitssicherheit und Arbeitsmedizin in der Bauwirtschaft. Frankfurt am Main. Berufsgenossenschaften der Bauwirtschaft (1997).

CONROY BP, KRAEMER WJ, MARESH CM, FLECK SJ, FRY AC, MILLER PD, DALSKY GP: Bone mineral density in elite junior Olympic weightlifters. Med Sci Sports Exerc; 25: 1103 – 1109 (1993).

DAHEIM H, SCHÖNBAUER G: Soziologie der Arbeitsgesellschaft – Grundzüge und Wandlungstendenzen der Erwerbsarbeit. Weinheim. Juventa (1993).

DALTROY LH, IVERSEN MD, LARSON MG et al.: A controlled trial of an educational program to prevent low back injuries. New England J Med 31: 322 – 328 (1997).

DE ZWART BCH: Ageing in physical demanding work. Coronel Institute for Occupational and Environmental Health. Academic Medical Center. University of Amsterdam (1997).

DE ZWART BCH, BROERSEN JPJ, FRINGS-DRESEN MWH, VAN DIJK FJH: Musculoskeletal complaints in the Netherlands in relation to age, gender and physically demanding work. Int Arch Occup Environ Health 70: 352 – 360 (1997).

DE ZWART BCH, BROERSEN JPJ, FRINGS-DRESEN MWH, VAN DIJK FJH: Repeated survey on changes in musculoskeletal complaints relative to age and work demands. Occupational and Environmental Medicine 54: 793 – 799 (1997).

DEBRUNNER AM: Orthopädie – Die Störungen des Bewegungsapparates in Klinik und Praxis. 2. Auflage. Bern. Huber (1988).

DEBRUNNER HU: Gelenkmessung (Neutral-Null-Methode), Längenmessung, Umfangsmessung. Bern. AO-Bulletin (1971).

Dekret Nr. 95 – 99 über die Ergänzung der französichen Berufskrankheitenliste um das Tableau 97 und 98 vom 15.02.1999. Journal Officiel vom 16.02.1999.

DELLING G, AMLING M, RITZEL H, HAHN M: Mikroarchitektur und degenerative Veränderungen der Wirbelsäule. In: Berufsbedingte Belastungen der Lendenwirbelsäule. Hrsg. D. WOLTER / K. SEIDE. S. 172 – 188. Berlin Heidelberg. Springer (1998).

DEMMER H: Entwicklungspespektiven der betrieblichen Gesundheitsförderung. In: J. Pelikan, H. Demmer, K. Hurrelmann (Hrsg.) Gesundheitsförderung durch Organisationsentwicklung. S. 74 – 84. Weinheim. Juventa (1993).

DEMMER H: Betriebliche Gesundheitsförderung für Auszubildende. Ergomed 18: 6 – 9 (1994).

DENNER A: Muskuläre Profile der Wirbelsäule. Berlin. Springer (1997).

DEURETZBACHER G, REHDER U: Ein CAE-basierter Zugang zur dynamischen Ganzkörpermodellierung – Die Kräfte in der lumbalen Wirbelsäule beim asymmetrischen Heben. Biomed Technik 4: 93 – 98 (1995).

DEURETZBACHER G, REHDER U: Messung, Modellierung und Simulation von Bauarbeitertätigkeiten. Der Unfallchirurg 261, S. 356 – 368 (1997).

DICKHUTH HH, LÖLLGEN H: Trainingsberatung für Sporttreibende. Dt Ärztebl 93: 1192 – 1198 (1996).

DIN 33 402 Teil 2: Körpermaße des Menschen, Werte. Oktober 1986.

DIN 33 400, Oktober 1983: Gestalten von Arbeitssystemen nach arbeitswissenschaftlichen Erkenntnissen. Begriffe und allgemeine Leitsätze.

DIN 33 411, Teil 2 Körperkräfte des Menschen: Zulässige Grenzwerte von statischen Aktionskräften der Arme. DIN Deutsches Institut für Normung e.V. Berlin.

DIN EN 1005 Teil 2 (Entwurf): Sicherheit von Maschinen – Menschliche körperliche Leistung: Manuelle Handhabung von Gegenständen in Verbindung mit Maschinen. – 1993.

DIN-EN 614-1, Anhang A: Sicherheit von Maschinen – Ergonomische Gestaltungsgrundsätze, Begriffe und allgemeine Leitsätze. Deutsches Institut für Normung. Berlin. Beuth (1995).

DUPUIS H, ZERLETT G: Beanspruchungen des Menschen durch mechanische Schwingungen. Forschungsbericht Ganzkörperschwingungen. St. Augustin. Hauptverband der gewerblichen Berufsgenossenschaften (1984).

E DIN ISO 6682, Ausgabe 1988. Erdbaumaschinen: Stellteile, Bequemlichkeitsbereiche und Reichweitenbereiche.

EG-Richtlinie des Rates vom 29. Mai 1990 über die Mindestvorschriften bezüglich der Sicherheit und des Gesundheitsschutzes bei der manuellen Handhabung von Lasten, die für die Arbeitnehmer insbesondere eine Gefährdung der Lendenwirbelsäule mit sich bringt (90/269/EWG). Amtsblatt der Europäischen Gemeinschaften L 156/9.

EG-Richtlinie über die Durchführung von Maßnahmen zur Verbesserung der Sicherheit und des Gesundheitsschutzes der Arbeitnehmer bei der Arbeit. Richtlinie des Rates vom 12. Juni 1989 (89/391/EWG), Amtsblatt der Europäischen Gemeinschaften L 183 vom 29. Juni 1989.

EINSINGBACH T, KLÜMPNER A, BIEDERMANN L: Sportphysiotherapie und Rehabilitation. Stuttgart. Thieme. Zit. bei SPRING et al. 1997 (1988).

EL BATAWI MA: Work-related diseases. A new program of the World Health Organization. Scand J Work Environ Health 10: 341 – 316 (1984).

ELLEGAST R, KUPFER J, REINERT D: Personengebundenes Meßsystem zur Registrierung äußerer Belastungsgrößen bei beruflichen Hebe- und Tragetätigkeiten. In: Berufsbedingte Belastungen der Lendenwirbelsäule. Hrsg. D WOLTER, K SEIDE. S. 137 – 145. Berlin-Heidelberg. Springer (1998).

ENDERLEIN G, KASCH J: Modellierung von Dosis-Wirkungs-Beziehungen für expositionsabhängige Veränderungen am Bewegungsapparat. Z ges Hyg 35: 215 – 218 (1989).

ENDERLEIN G, KERSTEN N, RÖHNER J, STARK H: Planung und Auswertung einer Fall-Kontroll-Studie zur Relation zwischen beruflicher psychischer Belastung und Herzinfarkt. In: Gesundheit und Umwelt (36. Jahrestagung der GMDS, München – Hrsg. EIMEREN W VAN, ÜBERLAK, ULM K). S. 152 – 158. Springer. Berlin (1992).

ENDERLEIN G, MARTIN K, HEUCHERT G, STARK H: Registerabgleich und Analyse arbeitsplatzbezogener Krebsrisiken mittels Kohortenstudien. (Schriftenreihe der Bundesanstalt für Arbeitsmedizin: Forschung; Fb 01 HK 520.) Bremerhaven. Wirtschaftsverlag NW (1995).

ENGEL U, HURRELMANN K: Was Jugendliche wagen. Eine Längsschnittstudie über Drogenkonsum, Streßreaktionen und Deliquenz im Jugendalter. Weinheim. Juventa (1993).

FÄRKKILA M, AATOLA S, STARCK J, KORHONEN O, PYYKKÖ I: Hand-grip force in lumberjacks: two-year follow up. Int Arch Occup Environ Health 58: 203 – 208 (1986).

FLEISCHER A, GRÜNWALD C: Arbeitswissenschaftliche Felduntersuchungen in der Bauwirtschaft – methodische Voraussetzungen, Resultate und Nutzen für die Prävention. Schriftenreihe Arbeitsmedizin und Arbeitssicherheit in der Bauwirtschaft 9, 112 – 129. Berufsgenossenschaften der Bauwirtschaft. Frankfurt am Main (1996).

FLEISCHER AG, BECKER G, GRÜNWALD C: Evaluation of limb coordination and motor control. Advances in Occupational Ergonomics and Safety 1996: 427 – 432 (1994).

FLORIAN H-J, FRANZ J, ZERLETT G: Handbuch Betriebsärztlicher Dienst. Angewandte Arbeitsmedizin. IV-2.2.2 BAP, Ergonomische Gestaltung. Landsberg. ecomed (1992).

FLÜGEL B, GREIL H, SOMMER K: Anthropologischer Atlas – Grundlagen und Daten. Berlin. Tribüne (1986).

FRANK JW, BROOKER AS, DE MAYO SE, MICKEY SR, MAETZEL A, SHANNON HS, SULLIVAN TJ, NORMAN RW, WELLS RP: Disability resulting from occupational low back pain. Part II: Whart do we know about secondary prevention? A review of the scientific evidnce on prevention after disability begins. Spine 21: 2918 – 2928 (1996).

FRANK JW, MICKEY SR, BROODER AS, DE MAYO SE, MAETZEL A, SHANNON HS, SULLIVAN TJ, NORMAN RW, WELLS RP: Disability resulting from occupational low back pain. Part I: Whart do we know about primary prevention? A review of the scientific evidnce on prevention before disability begins. Spine 21: 2908 – 2917 (1996).

FRAUENDORF H, KOBRYN U, GELBRICH W: Blutdruck- und Herzschlagfrequenzverhalten bei fünf verschiedenen Formen dynamischer Muskelarbeit. Z Arbeitswiss. 44: 214 – 216 (1990).

FRAUENDORF H, KOBRYN U, GELBRICH W, HOFFMANN B, ERDMANN U: Ergometrische Untersuchungen an unterschiedlichen Muskelgruppen in ihrer Auswirkung auf Herzschlagfrequenz und Blutdruck. Z Klin Med 41: 343 – 346 (1986).

FRAUENDORF H, KOBRYN U, GELBRICH W, PFISTER E, HARTMANN B: Influence of age on the behaviour of cardiopulmonary reactions during dynamic work with different muscle masses. In: Aging and work – Proceedings of International Scientific Symposium on Aging and Work. Haikko / Finnland May 28 – 30 1992. 95 – 102. Institute of Occupational Health. Helsinki (1993).

FRAUENDORF H, KÖHN-SEYER G, GELBRICH W: Verhalten von Herzschlagfrequenz und Energieumsatz bei ausgewählten körperlichen Tätigkeiten in Stahlgießereien. Z ges Hyg 27: 30 – 34 (1981).

FRAUENDORF H, KRÜGER H, NAUMANN HJ, PFISTER E, SCHEUCH K, ULMER HV, WIRTH D: Körperliche Schwerarbeit – aktuelle Gegenstandsbestimmung. In: Verhandlungen der Deutschen Gesellschaft für Arbeitsmedizin und Umweltmedizin. 36. Jahrestagung 1996. S. 81 – 84. Fulda (1996).

FRISCH H: Programmierte Untersuchung des Bewegungsapparates. 5. Auflage. Berlin-Heidelberg. Springer (1993).

FROBIN W, BRINCKMANN P, BIGGEMANN P: Objektive Messung der Höhe lumbaler Bandscheiben. Westfälische Wilhelms-Universität Münster – Mitteilungen aus dem Institut für Experimentelle Biomechanik. Münster (1995).

FROST H, KLABER-MOFFETT JA, MOSER JS, FAIRBANK JC: Randomised controlled trial for evaluation of fitness programme for patients with chronic low back pain. BMJ 310: 151 – 154 (1995).

FRYMOYER JW: Back pain and sciatica. N Engl J Med 318: 291 – 300 (1988).

FRYMOYER JW, MOSKOWITZ RW: Spinal degeneration – pathogenesis and medical management. In: Frymoyer JW et al. The Adult Spine, principles and practice. 611 – 634. New York. Raven-Press (1991).

FUCHS M: Eigenrhythmus über Entspannung und Atmung ohne Selbsthypnose. Z Psychosom Med 10: 141 – 145 (1964).

GALLAGHER S: Acceptable weights and physiological costs of performing combined manual handling tasks in restricted postures. Ergonomics 34: 939 – 952 (1991).

GARG A: Revised NIOSH guide program for manual lifting. A method for job evaluation to prevent overexertion injuries. Version 1.1. Industrial and System Engineering. University of Wisconsin. Milwaukee (1993).

GEISSNER E: Dimensionen der Verarbeitung chronischer Schmerzen – eine Replikationsstudie. Z Klin Psychol Psychopathol Psychother 40: 20 – 33 (1992).

Gesetz über Betriebsärzte, Sicherheitsingenieure und andere Fachkräfte für Arbeitssicherheit – Arbeitssicherheitsgesetz. Vom 12. Dezember 1973 (BGBl. I, S. 1865).

Gesetz zur Umsetzung der EG-Rahmenrichtlinie Arbeitsschutz und weiterer Arbeitsschutz-Richtlinien. Vom 7. August 1996. BGBl I, S. 1246.

GIESEN T, SCHÄCKE G: Neue Berufskrankheiten-Verordnung. – BKV-Schriftenreihe Zbl Arbeitsmed Band 17. Heidelberg. Gentner (1998).

GÖPEL E: Gesundheitsfördderung durch Organisationsentwicklung in Schulen. In: JM Pelikan, H Demmer, K Hurelmann: Gesundheitsförderung durch Organisationsentwicklung. S. 286 – 297. Juventa Weinheim (1993).

GRAHNED H, JONSON R, HANSSON T: The loads on the lumbar spine during extreme weight lifting. Spine 12: 146 – 149 (1987).

GROHER W: Rückenschmerzen und röntgenologische Veränderungen bei Wasserspringern. Z Orthop. 108: 51 – 54 (1970).

GROSSER V, SEIDE K, WOLTER D: Berufliche Belastungen und bandscheibenbedingte Erkrankungen der LWS: Derzeitiger Kausalitätswissensstand in der Literatur. In: D. Wolter, K Seide (Eds.) Berufskrankheit 2108 – Kausalität und Abgrenzungskriterien. S. 26 – 38. Berlin. Springer (1995).

GROSSER V, SEIDE K, WOLTER D: Welche Befunde sprechen für einen ursächlichen Zusammenhang beruflicher Belastung und Bandscheibenerkrankung. In: D WOLTER, K SEIDE (Hrsg.) Berufsbedingte Erkrankungen der Lendenwirbelsäule. S. 370 – 378 (1998).

GROSSMANN R: Gesundheitsförderung durch Organisationsentwicklung – Organisationsentwicklung durch Projektmanagement. In: JM Pelikan, H Demmer, K Hurelmann: Gesundheitsförderung durch Organisationsentwicklung. S 43 – 60. Juventa. Weinheim (1993).

Grundsätze für die arbeitsmedizinischen Vorsorgeuntersuchungen 2. Auflage Stuttgart. Gentner (1998).

GRÜNWALD C, BECKER G, STEINBOCK D, FLEISCHER AG: Zeitliche Organisations- und Belastungsstruktur der Bauarbeit. Schriftenreihe der Bundesanstalt für Arbeitsschutz und Arbeitsmedizin Fb 803. Dortmund/Berlin (1998).

GRÜNWALD C, STEINBOCK D, BECKER G, FLEISCHER AG: Zeitliche Organisations- und Belastungsstruktur handwerklicher Arbeit. In: Die Hamburger Bauarbeiter-Studie. Zwischenbericht 1994. Universitätskrankenhaus Eppendorf. Hamburg (1994).

GUNDLACH H: Systembeziehungen körperlicher Fähigkeiten und Fertigkeiten. Theorie und Praxis der Körperkultur – Beiheft II 17: 198 – 205 (1968).

HAAKER-BECKER R, SCHOER D: Physiotherapie in Orthopädie und Traumatologie. Stuttgart. Thieme (1998).

HABERLANDT M, HÖFER R, KEUPP R, SEITZ R, STRAUS F: Risiken und Chancen der Entwicklung im Jugendalter. In: P. KOLIP, K HURRELMANN, PE SCHNABEL (Hrsg.) Jugend und Gesundheit. S. 87 – 109. Weinheim. Juventa (1995).

HACKER W: Arbeitspsychologie. Berlin. Deutscher Verlag der Wissenschaften (1986).

HACKER W, RICHTER P: Spezielle Arbeits- und Ingenieurpsychologie. Berlin. Deutscher Verlag der Wissenschaften (1980).

HAGBERG M: Work-related musculosceletal disorderrs – illnesses or diseases. In: PREMUS 95 – Book of Abstracts of Second Intenational Scientific Conference on Prevention of Work-related Musculosceletal Disorders. S. 6 – 11. Montreal (1995).

HALL H, HADLER NM: Low back school: Education or exercise? Spine 20: 1097 – 1098 (1995).

HALL H, ICETON J: Back school. Clin Orthop 179: 10 – 17 (1983).

HAMM A: Progressive Muskelentspannung. In: VAITL D, PETERMANN F (Hrsg.): Handbuch der Entspannungsverfahren Bd.1. Grundlage und Methoden. Weinheim. Beltz (1993).

HANDA T, ISHIHARA H, OHSHIMA H, OSADA R, TSUJI H, OBATA K: Effects of hydrostatic pressure on matrix synthesis and matrix metalloproteinase production in the human lumbar intervertebral disc. Spine 22: 1085 – 1091 (1997).

HANSSON TH, KELLER TS, SPENGLER DM: Mechanical behavior of the lumbar spine II: fatigue strength during dynamic compressive loading. J Orthop Research 5: 479 – 487 (1987).

HARTMANN B: Körperliche Belastungen, subjektive Beschwerden und klinische Symptome des Bewegungsapparates von Beschäftigten der Bauwirtschaft. Auswertungsbericht. Hamburg. Bau-Berufsgenossenschaft (1994).

HARTMANN B: Vorgehen bei Verdacht der Berufskrankheit Nr. 2108 BeKV: „Bandscheibenbedingte Erkrankungen der Wirbelsäule." Zbl Arbeitsmed 44, 86 – 92 (1994).

HARTMANN B: Auswertung von 100.000 Diagnosen aus allgemeinen arbeitsmedizinischen Vorsorgeuntersuchungen bei Bauarbeitern (unveröffentlicht) (1995a).

HARTMANN B: Rücken- und Kopfschmerzen unter Beschäftigten der Bauwirtschaft. Arbeitsmed. Sozialmed. Umweltmed 30: 129 – 134 (1995b).

HARTMANN B: Wege zur betrieblichen Gesundheitsförderung für Beschäftigte in Klein- und Mittelbetrieben. In: Verhandlungen der Deutschen Gesellschaft für Arbeitsmedizin und Umweltmedizin. 35. Jahrestagung vom 15. bis 18. Mai 1995 in Wiesbaden. S. 489 – 497 (1995c).

HARTMANN B: Bauspezifisches Rückentraining für Auszubildende – ein komplexes primärpräventives Projekt der Bau-Berufsgenossenschaften. In: Arbeitsschutz in der Bauwirtschaft – Sicherheit und Gesundheit bei Bauarbeitern und auf Baustellen. Schriftenreihe der Bundesanstalt für Arbeitsschutz Tb 68. S. 175 – 184. Dortmund (1996).

HARTMANN B: Pain monitoring of construction workers for requirement of prevention. 13th Triennal Congress of International Ergonomics Association. June 29–July 4 1997. Tampere. Finland (1997).

HARTMANN B, GUTSCHOW S: Topographie der Rückenschmerzen und Gelenkbeschwerden bei Bauarbeitern – Arbeitsmedizinische Studie. Hamburg. Bau-Berufsgenossenschaft (1998).

HARTMANN B: Die Beurteilung der Belastung der Wirbelsäule – Anmerkungen zum Mainz-Dortmunder Dosismodell MDD. Arbeitsmed Sozialmed Umweltmed 34: 320 – 324 (1999).

HARTMANN B: Grundlagen für Dosis-Wirkungs-Beziehungen in der Arbeitsmedizin und ihre Anwendung auf körperliche Belastungen am Arbeitsplatz. In: Dosis-Wirkungs-Modelle der körperlichen Belastung an der Lendenwirbelsäule – Expertengespräch der Berufsgenossenschaften der Bauwirtschaft am 4. November 1998 in Hamburg. S. 15 – 34. Sankt Augustin. Hauptverband der gewerblichen Berufsgenossenschaften (1999).

HARTMANN B, GIEMSA M, GÜTSCHOW S, HANSE J, HAUCK A: Bauspezifisches Rückentraining – Handbuch. Frankfurt am Main. Arbeitsgemeinschaft der Bau-Berufsgenossenschaften (1999).

HARTMANN B, HARTMANN H: Medizinische Voraussetzungen für die Anerkennung und Entschädigung von bandscheibenbedingten Erkrankungen der Lenden- und Halswirbelsäule. In: Tagungsbericht 1993 des Verbandes Deutscher Betriebs- und Werksärzte e.V. 255 – 270. Stuttgart. Gentner (1993).

HARTMANN B, HARTMANN H: Arbeitsmedizin – Jugendmedizinische Probleme der Berufstätigkeit. In: Jugendmedizin (Hrsg.: D PALITZSCH). S. 933 – 957. München – Jena. Urban & Fischer (1999).

HARTMANN B, HEUCHERT G, OPITZ G, STARK H, WETZEL AM: Individualpräventive Empfehlungen des Betriebsarztes bei arbeitsmedizinischen Vorsorgeuntersuchungen. Arbeitsmed Sozialmed Umweltmed 36 (im Druck) (2000).

HARTMANN B, KRENZIEN P, ROHDE J: Zum Einsatz tätigkeitsorientiert-prophylaktisch wirkender Übungen im Sportunterricht der Berufsausbildung. Körpererziehung 41: 8 – 14 (1991).

HARTMANN B, LINDNER J: Anthropometrische Unterschiede der körperlichen Entwicklung von Lehrlingen verschiedener Berufsgruppen. Ärztl Jugendkd 80: 187 – 194 (1989).

HARTMANN H, HARTMANN B: Arbeitsmedizinische Untersuchungen von Schülern und Lehrlingen zu Veränderungen des Bewegungsapparates in der Wachstumsphase mit dem Ziel der Beurteilung von Belastbarkeit, Leistungsfähigkeit und Berufstauglichkeit. Forschungsbericht. Magdeburg. Institut für Arbeitsmedizin. Medizinische Akademie (1985).

HARTMANN H, HARTMANN B: Zur Beurteilung der Wirbelsäule bei Jugendlichen (Azubis) im Hinblick auf unterschiedliche physische Berufsbelastung. In: Tagungsbericht Verband Deutscher Betriebs- und Werksärzte. S. 199 – 207. Stuttgart. Gentner (1992).

HARTMANN H, SCHARDT A, PANGERT R: Häufigkeit und Dauer von Wirbelsäulenbelastungen bei Gießereiarbeitern. ErgoMed 18: 30 – 35 (1994).

HARTMANN H, SCHARDT A, PANGERT R: Wirbelsäulenbelastungen in ihrer Häufigkeit und Dauer in unterschiedlichen Berufen. Zbl Arbeitsmed 31, 213 – 216 (1996).

HARTUNG E: Ermittlung und Beurteilung der beruflichen Belastung durch Heben und Tragen schwerer Lasten oder Tätigkeiten in extremer Rumpfbeugehaltung. In: Handbuch Betriebsärztlicher Dienst IV–2.23. Landsberg. ecomed (1996).

HARTWIG E, EISELE R, KRAMER M, KINZL L: Die Begutachtung bandscheibenbedingter Erkrankungen der Lendenwirbelsäule. In: M WEBER, VALENTIN H: Begutachtung der neuen Berufskrankheiten der Wirbelsäule. S. 87 – 94. Stuttgart. Fischer (1997).

HARTWIG E, EISELE R, KRAMER M, KINZL L: Wertigkeit des MRT für die Kausalitätsbeurteilung bandscheibenbedingter Berufserkrankungen. In: D WOLTER, SEIDE K (Hrsg.): Berufsbedingte Erkrankungen der Lendenwirbelsäule. S. 290 – 298. Berlin. Springer (1998).

HASCHKE W: Grundzüge der Neurophysiologie. Jena. Fischer (1986).

HÄUBLEIN HG: Berufsbelastung und Bewegungsapparat. Volk und Gesundheit. Berlin (1979).

HÄUBLEIN HG, GUTEWORT I, HEUCHERT G: Die professiografische Definition von Expositionen, Belastungen und Beanspruchungen für ausgewählte Tätigkeiten im Bauwesen. Forschungsbericht. Wissenschaftlich-Technisches Zentrum für Arbeitsschutz beim Ministerium für Bauwesen. Berlin (1976).

HAVELKA J: Vergleich der Ergebnisse der Morbiditätsanalyse mit denen aus der arbeitsmedizinischen Tauglichkeits-Screening-Untersuchung bei ausgewählten Tätigkeiten. Z ges Hyg 26: 181 – 187 (1980).

HAYES WC, SNYDER B: Towards a quantitative formulation of Wolff's law in trabecular bone. In: Cowin SC, ed. Mechanical properties of bone. New York. The American Society o Mechanical Engineers 45: 43 – 68. (zit. bei SMIT et al. 1997) (1981).

HAZARD RG, FENWICK JW, KALISCH SM et al.: Functional restoration with behavioral support. a one-year prospective study of patients with low-back pain. Spine 14: 157 – 161 (1989).

HEINEMANN U: Neurobiologie. In: T. Uexküll Psychosomatische Medizin. 5. Auflage. S. 120 – 135. München. Urban und Schwarzenberg (1996).

HELD J, KRUEGER H: Das FIT-System. Ein mobiles computergestütztes Verfahren zur Erfassung beobachbarer Ereignisse in der Arbeitsanalyse. Zbl Arbeitsmed 49: 426 – 436 (1999).

HELIÖVAARA M, MÄKELA M, IMPIVAARA O, KNEKT P, AROMAA A, SIEVERS K: Assocaition of overweight, trauma and workload with coxarthrosis. Acta Orthop Scand 64: 513 – 518 (1993).

HELIÖVAARA M: Occupation and risk of herniated lumbar intervertebral disc or sciatica leading to hospitalization. J Chron Dis 40: 259 – 264 (1987).

HELIÖVAARA M: Risk Factors for Low Back Pain and Sciatica. Annals of Medicine 21: 257 – 264 (1989).

HENKE KD, MARTIN K, BEHRENS C: Direkte und indirekte Kosten von Krankheiten in der Bundesrepublik Deutschland 1980 und 1990. Z f Gesundheitswiss 5: 123 – 145 (1997).

HETTINGER T: Grenzlasten für das höchstzulässige Heben und Tragen von Lasten durch männliche und weibliche sowie jugendliche Arbeitnehmer. Herausgeber: Bundesminister für Arbeit und Sozialordnung. Bonn (1981).

HETTINGER T, HAHN B: Schwere Lasten – leicht gehoben. Schriftenreihe des Bayerischen Staatsministeriums für Arbeit, Familie und Sozialordnung. München (1991).

HETTINGER T, WOBBE G: Kompendium der Arbeitswissenschaft. Ludwigshafen. Kiehl (1993).

HEUCHERT G: Vergleichende epidemiologische Untersuchung zur Aufklärung des Einflusses der Arbeit auf die Entstehung bandscheibenbedingter Erkrankungen unter Nutzung des arbeitsmedizinischen Informationssystems der DDR. Dissertation B. Berlin. Akademie für Ärztliche Fortbildung (1989).

HEUCHERT G, KÖSSLER F, SEIDEL H, STEINBERG U: Erkrankungen der Wirbelsäule bei körperlicher Schwerarbeit und Ganzkörperschwingungen. Schriftenreihe der Bundesanstalt für Arbeitsmedizin. Sonderschrift 3. Berlin. Bundesanstalt für Arbeitsmedizin (1993).

HILDEBRANDT J, FRANZ C: Die Diagnostik chronischer Rückenschmerzen: Somatische und psychosomatische Aspekte. In: Psychosomatik in der Orthopädie (Hrsg. WILLERT HG, WETZEL-WILLERT G). S. 99 – 116. Bern. Huber (1991).

HILDEBRANDT J, PFINGSTEN M, SAUR P: Intervention und Prävention bei arbeitsbedingten Muskel-Skelett-Erkrankungen. Schriftenreihe der Bundesanstalt für Arbeitsmedizin. Fb 09.012. Berlin. Bundesanstalt für Arbeitsmedizin (1996).

HIRTZ P: Koordinative Fähigkeiten im Schulsport. Berlin. Volk und Gesundheit (1985).

HOFMANN F, BOLM-AUDORFF U, MICHAELIS M, NÜBLING M, STÖSSEL U: Berufliche Wirbelsäulenerkrankungen bei Beschäftigten in Pflegeberufen – epidemiologische und versicherungsrechtliche Aspekte. Teil 2: Die Freiburger Wirbelsäulenstudie. Versicherungsmedizin 50: 22 – 28 (1997).

HOFMANN F, SIEGEL A, MICHAELIS M, STÖSSEL U, DIETZ S: Zur Prävalenz des lumbalen Bandscheibenvorfalls: Die Freiburger Radiologiestudie. In: Arbeitsmedizin im Gesundheitsdienst 8. Freiburg im Breisgau. edition FFAS. S. 227 – 233 (1994).

HOLLER-NOWITZKI B: Psychosomatische Beschwerden im Jugendalter – Schulische Belastungen, Zukunftsangst und Streßreaktionen. Weinheim. Juventa (1994).

HOLLMANN W: Körperliches Training als Prävention von Herz-Kreislaufkrankheiten. Stuttgart. Hippokrates (1965).

HOLLMANN W, HETTINGER T: Sportmedizin – Arbeits- und Trainingsgrundlagen. 4. Auflage, Stuttgart – NewYork. Schattauer (1999).

HOLLMANN W, STRÜDER HK, HERZOG H, FISCHER HJ, PLATEN P, LEIRLEIR KD, DONIKE M: Gehirn – hämodynamische, metabolische und psychische Aspekte bei körperlicher Arbeit. Dt Ärztebl 93: 2033 – 2038 (1996).

HOLM S: Pathophysiology of disc degeneration. Acta Orthop Scand 64 (Suppl 251): 13 – 15 (1993).

HOLMSTRÖM E: Musculoskeletal disorders in construction workers. Lund-University. Lund (1992).

HOLMSTRÖM E, MORITZ U: Effects of lumbar belts on trunk muscle strength and endurance. A follow up study of construction workers. J Spinal Disord. 5: 260 – 266 (1992).

HOLMSTRÖM E, MORITZ U, ENGHOLM G: Musculosceletal disorders in construction worlers. Occupational Medicine: State of the Art reviews 10: 295 – 312 (1995).

HOPPENFELD S: Klinische Untersuchung der Wirbelsäule und der Extremitäten. 2. Auflage. Berlin. Volk und Gesundheit (1983).

HULT L: The Munkfors investigation, a study of the frequency and causes of the stiff neckbrachialgia and lumbago-sciatica syndroms, as well as observation on certain signs and symptoms from the dorsal spine and the joints of extremities in industrial and forest workers. Acta Orthop Scand Suppl 16: 1 – 76 (1954 a).

HULT L: Cervical, dorsal and lumbar spinal syndromes: a field investigation of a non-selected materila of 1200 workers in different occupations with special reference to disc degeneration and so-called muscular rheumatism. Acta Orthop Scand Suppl 17: 1 – 120 (1954 b).

HULTMANN G, NORDIN M, SARASTE H, OHLSEN H: Body composition, endurance strength, cross sectional area, and density of mm. Erector spinae in men with and without low back pain. J Spin Disorders 6: 114 – 123 (1993).

HURRELMANN K: Sozialisation und Gesundheit. Somatische, psychische und soziale Risikofaktoren im Lebenslauf. Grundlagentexte Soziologie. Juventa-Verlag, Weinheim, München, 3. Auflage (1994).

HUTTON WC, CYRON BM, STOTT JRR: The compressive strength of lumbar vertebrae. Spine 5: 46 – 50 (1979).

HUUB HE, VRIELINK O, DIEEN JH: Differential fatigue develoment during low-level static and repetitive contractions of human calf muscle. Advances in Occupational Ergonomics and Safety 1996: 111 – 116 (1996).

HVBG: Geschäfts- und Rechnungsergebnisse der gewerblichen Berufsgenossenschaften 1998. St. Augustin 1999. Hauptverband der gewerblichen Berufsgenossenschaften (1998).

ILMARINEN J: Physical load on the cardiovascular system in different work tasks. Scand J Work Environ Health 10: 403 – 408 (1984).

ILMARINEN J: The aging worker. Scand J Work Environ Health 17 (suppl 1): 141p (1991).

ILMARINEN J: Arbeit und Altern: Arbeitsphysiologische Aspekte des Alterns. In: Verband Deutscher Betriebs- und Werksärzte e.V., Tagungsbericht 1993. S. 363 – 376. Stuttgart. Gentner (1993).

ILMARINEN J: Aging, work and health. In: Work and aging – a European Perspective. 47 – 63. London. Taylor & Francis (1994).

ILMARINEN J: Aging and work: Problems and solutions for promoting the work ability. In: Proceedings of the 13th Triennal Congress of the International Ergonomic Association. Vol 5. S. 3 – 16. Tampere, Finland 1997 (1997).

ILMARINEN J, RUTENFRANZ J, KYLIAN H, KLIMMER F, AHRENS H, ILMARINEN R: Untersuchungen über unterschiedliche präventive Effekte von habituellen körperlichen Aktivitäten in Beruf und Freizeit. II Die Wirkungen von körperlichen Aktivitäten im Beruf bzw. in der Freizeit auf die kardiopulmonale Leistungsfähigkeit. Int Arch Occup Environ Health 49: 1 – 12 (1981).

ISHIHARA H, MCNALLY DS, URBAN JP, HALL AC: Effects of hydrostatic pressure on matrix synthesis in different regions of the intervertebral disk. J Appl Physiol 80: 839 – 846 (1996).

ISO / DIS 11228 – 1.2 Ergonomics – Manual handling – Part 1: Lifting and carrying. International Organization for Standardization 1999.

ISRAEL S: Der Bewegungsmangel als kardiovaskulärer Risikofaktor – Eine Übersicht zu epidemiologischen Untersuchungen. Med Sport 29: 2 – 8 (1989).

ISRAEL S: Biologische Grundlagen der Entwicklung von Kraft. In: Badtke G. Lehrbuch der Sportmedizin. 3. Auflage. S. 374 – 379. Hüthig und Barth. Leipzig (1995).

JACOBSON E: Progressive Relaxation. Chicago. University of Chicago (1938).

JÄGER M: Körperkräfte: Der Begriff Körperkräfte. In: KONIETZKO J, DUPUIS H (Hrsg.). Handbuch der Arbeitsmedizin. V – 1.1.2 Landsberg. ecomed (1987).

JÄGER M, LUTTMANN A: compressive strength of lumbar spine elements related to age, gender and other influencing factors. In: ANDERSSON PA, HOBART JV, DANOFF JV: Electromyographcal Kinesiology. 291 – 294. Amsterdam. Elsevier Science Publishers (1991).

JÄGER M, LUTTMANN A: Compressive strength of lumbar spine elements related to age, gender and other influencing factors. In: ANDERSSON PA, HOBART JV, DANOFF JV: Electromyographcal Kinesiology. 291 – 294. Amsterdam. Elsevier Science Publishers (1991).

JÄGER M, LUTTMANN A: Biomechanische Beurteilung der Belastung der Wirbelsäule beim Handhaben von Lasten. In: Der medizinische Sachverständige 90(5), 160 – 164 (1994a).

JÄGER M, LUTTMANN A: Möglichkeiten der biomechanischen Modellrechnung und Beurteilung von Wirbelsäulenbelastungen bei Lastenmanipulationen. In: Heben und Tragen von Lasten – Bericht der Tagung des Thüringischen Ministeriums für Soziales und Gesundheit am 20. und 21. Oktober in Luisenthal/Thüringen. S. 15 – 30. Erfurt. Ministerium für Soziales und Gesundheit (1994b).

JÄGER M, LUTTMANN A: Bimechanisch begründete Richtwerte zur Begründung des Überlastungsrisikos der Lendenwirbelsäule beim Handhaben von Lasten unter besonderer Wertung des Niosh-Kriteriums. In: Münzberger (Hrsg.): Dokumentation über die 36. Jahrestagung der Deutschen Gesellschaft für Arbeitsmedizin und Umweltmedizin 125 – 128. Fulda. Rindt-Druck (1996).

JÄGER M, LUTTMANN A, LAURIG W: Ein computergestütztes Werkzeug zur biomechanischen Analyse der Belastung der Wirbelsäule bei Lastenmanipulationen: „Der Dortmunder". Med.Orthop. Techn. 112: 305-309 (1992).

JÄGER M, JORDAN C, LUTTMANN A, DETTMER U, BONGWALD O, LAURIG W: Dortmunder Lumbalbelastungsstudie – Ermittlung der Belastung der Wirbelsäule bei ausgewählten beruflichen Tätigkeiten. Sankt Augustin. Hauptverband der gewerblichen Berufsgenossenschaften (1998).

Janda V: Muskelfunktionsdiagnostik. Berlin. Volk und Gesundheit (1986).

Junghanns H: Die Wirbelsäule in der Arbeitsmedizin. Teil II. Einflüsse der Berufsarbeit an der Wirbelsäule. Reihe: Die Wirbelsäule in Forschung und Praxis, Band 79. Stuttgart. Hippokrates (1979).

Junghanns H: Die Wirbelsäule unter den Einflüssen des täglichen Lebens, der Freizeit, des Sportes. Reihe: Die Wirbelsäule in Forschung und Praxis, Band 100. Suttgart. Hippokrates (1986).

Jürgens HW: Anthropometrie – Körpermaße. In: Konietzko, Dupuis (Hrsg.). Handbuch der Arbeitsmedizin. V – 1.1, Landsberg. ecomed (1989).

Kadefors R, Forsman M, Zoega B, Herberts P: Recriutment of low threshold motorunits inthe trapezius muscle in different static arm positions. Ergonomics 42: 359 – 375 (1999).

Kaiser R, Linke-Kaiser G: Verbesserung der Arbeitsbedingungen im Mauerwerksbau. Mitteilungen der Bau-Berufsgenossenschaft Frankfurt am Main – Heft 4/1990.

Kannel WB, Dawber TR: Hypertensive cardiovascular disease. The Framingham Study. In: Onesti G u.a.: Hypertension Mechanism and Management. New York. Grune Stratton (1973).

Kapandji IA: Funktionelle Anatomie der Gelenke. Band 2 – Untere Extremität. Stuttgart. Enke (1985a).

Kapandji IA: Funktionelle Anatomie der Gelenke. Band 3 – Rumpf und Wirbelsäule. Stuttgart. Enke (1985b).

Karasek RA, Theorell T: Healthy work. Basic Books. New York (1990).

Karhu O, Kansi P, Kuorinka I: Correcting working postures in industry: A practical method for analysis. Appl Ergonomics 8: 199 – 201 (1977).

Karvonen MJ: The effects of training on heart rate. Ann Med Exp et Biol Fenn 35: 307 – 311 (1957).

Keller A, Johansen JG, Hellesnes J, Brox JI: Predictors of isokinetic back muscle strength in patients with low back pain. Spine 24: 275 – 280 (1999).

Kempf HD: Die Rückenschule – Das ganzheitliche Programm für einen gesunden Rücken. Reinbek. Rowohlt (1993).

Ketola R, Viikari-Juuntura, Takala EP: Validation of a method to assess physical load on the upper extremity. Advances in Occupational Ergonomics and Safety 1996: 463 – 467 (1996).

Kilbom A: Intervention programmes for work-related neck and upper limb disorders. strategies and evaluation. Ergonomics 31: 735 – 747 (1988).

Kilbom A: Assessment of physical exposure in relation to work-related musculosceletal disorders – what information can be obtained from systematic observations? Scand J Work Environ Health 20: 30 – 45 (1994).

Kilbom A: Repetitive work of the upper extremity – Part I: Guidelines for the practitioner. Int J Industrial Ergonomics 14: 51 – 57 (1994).

Kilbom A: Repetitive work of the upper extremity – Part II: The scientific basis for the guide. Int J Industrial Ergonomics 14: 59 – 86 (1994).

Kilbom A: Work technique – scientific and practical issues, definitions, and relation to musculosceletal injuries. In: Proceedings of the 13th Triennal Congress of the International Ergonomic Association. Vol 4. S 289 – 291. Tampere, Finland 1997 (1997).

KIRCHBERG S: Ermittlung gefährdungsbezogener Arbeitsschutzmaßnahmen – Ratgeber. Schriftenreihe der Bundesanstalt für Arbeitsschutz und Arbeitsmedizin. Sonderschrift S. 42. Bremerhaven. Wirtschaftsverlag (1997).

KRICHNER A, KIRCHNER JH: Sitzen – alles o.k.? Band 3: Arbeitssitze im Büro- und Dienstleistungsbereich. Dortmund. Bundesanstalt für Arbeitsschutz (1994).

KIRCHNER JH, ROHMERT W: Ergonomische Leitregeln zur menschengerechten Arbeitsgestaltung. München. Hanser (1974).

KLIMMER F, KYLIAN H et al.: Einflüsse von Steinmerkmalen auf die Arbeitsschwere beim Vermauern von Hand. 37. Kongreß für Arbeitswissenschaft. Abstracts. Dresden (1991).

KLIMMER F, KYLIAN H, HOLLMANN S, SCHMIDT KH: Ein Screening-Verfahren zur Beurteilung körperlicher Belastung bei der Arbeit. Z Arbeitswiss 52: 73 – 81 (1998).

KLIMMER F, KYLIAN H, ILMARINEN J, RUTENFRANZ J: Arbeitsmedizinische Untersuchungen bei verschiedenen Tätigkeiten im Bauhauptgewerbe. Arbeitsmed Sozialmed Präventivmed 18: 143 – 147 (1983).

KLIMMER F, KYLIAN H, SCHMIDT KH, HEUER H, HOFFMANN G, LUTTKE-NYMPHIUS M: Muskulo-skelettale Beschwerden und orthopädische Funktionseinschränkungen bei Maurern unterschiedlichen Alters Dtsch Ges Arbeitsmed 33: 313 – 318 (1993).

KLISSOURAS V: Heritability of adaptive Variation. J Appl Physiol 31: 338 – 344 (1971).

KLISSOURAS V, PIRNAY F, PETIT JM: Adaptation to maximal effort: genetics and age. J Appl Physiol 35: 288 – 293 (1973).

KLOTZBÜCHER E: Über die arbeitsspezifische energetische Dauerleistungsgrenze – Ergebnisse arbeitsphysiologischer Messungen in der Bauindustrie. Z ges Hyg 21: 621 – 625 (1975).

KOCHAN FK: Arbeits- und Gesundheitsschutz – eine Herausforderung für Forschung und Praxis. In: Gesunde Betriebe durch gesunde Mitarbeiter – Forum Gesundheit und Umwelt der Europäischen Gesundheitsstiftung. Schriftenreihe Bd. 3: 94 – 103. Gamburg. Verlag für Gesundheitsförderung (1996).

KOELSCH F: Lehrbuch der Arbeitsmedizin Band I. Stuttgart. Enke (1963).

KOEPCHEN H: Zentralnervöse und reflektorische Steuerung der Herzfrequenz. In: Innervation des Herzens. S. 66 – 86. Darmstadt. Steinkopff (1982).

KOINZER K, JÜNGST BK: Sportmedizinische Aspekte im Schulsport. In: Badtke G. Lehrbuch der Sportmedizin. 3. Auflage. S. 464 – 495. Hüthig und Barth. Leipzig (1995).

KOLIP P, NORDLOHNE E, HURRELMANN K: Der Jugendgesundheitssurvey 1993. In: P KOLIP, K HURRELMANN, PE SCHNABEL (Hrsg.) Jugend und Gesundheit. S. 25 – 47. Weinheim. Juventa (1995).

KOPAG: Erkennen und Verhüten arbeitsbedingter Gesundheitsgefahren – Kooperationsprogramm Arbeit und Gesundheit. Ergebnisse. Bundesverband der Betriebskrankenkassen und Hauptverband der gewerblichen Berufsgenossenschaften. Essen und Sankt Augustin (1998).

KOS B: Zavislost kloubni pohyblivosti na stari (Die Zusammenhänge zwischen Gelenkbeweglichkeit und Alter). Sbornik institut telesne vychovy a sportu. Praha. Universiteta Karlova (1964).

KÖSSLER F: Trends in der Erforschung von arbeitsbedingten Muskel-Skelett-Erkrankungen. ErgoMed 19: 2-9 (1995).

KÖSSLER F: Nützen Lumbal-Stützgurte zur Prävention von Rückenbeschwerden bei körperlicher Schwerarbeit? Die BG 1996 / 6: 418 – 426 (1996).

KÖSSLER F: Neue Ergebnisse über Lumbal-Stützgurte zur Prävention von Rückenbeschwerden. Die BG 1997 / 7: 360 – 361 (1997).

Köthe R, Schmidt H: Beitrag zur Einschätzung des biologischen Alters der Wirbelsäule in der Pubertätsphase bei trainierenden Kindern und Jugendlichen. Med u Sport 22, 212 – 216 (1982).

Krämer J: Inhalte der Rückenschule. In: CG Nentwig, J Krämer, CH Ullrich – Die Rückenschule. S. 3 – 12. Stuttgart. Enke (1990).

Krämer J: Bandscheibenbedingte Erkrankungen – Ursachen, Diagnose, Behandlung, Vorbeugung, Begutachtung – 3. Auflage. Stuttgart. Thieme (1994).

Krämer J, Lenz G, Klein W, Laturnus H, Krämer H, Steinhaus M: Die entlastende Sitzhaltung beim Autofahren. Med Welt 30, 7: 238 – 241 (1979).

Kraus JF, Brown KA, McArthur DL, Peek-Asa C, Samaniego L, Kraus C: Reduction of acute low back injuries by use of back supports. Int J Occup Environ Health 23: 264 – 273 (1996).

Krause N, Ragland DR, Greiner BA, Syme SL, Fisher JM: Psychosocial job factors associated with back and neck pain in public transit operators. Scand J Work Environ Health 23: 179 – 186 (1997).

Kreuter H, Klaes L, Hoffmeister H, Laaser U: Prävention von Herz-Kreislaufkrankheiten – Ergebnisse und Konsequenzen der Deutschen Herz-Kreislauf-Präventionsstudie. Weinheim. Juventa (1995).

Kroemer KHE: Personnel training for safer material handling. Ergonomics 35: 1119 – 1134 (1992).

Kruse A, Olbrich E: Versorgung mit Rehabilitations- und Pflegeleistungen. In: Hurrelmann K, Laaser U. (Hrsg.): Gesundheitswissenschaften – Handbuch für Lehre, Forschung und Praxis. S 260 – 273. Weinheim. Beltz (1993).

Kucera M, Charvat A: Körperüberlastung bei Jugendlichen und ihr Einfluß auf die chronischen Schäden des Bewegungssystems. Sportarzt u Sportmed 1976; 6: 130 – 134.

Kuhn K: Betriebliche Gesundheitsförderung in einer europäischen Perspektive. In: Gesunde Betriebe durch gesunde Mitarbeiter – Forum Gesundheit und Umwelt der Europäischen Gesundheitsstiftung. Schriftenreihe Bd. 3: 45 – 53. Gamburg. Verlag für Gesundheitsförderung (1996a).

Kuhn K: Zum Stand der betrieblichen Gesundheitsförderung. In: Gesundheitsförderung im Betrieb. Schriftenreihe der Bundesanstalt für Arbeitsschutz Tb 74, S 131 – 148. Bremerhaven. Wirtschaftsverlag (1996b).

Kuhn W, Spallek M, Krämer J, Grifka J: Arbeitsmedizinisch-orthopädischer Untersuchungsbogen der Wirbelsäule. Der medizinische Sachverständige 94: 128 – 131 (1998).

Kumar S: Cumulative load as a risk factor for back pain. Spine 15: 1311 – 1316 (1990).

Kumar S: Lumbosacral compression in maximal lifting efforts in sagittal plane with varying mechanical disadvantage in isometric and isokinetic modes. Ergonomics 37: 1975 – 1983 (1994).

Kumar S, Garand D: Static and dynamic lifting strength at different reach distances in symmetrical and asymmetrical planes. Ergonomics 35: 861 – 880 (1992).

Kuorinka I, Forcier L: Work-related musculosceletal disorders – a reference book for prevention. London. Taylor & Francis (1995).

Kuorinka I, Jonsson B, Kilbom A, Vinterberg H, Biering-Sorensen F, Andersson G, Jorgensen K: Standardised Nordic questionnaire for the analsis of musculosceletal symptoms. Appl Ergon 18: 233 – 237 (1987).

Kylian H, Klimmer F, Luttke-Nymphius M, Schmidt KH, Seeber A: Physiologische Parameter und muskuloskeletale Beschwerden beim Vermauern großformatiger Steine von Hand und mit Versetzhilfen. Verh Dtsch Ges Arbeitsmed 1990; 30: 159 – 164.

LAASER T: Lumbale Bandscheiben-Diagnostik und konservative Behandlung. München. Zuckschwerdt (1994).

LAASER U, BRECKENKAMP J, MEYER S, LEMKE-GOLIASCH P, HELLMEIER W, MENSINK GBM: Die Ergebnisse der DHP-Intervention in den Hochrisikogruppen für Hypertonie und Hypercholesterinämie. Z f Gesundheitswiss 3: 242 – 251 (1995).

LAGERSTRÖM D, GEIST A, HOLLMANN W: Auswirkungen eines 6wöchigen Minimaltrainingprogramms an isokinetischen Trainingsgeräten auf die körperliche Fitness untrainierter Erwachsener. Training und Sport zur Prävention und Rehabilitation in der technisierten Umwelt, S. 553 – 559 (Hrsg. IW FRANZ, H MELLEROWICZ, W NOACK), Berlin-Heidelberg. Springer (1985).

LANDAU K, ROHMERT K, IMHOF-GILDEIN B, MÜCKE S, BRAUCHLER S: Risikoindikatoren für Wirbelsäulenerkrankungen – Auswertung der AET-Datenbank und Validierung eines neuen Analyseverfahrens. Schriftenreihe der Bundesanstalt für Arbeitsmedizin. Fb 09.10. Berlin. Bundesanstalt für Arbeitsmedizin (1996).

Länderausschuß für Arbeitsschutz und Sicherheitstechnik: Handlungsanleitung zur Beurteilung der Arbeitsbedingungen beim Heben und Tragen von Lasten. LV9 (1997).

LANGE W, KIRCHNER JH, LAZARUS H, SCHNAUBER H: Kleine ergonomische Datensammlung. Bundesanstalt für Arbeitsschutz. TÜV Rheinland. Köln (1991).

LANTZ SA, SCHULTZ AB: Lumbar spine arthrosis wearing. II: Effect on trunk muscle myoelectric activity. Spine 11: 838 – 847 (1986).

LASER T: Lumbale Bandscheibenleiden – Diagnostik und konservative Behandlung. München. Zuckschwerdt (1994).

LASER T: Muskelverspannung und Rückenschmerz. Stuttgart. Thieme (1996).

Lastenhandhabungsverordnung: (Verordnung zur Umsetzung von EG-Einzelrichtlinien zur EG-Rahmenrichtlinie Arbeitsschutz vom 4. Dezember 1996. Artikel 2: Verordnung über Sicherheit und Gesundheitsschutz bei der manuellen Handhabung von Lasten bei der Arbeit (Lastenhandhabungsverordnung – LasthandhabV).

LATKO WA, ARMSTRONG TJ, FRANZBLAU A, ULIN SS, WERNER RA, ALBERS JW: Cross-sectional study of the relationship between repetitive Ork and the prevalence of upper limb musculosceletal disorders. AM J Ind Med 36: 248 – 259 (1999).

LAURIG W: Beurteilung einseitig-dynamischer Muskelarbeit. Berlin. Beuth (1974).

LAURIG W: Belastungen durch die Arbeitsaufgabe – Muskelbelastung. In: KONIETZKO J, DUPUIS H (Hrsg.) Handbuch der Arbeitsmedizin. II–2.1, Landsberg. ecomed (1987).

LAURIG W: Grundzüge der Ergonomie. Berlin. Beuth (1990).

LAURIG W, GERHARD L, LUTTMANN A, JÄGER M, NAU HE: Untersuchungen zum Gesundheitsrisiko beim Heben und Umsetzen schwerer Lasten im Baugewerbe. Forschungsbericht 409. Schriftenreihe der Bundesanstalt für Arbeitsschutz. Dortmund (1985).

LAURIG W, SCHIFFMANN M: Ergon-Lift – Rechnergestützte Methodik zur Gefährdungsbewertung und Prävention beim manuellen Handhaben von Lasten. Bielefeld. Schmidt (1995).

LAURIG W: Das Problem der Objektivierung des Begriffs „schwere körperliche Arbeit". Zbl Arbeitsmed 33: 242 – 250 (1983).

LAVENDER SA, KENYERI R: Lifting belts: a psychphysical analysis. Ergonomics 38: 1723 – 1727 (1995).

LAVENDER SA, THOMAS JS, CHANG D, ANDERSSON GBJ: The effect of lifting belts on trunk motions. Advances in Industrial Ergonomics and Safety VI 667 – 670. London. Taylor & Francis (1994).

LAWRENCE JS: Rheumatism in coal miners. Part III: occupational factors. Br J Industr Med 12: 249 – 261 (1955).

LAWRENCE JS, MARTIN CL, DRAKE G: Rheumatism in the construction Industry. In: Work-related musculo-sceletal disorders – Proceedings of an International Symposium. 6 – 19. Schriftenreihe der Bundesanstalt für Arbeitsschutz Tb48. Dortmund (1987).

LAZARUS RS, LAUNIER R: Streßbezogene Transaktionen zwischen Person und Umwelt. In: JR NITSCH (Hrsg.): Streß. Bern. Huber (1981).

LEHMANN G: Praktische Arbeitsphysiologie. Stuttgart. Thieme (1953).

Leitlinien der Deutschen Gesellschaft für Arbeitsmedizin und Umweltmedizin e.V.

Leitlinien der Deutschen Gesellschaft für Orthopädie und Traumatologie (DGOT) und des Berufsverbandes der Ärzte für Orthopädie (BVO). Dt. Ges. f. Orthopädie und Traumatologie und Berufsverb. d. Ärzte f. Orthopädie (Hrsg.) Leitlinien der Orthopädie. Dt. Ärzte-Verlag, Köln, 1999, S. 27ff.

LIANG HL: Clinical Evaluation of Patients with a Suspected Spine Problem. In: The Adult Spine: Principles and Practice. S. 223 – 239. New York. Raven Press (1991).

LINDSTRÖM I, ÖHLUND C, EEK C, WALLIN L, PETERSON LE, FORDYVE WE, NACHEMSON AL: The effect of graded activity on patients with subacute low back pain: A randomized prospective clinical stusy with an operant-condtioning behavioral appraoch. Physical Therapy 72: 279 – 290 (1992).

LOHMANN R: Suggestive und übende Verfahren. In: TH V UEXKÜLL (Hrsg.) Psychosomatische Medizin. S. 450 – 463. München. Urban & Schwarzenberg (1996).

LÖLLGEN H: 10 Goldene Regeln für gesundes Sporttreiben. Stellungnahme der Sektion Breiten-, Freizeit- und Alterssport im Deutschen Sportärztebund. Manuskript. Remscheid (1998).

LUOMA K, RIIHIMÄKI H, RAININKO R, LUUKKONEN R, LAMMINEN A, VIIKARI-JUNTURA E: Lumbar disc degeneration in relation to occupation. Scand J Work Environ Health 24: 358 – 366 (1998).

LÜSSENHOP S, DEURETZBACHER G, REHDER U: Der mechanische Effekt eines präventiven Back Supports – eine biomechanische Untersuchung. Orthopädie-Technik 4: 322 – 324 (1995).

MAETZEL A, MÄKELA M, HAWKER G, BOMBARDIER C: Osteoarthritis of the hip and knee and mechanical occupational exposure – a systematic overview of the evidence. J Rheumatology 24: 1599 – 1607 (1997).

MAGORA A: Investigation of the relation between low back pain and occupation: II. work history. Ind Med Surg. 39: 504 – 510 (1970).

MAIKO JA, HUTTON WC, FAJMAN WA: An in-vivo magnetic resonance imaging study of changes in the vertebral volume (and fluid content) of the lumbar intervertebral discs during a simulated diurnal load cycle. Spine 24: 1015 – 1022 (1999).

MÄLKÄI E: Muscular performance as a determinant of physical ability in Finnish adult population. In: Publications of the Social Insurance Institution, Turku AL 23: 148 (1983).

MALMIVAARA A, HÄKKINEN U, ARO T, HEINRICHS ML, KOSKENNIEMI L, KUOSMA E, LAPPI S, PALOHEIMO R, SERVO C, VAARANEN V, HERNBERG S: The treatment of acute low back pain – bed rest, exercises, or ordinary activity? N Engl J Med 332: 351 – 355 (1995).

MANNION AF, DOLAN P: Electromyograhic median frequency changes during isometric contraction of the back extensors to fatigue. Spine 19: 1223 – 1229 (1994).

MANSEL J, HURRELMANN K: Alltagsstreß bei Jugendlichen – Eine Untersuchung über Lebenschancen, Lebensrisiken und psychosoziale Befindlichkeiten im Statusübergang. Weinheim. Juventa (1995).

MARRAS WS: Towards an understanding of spine loading during occupationally related dynamic trunk activity. In: The Ergonomics of Manual Material Handling. 25 – 32. London. Taylor & Francis (1993).

MARRAS WS, LAVENDER SA, LEURGANS SE, FATHALLAH FA, FERGUSON SE, ALLREAD WG, RAJULU SL: Biomechanical risk factors for occupationally related low back disorders. Ergonomics 38: 377 – 410 (1995).

MARRAS WS, LEURGANS SE, LAVENDER SA, ALLREAD GW, FATHALLAH FA, FERGUSON SE, RAJULU SL: Three-dimensional dynamic trunk motions, workplace factors, and occupational low back disorders. In: The Ergonomics of Manual Material Handling. 155 – 158. London. Taylor & Francis (1993).

MARSCHALL B: Gesundheitsentwicklung und Organisationsentwicklung. In: Gesunde Betriebe durch gesunde Mitarbeiter – Forum Gesundheit und Umwelt der Europäischen Gesundheitsstiftung. Schriftenreihe Bd. 3: 164 – 175. Gamburg. Verlag für Gesundheitsförderung (1996).

MATHIASSEN SE, WINKEL J: Assessment of repitive work. In: PREMUS 95 – Book of Abstracts of Second Intenational Scientific Conference on Prevention of Work-related Musclosceletal Disorders. S. 232 – 234. Montreal (1995).

Maximum weights in load lifting and carrying. Occupational Safety and Health Series 59. Geneva. International Labour Office (1988).

MCGILL SM: Abdominal belts in industry. A position paper ontheir assets, liabilities and use. Am Ind Hyg Assoc J 54: 752 – 754 (1993).

MCGILL SM, NORMAN RW, SHARRATT MT: The effect of an abdominal belt on trunc muscle activity and intraabdominal pressure during squat lifts. Ergonomics 33: 147 – 160 (1990).

MEINEL K, SCHNABEL G: Bewegungslehre – Sportmotorik. Berlin. Volk und Wissen (1987).

MELLIN G, HÄRKÄPÄÄ K, HURRI H, JÄRVIKOVSKI AA: A controlled study on the outcome of intrapatient treatment of low back apin, part IV: long-term effects on physical measurement. Scand J Rehabil Med 22: 189 – 194 (1990).

MELZACK R: Pain perception. Res Publ Ass nerv ment Dis 48: 272 – 285 (1970).

MICHAELIS M, NÜBLING M, PEINECKE W, STÖSSEL U, HOFMANN F: Zur arbeitsmedizinischen Bedeutung des Lumbal- und Zervikalsyndroms bei Büroangestellten. Arbeitsmed Sozialmed Umweltmed 32: 368 – 374 (1997).

MIEDEMA M, DOUWES M, DUL J: Recommended maximum holding times for prevention of discomfort of static standing psotures. Int J Industrial Ergonomics 19: 9 – 18 (1997).

MILLER RA, HARDCASTLE P, RENWICK SE: Lower spinal mobility and external immobilization in the normal and pathologic condition. Orthopedic Review XXI: 753 – 757 (1992).

MITAL A, NICHOLSON AS, AYOUB MM: A guide to manual handling. London. Taylor & Francis (1993).

MITAL A, NICHOLSON AS, AYOUB MM: A guide to manual material handling. London. Taylor & Francis (1993).

MOONEY V: Back injuries: Successfull prevention and management. The Journal of Workers Compensation 18 – 27 (1991).

MOORE JS, GARG A: A comparison of different approaches for job evaluation for predicting risk of upper extremity disorders. IEA 94. Occup Health Saf 2 (1994).

MORGENTHALER M, WEBER M: Orthopädische Erkenntnisse bei der Begutachtung der Berufskrankheit 2108. In: M WEBER, H VALENTIN (Hrsg.): Begutachtung der neuen Berufskrankheiten der Wirbelsäule. 62 – 73. Stuttgart. Fischer (1997).

MORRISON JB: The mechanics of the knee joint in relation to normal walking. J Biomech 3: 51 – 61 (1970).

MÜLLER-BRAUNSCHWEIG H: Körperorientierte Psychotherapie. In: TH v UEXKÜLL (Hrsg.). Psychosomatische Medizin. S. 465 – 476. München. Urban & Schwarzenberg (1996).

MÜLLER-LIMMROTH W: Arbeit und Streß in Maß und Zahl. Reihe Arbeitsmedizin Sozialmedizin Präventivmedizin Bd.75. Stuttgart. Gentner (1988).

MÜNCHINGER R: Arbeit und Bandscheibenbeanspruchung. Med et Hyg Geneve; 19: 333 – 338 (1961).

NACHEMSON A: In vivo measurements of intradiscal pressure. J Bone Joint Surg. Am Vol 44A, S. 1077 – 1092 (1964).

NACHEMSON A: The effect of forward leaning on lumbar intradiscal pressure. Acta orthop scand 35: 314 – 319 (1965).

NACHEMSON A: The lumbar spine: an orthopedic challenge. Spine 1: 59 – 67 (1976).

NACHEMSON A: Disc pressure measurements. Spine 6: 93 – 97 (1981).

NACHEMSON A: Lumbar intradiscal pressure. In: The lumbar spine and back pain. JAYSON M (ed.). New York. Grune and Stratton. 261.

NACHEMSON AL: Newest knowledge of low back pain. A critical look. Clin Orthop 279: 8 – 20 (1992).

NENTWIG CG, CZOLBE AB: Methoden und Ergebnisse der Evaluation. In: CG NENTWIG, J KRÄMER, CH ULLRICH – Die Rückenschule. S. 97 – 102. Stuttgart. Enke (1990).

NENTWIG CG, KRÄMER J, ULLRICH CH: Die Rückenschule. Stuttgart, Enke (1993).

NETTER FH: Farbatlanten der Medizin. Band 7: Bewegungsapparat I Stuttgart. Thieme (1992).

NICOLAISEN T, JOERGENSEN K: Trunk strength, back muscle endurance and low back trouble. Scand J Rehabilitation Med 17: 121 – 127 (1985).

NIOSH (National Institute of Occupational Safety and Health): Work practices guide for manual lifting. In: US-Department of Health and human Services:Technical report No 81: 81 – 122. Cincinnati (1981).

NUMMI J, JÄRVINEN T, STAMBEJ V, WICKSTRÖM G: Diminished dynamic performance capacity of back and abdominal muscles in concrete reinforcement workers. Scand J Work Environ Health (Suppl 1) 4: 39 – 46 (1978).

NYGARD CH, LUOPAJÄRVI T, ILMARINEN J: Musculosceletal capacity and ist changes among aging municipal employees in different work categories. Scand J Work Environ Health 17 (Suppl): 110 – 117 (1991).

NYGARD CH, LUOPAJÄRVI T, SUURNÄKKI T, ILMARINEN J: Muscle strength and muscle endurance of middle aged women and man associated to type, duration and intensity of muscular load at work. Int Arch Occup Environ Health 60: 291 – 297 (1988).

OESTERREICH R, VOLPERT W: Zur Analyse von Planungs- und Denkprozessen in der industriellen Produktion. Das Arbeitsanalyseinstrument VERA. Diagnostica 30: 216 – 234 (1984).

OHLSSON K, ATTEWELL R, PAISSON B, KARLSSON B, BALOGH I, JOHNSSON B: Repetitive industrial work and neck and upper limb disorders in females. Am J Ind Med 27: 731 – 747 (1995).

OLSEN O, VINGARD E, KÖSTER M, ALFREDSON L: Etiologic fraction für physical work load, sports and overweight in the occurence of coxarthrosis. Scand J Work Environ Health 20: 184 – 188 (1994).

OSTERHOLZ U, KARMAUS W: Arbeitssituation und muskuloskeletale Beschwerden in Bauberufen. Eine Studie der Hamburgischen Zimmererkrankenkasse (HZK). Nordig Institut für Gesundheitsforschung und Prävention (1993).

PAFFENBARGER HS, HYDE RT: Exercise as protection against heart attack. Eng J Med 302: 1026 – 1027 (1980).

PANGERT R, HARTMANN H: Ein Maß für die Belastung der Wirbelsäule. Z ges. Hyg 33: 307 – 309 (1987).

PANGERT R, HARTMANN H: Ein einfaches Verfahren zur Bestimmung der Belastung der Wirbelsäule am Arbeitsplatz. Zbl Arbeitsmed 39: 191 – 194 (1989).

PANGERT R, HARTMANN H: Kritische Dosis für die berufliche Belastung der Lendenwirbelsäule als gutachtliche Entscheidungshilfe. Zbl Arbeitsmed 44: 124 – 130 (1994).

PEARCY M, PORTEK I, SHEPHERD J: Three-dimensional x-ray analysis of normal movement in the lumbar spine. Spine 9: 294 – 297 (1984).

PFISTER E: Arbeitsphysiologische Felduntersuchungen 1977 – 1990 (unveröffentlichtes Script). Institut für Arbeitsmedizin. Medizinische Akademie Magdeburg (1990).

PFISTER E, HARTMANN B: Kardiovaskuläre Reaktivität im Vergleich zwischen statischer Belastungsprovokation und geistiger Belastung. Arbeitstagung Angewandte und pathologische Physiologie. Lehmen/Mosel. Abstracts (1992).

PHEASANT S: Bodyspace: Anthropometry, Ergonomics and Design. Taylor & Francis. London. 133 – 134 (1986).

PICKENHAIN L, NEUMANN G, SCHAARSCHMIDT F: Sportmedizin – Grundfragen, Methoden, Ziele. Bern. Huber (1993).

PLATEN P: Prävention und Therapie der Osteoporose – Die Bedeutung des Sports und der körperlichen Aktivität. Deutsches Ärzteblatt 40: 2569 – 2574 (1997).

PLUTO R, NOLTING HD, ZOBER A: Das BASF-Rückenprojekt – Betriebliche Interventionen zur Reduzierung der Beeinträchtigung durch Rückenbeschwerden und deren Folgen. Arbeitsmed Sozialmed Umweltmed 32: 264 – 268 (1997).

PÖHL KD, EILEBRECHT G, HAX PM, RÖMER W: Zusammenhangsbeurteilung bei bandscheibenbedingten Wirbelsäulenerkrankungen. Die BG 1997 / 11, S. 670 – 682 (1997).

POLLOCK ML, GRAVES JE, JONES AE, COLVIN A, LEGGETT SH: Specifity of limited range of motion exercise on the response of strength training. Medicine and Science in Sports and exercise 19: 87 – 95 (1987).

POPE MH: Risc indicators in low back pain. Annals of Medicine 21: 387 – 392 (1989).

POPE MH, ROSEN JD et al.: Biomechanical and physiological factors in patients with low back pain. Spine 5: 173 – 178 (1980).

PRESSEL G: Die Bedeutung der beruflichen Exposition für die Ätiologie des chronischen Meniskusschadens. Habilitationsschrift. Frankfurt am Main (1980).

PRESSEL G, GABER W, KRIEG L: Hebe- und Tragetraining bei Ladearbeitern zur Prävention von Rückenbeschwerden und -erkrankungen: Arbmed Sozmed Prävmed 26: 328 – 332 (1991).

PRESSEL G: Die BK 2102 „Meniskusschaden" nach der Neuregelung – Hinweise für die Begutachtung. Arbeitsmed Sozialmed Präventivmed 23: 303 – 308 (1998).

PRESSEL G: Grundlagen der Begutachtung der BK-Nr. 2102 (Meniskusschaden) seit der Neuregelung. Arbeitsmed Sozialmed Präventivmed 26: 150 – 152 (1991).

PRIOR A, RENNER A: Bilanzierung belastungsorientierter Gesundheitsförderung im Betrieb – unter besonderer Berücksichtigung körperlicher Belastungen. Schriftenreihe der Bundesanstalt für Arbeitsschutz Fb 723. Bremerhaven, Wirtschaftsverlag (1995).

RASPE H, KOHLMANN T: Rückenschmerzen – eine Epidemie unserer Tage? Deutsches Ärzteblatt 90: 2920 – 2925 (1993).

REDMANN A, REHBEIN I, VETTER C: Krankheitsbedingte Fehlzeiten in der deutschen Wirtschaft – Branchenreport 1997. Bonn. WidO – Wissenschaftliches Institut der AOK (1998).

REFA: Methodenlehre des Arbeitsstudiums. Teil 1: Grundlagen. 7. Auflage München (1984).

REHDER U: Hamburger Bauarbeiter-Studie des BMFT – Orthopädische und biomechanische Untersuchungen. Schriftenreihe Arbeitsmedizin und Arbeitssicherheit in der Bauwirtschaft 9, 102 – 111. Berufsgenossenschaften der Bauwirtschaft. Frankfurt am Main (1996).

REINHARDT A, PLUTO R: Rückenschulen in Betrieben. Arbeitsmedizin aktuell 8.5. 241 – 254. Stuttgart. Fischer (1994).

REVEL M: Rehabilitation of low back pain patients. A review. Rev Rhum Engl Ed 62: 35 – 44 (1995).

Richtlinie des Rates vom 29. Juli 1989 über die Durchführung von Maßnahmen zur Verbesserung der Sicherheit und des Gesundheitsschutzes der Arbeitnehmer bei der Arbeit (89/391/EWG).

RIIHIMÄKI H: Back pain and heavy physical work: a comparative study of concrete reinforcement workers and maintenance house painters. Brit J Industr Med 42: 226 – 232 (1985).

RIIHIMÄKI H: Low-back pain, its origin and risk indicators. Scand J Work Environ Health 17: 81 – 90 (1991).

RIIHIMÄKI H: Back and limb disorders. In: C McDONALD (Ed.) Epidemiology of work-related diseases. S. 207 – 238. BMJ Publishing Group. London (1995).

RIIHIMÄKI H, TOLA S: Low-back pain and Occupation – A cross-sectional questionnaire study of men in machine operating, dynamic physical work and sedentary work. Spine 14: 204 – 209 (1989).

ROHMERT W: Statische Haltearbeit des Menschen. Berlin. Beuth (1960).

ROHMERT W: Untersuchung über Muskelermüdung und Arbeitsgestaltung. Schriftenreihe Arbeitswissenschaften und Praxis. Berlin. Beuth (1962).

ROHMERT W: Formen menschlicher Arbeit. In: ROHMERT W, RUTENFRANZ J (Hrsg.) Praktische Arbeitsphysiologie. S. 5 – 29. Stuttgart. Thieme (1983).

ROHMERT W, RUTENFRANZ J: Praktische Arbeitsphysiologie. Stuttgart. Thieme (1983).

ROHMERT W, LANDAU K: Das Arbeitswissenschaftliche Erhebungsverfahren zur Tätigkeitsanalyse (AET), Handbuch und Merkmalheft. Bern. Huber (1979).

ROSENSTOCK IM: Historical origins of the health belief model. Health Education Monographs 2, 328 – 335 (1974).

ROST R: Sport- und Bewegungstherapie bei Inneren Krankheiten. Köln. Deutscher Ärzte-Verlag (1995).

RUTENFRANZ J, ILMARINEN J, KLIMMER F, KYLIAN H: Work load and demanded physical performance capacity under different industrial conditions. In: KANEBO M (Ed.) Fitness for the aged, disbaled, and industrial worker. S. 217 – 238. Champaign. Human Kinetics Books (1991).

RUTENFRANZ J, KLIMMER F, ILMARINEN J: Arbeitsphysiologische Überlegungen zur Beschäftigung von weiblichen Jugendlichen und Frauen im Bauhauptgewerbe. Schriftenreihe Arbeitsmed Sozialmed Präventivmed. Stuttgart. Gentner (1982).

SACHS S, TEICHERT HJ, RENTZSCH M: Ergonomische Gestaltung mobiler Maschinen – Handbuch für Konstrukteure, Planer, Ergonomen, Designer und Sicherheitsfachkräfte. Landsberg. ecomed (1994).

SAHLSTRÖM A, MONTGOMERY F, BALOGH I: Knee moment at work: validation of a questionnaire based moment in working life. Int Arch Occup Environ Health 68: 321 – 324 (1996).

SALMINEN JJ, ERKINTALO-TERTTI MO, PAAJANEN HE: Magnetic resonance imaging findings of lumbar spine in the young: correlation with leisure time physical activity, spinal mobility, and trunk muscle strength in 15-year-old pupils with or without low-back pain. J Spinal Disord 6: 386 – 391 (1993).

SCHAUB K: Europäische und Internationale Normungsaktivitäten in den Bereichen Arbeitssicherheit und Ergonomie dargestellt am Beispiel des manuellen Lastenhandhabens. Z Arbeitswissenschaft 53: 242 – 251 (2000).

SCHENK RJ, DORAN RL, STACHURA JJ: Learnuing effects of a back education program. Spine 21: 2183 – 2189 (1996).

SCHEUCH K: Überlegungen zum Belastungs-Beanspruchungs-Konzept aus arbeitsmedizinischer Sicht. Zbl Arbeitsmed 48: 498 – 503 (1998).

SCHLAPPACH P: Rückenschule als Präventionsmaßnahme gegen Rückenschmerz: Modeintervention oder Neurotisierungsmittel? Ther Umsch 51: 431 – 436 (1994).

SCHMIDTBLEICHER D: Motorische Beanspruchungsform Kraft. Dt Z Sportmedizin 9, 356 – 377 (1987).

SCHNEIDER-WOHLFAHRT U, WACK OG: Entspannt sein – Energie haben. München. Beck (1994).

SCHNOZ, M, LÄUBLI T, WEISS JA, KRUEGER H: Aktivierung der Finger- und Trapezmuskulatur bei repetitiven Kurz- und Langzeit-Fingerbewegungen. Z Arbwiss 53: 131 – 138 (1999).

SCHOLLE HC, SCHUMANN NP, ANDERS C, BRADL U: Topographical aspects of myoelectrical activation – a possibility to evaluation seating. In: MITAL A, KRÜGER H, KUMAR S, MENOZZI M, FERNANDES JE (Eds.) Advances in occupational ergonomics and safety. Vol I. International Society for Occupational Ergonomics and Safety. S. 529 – 533. Cincinnati (1996).

SCHÖNLE C: Die Effektivität konservativer Therapien bei chronischen Rückenschmerzen im Spiegel der Literatur. Gesundheitswesen 55: 227 – 233 (1993).

SCHRÖTER G, SCHLOMKA G: Über die Bedeutung beruflicher Belastungen für die Entstehung der degenerativen Gelenkleiden. III Mitteilung. Z Inn Med 10: 993 – 999 (1954).

SCHUBERT E: Welche Erkenntnisse können aus Untersuchungen des Herzrhythmus gewonnen werden? Dt Gesundheitswesen 39: 845 – 856 (1984).

SCHULTZ JH: Das autogene Training. Konzentrative Selbstentspannung. Versuch einer klinisch-praktischen Darstellung. 19. Auflage. Stuttgart. Thieme (1991).

SCHWARTZ FW: Das Public-Health-Buch. München. Urban & Schwarzenberg (1998).

SCHWARZER R: Psychologie des Gesundheitsverhaltens. Göttingen. Hogrefe (1992).

SEIBT R, SCHEUCH K: Blutdruckmessung und -bewertung in der Arbeitsmedizin. Arbeitsmed Sozialmed Umweltmed 34: 363 – 367 (1999).

SEIDE K, GROSSER V, WOLTER D: Berufsbedingte Lendenwirbelsäulenerkrankungen im Pflegebereich. In: M WEBER, H VALENTIN: Begutachtung der neuen Berufskrankheiten der Wirbelsäule. S. 95 – 100. Stuttgart. Fischer (1997).

SEIDEL H: Belastungsadäquate Beurteilung wiederholter Kompressionsbelastungen der Wirbelsäule. ErgoMed 20: 150 – 160 (1996).

SEIDEL H, BEYER H, BRÄUER D: Electromyographic evaluation of back muscle fatigue with repeated sustained contractions of different strengths. Eur J Appl Physiol, 56:592 – 602 (1987).

SEIDL A: Das Menschenmodell Ramsys – Analyse, Synthese und Simulation dreidimensionaler Körperhaltungen von Menschen zur ergonomischen Auslegung von Bedien- und Sitzarbeitsplätzen im Auto. FAT-Schriftenreihe Nr. 123. Frankfurt am Main. FAT (1995).

SHEPHARD RJ: Aging and Productivity. In: Aging and Work – International Scientific Symposium on Aging and Work 28 – 30 May 1992 in Haikko – Finland. 11 – 24. Helsinki. Institute of Occupational Health (1993).

Siebtes Buch Sozialgesetzbuch – Gesetzliche Unfallversicherung (SGB VII). Vom 7. August 1996. BGBl I, S. 1254.

SIEGRIST J: Soziale Krisen und Gesundheit. Göttingen. Hogrefe (1996).

SIKORSKI JM: A rationalized approach to physiotherapy for low-back pain. Spine 10: 571 – 579 (1985).

SILVERSTEIN B: The prevalence of upper extremity cumulative trauma disorders in industry. Ph D thesis, Ann Arbos. University of Michigan, zitiert bei KUORINKA 1995 (1985).

SILVERSTEIN B: The role of ergonomic standards in reducing work-related musculosceletal disorders. iN. Proceedings of the 12th Triennial Congress of the Intenational Ergonomics Association. August 15 – 19 1994. Toronto. Canada (1994).

SILVERSTEIN B, FINE LJ, ARMSTRONG TJ: Hand wrist cumulative trauma disorders in industry. Br J Ind Med 43: 779 – 784 (1986).

SJOGAARD G, EKNER D, SCHIBYE B, SIMONSEN EB, JENSEN BR, CHRISTIANSEN JU, PEDERSEN KS: Skulder nakke-beswer hos syersker: En Epidemiologistts og Arbejdsfysiologisk Undersögelse. Copenhagen. Arbejdsmiljöfondet (1987).

SKINNER JS: Rezepte für Sport und Bewegungstherapie. Köln. Deutscher Ärzte-Verlag (1989).

SKOVRON ML, SZPALSKI M, NORDIN M, MELOT C, CUKIER D: Sociokultural factors and back pain. A population-based study in Belgian adults. Spine 19: 129 – 137 (1994).

SMIDT G, AMUNDSEN LR, DOSTAL WF: Muscle strength at the trunk. The Journal of Orthopedic and Sports Physical therapy 1: 165 – 170 (1980).

SMIT TH, ODGAARD A, SCHNEIDER E: Structure and function of vertebral trabecular bone. Spine 22: 2823 – 2833 (1997).

SMITH MJ, SAINTFORT PC: A balance theory of job design for stress reduction. Int J Ind Ergonomics 4: 67 – 79 (1989).

SOYKA M, TOUSSAINT R, LÜSSENHOP S, REHDER U: Eppendorfer Orthopädischer Untersuchungsbogen (EOU) – Standardisierte orthopädische Untersuchung von Muskel-Skelett-Erkrankungen. Schriftenreihe der Bundesanstalt für Arbeitsmedizin. Fa 01 HG 019. Berlin (1995).

SPALLEK M, DONNER M: Rückenkurse in Betrieben. Zbl. Arbeitsmed. 42: 154 – 156 (1992).

SPITZER H: Der Energieverbrauch des Menschen beim Lastentransport. VDI-Z 91: 177 – 180 (1949).

SPITZER H, HETTINGER TH, KAMINSKY G: Tafeln für den Energieumsatz bei körperlicher Arbeit. 6. Auflage. Beuth. Berlin (1982).

SPITZER H, HETTINGER TH, KAMINSKY G: Tafeln für den Energieumsatz bei körperlicher Arbeit. 6. Auflage. Berlin. Beuth-Verlag (1982).

SPRING H, DVORAK J, DVORAK V, SCHNEIDER W, TRITSCHLER T, VILLIGER B: Theorie und Praxis der Trainingstherapie. Stuttgart. Thieme (1997).

STAIRMAND JW, HOLM S, URBAN JPG: Factors influencing oxygen concentration gradients in the intervertebral disc: A theoretical analysis. Spine 16: 444 – 449 (1991).

STEGEMANN J: Leistungsphysiologie. Stuttgart. Thieme (1971).

STEINBERG U: Arbeitsbedingte Körperhaltungen – Methoden zur Analyse und Bewertung, Literaturübersicht. Schriftenreihe der Bundesanstalt für Arbeitsmedizin. Sonderschrift 5. Berlin (1994).

STEINBERG U, WINDBERG HJ: Leitfaden Sicherheit und Gesundheitsschutz bei der manuellen Handhabung von Lasten. Schriftenreihe der Bundesanstalt für Arbeitsschutz und Arbeitsmedizin. S. 43. Dortmund/Berlin (1997).

STOFFERT G: Analyse und Einstufung von Körperhaltungen bei der OWAS-Methode. Z Arbwiss 39: 31 – 38 (1985).

STRASSER H: Ergonomische Überlegungen zur Dosismaxime bzw. zur Energieäquivalenz bei Umgebungsbelastungen. Zbl Arbeitsmed 40: 338 – 354 (1990).

STRASSER H: Dosismaxime und Energie-Äquivalenz – Ein Kernproblem des präventiven Arbeitsschutzes bei der ergonomischen Beurteilung von Umgebungsbelastungen. In: H. STRASSER, Arbeitswissenschaftliche Beurteilung von Umgebungsbelastungen. S. 9 – 31. Landsberg. ecomed (1995).

STRASSER H: Kompatibilität als Ziel der ergonomischen Gestaltung von Mensch-Maschine-Systemen. Zbl Arbeitsmedizin 45: 6 – 21 (1995).

STRASSER H: Elektromyographische Beurteilung dynamischer Arbeit. In: H STRASSER: Beanspruchungsgerechte Planung und Gestaltung manueller Tätigkeiten S. 35 – 72. Landsberg. ecomed (1996).

STRASSER H: Elektromyographische und subjektive Beurteilung von handgeführten Werkzeugen am Beispiel von Maurerkellen mit konventionellem und ergonomisch gestalteten Griffen. Z Arbeitswiss 52: 90 – 100 (1998).

STRASSER H: Dosismaxime und Energieäquivalenz – ein Kernproblem des präventiven Arbeitsschutzes bei der ergonomischen Bewertung von Arbeitsbelastungen. In: Dosis-Wirkungs-Modelle der körperlichen Belastung an der Lendenwirbelsäule – Expertengespräch der Berufsgenossenschaften der Bauwirtschaft am 4. November 1998 in Hamburg. S. 35 – 77. Sankt Augustin. Hauptverband der gewerblichen Berufsgenossenschaften (1999).

STRASSER H, ERNST J, MÜLLER KW: Günstige Bewegungen für die ergonomische Gestaltung – Elektromyographische Untersuchungen des Hand-Arm-Systems. Schriftenreihe Arbeitsmedizin – Arbeitsschutz – Prophylaxe und Ergonomie. Bd 11. Heidelberg. Haefner (1992).

STÜBLER E, LANDAU K: Das Arbeitssystem. In K. LANDAU, E STÜBLER Die Arbeit im Dienstleistungsbetrieb – Grundzüge einer Arbeitswissenschaft der personenbezogenen Dienstleistung. S. 24 – 28. Stuttgart. Ulmer (1992).

SVENSSON HO, VEDIN A, WILHELMSSON C, ANDERSSON GB: Low-back pain in relation to other diseases and cardiovascular risk factors. Spine 8: 277 – 285 (1983).

SWEENEY MH, GARDNER LI, PARKER JE, WATERS TR, FLESCH J, HUDOCK SD, SMITH SS: Workplace use of back belts. Memorandum on back belt use and recommendations. National Institute of Occupational Safety and Health (NIOSH). Cincinnati (1994).

TAKRAF: Ergonomische Gestaltung fördertechnischer Erzeugnisse. TAKRAF-Gestaltungsrichtlinien. Leipzig. TAKRAF-Schwermaschinenbau (1988).

TERTTI M, PAAJANEN H, LAATO M, AHO H, KOMU M, KORNAMO M: Disc degeneration in magnetic resonance imaging. A comparative biochemical, histologic and radiologic study in cadaver spines. Spine 16: 629 – 634 (1991).

THEORELL T, HARMS-RINGDAHL K, AHLBERG-HULTEN G, WESTIN B: Psychosocial job factors and symptoms from the locomotor system – a multicausal analysis. Scand J Rehab Med 23: 165 – 173 (1991).

THEORELL T, OLSSON A, ENGHOLM G: Concrete work and myocardial infarction. Scand J Work Environ Helath 3: 144 – 153 (1977).

TIDOW G: Kraft- und Flexibilitätstraining für den Rückenbereich mit Auszubildenden zur Prävention von Wirbelsäulenschäden und Rückenverletzungen: Forschungsbericht. Ruhr-Universität Bochum. Fakultät für Sportwissenschaft (1997).

TITTEL K: Beschreibende und funktionelle Anatomie des Menschen. Stuttgart. Fischer (1990).

TOOMINGAS A: Methods for the evaluation of work-related musculosceletal neck and upper-extremity disorders. Arbete och hälsa 1996: 17 (1996).

TOOMINGAS A, THEORELL T, MICHELSEN H, NORDEMAR R: Association between self-rated psychosocial work conditions and musculosceletal symptoms and signs. Scand J Work Environ Health 23: 130 – 139 (1997).

TUTSCH C, ULRICH SP: Sport und Hochleistungsturnen. Sportarzt und Sportmed 9. 206 – 209 (1974).

TUXWORTH W, NEVILL AM, WHITE C, JENKINS C: Health, fitness, physical activities, and morbidity of middle aged male factory workers. Br J Ind Med 43: 733 – 753 (1986).

UDO H, SEO A, KODA S, KURUMATANI N, DEJIMA M, HISASHIGE A, FUJIMURA T, MATUURA Y, MATUMURA K, IKI M: The effect of a preventive belt on the incidence of low back pain (Part II): Investigation in rice-carrying work. J Sci Lab 68: 503 – 519 (1992).

UDO H, YOSHINAGA: Effect of a pelvic belt on abdominal pressure by various weights and bending angles. Industrial Health 35: 229 – 234 (1997).

ULICH E: Arbeitspsychologie Stuttgart. Schäffer-Poeschel (1994).

ULIN SS, WAYS CM, ARMSTRONG TJ, SNOOK SH: Perceived exertion and discomfort versus work height with a pistol shaped screw driver. Am Ind Hyg Assoc J 51: 588 – 594 (1990).

ULLRICH CH: Training ohne Reue – Das Trainingsbuch für jeden Sportler. München. Zuckschwerdt (1991).

UNTHOFF HK, JAWORSKI ZFG: Bone loss in response to long-term immobilization. Bone Joint Surg. 60B: 420 – 429 (1978).

URBAN JPG, MCMULLIN JF: Swelling pressure of the lumbar intervertebral discs: Influence of age, spinal level, composition and degeneration. Spine 13: 179 – 187 (1988).

Urteil des 2. Senates des Bundessozialgerichts (BSG) vom 20.03.1999 (AZ: B2 U 12/98 R) zur Rechtswirksamkeit der Aufnahme der Berufskrankheit Nr. 2108 (Bandscheibenbedingte Erkrankungen der Lendenwirbelsäule ...) in die Liste der Berufskrankheiten.

v. TROSCHKE J: Gesundheits- und Krankheitsverhalten. In: K HURRELMANN, U LAASER (Hrsg.): Gesundheitswissenschaften – Handbuch für Lehre, Forschung und Praxis. S 155 – 175. Weinheim. Beltz (1993).

v. TROSCHKE J: Zukunft der Gesundheitsförderung und Prävention. In: P. Kolip, K Hurrelmann, PE Schnabel (Hrsg) Jugend und Gesundheit. S. 333 – 346. Weinheim. Juventa (1995).

v. WEIZSÄCKER V: Der Gestaltkreis. Stuttgart. Thieme (1947).

v. ARNIM A, STRUCK I: Funktionelle Entspannung. In: Funktionelle Erkrankungen – Diagnostische Konzepte – Therapeutische Strategien. Hrsg. JM HERRMANN, H LISKER, GJ DIETZE. München S. 205 – 219. Urban & Schwarzenberg (1996).

v. d. MOLEN HF, HOONAKKER PLT; SCHREURS PJG, BULTHUIS BM, BROUWER JM, BINKHORST RA: A participatory approach to diminish physical workload of the dutch building and construction industry: The first results. In: The Ergonomics of Manual Material Handling. 531 – 534. London. Taylor & Francis (1993).

v. d.WEIDE WE, VERBEEK JH, TULDER MW: Vocational outcome of intervention for low back pain. Scand J Work Environ Health 23: 165 – 178 (1997).

VALENTIN H: Prävention und Kompensation der Berufskrankheiten in den Jahren seit 1979. Arbeitsmed Sozialmed Umweltmed 32: 357 – 367 (1997).

VALENTIN H: Zur Einführung in die Berufskrankheiten Nrn. 2108, 2109 und 2110. In: M WEBER & H VALENTIN: Begutachtung der neuen Berufskrankheiten der Wirbelsäule. S. 1 – 7. Stuttgart. Fischer (1997).

VALENTIN H, ESSING HG: Gesundheitsschäden durch Überlastung. Ärztliche Praxis 27: 1307 – 1310 / 1343 – 1346 (1974).

VAN DER BEEK AJ, FRINGS-DRESEN MHW: Assessment of mechanical exposure in ergonomic epidemiology. Occupational Environmental Medicine 55: 291 – 299 (1998).

VAN POPPEL NM, KOES BW, SMID T, BOUTER LM: A systematic review of controlled clinical trials on the prevention of back pain in industry. Occupational and Environmental Medicine 54: 841 – 847 (1997).

Verordnung zur Umsetzung von EG-Einzelrichtlinien zur EG-Rahmenrichtlinie Arbeitsschutz. Vom 4. Dezember 1996. BGBl I, Nr. 63. S. 1841 – 1845.

VIDEMAN T, BATTIE MC, GIBBONS LE, MANNINEN H, GILL K, FISHER LD, KOSKENVUO M: Lifetime exercise and disk degeneration: an MRI-Study of monocygotic twins. Med Sci Sports Exerc 29: 1350 – 1356 (1997).

VIDEMANN T, NURMINEN T, TROUP J: Lumbal spinal pathology in cadaveric material in relation to history of back pain, occupation anf physical loading. Spine 8: 728 – 734 (1990).

VIIKARI- JUNTURA E, SILVERSTEIN B: Role of physical load factors in carpal tunnel syndrome. Scand J Work Environ Health 25: 163 – 185 (1999).

VIIKARI-JUNTURA E, RAUAS S, MARTIKAINEN R, KUOSMA E, RIIHIMÄKI H, TAKALA EP, SAARENMA K: Validity of self-reported physical work load in epidemiologic studies on muskuloskeletal disorders. Scand J Work Environ Health 22: 251 – 259 (1996).

WALLENQUIST A: Prevention of knee disorders in construction work requiring kneeling. In: Osterholz U et al. (eds.) Work-related musculo-sceletal disorders – Proceedings of an International Symposium. 435 – 445. Bremerhaven. Wirtschaftsverlag (1987).

WALSH NE, SCHWARTZ RK: The influence of prophylactic ortheses on abdominal strength and low back injury in the workplace. Am J Phys Med Rehabil 69: 245 – 250 (1990).

WATERS RT, BARON SL, PIACITELLI LA, ANDERSON VP et al.: Evaluation of the Revised NIOSH Lifting Equation – A Cross-Sectional Epidemiologic Study. Spine 24: 386 – 395 (1999).

WATERS TR, PUTZ-ANDERSON V, GARG A, FINE LJ: Revised NIOSH equation for the design and evaluation of manual lifting tasks. ergonomics 36: 749 – 776 (1991).

WEBER M: Die literarische Basis der zweiten Erweiterung der Berufskrankheitenverordnung mit Einführung der Berufskrankheiten 2108, 2109 und 2110. In: M WEBER, H VALENTIN: Begutachtung der neuen Berufskrankheiten der Wirbelsäule. S. 101 – 116. Stuttgart. Fischer (1997).

WEBER M, MORGENTHALER M: Gibt es das „typische berufsbedingte Schadensbild"? – Empirische Erkenntnisse. In: Lumbale Bandscheibenkrankheit (Hrsg. B KÜGELGEN, B BÖHM, F SCHRÖTER). S. 277 – 288. München. Zuckschwerdt (1998).

WEINSTEIN JN: Anatomy and neurophysiologic mechanisms of spinal pain. In: JW FRYMOYER et al. The Adult Spine, principles and practice. 593 – 610. New York. Raven-Press (1991).

WELLMITZ G: Pathobiochemie und Pathophysiologie von Osteopathien und Arthralgien. Berlin. Volk und Gesundheit (1986).

WERNER GT, SCHINHARL A, STRUVE H: Verhaltensschulung zur Vorbeugung und Behandlung des Rückenschmerzes. Arbeitsmed Sozialmed Umweltmed 32: 451 – 454 (1997).

WEYER G: Konditionierbarkeit und kardiovaskuläre Reaktivität. Göttingen. Hogrefe (1988).

WHITE A: Back school and other conservative approaches to low back pain. Mosby. St Louis (1983).

WHO Ottawa-Charta zur Gesundheitsförderung. In: G CONRAD (Hrsg.): Gesunde Städte. Ein Projekt wird zur Bewegung. Tauberbischofsheim (1986).

WICKSTRÖM G: Back disorders in construction workers. In: (U OSTERHOLZ et al. Eds.) Work-related musculo-sceletal disorders – Proceedings of an International Symposium. 69 – 80. Bremerhaven. Wirtschaftsverlag (1987).

WICKSTRÖM G, NISKANEN T, RIIHIMÄKI H: Strain on the back in reinforcement work. Brit J Industr Med 42: 233 – 239 (1985).

WIEBEN K, FAHLBERG B: Muskelfunktion – Prüfung und klinische Bedeutung. Stuttgart. Thieme (1991).

WILKE HJ, NEEF P, CAIMI M, HOOGLAND T, CLAES LE: Neue intradiskale Druckmessungen bei Alltagsbelastungen. Der Unfallchirurg 271: 16 – 24 (1999).

WINDEMUTH D, ULLRICH CH: Knie- und Schultergelenkschule. In: CG NENTWIG, J KRÄMER, CH ULLRICH – Die Rückenschule. S. 77 – 81. Stuttgart. Enke (1993).

WINKEL J, MATHIASSEN SE: Assessment of physical work load in epidemiologic studies: concept, issues and operational considerations. Ergonomics 37: 979 – 988 (1994).

WINKLER J, WESTER J, WIEGARD I: Evaluation eines Mehrstufen-Rückschulmodells. Prävention 19: 94 – 97 (1996).

WITTENBERG R, SCHYMIK J: Rückenschule bei Patienten nach Bandscheibenoperation – eine prospektive Studie. Orthop Mitt 23: 165 (1993).

WOITOWITZ HJ: Kriterien für neue Berufskrankheiten aus arbeits- und sozialmedizinischer Sicht. Der medizinische Sachverständige 4/1998: 105 – 110 (1998).

WÖLCKE U: Zentrale Begriffe der Risikodiskussion und Wege zur Bestimmung akzeptabler Risiken. In: Die neue Gefahrstoffverordnung – erste Erfahrungen aus berufsgenossenschaftlicher Sicht. BGZ.Report 4/96. S. 13 – 29. St. Augustin. Hauptverband der gewerblichen Berufsgenossenschaften (1996).

WOLFF HD: Neurophysiologische Aspekte des Bewegungssystems. Stuttgart. Springer (1996).

WOLFF J: Das Gesetz der Transformation der Knochen. Berlin. Hirschwald (1896).

YOKOMIZO Y: Measurement of ability of older workers. Ergonomics 28. 843 – 854 (1985).

ZWEILING K: Ein Konzept zur Bestimmung und Dokumentation von Wirbelsäulenbelastungen im Arbeitsprozeß (APALYS). Die Berufsgenossenschaft 414 – 417 (1996).

Anhang 1

Ein Lösungsbeispiel für primär-präventives Verhaltenstraining: Das bauspezifische Rückentraining für Auszubildende

Bei der Bau-Berufsgenossenschaft Hamburg haben seit 1992 Arbeitsmediziner und Ergonomen in Zusammenarbeit mit Überbetrieblichen Ausbildungszentren der Bauwirtschaft, Abteilungen für Gesundheitsförderung von Krankenkassen und mit Sportlehrern ein interdisziplinäres Gesundheitsförderungsprogramm für Auszubildende entwickelt. Das Programm ist in einem Handbuch (HARTMANN et al. 1999) beschrieben. Dieses enthält die Konzeption, die Lehrinhalte und die organisatorischen Voraussetzungen sowie wichtige Grundinformationen und Overhead-Lehrfolien für die an der Ausbildung beteiligten Ärzte, Krankengymnasten, Sportlehrer und Ausbilder.

Mit dem Programm soll den Auszubildenden eine Anleitung zur gesundheitsbewußten Ausübung ihrer z.T. körperlich sehr belastenden und mit Risiken für die Schädigung des Stütz- und Bewegungsapparates verbundenen Berufe gegeben werden. Sie sollen

- *Verständnis* für die Wirkungen körperlicher Belastungen auf ihren Körper allgemein sowie unter den spezifischen beruflichen Belastungen entwickeln,
- *Möglichkeiten zur Vermeidung* von Über- und Fehlbelastungen kennenlernen durch die ergonomisch sinnvolle Ausführung von belastenden Tätigkeiten,
- *Fähigkeiten entwickeln*, um durch ein Übungs- und Trainingsprogramm in Beruf und Freizeit zeitweiligen Beschwerden entgegenzuwirken sowie die körperlichen Leistungsvoraussetzungen trainieren.

Mit diesem Programm verbinden die Autoren folgende Erwartungen:

Die *Prägung von zukünftigen Arbeitern* am Beginn ihrer Berufstätigkeit soll einen bewußten Umgang mit den eigenen Leistungsvoraussetzungen des Körpers schaffen, ohne deshalb modernen Trends der gelegentlich überzogenen Klagsamkeit Vorschub zu leisten.

Die *Information* über die Leistungsvoraussetzungen und gefährdeten Strukturen des menschlichen Körpers bei körperlicher Arbeit, über berufstypische Belastungen und deren schonende Bewältigung muß dem Alter und den Kenntnissen von Schulabgängern angepaßt werden.

Es muß eine *Motivation* zur Prävention bei Personen ohne demnächst bereits drohende Erkrankungen und somit ohne Leidensdruck geschaffen werden. Sie kann folglich auf dem Verständnis von den Belastungswirkungen und auf den Erfahrungen älterer Beschäftigter aufbauen, wogegen eigene Belastungserfahrungen noch gering sind.

Individuelle Unterschiede der Teilnehmer am Programm betreffen die unterschiedlichen motorischen Fähigkeiten einzelner Personen. Es bestehen jedoch keine Unterschiede in bezug auf eine bestimmte Erkrankung bzw. Diagnose und ein sonst zumeist anzutreffendes Leidensbild. Das Programm wird deshalb vorwiegend durch die beruflichen Belastungsspezifitäten bestimmt.

Die Programmstruktur umfaßt drei Komponenten.

Komponente 1: Informations- und Motivationsgespräch eines Betriebs-arztes

Methodische Überlegungen

Das Gespräch des Betriebsarztes ist der erste Teil des Bauspezifischen Rückentrainings, mit dem die praktischen Übungen der beiden folgenden Teile eingeleitet werden sollen. Folgende Empfehlungen werden dem Arzt für die Arbeit mit der Gruppe von Auszubildenden gegeben:

- Um ein gemeinsames Gespräch zu führen, an dem sich alle Mitglieder der Gruppe beteiligen, sollte nach Möglichkeit eine Sitzordnung im Halbkreis gewählt werden.
- Im freien Gespräch wird die Anknüpfung an Erfahrungen mit Erkrankungen der Wirbelsäule in den Familien der Jugendlichen oder im Kreis ihrer Bekannten gesucht.
- Es wird nicht aufgeschrieben, was der Arzt vermittelt. Die notwendigsten Inhalte werden in den folgenden Teilen des Programms zur Festigung immer wieder aufgegriffen.
- Die Inhalte sollen so einfach vermittelt werden, daß sie von den intellektuell leistungsschwächeren Auszubildenden noch verstanden werden, aber zugleich so viel an Zusatzinformationen enthalten, daß sie auch für die geistig besonders aktiven Auszubildenden noch interessant bleiben.
- Fünf Grundinformationen sollen in der Erinnerung bleiben. Sie ziehen sich durch das weitere Programm und sind auf anderen Unterlagen (Taschenkarte, Urkunde) wiederzufinden. Sie sind als Regeln formuliert worden.
- Für neue Informationen soll die Aufmerksamkeitsspanne der ersten 30 Minuten genutzt werden.

Inhalte

- *Vorstellung: Was macht ein Betriebsarzt und wann ist er für mich da?*
  Information:
  - Arbeitsmedizinische Vorsorgeuntersuchungen bei besonderen Belastungen und Gefährdungen.
  - Arbeitsplatzbegehungen, um meinen Arbeitsplatz auf gesundheitliche Belastungen und Gefährdungen zu untersuchen.
  - Beratungen des Arbeitgebers und der Beschäftigten, um Krankheiten durch bessere Arbeitsplatzbedingungen und richtiges Verhalten zu verhüten.

- *Wirbelsäule und Muskulatur*
  Information:
  - Die Wirbelsäule ist aus 23 Wirbeln aufgebaut, zwischen denen die empfindlichen Bandscheiben sitzen.
  - Die s-förmig geschwungene Wirbelsäule trägt den Körper, macht ihn beweglich und puffert Stöße von den Beinen zum Kopf hin.
  - Die Wirbelsäule schützt das Rückenmark, von dem alle Nerven des Körpers für Brust und Bauch sowie für Arme und Beine ausgehen, die für Bewegungen und Empfindungen notwendig sind.
  - Kompliziert am Skelett zusammenwirkende Muskeln ermöglichen die Bewegungen des Rumpfes, der Arme und Beine und die aufrechte Körperhaltung.
  - Kräftige und miteinander im Gleichgewicht befindliche Rückenmuskeln, aber auch die Bauchmuskeln schützen die Bandscheiben vor zu hohen Belastungen und plötzlichen Belastungsspitzen.

- *Krankheiten des Rückens*
  Information:
  - Rückenerkrankungen unterschiedlicher Ursachen führen zu dem gleichen persönlichen Leiden – den Rückenschmerzen.
  - Ursachen für Rückenschmerzen können Muskelverkrampfungen durch Kälte und Dauerbelastungen sein.
  - Ursachen für Rückenschmerzen können alters- und belastungbedingte Bandscheibenabnutzungen sein.
  - Ursachen für Rückenschmerzen können Reizungen von Nerven z.B. wegen eines Bandscheibenvorfalls sein.

- *Die Wirkung von körperlichen Belastungen*
  Information:
  - Arbeit kann ähnlich wie sportliches Training wirken: Die Muskeln werden kräftiger, die Wirbelsäule ist besser belastbar.
  - Beim Heben und Tragen von Lasten muß die Wirbelsäule zusätzlich zur Last das Körpergewicht tragen.
  - Zu hohe, häufig wiederholte und besonders lange dauernde Belastungen gefährden die Bandscheiben: Sie werden frühzeitig alt und verursachen Rückenschmerzen.
  - Die unterste Bandscheibe der Lendenwirbelsäule trägt die größte Last. Deshalb ist sie am stärksten gefährdet.
  - Je weiter man sich beim Heben vorbeugen muß, um so schwerer wirkt die Last: Der Mensch funktioniert dann ähnlich einem Kran mit langem Ausleger.

Rückengerechtes Arbeiten kann uns schützen – 5 Regeln:

- *Regel 1:* Arbeit ist wie ein Training. Dazu gehört auch: Am Beginn die Muskulatur aufwärmen und durch richtige Kleidung warmhalten.
- *Regel 2:* Die Kräfte richtig einschätzen: Besser rechtzeitig eine kurze Pause als später Rückenschmerzen.
- *Regel 3:* Überlegt arbeiten: Lasten körpernah aufnehmen, günstige Arbeitshöhen schaffen und Hebehilfen benutzen.
- *Regel 4:* Richtige Entspannung schützt die Muskulatur und die Wirbelsäule: Arbeitspausen sollen entlastend wirken. Der Schlaf auf einer straffen Matratze gehört zur Entspannung.
- *Regel 5:* Ausgleichssport benötigt auch der körperlich Arbeitende: Notwendig sind ein Ausdauertraining und die Dehnung verkürzter Muskeln.

Der Beruf wird als eine Chance dargestellt, gesund zu bleiben, wenn seine gesundheitsförderlichen Vorzüge genutzt werden. Eine Abwertung von Berufen mit körperlichen Belastungen muß vermieden werden, da sie weder gerechtfertigt ist noch zum Verständnis bei den Beteiligten beiträgt.

Komponente 2: Das berufsspezifische ergonomische Training

Methodische Überlegungen

Der Ausbilder in einem überbetrieblichen Ausbildungszentrum der Bauwirtschaft führt das berufspraktische ergonomische Training selbst durch. Nur wenn er als erfahrene Fachkraft diese Regeln selbst beherrscht, werden sie auch von jüngeren künftigen Handwerkern akzeptiert. Eine Demonstration durch externe Fachkräfte ist weniger überzeugend, da ihre Kompetenz in der Ausführung bestimmter beruflicher Tätigkeitselemente in Frage gestellt wird.

Eine einmalige Sonderveranstaltung pro Ausbildungsjahr zum Thema „Das berufsspezifische ergonomische Training" neben einer ständigen berufsbegleitenden Vermittlung ergonomisch sinnvollen Verhaltens soll die besondere Aufmerksamkeit auf dieses Thema als Element des Gesundheitsschutzes lenken.

- Das Zeitvolumen der einmaligen Veranstaltung beträgt vier Stunden, wovon maximal eine Stunde für Erläuterungen und drei Stunden für die Praxis auf der Lehrbaustelle unter Beteiligung aller Lehrlinge verwendet werden.
- In den Einführungsvortrag sollen eigene Erfahrungen des Ausbilders im Umgang mit belastenden Arbeitsaufgaben einbezogen werden, soweit bei ihm die entsprechende Identifikation erreicht werden kann.
- Es sind Übungs- und Hilfsmittel aus dem üblichen Bestand von Material und Werkzeug des jeweiligen Berufes zu verwenden. Eine Vorschlagsliste existiert für jeden Beruf des Programms.

Inhalte

- *Wiederholung zur gesundheitlichen Bedeutung des Programms*
  - Bauarbeit stärkt den Körper und das Selbstbewußtsein.
  - Weil Bauarbeit auch Schwerarbeit ist, fühlt man sich nach einem Arbeitstag oft müde und zerschlagen.
  - Bauarbeit kann krank machen und zu Rückenschmerzen oder sogar zu Bandscheibenschäden führen.
  - Das Bauspezifische Rückentraining beugt Schmerzen und Schäden vor.

- *Wiederholung zur Belastungswirkung von Arbeiten*
  - Vorgeneigte Haltungen des Körpers mit hoher Last gefährden die Gesundheit. Darum vermeide körperfernes Heben, häufiges Bücken und starke Verdrehungen des Körpers mit schweren Lasten.
  - Regelmäßiges Training in der Freizeit kann die Belastungswirkungen ganz erheblich verringern.

- *Übungsprogramm – Beispiel: Der Maurer*

  Übung 1: *Lasten und Gewichte*
  - *Steingewichte* verschiedener üblicher Mauersteine (Einhandsteine, Zweihandsteine, maschinell zu verarbeitende Steine) auf der Waage demonstrieren.
  - *Empfundene Belastung des Rückens* beim Halten eines 3-DF-Steins (ca. 8 kg) –körpernah vor dem Bauch und
  - körperfern bei weiter Rumpfvorbeugung.

  Übung 2: *Lastenheben*
  - *Leichte Lasten unter 10 kg / 1-Hand-Steine:* Bei häufigem Heben Last mit nur leicht gebeugten Knien aus mäßiger Vorbeugung anheben. Schwungvoll harmonische Bewegungsbögen nutzen.
  Merke: Durch häufiges ausgeprägtes Hocken und Knien, bei dem der ganze menschliche Körper zusammen mit einem kleinen Zusatzgewicht oft gesenkt und gehoben wird, werden die Kniegelenke hoch belastet und ihre Menisken gefährdet.
  - *Schwere Lasten über 15 kg / 2-Hand-Steine:*
  Heben aus der Hocke mit geradem Rücken.

Merke: Die Bandscheiben der unteren Lendenwirbelsäule werden so weniger belastet. Schwere Lasten können nur seltener gehoben werden, darum ist das Risiko für die Kniegelenke jetzt geringer als das Risiko für die Lendenwirbelsäule.

Lasten von 10 bis 15 kg mit wechselnder Strategie heben.

– *Heben eines Kantholzes bis 25 kg allein:* Das Kantholz wird an einem Ende mit beiden Händen umfaßt, aus der Hocke aufgenommen und auf Hüfthöhe gebracht. Nach Anheben auf Schulterhöhe bis zum Schwerpunkt unter die Last laufen. Last auf der Schulter transportieren.

– *Hebetechnik für Säcke:* Eine körpernahe Aufnahme der Last aus der Hocke bis in Hüfthöhe sowie die daran anschließende Beförderung mit einem speziellen Schwungbogen auf die Schulter werden geübt. Es wird über die Selbstbeschränkung der deutschen Zementindustrie auf Sackware von maximal 25 kg informiert.

Übung 3: *Schaufeln von Kies in eine Schubkarre und Fahren mit der Karre*
Es werden die richtige Körperstellung zur Schubkarre, das Ergreifen und Führen der Schaufel sowie Verteilung der Last in der Schubkarre geübt.

Danach wird mit der voll beladenen Schubkarre ein Fahrversuch auf einem schmalen Brett durchgeführt.

Übung 4: *Einrichten von Baustellen*
– Kurze Transportwege: Material zwischenlagern.
– Material körpergerecht lagern: Mörtel in optimaler Höhe, Steine links / Mörtel rechts, genügend Bewegungsfläche halten.

Übung 5: *Vergleich von Gerüsten*
Es werden die Arbeitsmöglichkeiten auf einem einfachen Bockgerüst und einem höhenverstellbaren Gerüst mit Ergonomieaufsatz zur optimalen Lagerung von Steinen sowie zum Abstellen der Mörtelbütt demonstriert.

Weitere Beispiele existieren für Betonbauer, Zimmerer, Tiefbauer, Fliesenleger sowie für variabel gemischte Ausbildungsrguppen.

Komponente 3: Funktionell-sportliche Übungen

Methodische Überlegungen

Für die funktionell-sportlichen Übungen wird ein Grundgerüst von Kenntnissen vermittelt. Sie stehen je nach den möglichen Aufwendungen der Träger des Programms (Sportunterricht in der Gewerbeschule, Präventionsangebot der Berufsgenossenschaft, Unterstützung durch Krankenkassen, Initiative des Ausbildungszentrums und seiner Träger wie Kreishandwerkerschaften, Innungen)

• entweder für ein kurzes Informationsprogramm von ca. 2 Stunden
• oder für ein minimales Trainingsprogramm von ca. 10 Stunden bereit.

In jedem Fall muß eine regelmäßige Trainingsbelastung erfolgen, wenn es zu einem dauerhaften positiven Effekt hinsichtlich der Kraft und der Grundlagenausdauer sowie der Vermeidung muskulärer Dysbalancen kommen soll.

Bei den funktionell-sportlichen Übungen muß darum zwischen drei Varianten unterschieden werden, die den möglichen Kostenträgern eines Übungsprogramms gerecht werden:

Variante 1: *Krankengymnasten* mit einer speziellen Befähigung für die Rückenschule führen ein *10-Stunden-Programm* durch, Sie erarbeiten mit den Auszubildenden ein umfassendes Übungsprogramm zur Dehnung und Kräftigung der unterschiedlichen Muskelgruppen und wiederholen das gesamte Programm mindestens zwei mal.

Variante 2: *Sportlehrer* integrieren das Programm der funktionell-sportlichen Übungen als regelmäßigen Bestandteil in jede Sportstunde an der Gewerbeschule. Das Gesamtvolumen von *mindestens 10 Stunden* wird in ca. 15 Minuten dauernden Blöcken über ein Ausbildungsjahr verteilt und zugleich die sonst allgemein gehaltene Sportstunde auf einen berufsspezifischen Inhalt orientiert.

Variante 3: In einem *Kurzprogramm von 2 Stunden* vermitteln Krankengymnasten oder Sportlehrer im überbetrieblichen Ausbildungszentrum die wichtigsten funktionell-sportlichen Übungen. Sie fordern dazu auf, in der Freizeit oder in einem Sportverein diese Aktivitäten fortzusetzen.

Während die Variante 1 in der Zusammenarbeit mit Krankenkassen auf der Grundlage des SGB V – '20 in der bis zum 31.12.1996 gültigen Fassung durchgeführt worden ist, kann Variante 2 überall dort eingesetzt werden, wo Gewerbeschulen Sportunterricht erteilen. Dieser erfährt durch die Anreicherung mit den funktionell-sportlichen Übungen eine berufsbezogene Aufwertung.

Variante 3 setzt dagegen ein, wenn wegen der Neufassung des '20 über die betriebliche Gesundheitsförderung keine Trägerschaft einer Krankenkasse erreicht werden kann und wenn zugleich aus Gründen der Orientierung von Ausbildungszeit auf die entsendenden Unternehmen der Sportunterricht an Gewerbeschulen aus dem Lehrplan gestrichen worden ist. In diesen Fällen übernehmen entweder die zuständige Berufsgenossenschaft als Leistung ihres erweiterten Präventionsauftrages oder das Ausbildungszentrum selbst mit Unterstützung ihrer Träger (Bauindustrie- oder Baugewerbeverband, Kreishandwerkerschaft) die Kosten eines 2-Stunden-Minimalprogramms.

Folgende Materialien sollten bereitgestellt werden, um das Programm durchzuführen:

- obligat: Gymnastikmatten nach Zahl der Mitwirkenden.
- fakultativ: höhenverstellbare Kästen oder andere geeignete Unterlagen für die Hüfthöhe.
- fakultativ: Therabänder zur ergänzenden freien Gestaltung des Programms.

Der Gesamtaufwand hält sich in engen Grenzen und die Materialien sind verschleißfest und gegen Mißbrauch unempfindlich.

Inhalte

Es steht ein Programm von insgesamt 20 Übungen zur Verfügung, die aus den bei Rückenschulen üblichen Übungen ausgewählt worden sind. Mindestens die Hälfte aller Übungen sollte so beschaffen sein, daß sie nicht nur mit typischen Hilfsmitteln einer Sporthalle, sondern auch auf der Baustelle in den Pausen ausgeführt werden können.

Daraus ist ein Minimalprogramm von 5 wesentlichen Übungen abgeleitet worden, die sowohl im 2-Stunden-Programm gefestigt als auch zu Hause regelmäßig geübt werden können.

- *Allgemeine Konditionierung*

  - Streckwaage
    Im Vierfüßlerstand werden diagonal der rechte Arm und das linke Bein waagerecht gestreckt und wieder auf dem Boden abgesetzt. Danach folgt Seitenwechsel.
    - Die Übung erhöht die Spannung der Rumpfmuskulatur an Rücken und Bauch. Zugleich wird die Gleichgewichtskoordination geübt.

– Hockersitz
Aus dem Sitz auf einer Unterlage ohne Rückenlehne (Hocker) bei etwa rechtwinkliger Beugung in den Hüft- und Kniegelenken wird der Oberkörper abwechselnd nach vorn und nach hinten bewegt.
  – Die Übung dient der Stabilisation der gesamten Rumpfmuskulatur im Bauch- und Rückenbereich.

– Wandsitz
Durch Anpressen des Rückens an die Wand kommt es zu Haltung wie in einer Sitzposition, allerdings ohne darunter befindlichen Stuhl.
  – Die Übung kräftigt die Oberschenkelstreckmuskulatur (M. quadriceps femoris). Zugleich werden die Wirbelsäulensegmente einschließlich der Bandscheiben erheblich entlastet.

– Körperseitendehnung
Straffe aufrechte Stellung mit angespannter Bauchmuskulatur einnehmen. Dann wird ein Arm über den Kopf hinweg mit der Hand zur Gegenseite gelegt, der andere Arm dagegen gerade nach unten gerichtet, wobei die Handfläche parallel zum Boden angewinkelt wird.
  – Die Übung dehnt insbesondere den breiten Rückenmuskel im Schulter-Arm-Bereich (M. latissimus dorsi).

– Stufenlagerung
Die Beine werden bei Rückenlage so auf einer Unterlage (Kasten, Tisch, Pezziball) abgelegt, daß sowohl im Hüftgelenk als auch im Kniegelenk eine rechtwinklige Beugung entsteht.
  – Die Übung entlastet und entspannt die gesamte lange Rückenmuskulatur.

– Treppenlaufen
Zusatzempfehlung für das regelmäßige zügige Laufen von Treppen auf der Baustelle sowie in der Freizeit, um die Herzfrequenz erheblich (mindestens >150/Min.) zu steigern.
  – Die Übung dient der allgemeinen Konditionierung und der Anspannung der Becken- und Oberschenkelmuskulatur.

- *Übungen im Bereich der Halswirbelsäule*

  – Nackendruck
  Die Hände werden gefaltet und um die Wölbung des Hinterkopfes gelegt. Der Kopf wird zügig, jedoch ohne ruckartige Bewegung nach hinten und oben gegen die gefalteten Handflächen gedrückt.
    – Die Übung stabilisiert die Muskulatur der Halswirbelsäule. Durch die Streckung der Halswirbelsäule tritt eine Entlastung der Wirbelkörper ein.

  – Nackendehnung
  Die Hände werden gefaltet um die Wölbung des Hinterkopfes gelegt und führen ihn ohne Druck nach vorn unten. Die Ellenbogen sinken dabei mit der Schwerkraft nach unten.
    – Die Übung dehnt die oberen Rückenstrecker (M. erector spinae – obere Anteile). Sie gibt eine Entlastung bei Überkopfarbeit oder bei angestrengter Bildschirmarbeit.

– Schulterdehnung
Während die rechte Hand seitlich über den Kopf hinweg geführt wird und von der Gegenseite her den Kopf nach rechts zieht, wird die linke Hand mit gestrecktem Arm nach unten geführt. Die Handfläche wird parallel zum Boden eingestellt. Nach ca. 20 Sekunden konsequenter, jedoch nicht ruckartiger Dehnung erfolgt ein Seitenwechsel. Die Übung ähnelt dem o.a. „Körperseitendehner".
  – Die Übung dehnt den Trapezmuskel (M. trapezius – pars descendens).

– Handbeugerdehnung
Die Hände werden vor der stehenden Person auf einer Tischkante abgestützt. Dabei sind die Handgelenke nach vorn, die Fingerspitzen aber nach hinten zum Körper hin gedreht.
  – Die Übung dehnt die langen Handbeuger im Unterarmbereich.

- *Übungen im Bereich der Brustwirbelsäule*

  – Wandstütz
  Mit gespreizten Oberarmen wird der Oberkörper des mit Blickrichtung zur Wand stehenden Probanden an der Wand abgestützt. Die Schultermuskulatur und der große Brustmuskel werden kontrahiert und die Nase immer dichter an die Wandfläche herangeführt.
    – Die Übung trainiert den Trapezmuskel (M. trapezius – pars descendens) und den großen Brustmuskel (M. pectoralis major).

  – Bodenstütz
  Die Übung entspricht etwa dem Wandstütz (3.1), wird jedoch aus dem Vierfüßlerstand auf Armen und Beinen oder aus einer Liegestützhaltung mit nach oben gehobenem Gesäß ausgeführt.
    – Die Übung trainiert den Triceps der Oberarme, den Trapezmuskel (M. trapezius – pars descendens) und den großen Brustmuskel (M. pectoralis major).

  – Brustmuskeldehnung
  Stand quer zur Wand wird der Arm bis wenig unter Schulterhöhe angehoben und an die Wand angelehnt. Durch einen Schritt nach vorn stützt sich der Körper mit seinem Gewicht ohne erheblichen Zusatzdruck seitlich an der Wand ab. Im großen Brustmuskel wird ein Dehnungsgefühl ausgelöst.
    – Die Übung dehnt den starken und besonders zu Verkürzungen neigenden großen Brustmuskel (M. pectoralis major).

  – Pferderücken / Katzenbuckel
  Im Vierfüßlerstand hängt die Brust- und Lendenwirbelsäule zunächst locker im Hohlkreuz durch (= Pferderücken). Danach wird der Rücken durch Anspannung der Bauch- und vorderen Rückenmuskulatur aufgerichtet (= Katzenbuckel).
    – Die Übung führt zur allgemeinen Mobilisation der statotonischen Muskulatur des Rückens im Brust- und Lendenbereich, die bei langdauernden Haltungen einschließlich des aufrechten Stehens zur schmerzhaften Dauerkontraktur neigt.

- *Übungen im Bereich der Lendenwirbelsäule*

  – Gerades Bauchtraining
  In der Rückenlage werden die Beine in den Knien gebeugt und mit den Füßen möglichst körpernah aufgestellt. Dann wird der Oberkörper durch Anspannung der Bauchmuskulatur mit möglichst geradem Rücken vom Boden abgehoben. Die Hände und Arme

werden neben dem Körper nach vorn geführt. Die Schulterblätter sollen sich vom Boden lösen.

Wenn zusätzlich das Kinn an die Brust herangezogen wird, wird auch die vordere Halsmuskulatur kontrahiert.

– Die Übung trainiert bei hinreichend häufiger Wiederholung die gerade Bauchmuskulatur (M. rectus abdominis). Zusätzlich können vordere Halsmuskeln (z.B. M. sternocleidomastoideus) in das Training einbezogen werden. Beide Muskeln neigen unter den Alltagsbelastungen zur Abschwächung.

– Gesäßtraining
Vor einer etwa hüfthohen Fläche stehend (Tisch, Arbeitsplatte) legt sich der Trainierende mit dem Oberkörper auf diese Fläche. Die Hände fixieren sich in Kopfhöhe seitlich an den Kanten der Auflagefläche. Nun wird wechselweise das rechte bzw. linke Bein gestreckt bis in Tischhöhe gebracht, wobei das Becken möglichst auf der Unterlage bleiben soll und nicht einseitig abgehoben wird.
   – Die Übung trainiert die Gesäßmuskulatur (Mm. glutaei) und die unteren Anteile des Rückenstreckers (M. erector spinae).

– Hüftbeugedehnung
Im Stand wird wechselweise das rechte oder linke Bein vor der Person auf eine Unterlage (Stufe etwa in Kniehöhe) gestellt. Der Oberkörper wird nach vorn bewegt, so daß sich durch leicht federnde Bewegungen das aufgestellte Bein mit sanftem Druck beugt und ein Dehnungsgefühl in beiden Oberschenkeln entsteht.
   – Die Übung dehnt den größten Hüftbeugemuskel (M. iliopsoas) beider Seiten, der stark zu Verkürzungen mit z.T. schmerzhafter Hohlkreuzbildung neigt.

– Hüftstreckerdehnung
Im Stehen wird ein Bein gestreckt nach vorn gestellt und die Fußspitze zusätzlich nach oben gerichtet. Aus dieser Haltung erfolgt eine Neigung des Oberkörpers nach vorn, die ein Zuggefühl auslöst.
   – Die Übung dehnt verschiedene an der Aufrichtung des Körpers über das Hüftgelenk beteiligte Muskeln (z.B. M. semimembranosus, M. semitendinosus und M. biceps femoris).

– Tiefe Rückendehnung
Im Liegen werden beide Beine an den Körper herangezogen und die Knie dabei maximal gebeugt. Zusätzlich wird der Kopf von der Unterlage angehoben und wieder abgelegt.
   – Die Übung dehnt die gesamte Rückenmuskulatur, insbesondere aber die Bereiche der Lendenwirbelsäule.

– Oberschenkeldehnung
Stand auf einem Bein, das andere Bein wird im Knie gebeugt und von der Hand der gleichen Seite nach oben gezogen, ohne das Bein dabei im Knie nach außen zu drehen.
   – Die Übung dehnt den besonders kräftigen Beinstrecker und Hüftbeuger (M. quadriceps femoris).

• *Entspannungsübungen*
Neben der bereits unter 1.5 dargestellten Stufenlagerung zur körperlichen Entspannung sollte jede Übungsstunde durch eine psychische Entspannungsübung abgeschlossen werden.

Dafür stehen verschiedene einfache Konzepte wie „Phantasiereisen" oder Übungen zur Körperwahrnehmung zur Verfügung, die der Kursleiter selbst oder nach Abstimmung mit den Kursteilnehmern auswählen kann.

Kurzprogramm: 5 funktionell-sportliche Übungen

Das Kurzprogramm setzt sich aus 5 Übungen des Gesamtinventars der o.a. 20 Übungen zusammen. Es ist für die Variante 3 zusammengestellt worden, bei der nur zwei Übungsstunden zur Verfügung stehen:

KURZPROGRAMM – 2 Stunden

K-1: Wandsitz
Durch Anpressen des Rückens an die Wand kommt es zu Haltung wie in einer Sitzposition, allerdings ohne darunter befindlichen Stuhl.
* Kräftigung der Oberschenkelstreckmuskulatur und Entlastung der Wirbelsäulensegmente einschließlich der Bandscheiben.

K-2: Schulterdehnung
Die rechte Hand seitlich wird über den Kopf hinweg geführt. Von der Gegenseite her zieht sie den Kopf nach rechts. Die linke Hand wird mit gestrecktem Arm nach unten geführt. Die Handfläche wird parallel zum Boden eingestellt. Nach ca. 20 Sekunden konsequenter, jedoch nicht ruckartiger Dehnung erfolgt ein Seitenwechsel. Die Übung ähnelt dem o.a. „Körperseitendehner".
* Dehnung des Trapezmuskels.

K-3: Gerades Bauchtraining
In der Rückenlage werden die Beine in den Knien gebeugt und mit den Füßen möglichst körpernah aufgestellt. Der Oberkörper wird durch Anspannung der Bauchmuskulatur mit möglichst geradem Rücken vom Boden abgehoben. Die Hände und Arme werden neben dem Körper nach vorn geführt. Die Schulterblätter sollen sich vom Boden lösen. Wird zusätzlich das Kinn an die Brust herangezogen, dann wird auch die vordere Halsmuskulatur kontrahiert.
* Training der geraden Bauchmuskulatur. Zusätzlich können vordere Halsmuskeln in das Training einbezogen werden.

K-4: Hüftbeugerdehnung
Im Stand wird wechselweise das rechte oder linke Bein vor der Person auf eine Unterlage (Stufe etwa in Kniehöhe) gestellt. Durch leicht federnde Bewegungen wird das aufgestellte Bein mit sanftem Druck gebeugt, das hinter dem Trainierenden auf dem Boden stehende Bein insbesondere im Oberschenkel und in der Hüfte gedehnt.
* Dehnung des größten Hüftbeugemuskels, der zu Verkürzungen mit schmerzhafter Hohlkreuzbildung neigt.

K-5: Stufenlagerung
Die Beine werden bei Rückenlage so auf einer Unterlage (Kasten, Tisch, Pezziball) abgelegt, daß sowohl im Hüftgelenk als auch im Kniegelenk eine rechtwinklige Beugung entsteht.
* Die Übung entlastet und entspannt die gesamte lange Rückenmuskulatur.

Evaluation und Anwendungserfahrungen

Folgende Ergebnisse können aus der mehrjährigen Erfahrung mit dem „Bauspezifischen Rückentraining für Auszubildende" mitgeteilt werden:

• Die Akzeptanz der Teilnehmer und Organisatoren ist uneingeschränkt groß. Sie zeigt, daß zumindest für das Baugewerbe eine große Bereitschaft besteht, den schwer vermeidbaren hohen Belastungen durch eigene Mitwirkung zu begegnen.

• Eine unbestrittene Bereitschaft zur Übernahme des Programms besteht auch bei den Trägern der Ausbildungszentren, den Bauindustrie- und -gewerbeverbänden und den meisten Kreishandwerkerschaften. Sie scheinen auf einen derartigen Ansatz seitens einer Berufsgenossenschaft und der Betriebsärzte geradezu gewartet zu haben.

• Ein so komplexes und umfassendes Präventionsprogramm kann nicht ganz ohne zusätzliche Aufwendungen durchgeführt werden. Sie betreffen u.a.

  – die systematische Sammlung und Bewertung ergonomischer Erkenntnisse und Lösungsvorschläge zu bestimmten Tätigkeiten,

  – die aktive Koordinierung und organisatorische Unterstützung von Ausbildungszentren und anderen Trägern bei der Durchführung des Projekts,

  – die Öffentlichkeitsarbeit gegenüber den Unternehmen und den Auszubildenden selbst: So erhalten alle Teilnehmer am Programm der Bauspezifischen Rückenschule für Auszubildende ein Abschlußzertifikat mit der Unterschrift aller Träger – des Ausbildungszentrums, der Berufsgenossenschaft und ggf. einer mitwirkenden Krankenkasse. Das Zertifikat enthält auf der Rückseite eine Auswahl von 5 ergonomischen Regeln für die Arbeit am Bau, 5 Rückenschulübungen zur Durchführung zu Hause oder in den Arbeitspausen sowie von 5 Leitsätzen zur Belastung der Wirbelsäule.

Anhang 2

Übersicht der Berufskrankheiten durch mechanische Einwirkungen (BK 2101 bis 2111) – aus der Anlage zur Berufskrankheitenverordnung (BKV) vom 31. Oktober 1997

2101	Erkrankungen der Sehnenscheiden oder des Sehnenscheidengleitgewebes sowie der Sehnen- oder Muskelansätze, die zur Unterlassung aller Tätigkeiten gezwungen haben, die für die Entstehung, die Verschlimmerung oder das Wiederaufleben der Krankheit ursächlich waren oder sein können
2102	Meniskusschäden nach mehrjährigen andauernden oder häufig wiederkehrenden, die Kniegelenke überdurchschnittlich belastenden Tätigkeiten
2103	Erkrankung durch Erschütterung bei Arbeit mit Druckluftwerkzeugen oder gleichartig wirkenden Werkzeugen oder Maschinen
2104	Vibrationsbedingte Durchblutungsstörungen an den Händen, die zur Unterlassung aller Tätigkeiten gezwungen haben, die für die Entstehung, die Verschlimmerung oder das Wiederaufleben der Krankheit ursächlich waren oder sein können
2105	Chronische Erkrankungen der Schleimbeutel durch ständigen Druck
2106	Drucklähmung der Nerven
2107	Abrißbrüche der Wirbelfortsätze
2108	Bandscheibenbedingte Erkrankungen der Lendenwirbelsäule durch langjähriges Heben oder Tragen schwerer Lasten oder durch langjährige Tätigkeiten in extremer Rumpfbeugehaltung, die zur Unterlassung aller Tätigkeiten gezwungen haben, die für die Entstehung, die Verschlimmerung oder das Wiederaufleben der Krankheit ursächlich waren oder sein können
2109	Bandscheibenbedingte Erkrankungen der Halswirbelsäule durch langjähriges Tragen schwerer Lasten auf der Schulter, die zur Unterlassung aller Tätigkeiten gezwungen haben, die für die Entstehung, die Verschlimmerung oder das Wiederaufleben der Krankheit ursächlich waren oder sein können
2110	Bandscheibenbedingte Erkrankungen der Lendenwirbelsäule durch langjährige, vorwiegend vertikale Einwirkung von Ganzkörperschwingungen im Sitzen, die zur Unterlassung aller Tätigkeiten gezwungen haben, die für die Entstehung, die Verschlimmerung oder das Wiederaufleben der Krankheit ursächlich waren oder sein können
2111	Erhöhte Zahnabrasionen durch mehrjährige quarzstaubbelastende Tätigkeit

Anhang 3

10 GOLDENE REGELN FÜR GESUNDES SPORTTREIBEN

– Aus der Sektion „Breiten-, Freizeit- und Alterssport" im Deutschen Sportärztebund –

Prof. Dr. med. H. LÖLLGEN unter Mitarbeit von Frau Dr. BERBALK, Dr. BOLDT, PD Dr. HOFFMANN, Prof. Dr. LÖLLGEN, Frau Dr. LOTT, PD Dr. LUCK, PD Dr. URHAUSEN, Prof. Dr. VÖLCKER (Stand: August 1998)

Regelmäßiger Sport heißt: Besser fühlen, besser aussehen, besser belastbar, bessere Fitneß

- *Vor dem Sport Gesundheitsprüfung*
  - Besonders Anfänger und Wiedereinsteiger über 35 Jahre
  - Bei Vorerkrankungen oder Beschwerden
  - Bei Risikofaktoren: Rauchen, Bluthochdruck, erhöhten Blutfettwerten, Diabetes, Bewegungsmangel, Übergewicht
  - Wenn ja, dann: erst zum Arzt, dann zum Sport.

- *Sportbeginn mit Augenmaß*
  - Trainingsintensität langsam beginnen und die Belastung steigern (Intensität, Häufigkeit und Dauer)
  - möglichst unter Anleitung (Verein, Lauftreff, Fitneßstudio)
  - Informationen beim Landessportbund oder Sportärztebund
  - Sport möglichst 3- bis 4mal in der Woche für 20 – 40 Minuten.

- *Überbelastung beim Sport vermeiden*
  - Nach dem Sport darf eine „angenehme" Erschöpfung vorliegen
  - Laufen ohne (starkes) Schnaufen
  - Sport soll Spaß, keine Qualen bereiten
  - Trainingspuls vom Sportarzt geben lassen
  - Besser „länger und locker" als „kurz und heftig".

- *Nach Belastung ausreichende Erholung*
  - Nach einer sportlichen Belastung auf ausreichende Erholung (Regeneration, Schlaf) achten
  - Nach intensivem Training „lockere" Trainingseinheiten einplanen.

- *Sportpause bei Erkältung und Krankheit*
  - Bei „Husten, Schnupfen, Heiserkeit", Fieber oder Gliederschmerzen, Grippe oder sonstigen akuten Erkrankungen Sportpause, anschließend allmählicher Beginn
  - Im Zweifelsfall: Fragen Sie den Sportarzt.

- *Verletzungen vorbeugen und ausheilen*
  - Aufwärmen und Dehnen nicht vergessen
  - Verletzungen brauchen Zeit zum Ausheilen
  - Schmerzen sind Warnzeichen des Körpers (Keine Spritzen zum fit machen)
  - Im Zweifelsfall den Sportarzt fragen
  - Zum Ausgleich vorübergehend andere Sportart betreiben.

- *Sport an Klima und Umgebung anpassen*
  - Kleider machen Sportler: Kleidung soll angemessen, funktionell, nicht unbedingt modisch sein. Luftaustausch beachten, an Witterung anpassen

– Kälte: warme Kleidung, windabweisend, durchlässig für Feuchtigkeit (Schweiß) nach außen
– Hitze: Training reduzieren, Flüssigkeitszufuhr beachten
– Höhe (verminderte Belastbarkeit beachten, angepaßte Kleidung und Trinkverhalten)
– Luftbelastung (Schadstoffe, Ozon): Training reduzieren, Sport am Morgen oder Abend.

- *Auf richtige Ernährung und Flüssigkeitszufuhr achten*
  – Kost kohlenhydrat- und ballaststoffreich, fettarm („südländische Kost"), Kalorien dem Körpergewicht anpassen (bei Übergewicht weniger Kalorien)
  – Flüssigkeitsverlust nach dem Sport durch mineralhaltiges Wasser ausgleichen, bei Hitze mehr trinken
  Merke: Bier ist kein Sportgetränk! Aber ein Glas Alkohol (Wein, Bier) darf gelegentlich sein!
  Fragen Sie Ihren Sportarzt!

- *Sport an Alter und Medikamente anpassen*
  – Sport im Alter ist sinnvoll und notwendig
  – Sport im Alter soll vielseitig sein (Ausdauer, Kraft, Beweglichkeit, Koordination)
  – Auch im Alter: Fitneß ist gefragt
  – Medikamente sowie deren Einnahmezeitpunkt und Dosis dem Sport anpassen
  – Fragen Sie Ihren Sportarzt!

- *Sport soll Spaß machen*
  – Auch die „Seele" lacht beim Sport
  – Gelegentlich die Sportart wechseln
  – Abwechslung im Sport ist wichtig
  – Mehr Spaß bei Sport in der Gruppe oder im Verein
  – Bewegung, Spiel und Sport sind Vergnügen
  – Sport auch im Alltag
  – Treppen steigen statt Aufzug
  – Zu Fuß zum Briefkasten
  – Schnelles Gehen (Walking) ist Sport!
  – Wird gewohnter Sport anstrengend, an Erkrankung denken
  – Regelmäßige, auch sportärztliche, Vorsorgeuntersuchung hilft Schäden zu vermeiden.

Anhang 4

Anamnese und Untersuchungsbogen für die Wirbelsäule zum Einsatz durch Betriebsärzte/Arbeitsmediziner

Wirbelsäule
– Anamnese und klinische Untersuchung –

- Geben Sie durch Kreuze in dem nebenstehenden Körperschema an, wo Sie häufiger Schmerzen haben!

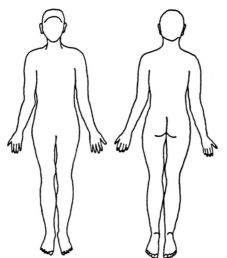

- Seit wann bestehen die angegebenen Schmerzen?
  - seit _____ Tagen / seit _____ Wochen / seit _____ Monaten

- Sind die Schmerzen abhängig von der Position der Körperhaltung
  - täglich   [   ]
  - ca. 1x in der Woche [   ]
  - einige Male im Jahr [   ]

- Wie können Sie den Schmerz beschreiben?
  - dumpf und „in der Tiefe bedrohend   *[ja] / [nein]*
  - stechend und einer Linie in die Beine folgen *[ja] / [nein]*
  - örtlich unbestimmt und dauernd vorhanden   *[ja] / [nein]*

- Strahlen die Schmerzen in die nähere Umgebung aus?
  - Oberschenkel   *[ja] / [nein]*
  - Oberarme   *[ja] / [nein]*
  - Hinterkopf   *[ja] / [nein]*

- Treten die Schmerzen am Morgen nach dem Aufstehen besonders stark auf?
  [ja] / [nein]

- Treten die Schmerzen nach starker körperlicher Belastung des Arbeitstages auf?
  [ja] / [nein]

- Tritt am Wochenende oder im Urlaub Linderung ein?
  [ja] / [nein]

- Kann nächtlicher Lagewechsel im Bett plötzliche Schmerzen auslösen?
  [ja] / [nein]

- Können Sie sich nach längerer Vorbeugung ohne erhebliche Mühe aufrichten?
  [ja] / [nein]

- Sind die Schmerzen abhängig von bestimmten psychischen Belastungen
  - bei der Arbeit (Streß)   *[ja] / [nein]*
  - im privaten Bereich (Ärger, Konflikte)   *[ja] / [nein]*

- Mit welchem Alter und nach wieviel Berufsjahren in einer belastenden Tätigkeit begannen die jetzt geklagten Schmerzen?
  im Alter von _____ Jahren / nach _____ Berufsjahren

- Haben Sie während der letzten 12 Monate wegen Rückenschmerzen einen Arzt aufgesucht.
  [ja] / [nein]

- Waren Sie wegen Rückenschmerzen krankgeschrieben?
  - in den letzten 12 Monaten   *[ja] / [nein]*
  - in den vergangenen Jahren   *[ja] / [nein]*

- Erfolgten während der letzten 5 Jahre Behandlungen wegen Rückenschmerzen?
  - in Kliniken   *[ja] / [nein]*
  - in ambulanter Physiotherapie   *[ja] / [nein]*
  - durch Kuren   *[ja] / [nein]*

- Genaue Bezeichnung der jetzt ausgeübten Tätigkeit und der wichtigsten Arbeitsaufgaben:
  _____
  _____
  _____

- Angabe der wichtigsten im Leben ausgeübten Tätigkeiten mit großen körperlichen Belastungen:
  _____
  _____
  _____

- Wurden in den letzten Jahren mindestens 10% der Arbeitszeit Gewichte von
  - mehr als 25 kg (Männer) oder
  - mehr als 15 kg (Frauen) gehoben oder getragen?   *[ja] / [nein]*

- Wie hoch waren die schwersten täglich (auch nur vereinzelt) zu hebenden Gewichte?
  [_____ kg]

- Gab es über lange Zeit des Tages körperlich gleichförmig und einseitig belastende Tätigkeiten?
  [ja] / [nein]

- Wurde die Tätigkeit in einer Dauerzwangshaltung mit starker Beugung des Oberkörpers ausgeübt, aus der über längere Zeit keine Möglichkeit zur entlastenden Aufrichtung besteht?
  [ja] / [nein]

Klinische Untersuchung

- Beurteilung der Konstitution: *(Mitteltyp/athletisch/asthenisch/pyknomorph)*

- Allgemeine Beweglichkeit *(elastisch, gehemmt, verzögert, ...)*

Form der Wirbelsäule

- sagital (Betrachtung von der Seite):
  - Lordose der HWS *(normal)(verstärkt)(abgeflacht)*
  - Kyphose der HWS *(normal)(verstärkt)(abgeflacht)*
  - Lordose der LWS *(normal)(verstärkt)(abgeflacht)*

- seitlich (Betrachtung von dorsal):
  - Seitausbiegung der BWS: *(keine) (rechts) (links)*
  - Seitausbiegung der LWS: *(keine) (rechts) (links)*

- Torsionszeichen:
  - Rippenbuckel: *(keine) (rechts) (links)*
  - Lendenwulst: *(keine) (rechts) (links)*

Beweglichkeit der Wirbelsäule

- Nackengriff   *ausführbar*   [   ]
               schmerzhaft ausführbar   [   ]
               nicht ausführbar   [   ]

- Schürzengriff *ausführbar*   [   ]
               schmerzhaft ausführbar   [   ]
               nicht ausführbar   [   ]

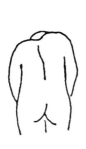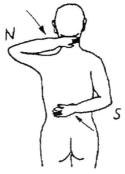

- Maximale Vorbeugung aus dem Stand
  - OTT   = 30 cm + x (x > 32)   _____ cm
  - Schober   = 10 cm + x (y > 14)   _____ cm
  - FBA   in cm = + x / 0 / -x   _____ cm

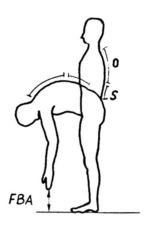

- Wiederaufrichten aus maximaler Vorbeuge
  - ohne Abstützung   [   ]
  - schraubenförmig   [   ]
  - mit Abstützung an den Beinen   [   ]
  - schmerzfrei   [   ]
  - schmerzhaft   [   ]

- Gleichmäßige Entfaltung der Dornfortsatzreihe über alle Bewegungssegmente
  [ja] / [nein]

- Vorneigung / Rückneigung
  vorw. (50 °) _____ / 0 / _____ (20 °) rückw.

- Seitenneigungsfähigkeit der LWS / BWS
  re (30 °) _____ / 0 / _____ (30 E) li

  - schmerzfrei   [   ]

  - schmerzhaft   [   ]

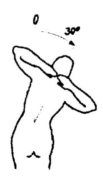

• Rotationsfähigkeit der LWS / BWS
re (30 E) .... / 0 / .... (30 E) li

  – schmerzfrei   [   ]

  – schmerzhaft   [   ]

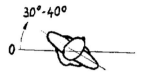

• Klopf- oder Druckschmerz über den Dornfortsätzen (WK-Nr.)
C:_____ D:_____ L:_____

Muskelstatus

• Paravertebrale Muskelhärten: (Prüfung in Bauchlage)

		rechts		links	
	o.B.	schmerzfrei	schmerzhaft	schmerzfrei	schmerzhaft
– HWS	( )	( )	( )	( )	( )
– BWS	( )	( )	( )	( )	( )
– LWS	( )	( )	( )	( )	( )

• Muskelfunktionstests

		Verkürzung	
	o.B.	rechts	links
M. iliopsoas (Rückenlage)	( )	( )	( )
Ischiocrurale Muskulatur (Bauchlage im „Überhang")	( )	( )	( )

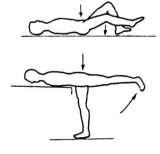
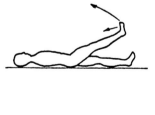

Neurologische Symptome

- Laseguesches Zeichen: (o.B.)   positiv rechts ...... °
                                                  positiv links ...... °

- Reflexe

    – PSR *rechts* _____ *links* _____

    – ASR *rechts* _____ *links* _____

- Sonstige neurologische Symptome: _____

- Sensibilitätsstörung (Dermatom): _____

- Erhöhte Schmerzsensibilität (Dermatom): _____

- Muskelabschwächung in den Beinen: _____

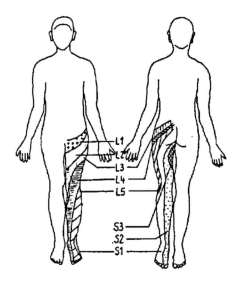

Anhang 5

Anamnese und Untersuchungsbogen für die Gelenke zum Einsatz durch Betriebsärzte/Arbeitsmediziner

Extremitätengelenke
– Anamnese und klinische Untersuchung –

Obere Extremitäten

Schultergelenke

- Vorwärtsheben über die Horizontale / Vorwärtsheben bis Horizontale / Rückheben
  (150 °–170 °) _____ (90 °) / _____ / 0 / _____ (40 °)

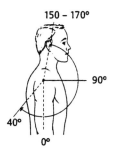

- Adduktion / Abduktion bis Horizontale / Abduktion über Horizontale
  (20 °– 40 °) _____ / 0 / _____ (90 °) _____ (160 °–180 °)

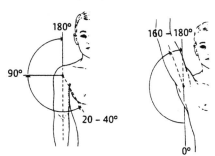

- Innenrotation / Außenrotation bei angelegtem Arm und angewinkeltem Ellenbogen
  (95 °) _____ / 0 / _____ (40 °– 60 °)

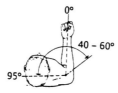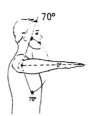

- Innenrotation / Außenrotation bei abduziertem Arm
  (70 °) _____ / 0 / _____ (70 °)

- Schmerzen bei Abduktion
  zwischen 70 ° und 120 ° (= „painful arc")   *(rechts)*   *(links)*

- Epicondylusschmerz bei Faustschluß der Hand   *(rechts)*   *(links)*

- Epicondylusschmerz bei Dorsalextension der Hand   *(rechts)*   *(links)*

Ellenbogengelenke

- Streckung / Beugung
  (10 °) _____ / 0 / _____ (150 °)

- Pronation / Supination
  (80 °–90 °) _____ / 0 / _____ (80 °–90 °)

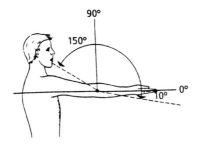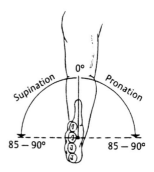

- Druckschmerz über dem Epicondylus radialis   *(rechts)*   *(links)*
- Druckschmerz über dem Epicondylus ulnaris   *(rechts)*   *(links)*
- Druckschmerz über dem Olecranon   *(rechts)*   *(links)*
- Fluktuierende Schwellung über dem Olecranon   *(rechts)*   *(links)*

Handgelenk

- Palmarflexion / Dorsalflexion
  (60 °–90 °) _____ / 0 / _____ (60 °– 80 °)

- Radialabduktion / Ulnarabduktion
  (25 °–30 °) _____ / 0 / _____ (30 °– 40 °)

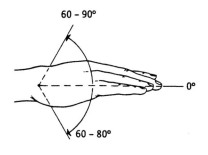
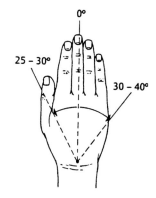

- Ziehende Schmerzen im Handgelenk nach Arbeit   *(rechts)*   *(links)*

- Ziehende Schmerzen im Handgelenk in der Nacht   *(rechts)*   *(links)*

- Sensibilitätsstörung im Daumen,   *(rechts)*   *(links)*
  Zeigefinger bzw. Mittelfinger

Untere Extremitäten

Hüftgelenke

- Streckung / Beugung im Liegen
  (0 ° _____ / 0 / _____ (130 °–140 °)

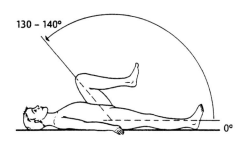

- Adduktion / Abduktion
  (20 °–30 °) _____ / 0 / _____ (30 °–45 °)

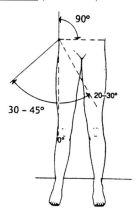

- Innenrotation /Außenrotation bei gebeugter Hüfte in Rückenlage
  (30 °–45 °) _____ / 0 / _____ (40 °–50 °)

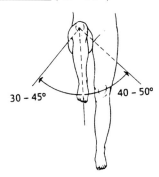

- Innenrotation / Außenrotation bei gestreckter Hüfte in Bauchlage
  (40 °–50 °) _____ / 0 / _____ (30 °–40 °)

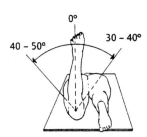

Kniegelenke

- Streckung / Beugung
  (5 °–10 °) _____ / 0 / _____ (130 °–140 °)

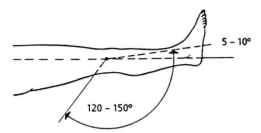

- Schmerz an der Patella bzw. an den Sehnenansätzen   *(rechts)*   *(links)*
- Schmerz bei Druck auf die Patella   *(rechts)*   *(links)*

Sprunggelenke

- Plantarflexion / Dorsalextension bei aufgestelltem Fuß
  (50 °) _____ / 0 / _____ (30 °)

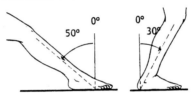

- Plantarflexion / Dorsalextension bei gebeugtem Kniegelenk
  (40 °–50 °) _____ / 0 / _____ (20 °–30 °)

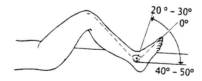

- Innendrehung (Eversion) / Außendrehung (Inversion)
  (60 °) _____ / 0 / _____ (30 °)

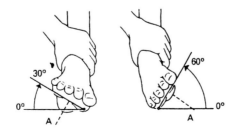

Anhang 6

Beurteilungsbogen für Lastenhandhabung

Heben und Tragen von Lasten	Arbeitsblatt
(gemäß LastenhandhabV auf der Grundlage von § 24 ArbSchG)	Hilfe für den Arbeitgeber bei der Beurteilung von Arbeitsbedingungen und deren Dokumentation

Dieses Arbeitsblatt ist ein orientierendes Verfahren zur Beurteilung der Arbeitsbedingungen.

Methodische Hinweise zur Umsetzung

der Verordnung über Sicherheit und Gesundheitsschutz bei der manuellen Handhabung von Lasten bei der Arbeit
(Lastenhandhabungsverordnung - LasthandhabV)

Die Lastenhandhabungsverordnung gehört zu einer Reihe von Verordnungen nach dem Arbeitsschutzgesetz, die Mindestvorschriften zur Sicherheit und zum Gesundheitsschutz am Arbeitsplatz festlegt. In diesem Fall werden Mindestvorschriften bezüglich der Sicherheit und des Gesundheitsschutzes beim Umgang mit Lasten formuliert. Insbesondere ist dabei an die manuellen Lastentransporte gedacht, die für die Beschäftigten eine Gefährdung für die Lendenwirbelsäule mit sich bringen.

Diese Hinweise gelten für die Prävention und haben keine Bedeutung für das Berufskrankheiten-Feststellungsverfahren.

In der Verordnung werden Pflichten für den Arbeitgeber formuliert.	◻ Belastungen ermitteln ?!
	◻ Geeignete technische Veränderungen zur Belastungsreduzierung vornehmen ?!
	◻ organisatorische Maßnahmen zur Belastungsreduzierung ergreifen ?!
	◻ Unterrichtung ?!
	◻ Unterweisung ?!
	◻ Anhörung und Beteiligung ?!
Dieses Blatt soll Möglichkeiten aufzeigen, wie diesen Forderungen vollständig, aber mit möglichst geringem Aufwand nachgekommen werden kann.	
Mit diesem orientierenden Verfahren kann anhand von Leitmerkmalen ermittelt werden, welche Belastungen auftreten.	Leitmerkmale: 1. Zeiten unter Last 2. Lastgewicht 3. Körperhaltung 4. Ausführungsbedingungen
Anhand der ermittelten Punktwerte sind Gestaltungserfordernisse ablesbar.	Punktsumme: < 10 kein Handlungsbedarf 10-50 Überlastung möglich, Gestaltungsmaßnahmen angezeigt > 50 Risiko Gestaltungsmaßnahmen dringlich

Dieses Verfahren ist nur für die Beurteilung von solchen Tätigkeiten, die in mehr als 20 Arbeitsschichten im Jahr auftreten, zur Anwendung empfohlen.

Beurteilung von Lastenhandhabungen anhand von Leitmerkmalen

Mehrere Teiltätigkeiten mit erheblichen körperlichen Belastungen sind getrennt einzuschätzen.

Arbeitsplatz/Tätigkeit: _____

1. Schritt: Bestimmung der Zeitwichtung

Regelmäßiges Wiederholen kurzer Hebe- oder Umsetzvorgänge	Langandauerndes Tragen oder Halten	Zeit-wichtung
< 10 mal pro Schicht	Gesamtdauer < 30 min	1
10 bis < 40 mal pro Schicht	Gesamtdauer 30 min bis < 1Stunde	2
40 bis < 200 mal pro Schicht	Gesamtdauer 1 Stunde bis < 3 Stunden	4
200 bis < 500 mal pro Schicht	Gesamtdauer 3 Stunden bis < 5 Stunden	6
≥ 500 mal pro Schicht	Gesamtdauer ≥ 5 Stunden	8

2. Schritt: Bestimmung der Wichtungen der Leitmerkmale

Lastgewicht für Männer	Lastgewicht für Frauen	Last-wichtung
< 10 kg	< 5 kg	1
10 bis < 20 kg	5 bis <10 kg	2
20 bis < 30 kg	10 bis <15 kg	4
30 bis < 40 kg	15 bis < 25 kg	7
≥ 40 kg	≥ 25 kg	10

	Körperhaltung, Position der Last	Haltungs-wichtung
	- Oberkörper aufrecht, nicht verdreht - Last körpernah - Stehen oder Gehen weninger Schritte	1
	- geringes Vorneigen oder Verdrehen des Oberkörpers - Last körpernah - Sitzen, Stehen oder Gehen längerer Wege	2
	- tiefes Beugen oder weites Vorneigen - geringe Vorneigung mit gleichzeitigem Verdrehen des Oberkörpers - Last körperfern oder über Schulterhöhe - Sitzen oder Stehen	4
	- weites Vorneigen mit gleichzeitigem Verdrehen des Oberkörpers - Last körperfern - eingeschränkte Haltungsstabilität beim Stehen, Hocken oder Knien	8

Ausführungsbedingungen	Ausf.-wichtung
gute ergonomische Bedingungen, z. B. ausreichend Platz, ebener fester Boden, ausreichend beleuchtet, gute Griffbedingungen	0
- Bewegungsraum eingeschränkt (zu geringe Höhe, Fläche unter 1,5 m²) - Standsicherheit eingeschränkt (Boden uneben, weich, rutschig, abschüssig)	1

3. Schritt: Bewertung

Die für diese Tätigkeit zutreffenden Wichtungen sind in das Schema einzutragen und auszurechnen.

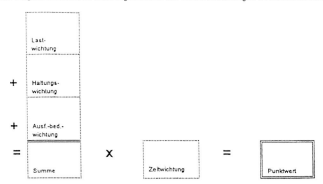

Anhand des errechneten Punktwertes und der folgenden Tabelle kann eine grobe Bewertung vorgenommen werden[1]. Unabhängig davon gelten die Bestimmungen des Mutterschutzgesetzes.

Risikobereich	Punktwert	Beschreibung
1	< 10	Geringe Belastung, Gesundheitsgefährdung durch körperliche Überbeanspruchung ist unwahrscheinlich.
2	10 < 25	Erhöhte Belastung, eine Überbeanspruchung ist bei vermindert belastbaren Personen [2] möglich. Für diesen Personenkreis sind Gestaltungsmaßnahmen sinnvoll.
3	25 < 50	Wesentlich erhöhte Belastung, körperliche Überbeanspruchung ist auch für normal belastbare Personen möglich. Gestaltungsmaßnahmen sind angezeigt.[3]
4	≥ 50	Hohe Belastung, körperliche Überlastung ist wahrscheinlich. Gestaltungsmaßnahmen sind dringend. [3]

Anmerkungen

[1] Grundsätzlich ist davon auszugehen, daß mit steigenden Punktwerten das Risiko einer Überbeanspruchung des Muskel-Skelett-Systems zunimmt. Die Grenzen zwischen den Risikobereichen sind aufgrund der individuellen Arbeitstechniken und Leistungsvoraussetzungen fließend. Damit darf die Einstufung nur als Orientierungshilfe verstanden werden. Genauere Analysen erfordern ergonomische Sachkenntnis.

[2] Vermindert belastbare Personen sind in diesem Zusammenhang Beschäftigte, die älter als 40 oder jünger als 21, "Neulinge" im Beruf oder durch Erkrankungen leistungsgemindert sind.

[3] Gestaltungserfordernisse lassen sich anhand der Punktwerte der Tabellen ermitteln. Durch Gewichtsverminderung, Verbesserung der Ausführungsbedingungen oder Verringerung der Belastungszeiten können erhöhte Beanspruchungen vermieden werden.

☐　Überprüfung des Arbeitsplatzes aus sonstigen Gründen erforderlich
Begründung:

Datum der Beurteilung:　　　　　　　　　　　　　　　　　　Beurteilt von:

Die Beschäftigten müssen über geplante Maßnahmen zur Belastungsreduzierung unterrichtet werden.	Unterrichtung
Jeder Beschäftigte sollte zum Zeitpunkt - seiner Einstellung, - einer Versetzung oder der Änderung seines Aufgabenbereiches, - der Einführung oder Änderung von Arbeitsmitteln - der Einführung neuer Technologien unterwiesen werden. Das heißt, der Arbeitgeber sollte über das Gewicht einer Last und deren Schwerpunkt informieren. Er macht die Beschäftigten mit der sachgemäßen Handhabung von Lasten vertraut, erläutert richtige Hebetechniken und informiert über Gefahren für Sicherheit und Gesundheit bei unsachgemäßer Handhabung.	Unterweisung

Gestaltungsmöglichkeiten
 	
☐ Last verringern!
  (z. B. Abpackgrößen minimieren, Mauersteingrößen begrenzen, ...)
 	
☐ Technische Hilfen einsetzen!
  (u. a. Flaschenzüge, Gabelhubwagen, Sackkarren, ...)
 	
☐ Ausführungsbedingungen verbessern!
- Lastaufnahme und -ablage in Steharbeitshöhe,
- ausreichend freie Bewegungsräume schaffen,
- Greifbarkeit der Last verbessern!
	Technische Maßnahmen

☐ Zeiten unter Last minimieren! - Tragezeiten abschaffen oder kurze Wege planen! ☐ Im Arbeitsablauf einen Wechsel zwischen be- und entlastenden Tätigkeiten planen! ☐ Lastenhandhabungen von den Taktzeiten der Maschine entkoppeln!	Organisatorische Maßnahmen

Gemeinsam herausgegeben und zur Anwendung empfohlen von der Bundesanstalt für Arbeitsschutz und Arbeitsmedizin und vom Länderausschuß für Arbeitsschutz und Sicherheitstechnik; Dezember 1996

Ausgabe des Thüringer Ministeriums für Soziales und Gesundheit für Thüringen (Informationen unter 0361/37-98270)

Anhang 7

Aufgaben des Betriebsarztes nach §3 des Gesetzes über Betriebsärzte, Sicherheitsingenieure und andere Fachkräfte für Arbeitssicherheit

Vom 1. Dezember 1973 (BGBl. I S. 1885)

§ 3
Aufgaben der Betriebsärzte

(1) Die Betriebsärzte haben die Aufgabe, den Arbeitgeber beim Arbeitsschutz und bei der Unfallverhütung in allen Fragen des Gesundheitsschutzes zu unterstützen. Sie haben insbesondere

- den Arbeitgeber und die für den Arbeitsschutz und die Unfallverhütung verantwortlichen Personen zu beraten, insbesondere bei
  - der Planung, Ausführung und Unterhaltung von Betriebsanlagen und von sozialen und sanitären Einrichtungen,
  - der Beschaffung von technischen Arbeitsmitteln und der Einführung von Arbeitsverfahren und Arbeitsstoffen,
  - der Auswahl und Erprobung von Körperschutzmitteln,
  - arbeitsphysiologischen, arbeitspsychologischen und sonstigen ergonomischen sowie arbeitshygienischen Fragen, insbesondere des Arbeitsrhythmus, der Arbeitszeit und der Pausenregelung, der Gestaltung der Arbeitsplätze, des Arbeitsablaufs und der Arbeitsumgebung,
  - der Organisation der „Ersten Hilfe" im Betrieb,
  - Fragen des Arbeitsplatzwechsels sowie der Eingliederung und Wiedereingliederung Behinderter in den Arbeitsprozeß,
  - der Beurteilung der Arbeitsbedingungen,
- die Arbeitnehmer zu untersuchen, arbeitsmedizinisch zu beurteilen und zu beraten sowie die Untersuchungsergebnisse zu erfassen und auszuwerten,
- die Durchführung des Arbeitsschutzes und der Unfallverhütung zu beobachten und im Zusammenhang damit
  - die Arbeitsstätten in regelmäßigen Abständen zu begehen und festgestellte Mängel dem Arbeitgeber oder der sonst für den Arbeitsschutz und die Unfallverhütung verantwortlichen Person mitzuteilen, Maßnahmen zur Beseitigung dieser Mängel vorzuschlagen und auf die Durchführung hinzuwirken,
  - auf die Benutzung der Körperschutzmittel zu achten,
  - Ursachen arbeitsbedingter Erkrankungen zu untersuchen, die Untersuchungsergebnisse zu erfassen und auszuwerten und dem Arbeitgeber Maßnahmen zur Verhütung dieser Erkrankungen vorzuschlagen,
- darauf hinzuwirken, daß sich alle im Betrieb Beschäftigten den Anforderungen des Arbeitsschutzes und der Unfallverhütung entsprechend verhalten, insbesondere sie über die Unfall- und Gesundheitsgefahren, denen sie bei der Arbeit ausgesetzt sind sowie über die Einrichtungen und Maßnahmen zur Abwendung dieser Gefahren zu belehren und bei der Einsatzplanung und Schulung der Helfer in „Erster Hilfe" und des medizinischen Hilfspersonals mitzuwirken.

(2) Die Betriebsärzte haben auf Wunsch des Arbeitnehmers diesem das Ergebnis arbeitsmedizinischer Untersuchungen mitzuteilen; § 8 Abs. 1 Satz 2 bleibt unberührt.

(3) Zu den Aufgaben des Betriebsarztes gehört es nicht, Krankmeldungen der Arbeitnehmer auf ihre Berechtigung zu überprüfen.

- § 8 Abs. 1 Satz 2: „Betriebsärzte und Fachkräfte für Arbeitssicherheit sind bei der Anwendung ihrer arbeitsmedizinischen und sicherheitstechnischen Fachkunde weisungsfrei."

Stichwortverzeichnis

Teilkörper-Vibration 71
Tendinitis 48
Tendovaginitis crepitans 49
Tendovaginitis stenosans 258
– de QUERVAIN 49
Tenosynovitis 48
Tiefenschmerz 103
Tiefenwahrnehmung 241
Torsionen 193
Trabekelstruktur 67
Tragen 140
Tragetraining 220
Training 13, 27, 30, 184, 222
– autogenes 242
– berufsorientiertes 214
– berufsspezifisches 261
– isokinetisches 84
– isometrisches 84
– isotonisches 84
– körperliches 270
Trainingsprogramm 215, 232
Transportkapazität 182

U

Überbelastung 29
Überforderung 28, 42
Übungen, funktionell-sportlich 222
U-Kurve der Dosis-Wirkungs-Beziehungen
  28
Unfallversicherung, gesetzliche 134, 177,
  253
Unfallversicherungsträger 174
Unterforderung 28
– körperliche 271
Unternehmensimage 172
Unterstützung, soziale 102
Untersuchung
– epidemiologische 65
– klinische 190
Unterweisung 172
Ursachen
– psychosomatische 43
– psychosoziale 43

V

Varizen 151
vegetativ-humorale Ebene 98

vegetativ-nervale Ebene 99
Veränderung
– altersbedingte 12
– degenerative 38, 40
Verhalten 169, 232
– in der Freizeit 269
Verhaltensänderung 170, 269
Verhältnisprävention 25, 269
Verhütung arbeitsbedingter Gesundheitsge-
  fahren 134
Verkäuferinnen 151
Verkürzung 196
Versetzhilfe 262
Verwaltungen, öffentliche 24
Volkskrankheit 12, 255, 260, 268
Vorsorge, arbeitsmedizinische 174, 186
Vorsorgeuntersuchung, arbeitsmedizinische
  20, 30, 45, 189, 203

W

Waldarbeiter 31
Wärmeleibbinde 249
Wechselwirkung, psychophysische 93
Weichteilerkrankungen 48
Wirbelgelenke 104
Wirbelkörper, Bruchfestigkeitsgrenze 114
Wirbelsäule, Formfehler 263
Wirbelsäulenerkrankung, funktionelle 46
Wirkung
– gesundheitsförderliche 29
– gesundheitsfördernde 32
– schädigende 32
work-related diseases 17
Wurzelneuralgie 256
Wurzelsyndrom, lumbales 46

Z

Zahnarzthelferinnen 151
Zervikalsyndrom, lokales 47
Ziehen 144
Zielmotorik 97
Zimmerer 204
Zumutbarkeit 141
Zwangshaltung 42, 114, 204, 222, 226,
  250, 265, 268
Zweiarmarbeit 77
Zwillingsvergleich 258